21. Mustard
Die Licht-Blüte
Ich bin leicht. Ich bin heiter. Ich gehe ins Licht.

22. Oak
Die Ausdauer-Blüte
Ich lasse locker. Ich schaffe es leicht.
Ich fühle mich frei.

23. Olive
Die Regenerations-Blüte
Ich bin in Ruhe. Ich bin gestärkt.
Ich erhole mich.

24. Pine
Die Blüte der Selbstakzeptanz
Ich darf… Ich verzeihe mir.
Ich bin befreit.

25. Red Chestnut
Die Abnabelungs-Blüte
Ich bin bei mir. Ich bleibe bei mir. Ich bin Ich – Du bist Du.

26. Rock Rose
Die Eskalations-Blüte
Ich komme durch. Ich weiß, es geht gut.
Ich überblicke die Situation.

27. Rock Water
Die Flexibilitäts-Blüte
Ich gönne mir … Ich bin beweglich.
Ich bin spontan.

28. Scleranthus
Die Balance-Blüte
Ich stehe fest. Ich weiß, was ich will.
Ich entscheide mich.

29. Star of Bethlehem
Die Trost-Blüte
Ich empfinde. Ich atme. Ich lebe.

30. Sweet Chestnut
Die Erlösungs-Blüte
Ich blicke auf. Ich willige ein.
Ich lasse geschehen.

31. Vervain
Die Begeisterungs-Blüte
Ich lasse los. Ich gebe Raum. Ich erkenne das Maß.

32. Vine
Die Autoritäts-Blüte
Ich fühle mich ein. Ich respektiere.
Ich würdige und unterstütze.

33. Walnut
Die Geburtshelferin
Ich bin mir sicher. Ich bleibe mir treu.
Ich gehe meinen Weg.

34. Water Violet
Die Kommunikations-Blüte
Ich gehöre dazu. Ich nehme teil.
Ich erlaube Nähe.

35. White Chestnut
Die Gedanken-Blüte
Ich fühle die Stille. Ich fühle mich klar.
Ich lenke mein Denken.

36. Wild Oat
Die Berufungs-Blüte
Ich sehe den Sinn. Ich verfolge mein Ziel.
Ich bin erfüllt.

37. Wild Rose
Die Blüte der Lebenslust
Ich will Leben. Ich fordere Leben.
Ich ergreife meine Lebenschance.

38. Willow
Die Schicksals-Blüte
Ich habe die Macht. Ich habe die Kraft.
Ich übernehme die Verantwortung.

Scheffer **Die Original Bach-Blütentherapie**

Die Bach-Blütentherapie wurde vor rund 70 Jahren von dem englischen Arzt Dr. Edward Bach entwickelt und ist heute weltweit angesehen und verbreitet.

Die Bach-Blütentherapie dient dazu, mit den »negativen Seelenzuständen der menschlichen Natur« – wie z.B. Ungeduld, Kleinmütigkeit, Unsicherheit, Eifersucht – konstruktiv umgehen zu lernen und wieder Anschluß an die eigenen seelischen Selbstheilungskräfte zu finden.

Zielsetzung der Bach-Blütentherapie ist seelische Harmonisierung und damit die größtmögliche Entfaltung und Stabilität der Persönlichkeit. Daraus folgt indirekt eine höhere Widerstandskraft gegen seelische Störungen und seelisch bedingte körperliche Störungen.

Es wäre aber falsch, die Wirkung in *direkten* Zusammenhang mit körperlichen Krankheitssymptomen zu bringen. Die Bach-Blütentherapie dient vielmehr in erster Linie der *seelischen Gesundheitsvorsorge*.

Die Bach-Blütenkonzentrate können deshalb auch zur Vorbeugung gegen körperliche Krankheiten und zur Unterstützung einer fachgerechten medizinischen oder psychologischen Behandlung dienen, diese aber nicht ersetzen.

Hinweis: Wenn in diesem Buch von Diagnose, Patient, Therapie oder Heilung gesprochen wird, so sind diese Begriffe nicht im gesetzlichen Sinne zu verstehen.

Mechthild Scheffer

Die Original Bach-Blüten-therapie

Das gesamte theoretische
und praktische
Bach-Blütenwissen

Reader's Digest

Umschlaggestaltung: Werkstatt München/Weiss Zembsch
unter Verwendung eines Motivs von Andreas Bock, Hamburg
COLORPLATE®-Strahlenbilder:
Dieter Knapp, Alicante, Spanien
Fotos der Blütenmotive: Andreas Bock, Hamburg
Produktion: Maximiliane Seidl
Satz: SatzTeam Berger, Ellenberg
Druck und Bindung: Appl, Wemding
Printed in Germany

ISBN 3-89915-116-X

Inhalt

Kapitel 1

Zur Einführung

Zwei Schlaglichter kennzeichnen die Entwicklung der Bach-Blütentherapie im deutschsprachigen Raum innerhalb von zwei Jahrzehnten.

1979 bat ich John Ramsell, Kurator im englischen Bach Centre, um Bach-Blüten-Kontaktadressen im deutschsprachigen Raum. Er nannte mir nur zwei Adressen.

1996: Im Kreuzworträtsel einer Schweizer Publikumszeitschrift erscheint als Suchbegriff »Bach-Blüte mit drei Buchstaben«. Die ehemals unbekannten Bach-Blüten sind inzwischen selbstverständlicher Teil des Allgemeinwissens geworden.

1973 fragte mich eine Mitschülerin in der Heilpraktikerschule, die ich neben meinem kreativen Beruf besuchte: »Hast du schon mal was von den Bach-Blüten gehört?« Ich: »Nein, was ist denn das?« Sie: »Keine Ahnung, soll 'ne tolle Sache sein!«

Damals hätte ich wohl niemandem erklären können, warum ich bei meinem nächsten Londonaufenthalt in die Charing Cross Road ging und im Watkins Bookshop nach Literatur über die *Bach flower remedies* fragte. Nach längerem Überlegen deutete der Buchhändler nach rechts unten – und tatsächlich, in der untersten Reihe, leicht angestaubt, standen zwei Bücher: *The medical discoveries of Dr. Edward Bach* von Nora Weeks und *The Handbook of the Bach Flower Remedies* von Philip Chancellor.

Mein Interesse an der Naturheilkunde konzentrierte sich damals auf die klassische Homöopathie, noch genauer auf die Gemütssymptome in der klassischen Homöopathie. Ich erlebte eine schockierende Offenbarung, als ich das Buch von Chancellor aufschlug: nur Gemütssymptome, ganz einfach beschrieben – nein, so einfach konnte das gar nicht sein! Ob das so wirklich funktionierte – das wollte ich doch erst einmal sehen!

Dies war vermutlich die Geburtsstunde der aktiven Verbreitung der Bach-Blütentherapie in den deutschsprachigen Ländern: Denn mit großem Elan begann ich sofort, die gekauften *Bach flower remedies* an mir, meinen Freunden und Bekannten in einer Art abendlicher Privatpraxis auszuprobieren. Über die Ergebnisse konnte ich nur staunen. Durch einen *newsletter* des englischen Bach-Centre erfuhr ich von einem privaten Bach-Blütenseminar in London bei Melanie Reinhard. Fortan traf ich mich, wo immer Gelegenheit bestand, mit damaligen Bach-Blütenexpertinnen, z. B. mit Bonni Spalato in Holland und mit Joanna Salajan in Spanien.

1979 veröffentlichte John Ramsell in seinem *newsletter* einen Aufruf: Wer im deutschen Sprachraum mit Bach-Blüten arbeite, möge mit Mechthild Scheffer Kontakt aufnehmen. Es kam noch keine einzige Zuschrift.

1980 empfing ich in meiner Halbtagspraxis in Hamburg-Eppendorf bereits Interessenten und Patienten aus ganz Deutschland. Die erstaunlichen Wirkungen der Bach-Blüten hatten sich in Insiderkreisen herumgesprochen, und es kam die Frage auf, ob es denn keine deutschsprachige Literatur zum Thema gebe. Ich beschloß, ein kleines Büchlein von Julian Banard zu übersetzen, den ich deshalb in London besuchte. Er war zwar gerade auf dem Sprung nach Australien, aber einverstanden. Beim Übersetzen merkte ich, daß es eigentlich viel mehr zu sagen gäbe, und ich machte mich daran, meine Aufzeichnungen, Tonbänder und Patientenprotokolle aus sechs Jahren auszuwerten, ebenso die damals vorhandene englischsprachige Literatur. Im Herbst 1980 erschien im Hugendubel-Verlag *Blumen, die durch die Seele heilen*, ein Buch mit Bachs Originalschriften, darunter die Übersetzung von *Heal Thyself* von Wulfing von Rohr.

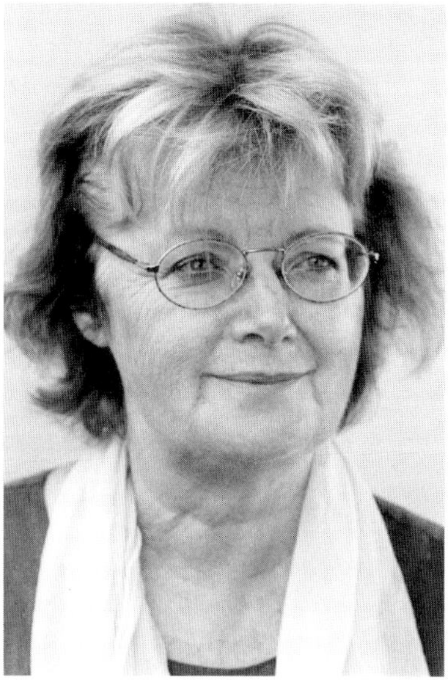

Was lag näher, als diesen Verlag zu fragen, ob er nicht ein weiteres Buch über die Bach-Blütentherapie gebrauchen könne. »Sie haben es in drei Monaten«, sagte ich. »Wir brauchen es in sechs Monaten«, lächelte milde der Verlagsleiter, als er hörte, daß ich noch nie ein Buch geschrieben hatte. Es vergingen zwei Monate, drei Monate, fast vier Monate, und ich hatte noch keine zwanzig Seiten zu Papier gebracht. Berufliche und private Umstände aller Art ließen mich einfach nicht zum Schreiben kommen. Schließlich, zwei Monate vor dem Abgabetermin, sagte ich sämtliche Aktivitäten ab und schrieb in Tag- und Nachtarbeit das ganze Buch. Für jede der 38 Blüten hatte ich nur einen einzigen Tag Zeit – 24 Stunden, um vom Zettelkasten mit den meist englischen Textfragmenten bis zur ausführlichen Darstellung des positiven Potentials samt unterstützenden Empfehlungen zu gelangen, einschließlich jeweils vier Stunden Schlaf. Auf diese Weise geriet ich immer mehr in Ausnahmezustände, ja, in eine andere Welt. Als ich eines Nachts auf meinem Oleanderkübel, der im dunklen Flur überwinterte, einen kleinen mißmutigen Elf sitzen sah, wunderte mich das kaum noch. Daß ich bei dieser Arbeit jeden negativen Seelenzustand durchlebte und transformierte, wurde mir erst richtig bewußt, als ich beim Beschreiben von Impatiens kaum noch auf meinem Stuhl sitzen konnte. Heute weiß ich nicht mehr, wo ich – selbst als Oak-Typ – die Kraft hernahm, diese Phase durchzustehen. Eines wurde immer klarer: Ich schrieb nicht allein, sondern fühlte, besonders bei der Auswahl der Stoffe und den endgültigen Formulierungen, immer stärker die Inspiration und geistige Unterstützung von der »Bach-Ebene«. Andere würden vielleicht von Channeling sprechen. Das erklärte mir später, warum mir immer wieder Menschen schreiben, daß sie schon beim Lesen bestimmter Blütenbilder eine harmonisierende Wirkung gespürt hätten. Die Psychologiestudentin, die täglich meine Texte zu Papier brachte, ohne eine Miene zu verziehen – sie hatte damals keinen Draht zu spirituellen Gedankengängen –, fand ich eines Morgens weinend an der Schreibmaschine vor. Beim Schreiben von Wild Oat fühlte sie sich so getroffen, daß sie Stunden brauchte, um diesen Text zu Ende zu bringen. Das ist der Grund, warum ich in das vorliegende Buch die von Bach inspirierten Blütenbeschreibungen und die Zusammenfassung seiner philosophischen Grundlagen im ursprünglichen Wortlaut wieder aufgenommen habe. Unter dramatischen Umständen – die Endfassung der Korrektur ging dann noch in der Post verloren – erschien das Buch tatsächlich im Herbst 1981.

Fast 20 Jahre sind seither vergangen, angefüllt mit erstaunlichen Erfahrungen, umfangreichen Lernaufgaben, Kämpfen und vielen beglückenden Erlebnissen, deren Beschreibung mühelos ein eigenes Buch füllen würde.

Rückwirkend betrachtet wäre die Etablierung der Bach-Blüten in den deutschsprachigen Ländern ohne die aktive energetische Mitwirkung der Bach-Blüten selbst nie möglich gewesen.

Faszinierend war für mich die Erfahrung, daß man das Höhere Selbst nur über seine Gefühlsebene erreicht. Als Tochter von Eltern, deren Familien seit Generationen vorwiegend Juristen und Theologen hervorgebracht hatten, hatte ich in meiner ganzen Jugend fast keine echten Gefühle erlebt. In meinem Elternhaus regierte entweder die scharfe Analyse (Beech), oder es herrschte eine Art von hilfloser Weltfremdheit (Clematis und Wild Rose), was mich teils verkrampfte, teils verunsicherte und nach den trockenen Vormittagen im humanistischen Gymnasium Ausgleich in der Welt des Tanzes suchen ließ. Nach dem Abitur wollte ich Choreographin werden, aber zu meiner Enttäuschung – und zur großen Erleichterung meiner Eltern – gab es in diesem Bereich damals noch keine Ausbildungsmöglichkeit. So fand ich nach verschiedenen unbefriedigenden Studienanläufen (Wild Oat) zehn Jahre später als Creative Consultant die ersehnte Befriedigung, Erfolg und Anerkennung. Schon in diesen Jahren lebte ich als Wanderer zwischen zwei Welten. Ich lernte spielerisch und ohne es zu wollen Inspirationen aufzugreifen und so zu vermitteln, daß andere Menschen sie verstehen konnten.

Doch erst die vielfältige Tätigkeit für das Werk von Dr. Bach brachten mich in eine hautnahe Auseinandersetzung mit den »negativen Reaktionsmustern der menschlichen Natur«. Aber das hatte sein Gutes: Der ständige Wechsel zwischen den verschiedenen Betätigungen – therapeutisch, schriftstellerisch, kaufmännisch, unternehmerisch – bewirkte im Zusammenwirken mit den »Frohnaturen der Pflanzenwelt« letztendlich eine Stabilisierung meiner Persönlichkeit. Ich wurde realistischer und lernte, mit beiden Beinen mitten im Leben zu stehen.

In diesen beiden faszinierenden Jahrzehnten hat sich die Auffassung von Gesundheit und Krankheit in breiten Kreisen der Bevölkerung, besonders bei Frauen und jungen Menschen, entscheidend verändert. Es war in all diesen Jahren immer mein Ziel, die Original Bach-Blütentherapie ganz so, wie Bach es gewollt hatte, möglichst vielen Menschen aller Schichten und Zielgruppen näherzubringen und ihnen auch den Kauf der *Bach flower remedies* auf legale Weise zu ermöglichen. Wegen der unterschiedlichen arzneimittelrechtlichen Rahmenbedingungen in Deutschland, Österreich und der Schweiz mußte ich schließlich drei eigenständige Büros eröffnen und unterhalten, was nur mit großem ideellem und materiellem Einsatz möglich war. Einige notwendige Maßnahmen wurden in Unkenntnis kaufmännischer und arzneimittelrechtlicher Gegebenheiten von manchen Kreisen mißverstanden, was mich damals sehr belastet hat. Jedoch war es mein übergeordnetes Ziel, die energetische Einheit der »Bach-Idee« zu erhalten, und ich bin stolz darauf, daß das bis heute gelungen ist.

Alles in allem möchte ich keine Stunde dieser faszinierenden zwei Jahrzehnte missen. In dieser Zeit durfte ich hautnah miterleben, wie sich immer mehr Menschen den Gedanken von Dr. Bach öffneten und sie unterstützten – nicht nur Kollegen und Seminarteilnehmer, sondern auch Journalisten, Rechtsanwälte und Beamte.

Das Bewußtsein, daß der Mensch und nicht die Krankheit im Mittelpunkt medizinischer Bemühungen stehen muß, ist heute bereits weit verbreitet. Die Bach-Blütentherapie konnte viel zu dieser Entwicklung beitragen, weil sie diese Tatsache auf einfache Weise für jeden einzelnen »begreifbar« und persönlich positiv erlebbar macht. Die Saat von Bach ist aufgegangen, ja, sie treibt die schönsten Blüten.

Folgerichtig rief diese Entwicklung aber auch die Medien auf den Plan: keine Illustrierte ohne Bach-Blütenbeitrag, keine Talk-Show ohne Bach-Blütenthema, kein einschlägiger Verlag ohne Bach-Blütenratgeber ... Selbsternannte Bach-Blütentherapeuten in Hülle und Fülle nutzten die Gunst der Stunde und verformten das Gedankengut von Bach nach ihren Vorstellungen. Ein Ergebnis dieser Entwicklung ist, daß manche von Bachs heutigen Kollegen, denen er ja eine »menschenwürdigere Form der Medizin« näherbringen wollte, seiner Therapie nun schon skeptisch gegenüberstehen, ohne sie näher geprüft und ohne ihre enormen Möglichkeiten erkannt zu haben.

Doch es gibt auch die andere Seite: Aus einer Gruppe aufgeschlossener Seminarbesucher ging die weltweit erste Ärztegesellschaft für die Bach-Blütentherapie hervor, die Österreichisch-Deutsche Ärztegesellschaft Dr. med. E. Bach.

Wenn in manchen Kreisen die Bach-Blütentherapie als »Hausfrauenmedizin« (was sie u. a. ja auch ist und sein soll) abgetan und belächelt wird, so ist das schmerzlich. Doch Bach selbst hat diese Entwicklung vorausgesehen – in seiner berühmt gewordenen Abhandlung *Distortion* schrieb er kurz vor seinem Tod an einen engen Mitarbeiter:

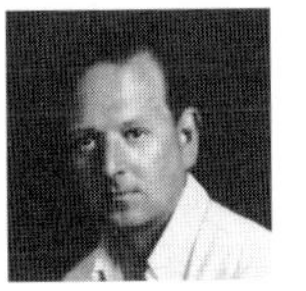

»Es ist ein Beweis für den Wert unserer Arbeit, daß materielle Kräfte auf den Plan treten, welche versuchen, sie zu verzerren oder zu entstellen. Denn Entstellung ist die mächtigere Waffe als Zerstörung.

Der Mensch wollte freie Entscheidungsmöglichkeiten, Gott hat sie ihm gegeben. Deshalb muß der Mensch immer wieder die Wahl haben. Sobald ein Lehrer sein Werk der Welt übergibt, muß eine entstellte Version desselben entstehen. Dieses geschieht dem Geringsten wie dem Größten. Diese Verzerrung entsteht folgerichtig, um dem Menschen die Möglichkeit zu geben, die Spreu vom Weizen zu trennen.

Unsere Arbeit muß untrennbar verbunden sein mit der Einfachheit und Reinheit dieser Heilmethode.«

Die Einfachheit und Reinheit des Bach'schen Werkes zu erhalten, ist heute die größte Aufgabe für alle ernsthaften Vertreter der Original Bach-Blütentherapie. Denn der Markt wird nicht nur von einer Vielfalt unterschiedlichster Bach-Blütentherapeuten und »Blütenessenzen nach Bach« überschwemmt, sondern auch von Gerüchten wie beispielsweise jenem, die Bach-Blüten würden nicht mehr wirken, weil sie jetzt »maschinell hergestellt würden«.

Hat die Bach-Blütentherapie ihren Höhepunkt überschritten?

Ich glaube das Gegenteil: Sie steht gerade jetzt am Anfang einer ganz neuen Entwicklungsphase. Wenn sich auch der Kreis ihrer Anhänger und Anwender wahrscheinlich zunächst gesundschrumpfen muß, wächst doch die Zahl derer, die mit Bachs Geschenk verantwortungsvoll und zum Segen ihrer Mitmenschen umgehen.

Es ist das Ziel dieses Buches, die Essenz der Lehre von Bach zeitgemäß zu vermitteln und um die Erfahrungen der letzten 25 Jahre zu bereichern, soweit sie sich verallgemeinern lassen. Die inspirierenden Originalzitate von Bach sind seinen verschiedenen Werken entnommen, teilweise gekürzt und neu zusammengefügt, damit auch im beschränkten Rahmen dieses Buches sein Geist wirksam werden kann.

1. Für ein neues Miteinander ... Botschaft und Beitrag der Bach-Blütentherapie

Neulich fragte mich ein siebenjähriger Junge:
Was sind die Bach-Blüten?

Es sind Seelenhelfer – Kuriere aus einer anderen Welt.

(Begeistert):
Außerirdische??

(In Gedanken):
Gar nicht so verkehrt, schließlich enthalten die Essenzen nichts Materielles, sondern lediglich Botschaften, Informationen aus der Pflanzenwelt.

Und wobei helfen die mir?

Wenn die Eingangstür zu deiner anderen Welt zugefallen ist, helfen sie dir, diese Tür wieder zu öffnen.

Was ist das für eine andere Welt?

Es ist die schöne Welt, in die man manchmal nachts verreist. Das Land der Sehnsucht, wo man Unbekanntes, Neues sucht, aber auch Ruhe und Frieden finden möchte.

(Aufgeregt):
Da war ich schon!

Natürlich warst du da. Wir alle leben auch in jener Welt – zusätzlich zu unserer normalen Alltagswelt. Aus jener Welt bekommen wir unsere »persönlich wichtigen Informationen«, wenn wir in unserer Alltagswelt Probleme haben oder nicht mehr weiterwissen.

Und was sind meine »persönlich wichtigen Informationen«?

Zum Beispiel die Antwort auf die Frage: »Was will ich wirklich?« oder »Wie entscheide ich mich jetzt, damit ich nichts falsch mache?«

Das weiß ich sowieso.

Immer? – Wie fühlst du dich, wenn du es mal nicht weisst?

Schlecht. Dann habe ich zu nichts mehr Lust. Oder ich werde so wütend, daß ich alles kurz und klein schlagen könnte ...

Und was machst du dann, damit es wieder besser wird?

Ich frage jemanden ... oder ich klinke mich einfach aus und frage meine innere Stimme.

Deine innere Stimme hat deine »persönlich wichtigen Informationen«.

Tatsache?!

Und wenn du die Antwort gefunden hast, wie geht es dir dann?

Dann fällt mir ein Stein vom Herzen ... ich kriege unheimlich viel Energie.

Hörst du deine innere Stimme immer?

(Schüttelt den Kopf):
Manchmal ist sie ganz weit weg.

Genau, und dann helfen Dir die Bach-Blüten. Sie stellen sozusagen einen Funkkontakt zu deiner inneren Stimme her, wenn sie mal so leise ist, dass du sie nicht mehr hörst.

Und warum ist sie manchmal so leise?

Weil Du Deine andere Welt vergessen hast.

... wo meine »persönlich wichtigen Informationen« sind?!

... die die Bach-Blüten anfunken können.

Die ewigen Wahrheiten, auf denen Wirksamkeit und Erfolg der Bach-Blütentherapie beruhen, könnte man so oder in hundert anderen Bildern beschreiben. Das Ziel ist, daß der jeweilige Gesprächspartner sie begreift und dadurch wieder in Resonanz zu seiner inneren Stimme kommt. Hier liegt für mich – neben persönlicher Reife und guter Beherrschung der Materie – vielleicht die wichtigste Fähigkeit eines »Bach-Blütentherapeuten«.

Auf den ersten Blick wirkt die Botschaft von Bach vielleicht utopisch, wie das ferne Ideal von einer heilen Welt. Doch diese Welt existiert tatsächlich. Die materielle Welt (Persönlichkeitsebene mit Kämpfen und Krisen) und die geistige Welt (Seele, Höheres Selbst) durchdringen einander ständig, ja, sie bedingen einander wie Einatmen und Ausatmen, Tag und Nacht. Beide Welten müssen immer wieder ins richtige Verhältnis zueinander gebracht werden. Jedes Zuviel in einer Welt erzeugt ein Zuwenig in der anderen Welt. Eine zu schwache Aufmerksamkeit für die materielle Welt der Persönlichkeitsebene (Clematis) – zum Beispiel zuwenig Schlaf, zuwenig Essen, Unterkühlung – verzerrt nach Bach die Verbindung zum Höheren Selbst genauso wie eine zu starke Konzentration auf diese materielle Alltagsebene (Crab Apple).

Wo ein wie auch immer geartetes Ungleichgewicht einrastet oder erstarrt, ruft es eine Krise oder Krankheit hervor. Diese schafft dann das notwendige Chaos, aus dem wieder Bewegung und neues Leben entstehen kann und das einen nächsten

Schritt auf der Lebensreise ermöglicht. Die ordnenden harmonisierenden Impulse aus der Pflanzenwelt enthalten die frohe Botschaft: »Es geht auch anders!« und erzeugen bei der Einnahme die entsprechende Erfahrung: Sie weiten unser Blickfeld für eine größere Perspektive oder sie zentrieren es auf das eigentliche Ziel – je nachdem, auf welcher Seite das Ungleichgewicht bestanden hat.

Diese Harmonisierung entsteht – eine treffende Blütenauswahl vorausgesetzt – ganz folgerichtig und ohne weiteres menschliches Zutun. Das ist für mich das Begeisternde und Besondere an der Bach-Blütentherapie: Der übergeordnete Makrokosmos, die Natur selbst, stimmt den menschlichen Mikrokosmos wieder auf sich ein – ähnlich wie ein Waldspaziergang oder das Erlebnis eines Sonnenaufgangs. Das geschieht ganz sanft, fast unmerklich, und es vollzieht sich ganz spezifisch nur das, was zur Zeit notwendig und möglich ist.

Selbst in einem Diagnosegespräch (wenn es im Bach'schen Sinne geführt wird) stimmen sich die Gesprächspartner auf den Makrokosmos und die höhere Natur des Menschen ein. Sie unterstellen sich also geistigen Gesetzen, sie appellieren an positive Kräfte und mobilisieren sie. Darum ist das Gespräch als Initialzündung für die nachfolgende konsolidierende Wirkung der Bach-Blütenmischung so wichtig. So betrachtet, ist jedes Bach-Blütengespräch auch eine echte Form von praktizierter Nächstenliebe, die für beide Seiten so beglückend ist.

Die Beschäftigung mit der Bach-Blütentherapie bringt uns unweigerlich mehr in Einklang sowohl mit der äußeren Natur als auch mit unserer wahren inneren Natur. So erwacht mehr Liebe und Verständnis für die gesamte Schöpfung um uns und mehr Toleranz für die Individualität unserer Mitmenschen. Die Bach-Blüteneinnahme motiviert immer wieder zum Positiven und stärkt unsere seelischen Abwehrkräfte.

Unser Gefühl für Eigenverantwortung wächst, und wir werden erwachsener – im besten Sinne des Wortes. So etwas kann nicht ohne positiven Einfluß auf unsere Umgebung, unsere Familie, Freunde und Bekannten bleiben. Und damit leistet, aus noch größerer Perspektive gesehen, jedes Bach-Blütengespräch auch einen Beitrag zum großen Ganzen, zur Verbesserung des seelischen Klimas auf diesem Planeten, und trägt bei zur Reinigung von der massiven seelischen Umweltverschmutzung, in der wir heute leben.

Dies ist nach meinem Verständnis ein wesentlicher Grund dafür, daß sich immer mehr Menschen zur Bach-Blütentherapie hingezogen fühlen. Und darauf beruht auch meine Gewißheit, daß die Bach-Blütentherapie – wenn sie von genügend vielen Menschen im Sinne ihres Schöpfers angewendet wird – alle Verzerrungen und Modetrends überdauern wird.

2. Wie Sie dieses Buch optimal nutzen

Um der Vielschichtigkeit des Werks von Edward Bach gerecht zu werden, informiert dieses Buch auf drei Ebenen:

1. auf der geistig-spirituellen Ebene – Kapitel 1 bis 6
2. auf der psychologischen Ebene – Kapitel 6, 7, 8 und 11
3. auf der pragmatischen und praktischen Ebene – Kapitel 7 bis 13

Beginnen Sie mit der Ebene, die Sie am meisten interessiert. Viele Leser schlagen auch einfach das Buch auf und beginnen mit der Lektüre der jeweiligen Blütenbeschreibung.

Am Ende der meisten Kapitel findet sich eine Liste der am häufigsten gestellten Fragen zu diesem Thema. Die Antworten dazu finden Sie unter dem *kursiv* gedruckten Stichwort im »ABC der Stichworte, Fragen und Antworten« (Kapitel 13).

Zur Vertiefung der einzelnen Schwerpunkte dieses Buches weise ich auf folgende Werke hin (siehe auch Literaturverzeichnis):

- Zum geistig-spirituellen Hintergrund der Blütentherapie: Edward Bach: *Blumen, die durch die Seele heilen: Die wahre Ursache von Krankheit – Diagnose und Therapie.* München 1995. *Die nachgelassenen Originalschriften von Edward Bach.* München 1995
- Zum tieferen Verständnis der einzelnen Reaktionsmuster: Scheffer: *Schlüssel zur Seele. Das Arbeitsbuch zur Selbst-Diagnose mit den Bach-Blüten.* München [3]1997
- Tieferen Zugang zu den Bach-Pflanzen vermittelt: Scheffer / Storl: *Die Seelenpflanzen des Edward Bach. Neue Einsichten in die Bach-Blütentherapie.* München [3]1995
- Fallbeispiele und Erfahrung aus der Praxis: Scheffer: *Original Bach-Blütentherapie. Lehrbuch für die Arzt- und Naturheilpraxis.* Neckarsulm [5]1996, und Scheffer, *Erfahrungen mit der Bach-Blütentherapie*. München [12]1995
- Für weitere praktische Fragen zur Anwendung: Scheffer: *Die praktische Anwendung der Original Bach-Blütentherapie in Fragen und Antworten.* München 1994
- Weiteres Material zum praktischen Einsatz, z. B. Fragebogen, Poster, Kassetten, sowie Informationen über Aus- und Fortbildung sowie Institutsadressen siehe Anhang.

Kapitel 2

Seelentherapie mit Blütenenergie – Medizin der Menschlichkeit

Die Vision von Edward Bach

Statt der Methoden des Materialismus braucht es in der Wissenschaft die Methoden, die auf Realität der Wahrheit basieren und von den gleichen göttlichen Gesetzen gelenkt werden wie unser eigenes Wesen.

Die Heilkunst wird aus der Domäne rein physischer Behandlungsmethoden des Körpers weiterschreiten zu spirituellem und mentalem Heilen. Durch Wiederherstellung der Harmonie zwischen Seele und Gemüt wird sie die Grundursache der Krankheit entfernen und dann auch jene physischen Mittel zulassen, die vielleicht noch notwendig sind, um die Heilung des Körpers zu vervollständigen.

Somit wird der Arzt der Zukunft zwei große Ziele haben:

Das erste wird sein, dem Patienten zur Kenntnis über sich selbst zu verhelfen und ihn auf die fundamentalen Irrtümer und Fehler hinzuweisen, die er begehen kann.

Solch ein Arzt muß sich eingehend mit dem Studium der geistigen Gesetze, die den Menschen beherrschen, sowie mit dem Wesen der menschlichen Natur beschäftigen, damit er bei denen, die zu ihm kommen, jene Faktoren erkennen kann, die einen Konflikt zwischen der Seele und der Persönlichkeit hervorgerufen haben.

Er muß imstande sein, dem Leidenden zu raten, welche Arten des Handelns gegen die Einheit er aufgeben und welche notwendigen Tugenden er entwickeln muß.

Jeder einzelne Fall wird eine sorgfältige Betrachtung erfordern, und nur jene, die einen großen Teil ihres Lebens dem Studium des Menschen gewidmet haben und deren Herz von dem Verlangen zu helfen erfüllt ist, werden diesen herrlichen und göttlichen Dienst für die Menschheit erfüllen können: die Augen des Leidenden zu öffnen und ihn über den Grund seines Seins aufzuklären, ihm Hoffnung zu vermitteln und sein Vertrauen zu erwecken, um ihm so zu helfen, seine Krankheit zu besiegen.

Bei der korrekten Behandlung darf nichts Verwendung haben, das dem Patienten seine Eigenverantwortlichkeit abnimmt, sondern es dürfen nur solche Maßnahmen gebraucht werden, die ihm helfen, seine Fehler zu überwinden.

Die zweite Pflicht des Arztes wird darin bestehen, solche Heilmittel zu verabreichen, die dem materiellen Körper helfen, Kraft zu gewinnen, und dem Geist helfen, ruhig zu werden, seinen Horizont zu weiten und nach Vollkommenheit

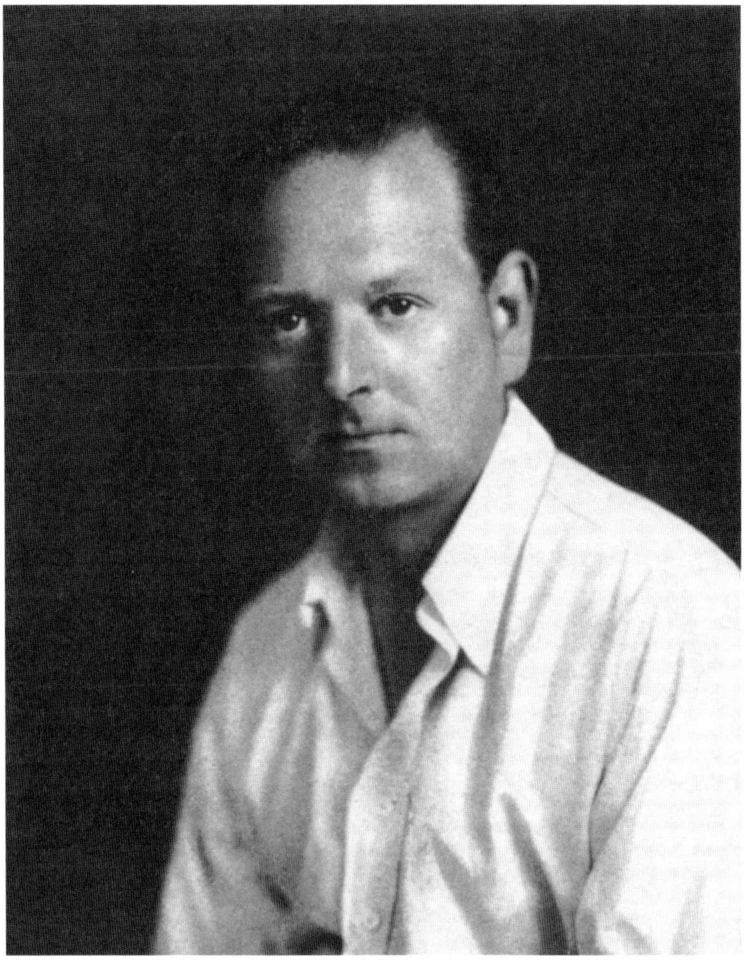

Edward Bach, 1886–1936

zu streben; die also Frieden und Harmonie in die ganze Persönlichkeit einkehren lassen.

Solche Heilmittel gibt es in der Natur, wo sie die Gnade des göttlichen Schöpfers zu Heilung und Trost der Menschheit entstehen ließ. Einige dieser Heilmittel sind bekannt, und weitere werden zur Zeit in verschiedenen Teilen der Welt gesucht, besonders in unserer Mutter Indien. Es besteht kein Zweifel daran, daß wir im Zuge dieser Forschungen viel von dem Wissen, das schon vor über zweitausend Jahren bekannt war, zurückgewinnen werden.

Laßt Euch nicht durch die Einfachheit der Methode von ihrem Gebrauch abhalten, denn je weiter Eure Forschungen voranschreiten, um so mehr wird sich Euch die Einfachheit aller Schöpfung erschließen.

Die Botschaft der Intuition

Bist du jemals auf den Gedanken gekommen, daß Gott dir eine Individualität geschenkt hat?

Er gab dir eine ganz eigene Persönlichkeit, einen Schatz, der nur für dich bestimmt ist. Er gab dir ein Leben, das nur du allein führen kannst. Er gab dir eine Aufgabe, die nur du erfüllen kannst. Er stellte dich, ein göttliches Wesen, in diese Welt, damit du lernst, vollkommen zu werden, alles erreichbare Wissen zu erwerben, gütig und freundlich zu werden und anderen zu helfen.

Und dies ist nicht so schwierig, wie es auf den ersten Blick vielleicht erscheint. Es wird von uns nur erwartet, daß wir unser Bestes tun, und das ist für uns alle möglich, wenn wir nur den Geboten unserer Seele folgen. Das Leben verlangt keine unvorstellbaren Opferleistungen von uns; wir sollen mit Freude im Herzen unseren Weg gehen.

Die meisten von uns sind während der Kindheit und Jugend ihrer Seele viel näher als in späteren Jahren. Wir haben dann oft klarere Vorstellungen von unserer Lebensaufgabe, von den Leistungen, die von uns erwartet werden, und von den Charakterzügen, die wir zu entfalten haben.

Hast du jemals darüber nachgedacht, wie Gott zu dir spricht, über deine ganz eigene Aufgabe, und darüber, wie du dein Schiff auf seinem richtigen Kurs halten kannst? Er spricht zu dir durch deine eigenen, echten, tiefinneren Wünsche, die das Verlangen deiner Seele zeigen. So einfach ist es.

Wenn wir nur unseren tiefinneren Wünschen lauschen und sie befolgen, werden wir immer richtig geleitet.

Unsere Seele (die kleine, sanfte Stimme im Innern; Gottes Stimme) spricht zu uns durch unsere Intuition: unsere Instinkte, unsere inneren Wünsche, Ideale, unsere unge-

1. Der Lebensplan der Seele und des Höheren Selbst für die Persönlichkeit.

wöhnlichen Vorlieben und Abneigungen – und zwar in der Art und Weise, die für uns jeweils am leichtesten zu vernehmen ist.

Alles wahre Wissen kommt *allein* aus *unserem Innern* durch die stille Kommunikation mit unserer Seele.

Es ist kein weithergeholtes, schwer zu erreichendes Ideal, die Stimme der eigenen Seele zu vernehmen; das war immer ganz einfach für uns, wenn wir es nur zulassen. Einfachheit ist der Grundton der ganzen Schöpfung.

Wahrheit braucht nicht analysiert, diskutiert oder in viele Worte verpackt zu werden. Du erkennst sie in einem Sekundenbruchteil; sie ist Teil von dir.

Nur die unwesentlichen, komplizierten Dinge des Lebens verlangen viele Worte, was zur Entfaltung des Intellekts geführt hat.

Die Dinge, auf die es ankommt, sind einfach. Das sind die Momente, in denen wir sagen: »Oh, das ist wahr; das habe ich eigentlich schon immer gewußt.« Damit verbunden ist das Glücksgefühl, das uns erfüllt, wenn wir in Verbindung und Harmonie mit unserer Seele sind; und je enger, je umfassender die Einheit ist, desto intensiver die Freude.

Wir können unsere Gesundheit daran messen, wie glücklich wir sind, und anhand unseres Glücksempfindens können wir erkennen, daß wir den Geboten unserer Seele Folge leisten.

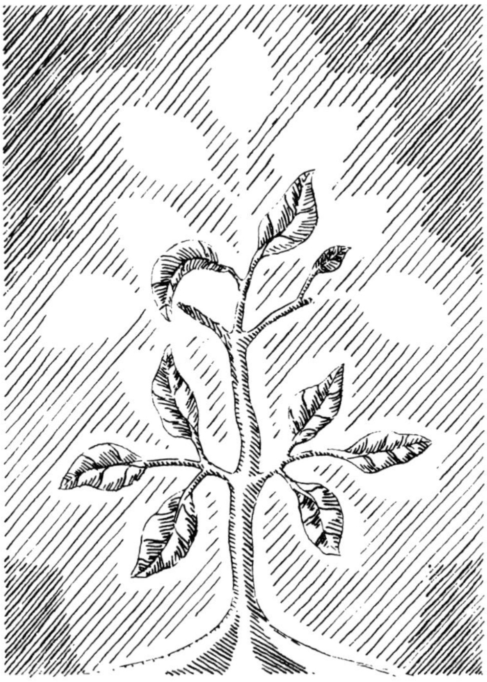

2. Unvollständig entwickelte Persönlichkeit: Potentiale sind »mangelhaft« entwickelt.

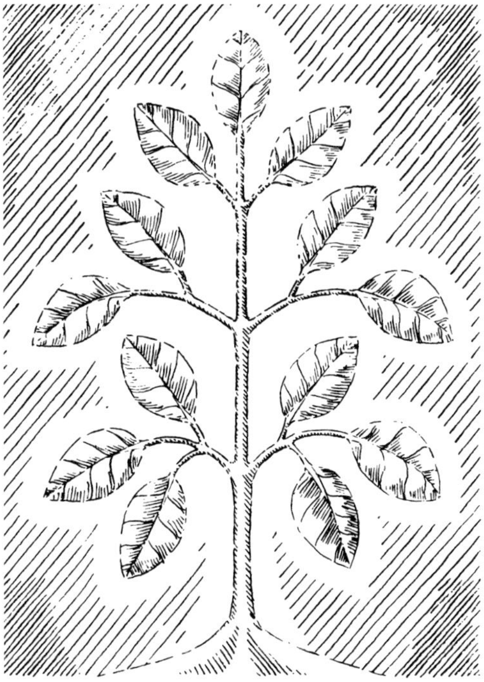

3. Idealzustand: Die Persönlichkeit hat alle Potentiale des Lebensplanes verwirklicht.

3. Genialität und Nächstenliebe

Außer der von seiner Assistentin Nora Weeks geschriebenen Biographie, auf welcher der folgende Lebenslauf basiert, gibt es keine schriftlichen Aufzeichnungen über das Leben von Edward Bach. Die Tochter seines Freundes und Kollegen J. F. Wheeler, der Bach mit seinen Mitteln als Kind das Leben gerettet hatte, sagte mir einmal: »Er war immer und in erster Linie ein unermüdlicher Arbeiter.« Ihr Vater schildert seinen Freund so:

»Bei Edward Bach war Genie mit Frohsinn und Einfachheit des Wesens mit großer Bescheidenheit, die sich nichts auf eigene Leistungen zugute hält, verbunden. Dadurch gewann er die Zuneigung all derer, die mit ihm arbeiteten oder persönlich mit ihm in Berührung kamen.

Seine herausragende Persönlichkeit, sein intuitives Wissen, seine tiefe Kenntnis der menschlichen Natur, sein unbeirrtes Festhalten an der als richtig erkannten Lebensaufgabe allen Widerständen zum Trotz – all dies machte ihn zu einem der außergewöhnlichen Charaktere, die um ihrer selbst und um ihrer Arbeit willen zu allen Zeiten von der Welt geliebt worden sind.«

Der Weg zu den Bach-Blüten – ein Lebenslauf in Stichworten

24. September 1886:
Edward Bach wird in Moseley bei Birmingham als ältestes von drei Kindern geboren. Seine Familie stammt aus Wales und betreibt eine Messinggießerei.

1903–1906:
Edward Bach arbeitet als Lehrling im väterlichen Betrieb. Die Beobachtung der körperlichen Krankheiten und der damit verbundenen seelischen Konflikte unter den Arbeitern und der Wunsch zu helfen werden Auslöser für sein gesamtes späteres Schaffen. Er schwankt lange zwischen dem Berufsziel des Theologen und dem des Arztes.

1906–1913:
Er studiert Medizin in Birmingham und London. Die Approbation als Arzt und eine Tätigkeit als Leiter der Unfallstation am University College Hospital folgen bald darauf. Danach wird er Assistent an der bakteriologischen und immunologischen Abteilung. Er erkennt Zusammenhänge zwischen spezifischen Bakterienstämmen im menschlichen Darm und chronischen Krankheitserscheinungen, und ihm gelingt die Aufbereitung verschiedener Bakterienstämme als Impfstoffe.

1917:
Edward Bach erleidet einen gesundheitlichen Zusammenbruch. Nach der Operation eines bösartigen Milztumors folgt die Prognose einer dreimonatigen Überlebenschance. Jedoch überwindet er diese Krise innerhalb von drei Monaten vollständig durch den unbedingten Wunsch, seine Forschungsvorhaben zu Ende zu führen.

1918–1922:
Nach seiner Gesundung erhält er eine Anstellung im London Homoeopathic Hospital. Er macht die Bekanntschaft mit dem Organon von Samuel Hahnemann und vermutet, daß die von ihm selbst definierte Darmtoxämie mit dem Hahnemannschen Psora-Begriff identisch ist. Fortan bereitet er seine Impfstoffe als homöopathische Nosoden auf, die er in sieben Hauptgruppen einteilt (die später nach ihm benannten Bach-Nosoden): Bach erarbeitet die sogenannten Gemütssymptome der Patienten und kann schließlich jeder Bakteriengruppe (Nosode) eine bestimmte seelische Persönlichkeitshaltung zuordnen.

1920–1928:
Bach eröffnet ein Labor, eine Praxis sowie einen Beratungsraum für Mittellose in London.
Er erkennt, daß die sieben Nosoden nur die unter dem Begriff Psora zusammengefaßten Erscheinungen, nicht aber andere chronische Krankheiten heilen können, und will mehr und vor allem »reinere« Heilmittel einsetzen. Er sucht und findet Pflanzen mit ähnlicher Schwingungsfrequenz wie die Nosoden, scheitert aber zunächst an der Frage der Polarität: Die homöopathisch aufbereitete Pflanze hat eine positive Polarität, die aus dem Darm gewonnenen wirksamen Nosoden haben eine negative Polarität.

Ab 1928:
Verstärkt beobachtet Bach die psychische Komponente beim Krankheitsgeschehen, was zur intuitiven Erkenntnis bestimmter seelischer Persönlichkeitstypen und Reaktionsweisen der menschlichen Natur führt: Je nach Zugehörigkeit zu einer dieser seelischen Persönlichkeitstypen müßten die Menschen auch auf Krankheitserscheinungen jeder Art in immer gleicher oder sehr ähnlicher Weise reagieren. Veröffentlichung der Schrift *Some new remedies and their uses*.

Ab 1930:
Auf dem Höhepunkt seiner medizinischen Karriere verkauft Bach die Londoner Praxis und sein Labor, um sich ganz dem Studium der verschiedenen menschlichen Persönlichkeitstypen und der Suche nach den spezifischen heilenden Pflanzen zu widmen. Zusammen mit seiner Assistentin Nora Weeks erfolgt die Entdeckung und Zubereitung der ersten neun der sogenannten Zwölf Heiler: Impatiens, Mimulus, Clematis, Agrimony, Chicory, Vervain, Centaury, Cerato, Scleranthus. Dies geschieht mit Hilfe eines von ihm neu gefundenen Herstellungsverfahrens – der Sonnenmethode, in der das Problem der Polarität gelöst ist. Er formuliert (in einer bewußt einfach gehaltenen, auch dem Laien verständlichen

Sprache) seine Erkenntnisse und Philosophie in der Schrift *Heal Thyself (Heile Dich selbst)*, seinem späteren Hauptwerk. Ehemalige Kollegen erproben seine Blütenmittel und ermutigen ihn, mit seiner Arbeit fortzufahren.

Ab 1931:
Edward Bach entdeckt die letzten drei Mittel aus der Serie der Zwölf Heiler: Water Violet, Gentian, Rock Rose.

1932:
Bach veröffentlicht die Schrift *Free Thyself*. Es folgt ein Schriftwechsel mit der Ärztekammer, die droht, ihn aus dem Ärzteregister zu streichen, falls er weiter medizinische Laien als Mitarbeiter beschäftige und seine Erkenntnisse in Laienkreisen verbreite. Bach hält erfolgreich an seiner Auffassung fest.

1933:
Bach entdeckt seine zunehmende Sensitivität, was ihn zur Entdeckung und Zubereitung weiterer Blüten, der sogenannten Vier Helfer Gorse, Oak, Heather und Rock Water führt. Er stellt zwei großen Londoner Apotheken kostenlos die Urtinkturen zur Verfügung mit der Maßgabe, die Mittel so preiswert wie möglich abzugeben.

1934–1935:
Bach entdeckt die letzten drei Blüten seiner ersten Heilmittelserie: Wild Oat, Olive und Vine. Er konzipiert sein Erste-Hilfe-Mittel: Rescue.

Bach läßt sich in Sotwell, einem kleinen Ort im Themsetal, nieder, wo die meisten der von ihm bisher gefundenen Pflanzen wachsen. Bachs Sensitivität nimmt extrem zu; er durchlebt weitere negative seelische Gemütszustände, in denen er die jeweils entsprechende Pflanze findet. Nach Aufbereitung und Einnahme der Essenz verschwinden die krankhaften Symptome innerhalb weniger Stunden. Unterstützt von Nora Weeks, findet er weitere 19 Heilmittel, die fast alle nach der von ihm jetzt entdeckten Kochmethode aufbereitet werden.

1936:
Bach betrachtet sein System als abgeschlossen und sein Werk als vollendet. Er beginnt, seine Therapie und seine Erkenntnisse durch Vortragsreisen einer noch breiteren Öffentlichkeit bekannt zu machen.

27. November 1936:
Edward Bach stirbt im Schlaf an Herzversagen.

Seine von ihm als Nachfolger eingesetzten Mitarbeiter Nora Weeks und Victor Bullen führen sein Werk bis 1978 fort und bestimmen ihrerseits die noch heute im Bach Centre tätigen Verwalter und Custoden des Werkes.

4. Simplicity – Die Einzigartigkeit der Bach-Blütentherapie in acht Punkten

Das Bach-Blütensystem läßt sich bis heute schwer kategorisieren. Aufgrund seiner feinstofflichen, subtilen Wirkung scheint es auf den ersten Blick mit der klassischen Homöopathie nach Hahnemann sowie einigen anthroposophischen und spagyrischen Verfahren wesensverwandt zu sein: Denn es wirkt nicht auf dem mühevollen Umweg über den physischen Körper, sondern auf feineren energetischen Ebenen direkt auf das menschliche Energiesystem ein.

In der Tat wirkte Edward Bach selbst, bevor er sein Blütensystem entwickelte, als erfolgreicher Bakteriologe und Homöopath.[1] Er fühlte sich geistig unter anderem mit Hippokrates, Paracelsus und Samuel Hahnemann verbunden. Mit ihnen teilte er die Auffassung: Es gibt keine Krankheiten, sondern nur kranke Menschen! Doch man würde ihm und seinem Werk nicht gerecht, bezeichnete man ihn wie seine zeitgenössischen Kollegen nur als den »Hahnemann unserer Tage«.

Acht Punkte unterscheiden das Bach-Blütensystem von bisherigen subtilen Heilmethoden des Westens:

- *Der geistige Ansatz*
Edward Bachs geistiger Ansatz wurzelt in einem übergeordneten Bezugssystem, das über die Grenzen der menschlichen Einzelpersönlichkeit hinausgeht und in eine spirituelle Dimension hineinreicht.

- *Das Therapieziel: »Heile dich selbst«*
Edward Bach ruft den Menschen zur Selbstverantwortung auf. Er weist nach, daß jeder Mensch seine eigenen Heilmittel in sich trägt und somit der Angst vor der Krankheit die Existenzgrundlage entzogen ist.

- *Die neue Form der Diagnose*
Sie orientiert sich nicht mehr an körperlichen Symptomen, sondern ausschließlich an »disharmonischen« oder negativen seelischen Verhaltensmustern der menschlichen Natur – ähnlich, aber umfassender als die homöopathischen »Gemütssymptome«.

- *Die Kriterien für die Pflanzenauswahl:*
Bach wählt nur »bestimmte Pflanzen von hoher Schwingung« (siehe Seite 45)

- *Die Herstellungsverfahren*
Anders als alle in der westlichen Medizin bekannten Herstellungsmethoden sind auch die simplen und natürlichen Verfahren, durch die Bach die Energie der Blü-

[1] Anhänger der Homöopathie wird interessieren, daß Edward Bach seine grundlegende Philosophie bereits umrissen hatte, als er 1922 erstmalig mit den Schriften Samuel Hahnemanns in Berührung kam.

ten aus ihrer materiellen Form freisetzte und an die Trägersubstanz band. Die von ihm entwickelten Verfahren – die Sonnen- und die Kochmethode – erzeugen eine sehr stabile energetische Gestalt.

- *Die sanfte, sich selbst regulierende Wirkung*

Die Bach-Blütenessenzen wirken als nichtmaterielle, subtile Impulsgeber. Sie vermitteln Informationen einer spezifischen, hohen Frequenz, welche die seelischen Selbstheilungskräfte stimulieren. Sie produzieren keine Nebenwirkungen oder Unverträglichkeiten mit anderen Therapieformen.

- *Die größere Zahl der möglichen Anwender*

Diese im besten Sinne des Wortes »harmlose« Wirkungsweise macht das Bach-System für viele Menschen risikolos zur Selbstbehandlung zugänglich, anders als das bei anderen feinstofflichen Heilmethoden möglich ist. Da es sich bei den von Bach beschriebenen Zuständen um archetypische Reaktionsmuster der menschlichen Natur, nicht aber um Krankheitssymptome handelt, braucht man grundsätzlich keine medizinische oder psychologische Ausbildung, um mit den Bach-Blüten erfolgreich umgehen zu können. Viel wichtiger ist menschliche Reife, gepaart mit einer guten Auffassungsgabe und Erkenntnisfähigkeit sowie einem natürlichen Einfühlungsvermögen und gesunden Empfinden für die Mitmenschen. Bach hatte die Vision, daß seine Blütenmittel später in jeder Hausapotheke ihren Platz haben sollten.

- *Die Einfachheit als Grundprinzip*

Der Begriff »Einfachheit« gerät in unserer täglich komplizierter werdenden Welt leicht in Gefahr, mißverstanden und mit »primitiv« verwechselt zu werden. Das Einfache hat mit Einheit, Vollendung und Harmonie zu tun. Das ist der Grund, warum sich jeder Mensch, und sei es ganz unbewußt, von den sogenannten »einfachen Dingen des Lebens« angezogen fühlt. Um hinter der Differenziertheit und scheinbaren Kompliziertheit eines Geschehens wieder die Einheit und das Einfache zu erfassen, ist – außer Objektivität, Durchblick und Überblick – die grundsätzliche Bereitschaft nötig, sich als Teil eines Ganzen zu sehen, das von einem einheitlichen und einfachen Schöpfungsprinzip regiert wird.

Es kann kein Zufall sein, daß sich fast alle großen Naturwissenschaftler am Ende ihres Lebens zu dieser Einstellung bekannt haben. Diese Grundeinstellung in jedem Menschen wiederherzustellen und zu stärken ist das übergeordnete Ziel und Ergebnis jeder Bach-Blütentherapie.

Kapitel 3

Heal Thyself – »Heile Dich selbst« Die geistigen Grundlagen der Bach-Blütentherapie

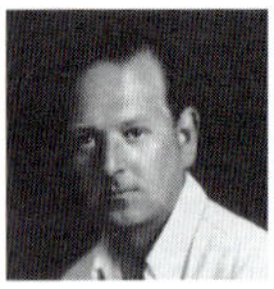

»Krankheit ist weder Grausamkeit noch Strafe, sondern einzig und allein ein Korrektiv; ein Werkzeug, dessen sich unsere eigene Seele bedient, um uns auf unsere Fehler hinzuweisen, um uns von größeren Irrtümern zurückzuhalten, um uns daran zu hindern, mehr Schaden anzurichten – und uns auf den Weg der Wahrheit und des Lichts zurückzubringen, von dem wir nie hätten abkommen sollen.«

So radikal diese Gedanken[2] manchem auch heute noch erscheinen mögen, so schlüssig sind sie, wenn man die Voraussetzungen versteht und akzeptiert, von denen Bach, ähnlich wie auch seine großen Geistesverwandten Hippokrates und Paracelsus, ausging.

1. Schöpfung und Schicksal

- Das menschliche Leben und der Mensch auf diesem Planeten sind Teil eines größeren Schöpfungsgedankens. Wir leben in einem größeren Bezugsrahmen, in einer umfassenden Einheit, in einem übergeordneten kosmischen Energiefeld, etwa so, wie eine Zelle in einem menschlichen Körper.
- Jeder Mensch ist zweierlei: ein unverwechselbares Individuum und durch diese individuellen Eigenschaften zugleich auch ein lebensnotwendiger Teil der übergeordneten Einheit, des größeren Ganzen.
- Weil die Schöpfung eine Einheit ist, ist jeder von uns mit allem verbunden, und zwar durch eine gemeinsame, übergeordnete, mächtige Energie, die zum Beispiel »Schöpfungskraft«, »universelles Lebensprinzip«, »kosmisches Prinzip«, »Liebe« oder ganz einfach »Gott« genannt wird.
- Die Entwicklung jedes Menschen folgt, wie alles in diesem Universum – von der Eisblume am Fenster bis zum Werden und Vergehen ganzer Planetensysteme – einer inneren Gesetzmäßigkeit, wobei sich die Gesetze des Makrokosmos auf allen Ebenen der Erscheinungsformen wiederholen. In dieser Ordnung besitzt jeder Mensch seine Matrix mit spezifischen Potentialen, hat seinen Lebensplan, seine Bestimmung oder wie immer man es nennen möchte.

[2] Umfassend dargestellt in seinem nur 59 Seiten umfassenden Hauptwerk *Heile Dich selbst*, das in dem Buch *Blumen, die durch die Seele heilen* von Edward Bach, München [16]1995, komplett enthalten ist.

- Jeder Mensch hat als Teil des größeren Schöpfungsgedankens eine unsterbliche Seele, sein wahres Selbst, sein göttlicher Wesenskern, das, was er eigentlich ist – und eine sterbliche Persönlichkeit: sein Ich, das, was er auf Erden darstellt.
- Eng mit der Seele verbunden ist das Höhere Selbst – oder die innere Führung – als Vermittler zwischen Seele und Persönlichkeit.
- Die Seele kennt den jeweiligen Lebensauftrag des Menschen und hat den Drang, ihn durch die Persönlichkeit aus Fleisch und Blut und in konkrete Realität umzusetzen.
- Der Persönlichkeit ist dieser Lebensauftrag zunächst nicht bewußt.

2. Tugenden und Mängel

- Die Inhalte oder Potentiale unseres Lebensauftrags, welche die Persönlichkeit ausdrücken soll, sind nicht konkreter Natur. Es sind übergeordnete ideelle Qualitäten, die Edward Bach »göttliche Eigenschaften« oder »die Tugenden unserer höheren Natur« nennt. Dazu gehören etwa Sanftmut und Stärke, Mut und Beständigkeit, Weisheit, Freude und Zielstrebigkeit. Die großen Dichter haben sie in allen Zeitepochen als erstrebenswert besungen. Man könnte diese Qualitäten oder Potentiale auch als ideale archetypische Seelenkonzepte der Menschheit bezeichnen, deren Verwirklichung als Teil eines größeren Ganzen unser wahres Glück ausmacht.
- Werden diese Potentiale nicht verwirklicht, kommt es früher oder später zum entgegengesetzten Gefühl: dem Unglücklichsein. Die nicht ausgedrückten, nicht verwirklichten Tugenden erscheinen nun in ihrer Schattenseite, als »Mängel«, etwa als Stolz oder Grausamkeit, Haß oder Egoismus, Unwissenheit oder

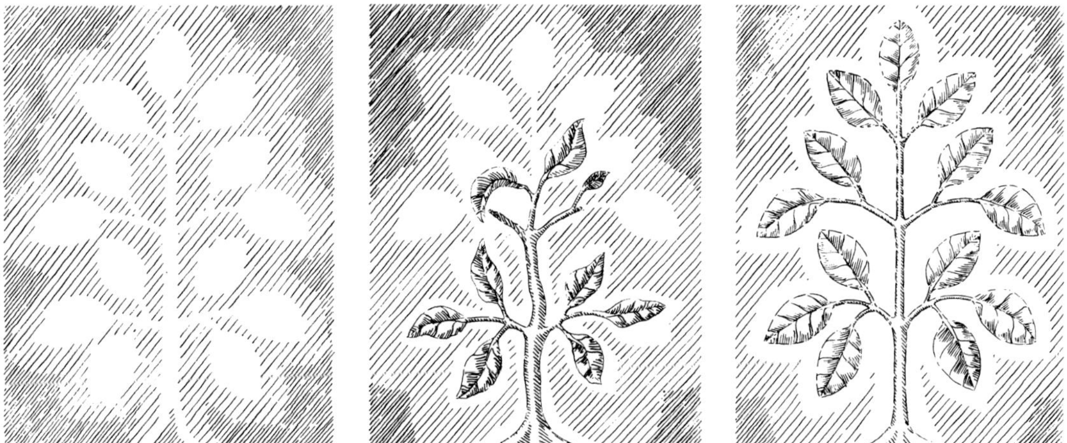

Habgier. Diese Charakterschwächen bezeichnet Edward Bach als die *Grundkrankheiten der Menschheit* und die wahren Ursachen für körperliche Krankheiten.

3. Gesundheit und Krankheit

Jeder Mensch hat das unbewußte Verlangen, in Harmonie zu leben. Denn die Natur, das große kosmische Energiefeld, ist immer bestrebt, den effizientesten, nämlich harmonischen Energiezustand herzustellen.

Gesundheit: Könnte und würde die Persönlichkeit vollkommen im Einklang mit ihrer Seele handeln, so lebte der Mensch in vollständiger Harmonie. Die universelle Schöpfungsenergie könnte frei fließen und im Lebenslauf der Persönlichkeit ihren Ausdruck finden. Der Mensch wäre stark, gesund und glücklich als harmonisch schwingender Teil des großen kosmischen Energiefeldes.

Krankheit: Überall dort, wo die Persönlichkeit nicht mit ihrer Seele und mit dem großen kosmischen Energiefeld im Einklang ist, herrscht Disharmonie, Störung, Reibung, Verzerrung, Energieverlust. Diese Zustände manifestieren sich zunächst als negative Gemütsstimmung; später als körperliche Anfälligkeit und schließlich als manifeste körperliche Krankheit. Die körperliche Krankheit dient als letztes Korrektiv. Sie ist wie eine rote Warnlampe, die handgreiflich signalisiert, daß jetzt sofort etwas geändert werden muß, wenn es nicht früher oder später zum Totalausfall kommen soll.

4. Krankheitsursachen

Wie kommt es zu dieser Disharmonie zwischen Seele und Persönlichkeit und damit zur Krankheit? Nicht nur Bach sieht die Ursachen in geistigen Irrtümern oder in der Nichtbeachtung der geistigen Gesetze, die sich in den Weisheitslehren aller Zeiten und auch im Neuen Testament wiederfinden.

Der erste Irrtum: Die Persönlichkeit hört nicht auf die Weisungen ihrer inneren Führung und handelt nicht in Übereinstimmung mit ihrem Lebensplan, sondern lebt in der Illusion, völlig eigenständig zu sein.

Im extremsten Fall ist die Persönlichkeit nicht mehr in der Lage, die Existenz ihrer Seele und ihres Höheren Selbst überhaupt zu erkennen, weil sie »materialistisch« nur das akzeptiert, »was man sieht und anfassen kann«. Dadurch schneidet sie sich von ihrer eigenen kosmischen Nabelschnur ab, verdorrt und zerstört sich selbst.

Häufiger jedoch verkennt die Persönlichkeit nur in Teilbereichen die Absichten ihrer Seele und handelt dort eigenwillig nach ihrem persönlichen, beschränkten Verständnis der Zusammenhänge.

In allen Lebensbereichen, in denen die Persönlichkeit sich so von ihrer kosmischen Verbindung oder, wie Bach sagt, von der Liebe[3] abgewandt hat, verliert sie den Blick auf ihre göttlichen Eigenschaften, die positive Ausrichtung auf ihren Lebensplan und damit auch den Zugang zu ihren positiven Potentialen. Sie sinkt in einen niedrigeren Frequenzbereich ab und verfällt den Grundkrankheiten der Menschheit mit ihren 38 archetypischen negativen seelischen Reaktionsmustern.

Der zweite Irrtum: Die Persönlichkeit verstößt gegen das »Prinzip der Einheit«.

Handelt die Persönlichkeit gegen die Absichten ihres Höheren Selbst und ihrer Seele, so handelt sie automatisch auch gegen die Interessen der größeren Einheit, mit der ihre Seele ja energetisch verbunden ist.

Besonders aber verstößt die Persönlichkeit gegen das Prinzip der Einheit, wenn sie versucht, einem anderen Wesen ihren Willen aufzuzwingen. Sie behindert damit nicht nur die Entwicklung des anderen Wesens, sondern stört gleichzeitig auch das gesamte kosmische Energiefeld, d. h. auch den Entwicklungsprozeß der gesamten Menschheit.

5. Die Heilungsstrategie von Edward Bach

Die Heilungsstrategie von Edward Bach kann man unter dem Motto »Nicht bekämpfen, sondern transformieren« zusammenfassen.

1. Schritt: Charaktermängel, geistige Mißverständnisse und dadurch entstandene negative Reaktionsmuster erkennen.

2. Schritt: Diese Situation nicht »bekämpfen«, sondern als Ist-Zustand wertungsfrei akzeptieren, ihn dann aber sofort fallenlassen, als »bereits vergangen« betrachten.

3. Schritt: Die auf die bisherigen negativen Reaktionsmuster zutreffenden Blütenessenzen erkennen und unterstützend einnehmen.

4. Schritt: Nun die Blickrichtung umkehren: sich auf das große Ganze, die geistigen Gesetze, das Höhere Selbst, die innere Führung und den eigenen Lebensplan reorientieren.

5. Schritt: Negative Reaktionsmuster durch konsequentes Anwenden der entsprechenden positiven Verhaltensmuster liebevoll reharmonisieren.

---

[3] »Gerechtigkeit ohne Liebe macht hart. – Glaube ohne Liebe macht fanatisch. – Macht ohne Liebe macht gewalttätig. – Pflicht ohne Liebe macht verdrießlich. – Ordnung ohne Liebe macht kleinlich.« Dieses Laotse-Wort sagt es perfekt.

Dadurch erschließt sich das positive Potential: Charaktermängel werden in Charakterstärken transformiert.

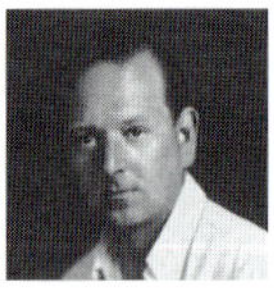

»Wenn wir uns aber vor Augen halten, daß tatsächlich die wahre Ursache der Krankheit in unserer eigenen Persönlichkeit und damit in unserer Kontrolle liegt, dann dürfen wir ohne Angst und Furcht leben in dem Wissen, daß wir das Heilmittel in uns haben.

Die Heilung muß aus unserem Innern kommen, durch Anerkennen und Richtigstellen unserer Fehler und harmonisierendes Einstimmen unseres Wesens auf den göttlichen Plan.

Wenn der Fehler gefunden ist, liegt das Heil nicht darin, daß man ihn bekämpft oder Willenskraft und Energie aufwendet, um das Falsche zu unterdrücken, sondern in einer steten Entwicklung der entgegengesetzten Tugend, die automatisch alle Spuren des Fehlers aus unserem Wesen beseitigt.

Gegen einen Mangel zu kämpfen heißt, seine Macht zu stärken; das hält unsere Aufmerksamkeit auf seine Anwesenheit gerichtet und verwickelt uns tatsächlich in den Kampf.

Den Mangel zu vergessen und bewußt danach zu streben, die Tugend auszubilden, die ihn unmöglich machen wird, das ist der echte Weg zum Sieg.

Dies ist am Anfang vielleicht etwas schwierig, aber nur am Anfang, denn dann zeigt sich, wie erstaunlich rasch eine aus ganzem Herzen unterstützte Tugend wachsen kann.«

Ein Beispiel:

Das Höhere Selbst möchte seine Potentiale Kreativität und Selbstvertrauen in der Persönlichkeit einer jungen Frau ausdrücken. Es sendet entsprechende energetische Impulse aus. Die junge Frau hat wieder und wieder den Gedanken, ein Blumengeschäft zu eröffnen. Im Idealfall nutzt sie die Energie, die ihr durch ihr Höheres Selbst zufließt, entscheidet sich schließlich für die Idee und wird nach den einschlägigen positiven und negativen Erfahrungen eine zufriedene Floristin.

Was ist geschehen? Das Potential des Höheren Selbst hat sich in der Persönlichkeit ausgedrückt. Die Persönlichkeit ist reicher geworden.

Allerdings können die Impulse des Höheren Selbst vom Individuum nicht immer so vorbehaltlos akzeptiert und verwirklicht werden. Im negativen Fall könnte folgendes passieren:

Die junge Frau bekommt den Impuls des Höheren Selbst und fühlt sich gut dabei. Gleichzeitig erlebt sie auch ein gegenteiliges Gefühl. Kurzfristig blitzt das Bild ihres Vaters in ihrem Bewußtsein auf, der vor vielen Jahren mit einem Blumengeschäft in Konkurs gegangen ist. »Das kannst du ja gar nicht. Daraus wird doch nichts«, denkt sie, bekommt vielleicht eine schwere Grippe und verwirft schließ-

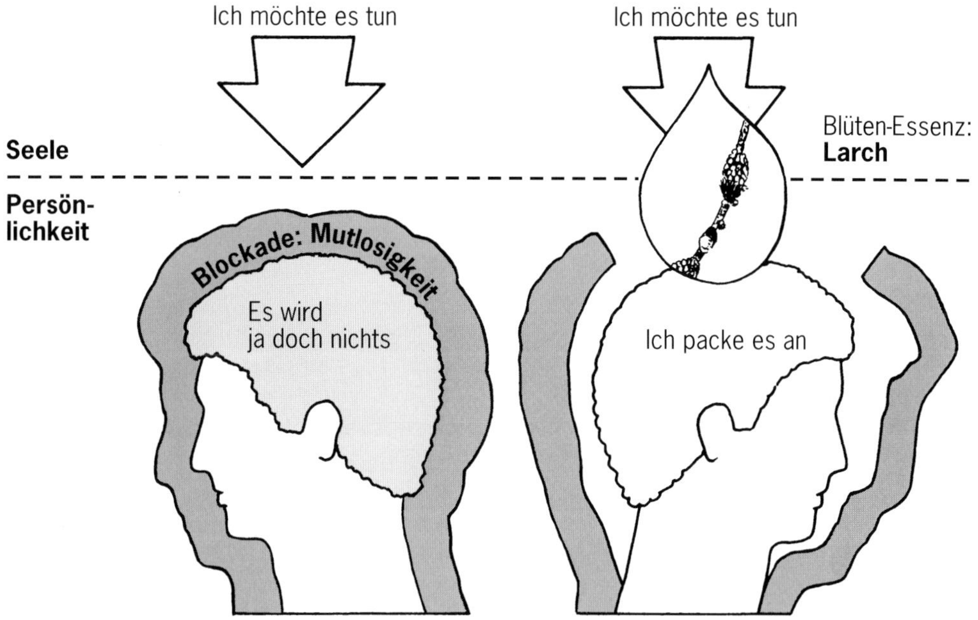

lich die ganze Idee. Ihrer Freundin sagt sie später: »Ich traue mir nicht zu, einen Blumenladen zu betreiben. Andere mögen das können, ich aber nicht. Blumengeschäfte sind sowieso heute nicht mehr das, was sie einmal waren.«

Ergebnis: Der energetische Impuls des Höheren Selbst ist nun blockiert. Das Potential kann nicht verwirklicht werden.

Wo liegt hier der geistige Irrtum?

Die junge Frau hört nicht auf ihre innere Führung, sondern glaubt, die Erfahrungen ihres Vaters wären bedeutender für sie. Hierbei verkennt sie, daß sie den Impuls ihres Höheren Selbst nicht wieder und wieder bekommen würde, wenn das Blumengeschäft nicht in ihrem Lebensplan vorgesehen wäre. Durch die Blockade, die sie den Impulsen ihrer inneren Führung unbewußt entgegensetzt, verkehrt sich nun die ursprüngliche kreative Energie in ihr Gegenteil und wird zur Mutlosigkeit mit dem Reaktionsmuster des mangelnden Selbstvertrauens. Das macht ihre Persönlichkeit nicht reicher, sondern in doppelter Weise ärmer:

Erstens kann ein Teil ihres Potentials und ihres Lebensplans nicht verwirklicht werden. Das heißt, wertvolle psychische Energie ist blockiert. Zweitens kostet die unbewußte innere Auseinandersetzung zwischen der ursprünglichen Idee und der Vermeidungsstrategie täglich zusätzliche Energie, die nicht aus dem unerschöpflichen Quell des Höheren Selbst fließt, sondern aus den eigenen Beständen der Persönlichkeit abgezogen werden muß. Dort fehlt sie nun für weitere Entfaltungsaktivitäten.

Bekommt nun unsere verhinderte Floristin die Bach-Blüte Larch »für diejenigen, die sich für weniger fähig und tüchtig halten als andere«, so geschieht womöglich folgendes:

Da Larch in der gleichen Frequenz schwingt wie das Potential des Höheren Selbst, das sich ausdrücken möchte, kann die Blütenessenz direkten Kontakt zu diesem Energiepotential aufnehmen. Sie überschwemmt die Blockade, die mit einer niedrigeren, disharmonischen Frequenz schwingt, kurzfristig mit ihrer höheren, harmonischen Schwingung.

Das Potential des Höheren Selbst bekommt Verstärkung und kann nun die richtigen Maßnahmen ins Bewußtsein funken, um die Blockade vollständig aufzulösen.

In unserem Beispiel wird sich die junge Frau ihres mangelnden Selbstvertrauens bewußt und beginnt, die Dinge plötzlich in einem anderen Licht zu sehen. Sie sagt sich vielleicht:

»Was meinem Vater passiert ist, muß mir ja nicht auch passieren. Warum sollte ich eigentlich kein Geschäft eröffnen können? Andere schaffen es ja auch. Ich versuche es einfach. Und wenn es nicht klappen sollte, habe ich sicher viel dabei gelernt.« – Daß dieser Prozeß nicht geradlinig verläuft, sondern wellenförmig und mit Stockungen und Rückfällen, versteht sich von selbst.

Ergebnis: Nach der Auflösung der Blockade kann der Impuls des Höheren Selbst von der Persönlichkeit voll genutzt werden. Zusätzlich steht ihr auch wieder all jene psychische Energie zur Verfügung, die sie täglich einsetzen mußte, um die negativen Vermeidungsstrategien aufrechtzuerhalten. Die Persönlichkeit ist in doppelter Weise reicher geworden.

Kapitel 4

Zur Wirkungsweise der Bach-Blüten

»Bestimmte wildwachsende Blumen, Büsche und Bäume höherer Ordnung haben durch ihre hohe Frequenz die Kraft, unsere menschlichen Schwingungen zu erhöhen und unsere Kanäle für die Botschaften unseres spirituellen Selbst zu öffnen; unsere Persönlichkeit mit den Tugenden, die wir nötig haben, zu

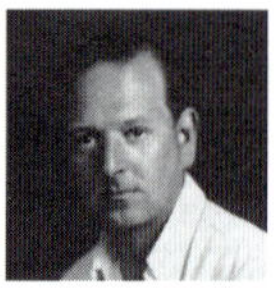

überfluten und dadurch die (Charakter-)Mängel auszuwaschen, die unsere Leiden verursachen. Wie schöne Musik oder andere großartige, inspirierende Dinge sind sie in der Lage, unsere ganze Persönlichkeit zu erheben und uns unserer Seele näherzubringen. Dadurch schenken sie uns Frieden und entbinden uns von unseren Leiden. Sie heilen nicht dadurch, daß sie die Krankheit direkt angreifen, sondern dadurch, daß sie unseren Körper mit den schönen Schwingungen unseres Höheren Selbst durchfluten, in deren Gegenwart die Krankheit hinwegschmilzt wie Schnee an der Sonne. Es gibt keine echte Heilung ohne eine Veränderung in der Lebenseinstellung, des Seelenfriedens und des inneren Glücksgefühls.«[4]

Eingefleischte Naturwissenschaftler haben mit dieser Aussage von Bach vermutlich auch heute noch Schwierigkeiten, wenngleich die neuesten Forschungen auf den Gebieten der Biophysik, Informatik und besonders der Psychoneuroimmunologie erwarten lassen, daß man schon in den nächsten Jahren die Wirkungsweise der Bach-Blüten objektiv messen und darstellen können wird. Es erscheint sinnvoll, sich dem Thema von verschiedenen Blickwinkeln her zu nähern.

1. Interpretation aus geistiger Sicht

Die von Bach verwendeten Blüten stammen »von bestimmten Pflanzen höherer Ordnung«. Jede von ihnen verkörpert ein bestimmtes seelisches Prinzip und schwingt, energetisch ausgedrückt, in einer bestimmten Frequenz. Jedes dieser »pflanzlichen« Frequenzmuster korrespondiert mit einer entsprechenden Seelenfrequenz im menschlichen Energiefeld. In der menschlichen Seele sind grundsätzlich alle 38 von Bach erkannten Seelenpotentiale als »Tugenden« bzw. archetypisches Repertoire harmonischer Verhaltensmuster angelegt – wenn auch in individuell unterschiedlicher Gewichtung.

[4] Siehe auch: Mechthild Scheffer: *Schlüssel zur Seele. Das Arbeitsbuch zur Selbst-Diagnose mit den Bach-Blüten.* München 1997.

Besteht nun in einem Seelenpotential, zum Beispiel im Selbstvertrauen, ein Mißverständnis zwischen den Absichten der Seele und den Einsichten der Persönlichkeit, so ist die Frequenz dieses Seelenpotentials verzerrt. Dies zeigt sich als negatives seelisches Reaktionsmuster, zum Beispiel kein Vertrauen in sich selbst und die eigenen Fähigkeiten haben.

Die Frequenz der Blütenessenz, in unserem Beispiel Larch, korrespondiert mit dem menschlichen Seelenpotential des Selbstvertrauens. Die Einnahme von Larch setzt nun einen harmonischen Impuls in diesen Frequenzbereich des menschlichen Energiefeldes und bewirkt bei weiterer Einnahme eine Entzerrung oder Reharmonisierung des negativen Reaktionsmusters: Aus dem Minderwertigkeitsgefühl wird wieder Selbstvertrauen.

Anders ausgedrückt: Die Bach-Blütenessenz stellt als eine Art Katalysator den an diesem Punkt blockierten Kontakt zwischen Seele und Persönlichkeit wieder her, die Seele kann sich wieder Gehör in der Persönlichkeit verschaffen. Dort, wo Disharmonie und Erstarrung herrschte, fließt wieder Leben. Oder wie Bach sagt: Dort, wo der Mensch nicht »mehr ganz er selbst« war, wird er wieder »ganz er selbst«.

Die Persönlichkeit findet mit Hilfe der Blütenfrequenz aus der menschlich allzu menschlichen Verwirrung und Begrenzung heraus, zurück zu den Seelenpotentialen oder Tugenden, die unserer Existenz auf diesem Planeten Sinn geben und Harmonie schenken.

2. Bach-Blüten in der Aura, im bioenergetischen Feld

Das bioenergetische Feld des Menschen umfaßt die außerhalb des physischen Körpers liegenden, normalerweise nicht sichtbaren Schichten des menschlichen Energiefeldes, welches man herkömmlich als *Aura* bezeichnet. Diese sich gegenseitig beeinflussenden und ergänzenden Schichten schwingen auf jeweils einer spezifischen Frequenzebene.

In der ersten, der *ätherischen Ebene* der Aura, sind die *Chakren* als Energiesammel- und Verteilerstellen lokalisiert. Sie stehen mit den anderen Ebenen des Energiefeldes in Verbindung und rotieren in unterschiedlichen Frequenzen, die von sensitiven Personen in unterschiedlichen Farben wahrgenommen werden. Mit modernen Fotoverfahren wie etwa dem Colorplate-Verfahren können heute immer mehr Schichten des bioenergetischen Feldes auch für weniger sensitive Menschen sichtbar gemacht werden.

Die Aura umfaßt alle Bewußtseins- und Erfahrungsebenen unserer Persönlichkeit. Das Höhere Selbst bildet auf der *transpersonalen Ebene* der Aura die Brücke zwischen der sterblichen Persönlichkeit und der unsterblichen Seele.

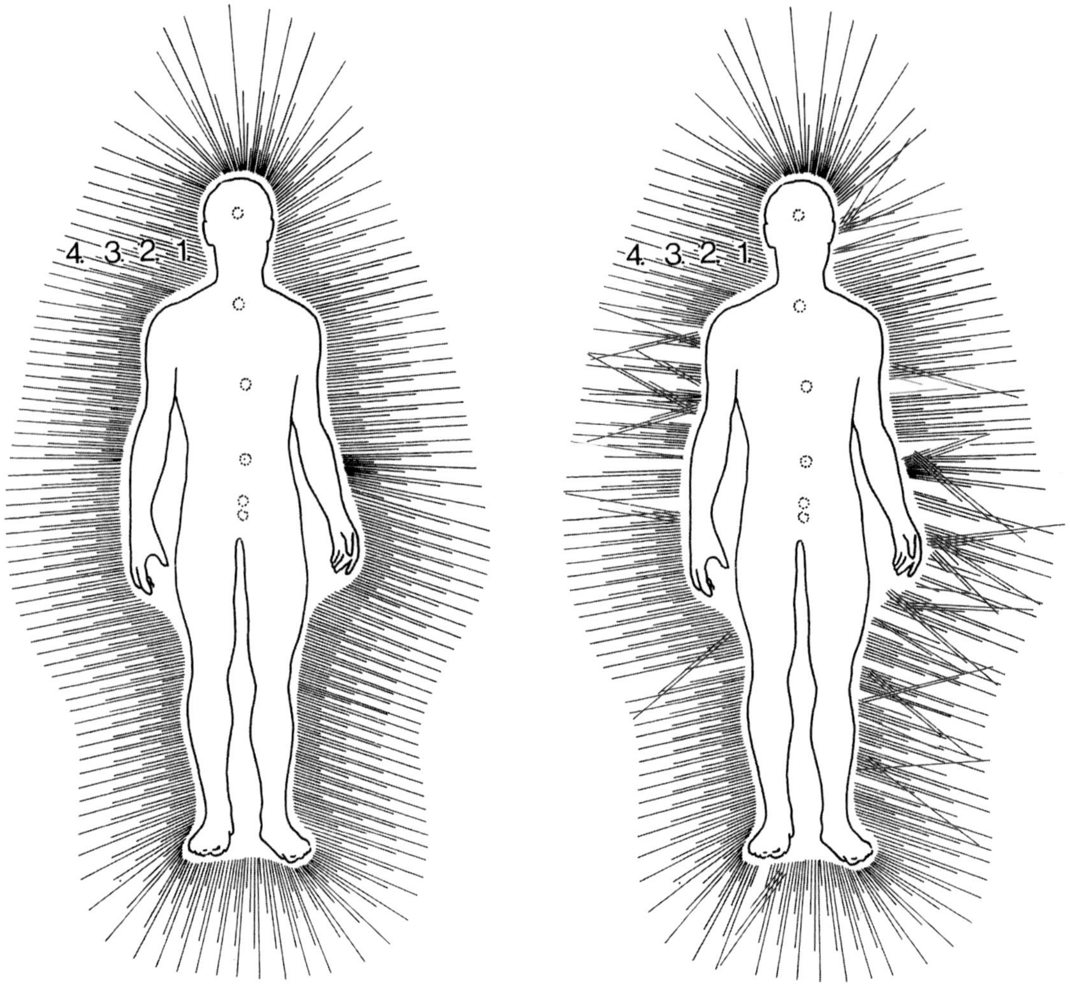

1. Ätherisch; 2. Emotional; 3. Mental; 4. Transpersonal

Gesundheit ist die idealerweise harmonische Schwingungsbalance zwischen allen Schichten der Aura und dem Höheren Selbst.

Krankheit ist nach dieser Auffassung Disharmonie oder Schwingungsverzerrung innerhalb der Aura oder zwischen den verschiedenen Ebenen im bioenergetischen Feld. Das Informationsmuster dieser Frequenzstörung erscheint auf der ätherischen Ebene, die anderen Zeitgesetzen folgt als der physische Körper, schon Wochen, Monate, vielleicht sogar Jahre, bevor die Störung sich im Körper manifestiert. Deshalb wies Bach immer wieder auf die vorbeugende Wirkung seiner Blütenessenzen hin.

Sensitive Menschen nehmen solche disharmonischen Informationsmuster als Schatten wahr oder fühlen sie als disharmonische Ausstrahlung. Korrigiert man die Disharmonien schon auf der ätherischen Ebene mit feinstofflichen Heilverfahren, so können sie sich nicht mehr im physischen Körper manifestieren und ihn belasten oder krank machen.

Die Ursache für die meisten Krankheiten liegt nach dieser Auffassung weitgehend auf der *emotionalen Ebene* der Aura, der Ebene der unbewußten und subjektiven Gefühlsreaktionen, die entweder blockiert oder aber durch Reizüberflutung übermäßig stimuliert werden.

Das führt durch Frequenzverzerrungen zu negativen Gefühlen wie Angst, Haß, Eifersucht, Ärger, Ungeduld oder Kummer, die sich über die ätherische Ebene zunächst auf das Nervensystem des physischen Körpers und später auch auf die anderen Organe auswirken.

Bach sagt, daß die Blütenessenzen unsere Kanäle für die Botschaften unseres Höheren Selbst öffnen, also in unserem ganzen Wesen, in allen Teilen der Aura, wirksam werden. Das erklärt, warum sich die Blütenessenzen mit praktisch allen Medikamenten und Therapien vertragen. Bach-Blüten wirken als »göttliche Energie-Impulse« über sämtliche Schwingungsebenen hinweg, während die meisten anderen Arzneien nur auf einer begrenzten Schwingungsebene, vorwiegend im physischen Körper, wirken.

Einige sensitive Therapeuten sehen oder fühlen bei ihren Patienten sofort nach Einnahme der Blütenkonzentrate eine verstärkte Aktivität der ganzen Aura. Viele Menschen erleben eine unmittelbare Reaktion in einem ihrer Energiezentren. Anderen kommt das entsprechende Gefühlskonzept, das durch die Blütenenergie angesprochen wird, spontan in den Sinn, auch wenn sie gar nicht wußten, welche Blüte sie nahmen.

3. Hypothese aus naturheilkundlicher Sicht

Aus der Sicht der Naturheilkunde könnte man die Bach-Blütentherapie als seelische Ausleitungs- und Umstimmungstherapie bezeichnen. Ähnlich wie physische Stoffwechselschlacken, also Rückstände falscher Ernährung, unser physisches Verdauungssystem belasten und krank machen, behindern seelische Stoffwechselschlacken (Psychotoxine, Seelengifte) unseren seelischen Stoffwechsel bei der adäquaten Verarbeitung von Eindrücken und Reizimpulsen. Diese seelischen Stoffwechselschlacken werden durch Bach-Blüteneinnahme »weggeschmolzen« oder transformiert. So wird eine seelische Umstimmung oder Reharmonisierung möglich und dadurch ein Wiederanschluß an die seelischen und körperlichen Selbstheilungskräfte.

4. Bach-Blüten und Immunsystem

Immunforscher haben bewiesen, daß negative Gefühle und Streßerscheinungen unsere Immunabwehr schwächen. Zum Beispiel ist die Anzahl der unsere Krankheitserreger vertilgenden Killerzellen bei resignierten oder psychisch niedergedrückten Menschen deutlich reduziert. In einer derartigen Verfassung können Menschen also mit Krankheitserregern schwerer fertig werden. Durch die Reharmonisierung der negativen Gefühle wird das Immunsystem von der seelischen Seite her gestärkt und kann auch die Krankheitserreger besser vernichten.

Aus dieser Sicht ist die Bach-Blütentherapie seelische Gesundheitsvorsorge im besten Sinne.

5. Eine Patientin über die Wirkung der Bach-Blüten

»Diese Therapie wirkt wohl vor allen Dingen in noch größtenteils uns unbewußten, nicht transformierten Bewußtseinsschichten und ist dadurch eine wunderbare Hilfe im Sinne der Worte: Werde, was du bist. Die Wahrnehmungen der Wirkung liegen in erster Linie auf der Gefühls- bzw. inneren Erfahrungsebene.

Nach der Einnahme meiner Blütenkombination wurde alles in mir klarer. Ich erfahre es eigentlich täglich, daß ich mir der verschiedenen Schichten meines ganzen Seins intensiver bewußt werde. Mein ganzes Wesen wird individueller im Hinblick auf Herkunft und Ziel. Bei der Einnahme, auch bei der Beschäftigung mit den Blütenessenzen, empfinde ich oft eine tiefe Dankbarkeit für dieses Geschenk, und das Gefühl der Liebe für alle Wesen und Pflanzen wird stärker in mir.

Die Bach-Blüten geben mir mehr und mehr Verständnis für die unterschiedlichen Wesenszüge und Daseinsmerkmale der Menschen. Daraus entwickelt sich auch mehr Toleranz gegenüber anderen und die Möglichkeit, alle Wesen in ihrer individuellen Art anzunehmen. Die körperliche Heilung ist fast wie ein Nebenprodukt dieser inneren oder besser gesagt von innen nach außen wirkenden Arbeit.

Im körperlichen Bereich spüre ich das Wirken der Bach-Blüten mitunter kurzzeitig in bestimmten Regionen, die in der Vergangenheit Krankheitszonen waren: Z. B. traten Schmerzen im OP-Narbenbereich auf, Kopfschmerzen waren häufig. Eine Zeitlang standen mir regelrecht die Haare zu Berge, ein Zeichen für die rege Arbeit im Kopfinneren?

Was mich am meisten beeindruckt, ist, daß die Blütentherapie in so klarer und einfacher Weise wirksam wird, ohne ›unnatürlich‹ in den seelischen Organismus eines Menschen einzugreifen. Die Blüten können den geistig-seelischen Entwicklungsprozeß nur anregen, aber nicht erzwingen. Jedes Individuum hat so das Ausmaß der Wirkung selbst in der Hand, beziehungsweise muß es sich innerlich verdienen.«

Kapitel 5

Die Seelenpflanzen des Edward Bach

1. Blütenpflanzen und menschliche Entfaltung

»Suchst du das Höchste, das Größte, die Pflanze kann es dich lehren. Was sie willenlos ist, sei du es wollend, das ist's« – so beschreibt Friedrich Schiller gut hundert Jahre vor Edward Bach die Essenz der Bach-Blütentherapie.

Seit Menschengedenken wird die voll erblühte Blume als Symbol der Schönheit und Entfaltung höchster Fähigkeiten betrachtet. Man denke an die Rose der Rosenkreuzer oder an den tausendblättrigen Lotus in der indischen Philosophie. Für C. G. Jung, der die Pflanzen als Lichtwesen bezeichnet, ist die Blüte das Symbol des geistigen Selbst. Das höchste, energiereichste Potential der Pflanze ist in ihrer Blüte verkörpert, und zwar im Stadium der Vollreife.

Tibetische Meister übermitteln, daß bis heute eine direkte Verbindung zwischen dem Unterbewußtsein des Menschen, seiner Gefühlsebene und dem Pflanzenreich besteht. Über das Unterbewußtsein und mit Hilfe der harmonischen Pflanzenwelt kann der Mensch Kontakt zu seinem Überbewußtsein, seinem höheren Selbst, aufnehmen und innere Disharmonien reharmonisieren. Nach Rudolf Steiner entsprechen die Blühprozesse der Pflanzen den Stoffwechselvorgängen im Menschen. Interessant ist, daß Edward Bach seine Laufbahn als Forscher mit dem Studium entarteter menschlicher Stoffwechselvorgänge im Darm begann. Sicher schöpfte Bach intuitiv auch aus dem keltischen Kollektivwissen seiner walisischen Vorfahren, die immer schon wildwachsende Pflanzen im Zusammenwirken mit Wasser und Sonne zu Heilzwecken verwendeten.

Wolf-Dieter Storl betont, daß Edward Bach seine Blütenessenzen jenen Dimensionen im Makrokosmos entnommen hat, in denen sich vitale Lebensprozesse und geistig-seelische Prozesse berühren.[5] Im Menschen wirken diese Essenzen analog im limbischen System und im Mittelhirn, an der Nahtstelle, wo seelische Regungen hauchzart in physiologisch-biologische Reaktionen übergehen. Sie setzen dort an, wo noch nichts fixiert, noch alles in der Schwebe ist, wo Schwerwiegendes noch leicht zu beheben ist.

---

[5] Mehr hierüber in: Mechthild Scheffer, Wolf-Dieter Storl: *Die Seelenpflanzen des Edward Bach*. München ^{3}1995.

2. Bachs Kriterien für seine Pflanzenwahl

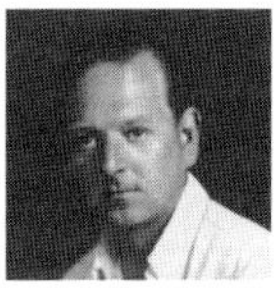

»Es gibt drei Typen im Pflanzenreich: Die erste Gruppe ist in ihrer Entwicklung verhältnismäßig unterhalb der menschlichen; dazu gehören die primitiven Arten, die Algen, die Kakteen, der Teufelszwirn und ähnliche.

Die Pflanzen der zweiten Gruppe entsprechen ungefähr dem menschlichen Entwicklungsstand. Sie sind unschädlich und als Nahrung zu verwenden.

Aber es gibt noch eine dritte Gruppe, die in ihrem Entwicklungsstand gleich hoch oder höher ist als der durchschnittliche Mensch. Aus dieser Gruppe müssen wir unsere Arzneien wählen, denn diesen ist die Kraft gegeben, unsere Schwingungen anzuheben und damit geistige Kraft herabzuziehen, die Gemüt und Körper reinigt und heilt.

Diese Pflanzen sind da, um dem Menschen in seinen dunklen Stunden des Vergessens eine helfende Hand entgegenzustrecken, wenn er das Bewußtsein seiner Göttlichkeit aus dem Sinn verliert und den trüben Wolken der Angst oder des Schmerzes erlaubt, seine Sicht zu verdecken.«

Als sich Bach entschlossen hatte, seine Darmnosoden (siehe Kapitel 2.3.) durch reinere Heilmittel zu ersetzen, suchte er ganz bestimmte Gewächse von hoher Schwingung. Er unterschied nämlich zwischen Pflanzen, die körperliche Leiden lindern – die meisten unserer offiziellen Arzneipflanzen –, und solchen, die auf übergeordneter, göttlicher Ebene Heilung bringen. Letztere nannte er Pflanzen »höherer Ordnung«.

Er fand sie auf intuitivem Wege und bezeichnete sie als *the happy fellows of the plant world.* Seine hohe Sensitivität hatte sich zu diesem Zeitpunkt so weit entwickelt, daß er nur ein Blütenblatt der betreffenden Pflanze auf die Zunge zu legen brauchte, um die spezifischen Reaktionen auf ihre Wirkkraft in Körper und Gemüt zu fühlen.

Bach wählte gezielt nur Pflanzen, deren Blüte keine Giftstoffe enthielt, und keine Nahrungspflanzen, sondern Pflanzen von eher unscheinbarem Aussehen, die gemeinhin als Unkraut galten. Vielen dieser Pflanzen, besonders den später zusätzlich aufgenommenen Bäumen, wurden in der Volksmedizin von jeher ähnliche symbolische Eigenschaften zugeschrieben; z. B. gilt die Buche vielerorts als Symbol der Toleranz und die Eiche nahezu weltweit als Symbol der Stärke und Standhaftigkeit.

Wichtig ist, daß diese Pflanzenblüten nur wildwachsend an bestimmten energiereichen Plätzen gesammelt werden. Als Kulturpflanzen hätten sie diese »göttlichen« Heilkräfte nicht mehr im ausreichenden Maß. Nach sechsjähriger Pflanzensuche in ganz England fand Bach die heute noch verwendeten Sammelstellen mit der höchsten Energiefrequenz schließlich in Mittelengland. Sie befinden sich teilweise auf dem Grund des englischen Bach Centre, teilweise im nahe gelegenen Naturschutzgebiet. Olive und Vine ließ Bach von Freunden in der Schweiz und Italien zubereiten.

3. Die neue einfache Potenzierung: Sonnenmethode und Kochmethode

So einfach wie das Aussehen der meisten Pflanzen ist auch das Potenzierungsverfahren[6], das Edward Bach fand oder wiederfand. In der indianischen Medizin hat man ähnliche Verfahren angewandt. Um die »Essenz«[7] , die Seeleninformation der Pflanze, aus ihrem physischen Pflanzenkörper zu lösen, fand Bach die »Sonnenmethode« und die »Kochmethode«.

Die *Sonnenmethode* verwendete er für alle Pflanzen, die im späten Frühling oder im Sommer blühen, wenn die Sonne ihre volle Kraft erreicht hat: An einem sonnigen, wolkenlosen Tag werden morgens die Blüten möglichst vieler verschiedener Pflanzen gepflückt. Es gibt allerdings nur wenige glückliche Tage, an denen beides zusammenfällt: das wolkenlose, sonnige Wetter *und* die vollendete Reife der Blüten. Als Schutz beim Pflücken dient ein Blatt zwischen Daumen und Zeigefinger, damit die Blüten nicht mit der menschlichen Haut in Berührung kommen. Nun werden so viele Blüten in eine Schüssel mit Quellwasser gelegt, bis die Oberfläche dicht bedeckt ist; die Schüssel bleibt etwa drei bis vier Stunden in der Sonne stehen, so lange, bis die verwelkenden Blüten und eine Bläschenbildung im Wasser anzeigen, daß die Essenz der Blüten auf das Quellwasser übergegangen ist. Das so »imprägnierte« Wasser wird später in eine Flasche gegossen, die mit der gleichen Menge Alkohol aufgefüllt wird. Diese »Essenzflasche« oder *mother tincture* ist unbegrenzt haltbar und liefert die Basis zur Herstellung der *stock bottles* oder Vorratsflaschen, in denen jeweils ein Tropfen *mother tincture* auf 240 Tropfen Brandy enthalten ist.

Die *Kochmethode* wird vorwiegend für die Blüten der Bäume, Büsche und Sträucher verwendet, die sehr früh im Jahr blühen, noch bevor die Sonne ihre volle Kraft erreicht hat. Die Blüten werden in der gleichen Weise gesammelt wie bei der Sonnenmethode. Dann werden sie ca. dreißig Minuten lang gekocht, mehrfach gefiltert und ebenfalls in die »Essenzflaschen« abgefüllt.

---

[6] Nicht zu verwechseln mit dem Potenzierungsvorgang in der klassischen Homöopathie, bei dem mechanisch, mit Reiben und Schütteln, gearbeitet wird. Die genaueste Beschreibung der von Dr. Bach entwickelten Verfahren finden sich in *38 Bach Original Blütenkonzentrate* von Nora Weeks und Victor Bullen, Stuttgart 1992.

[7] Nicht zu verwechseln mit dem chemischen Begriff »Essenz«.

In diesen – im Vergleich zum Dynamisierungsprozeß der Homöopathie oder zum Herstellungsverfahren anthroposophischer Heilmittel – scheinbar simplen Potenzierungsmethoden sah Bach folgende Vorteile:

Es ist keine Zerstörung oder Beschädigung der Pflanze notwendig. Die Blüte, in der sich das Wesen der Pflanze verkörpert, wird im Stadium der Vollreife oder Vollendung, also kurz vor dem Abfallen, gepflückt.

Zwischen dem Pflücken und dem Präparieren vergeht kaum Zeit, geht also kaum Energie verloren. Das Ganze ist ein harmonischer Prozeß natürlicher Alchimie, bei dem die gewaltigen Kräfte der vier Elemente zusammenwirken: Erde und Luft – um die Pflanze zur Reife zu bringen; Sonne oder Feuer – um die Seeleninformation aus dem Pflanzenkörper freizusetzen; Wasser – als Trägersubstanz für ihre höhere Bestimmung.

4. Die Frohnaturen der Pflanzenwelt – Merkmale und Standorte

Die folgenden Angaben stammen in gekürzter Form aus dem Buch *38 Bach Original Blütenkonzentrate*[8] von Nora Weeks und Victor Bullen, zwei Mitarbeitern von Edward Bach.

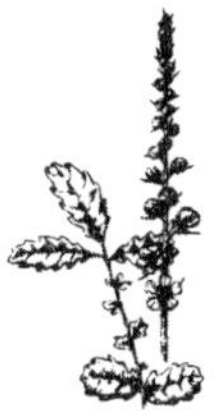

1. Agrimony, Agrimonia eupatoria, Odermennig

Wächst 30 bis 60 Zentimeter hoch, vorwiegend auf Feldern, Böschungen und Brachland. Blüht zwischen Juni und August mit kleinen gelben Blüten an langen, konisch zulaufenden Blütenähren. Jede Einzelblüte blüht nur drei Tage.

Herstellung nach der Sonnenmethode

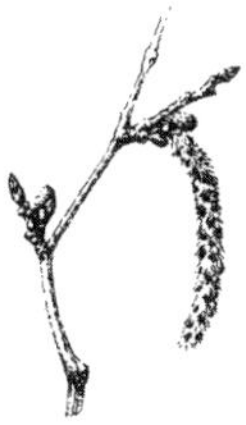

2. Aspen, Populus tremula, Espe oder Zitterpappel

Der schlanke, selten mehr als 2,40 Meter hohe Baum ist in Nord- und Osteuropa verbreitet und wächst überall in England. Die männlichen hängenden und die kleineren runden, weiblichen Kätzchen erscheinen im März oder April vor dem Laubausbruch.

Herstellung nach der Kochmethode

[8] Nora Weeks / Victor Bullen: *38 Bach Original Blütenkonzentrate*, Neckarsulm 1992.

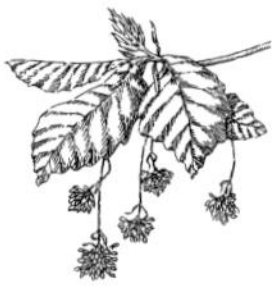

3. Beech, Fagus sylvatica, Rotbuche

Der bis zu 30 Meter hohe, stolze Baum wurde früher in England »Mutter des Waldes« genannt. Männliche und weibliche Blüten wachsen auf dem gleichen Baum. Sie blühen im April oder Mai, gleichzeitig mit dem Laubausbruch.

Herstellung nach der Kochmethode

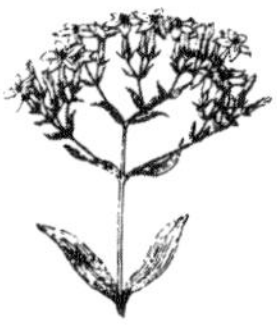

4. Centaury, Centaurium umbellatum, Tausendgüldenkraut

Wächst sehr aufrecht auf trockenen Feldern, an Wegrändern und öden Plätzen und wird zwischen fünf und 35 Zentimeter hoch. Die kleinen rosafarbenen Blüten sitzen auf der Spitze der Pflanze. Sie blühen zwischen Juni und August und öffnen sich nur bei gutem Wetter.

Herstellung nach der Sonnenmethode

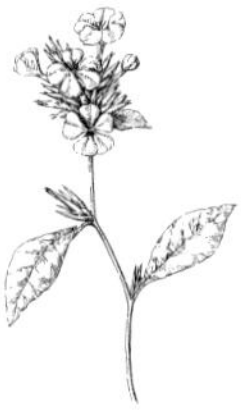

5. Cerato, Ceratostigma willmottiana, Bleiwurz oder Hornkraut

Diese aus dem Himalaja stammende, etwa 60 Zentimeter hohe Blume wird in englischen Bauerngärten kultiviert. Die etwa einen Zentimeter langen, tubenförmigen blaßblauen Blüten werden im August und September gesammelt.

Herstellung nach der Sonnenmethode

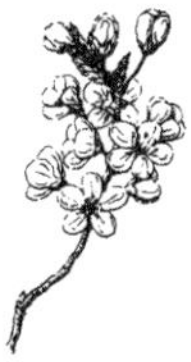

6. Cherry Plum, Prunus cerasifera, Kirschpflaume

Die jungen, dornenlosen Zweige dieses drei bis vier Meter hohen Baumes oder Busches werden in England häufig in Obstplantagen als Windschutz verwendet. Die reinweißen Blüten sind etwas größer als die der Schlehe und des Weißdorns und öffnen sich zwischen Februar und April vor dem Laubausbruch.

Herstellung nach der Kochmethode

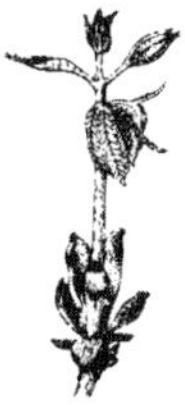

7. Chestnut Bud, Aesculus hippocastanum, Knospe der Rosskastanie

Der gleiche Baum wird auch für die White Chestnut-Essenz verwendet, dort allerdings die Blüten; hier nur die glänzenden Knospen, die unter einer klebrigen Schicht von 14 Häuten Blüte und Blätter zugleich verbergen.

Herstellung nach der Kochmethode

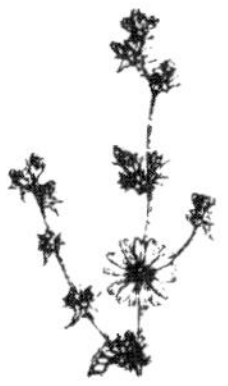

8. CHICORY, CICHORIUM INTYBUS, WEGWARTE

Die bis zu 90 Zentimeter hohe, weitverzweigte Pflanze wächst auf kieshaltigen Geröll- und Schotterböden, brachliegenden Feldern und an offenen Wegen. Von den leuchtend blauen, sternförmigen Blüten öffnen sich immer nur einige gleichzeitig. Sie sind sehr empfindlich und verwelken sofort nach dem Abpflücken.

Herstellung nach der Sonnenmethode

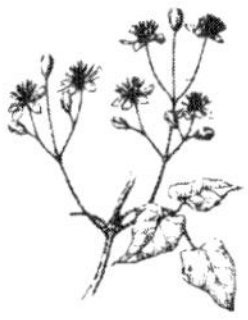

9. CLEMATIS, CLEMATIS VITALBA, WEISSE WALDREBE (GREISENBART)

Die holzige Kletterpflanze wächst auf kalkhaltigen Böden, in Böschungen, Hecken und Wäldern. Der Stamm der älteren, bis zwölf Meter langen Pflanze ist einem Tau recht ähnlich und zwei bis drei Zentimeter dick; Blütezeit von Juli bis September. Die wohlriechenden Blüten haben vier grünlichweiße, rahmfarbige Kelchblätter. Im Herbst werden die Griffel silbrig-fadenförmig, wie das Haar eines Greises.

Herstellung nach der Sonnenmethode

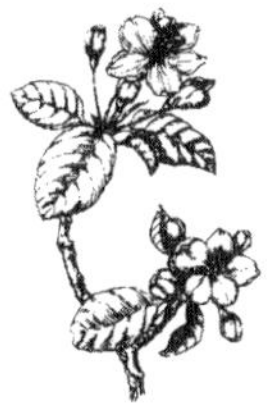

10. CRAB APPLE, MALUS PUMILA, HOLZAPFEL

Wahrscheinlich ein verwilderter ehemaliger Kulturapfelbaum mit breiter Krone und spornartigen Endzweigen, der maximal zehn Meter hoch wird. Er wächst in Hecken, Dickichten und Waldlichtungen. Die herzförmigen Blütenblätter sind außen kräftig rosa, innen weiß mit einer leicht rosa Tönung. Blütezeit: Mai.

Herstellung nach der Kochmethode

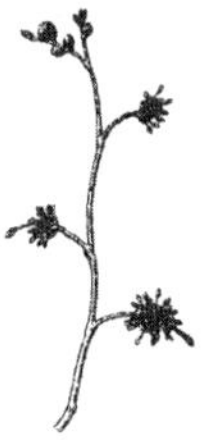

11. ELM, ULMUS PROCERA, ULME

Blüht je nach Wetter zwischen Februar und April in Wäldern und Hecken. Die kleinen, sehr zahlreichen, traubenförmigen Blüten öffnen sich vor dem Laubausbruch. Durch die sogenannte Ulmenkrankheit heute selten geworden.

Herstellung nach der Kochmethode

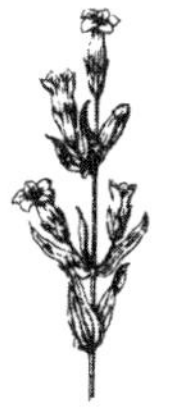

12. GENTIAN, GENTIANA AMARELLA, HERBSTENZIAN

Die 15 bis 20 Zentimeter hohe Blume wächst auf trockenen, karstigen Weiden, Klippen und Dünen. Die zahlreichen Blüten in Tönen zwischen Blau und Purpur werden zwischen August und Oktober gesammelt.

Herstellung nach der Sonnenmethode

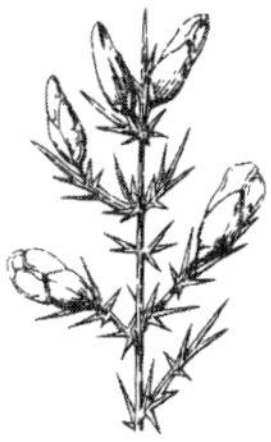

13. Gorse, Ulex europaeus, Stechginster

Wächst auf steinigen Böden, trockenem Weideland und Heide. Der Stechginster, der das erste strahlende Gelb nach langen Wintertagen bringt, blüht zwischen Februar und Juni.

Herstellung nach der Sonnenmethode

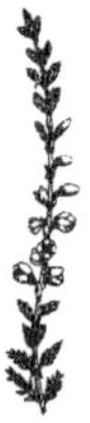

14. Heather, Calluna vulgaris, Schottisches Heidekraut

Nicht zu verwechseln mit der rotblühenden Erika. Sie blüht zwischen Juli und September mit blaurosa, manchmal weißen Blüten auf Heiden, Hochmooren und kahlen offenen Ebenen.

Herstellung nach der Sonnenmethode

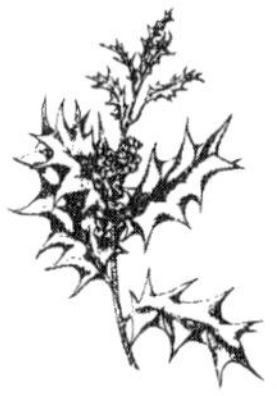

15. Holly, Ilex aquifolium, Stechpalme

Der Baum oder Strauch mit den glänzenden, immergrünen Blättern und leuchtendroten Beeren gedeiht in Wäldern und an Heckenrainen. Die männlichen und weiblichen Blüten sind weiß, duften leicht und wachsen gewöhnlich auf verschiedenen Pflanzen.

Herstellung nach der Kochmethode

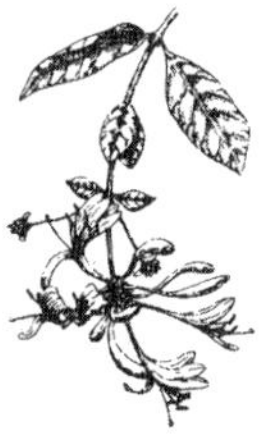

16. Honeysuckle, Lonicera caprifolium, Geissblatt, Jelängerjelieber

Die kräftige, wohlriechende Kletterpflanze wächst in Wäldern, an Waldrändern und auf Heideböden. Die Blütenblätter, die ursprünglich außen rot und innen weiß sind, färben sich bei der Bestäubung gelb. Die Pflanze ist seltener als der gelbe Jelängerjelieber und blüht zwischen Juli und August.

Herstellung nach der Kochmethode

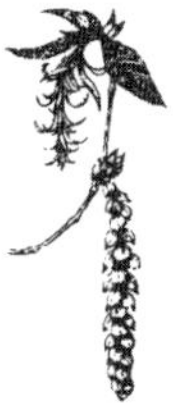

17. Hornbeam, Carpinus betulus, Weissbuche oder Hainbuche

Dieser der Rotbuche ähnliche, aber kleinere und grünere Baum wächst einzeln oder gruppenweise in Hoch- und Niederwäldern. Die hängenden, männlichen und aufrecht wachsenden, weiblichen Blüten öffnen sich im April oder Mai.

Herstellung nach der Kochmethode

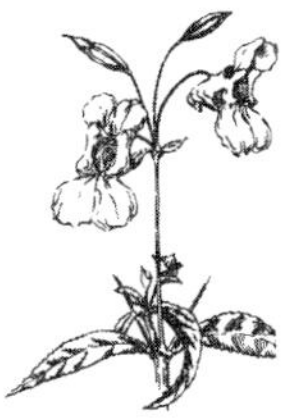

18. Impatiens, Impatiens glandulifera, Drüsentragendes Springkraut

Die saftige, bis 180 Zentimeter hohe Pflanze wächst an Flüssen, Kanalbänken und auf anderen tiefliegenden, feuchten Böden. Sie blüht zwischen Juli und September in einem blassen oder rötlichen Mauve-Ton.

Herstellung nach der Sonnenmethode

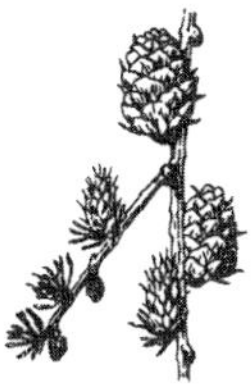

19. Larch, Larix decidua, Lärche

Der bis zu 30 Meter hoch aufragende, lichte Baum wächst am liebsten auf Hügeln und an Waldrändern. Die männlichen und weiblichen Blüten wachsen auf dem gleichen Gehölz. Sie öffnen sich gleichzeitig, wenn die Nadeln als winzige hellgrüne Tuffs sichtbar werden.

Herstellung nach der Kochmethode

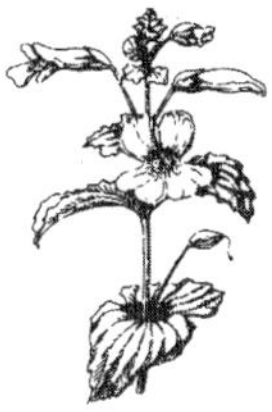

20. Mimulus, Mimulus guttatus, Gefleckte Gauklerblume

Die etwa 30 Zentimeter hohe, in England eingebürgerte Pflanze mit ihren großen gelben Einzelblüten gedeiht an Wasserläufen, Bächen und auf feuchten Plätzen.

Herstellung nach der Sonnenmethode

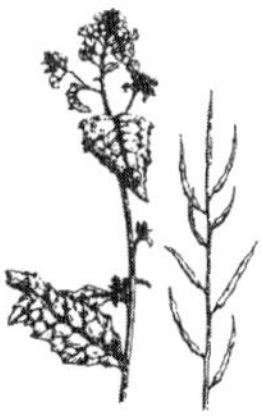

21. Mustard, Sinapis arvensis, Wilder Senf

Die 30 bis 60 Zentimeter hohe, aufrechte Pflanze wächst in Feldern und an Wegrändern. Ihre leuchtend gelben Blüten sind zunächst doldenförmig und entwickeln sich schnell zu länglichen Samenschoten. Blütezeit Mai bis Juli.

Herstellung nach der Kochmethode

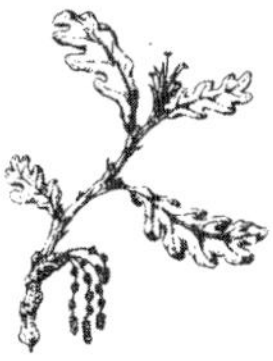

22. Oak, Quercus robur, Eiche

Die Eiche, einer der heiligen Bäume unserer Vorfahren, wächst in Wäldern, Hainen und auf Wiesen. Sie blüht Ende April oder Anfang Mai. Die männlichen und weiblichen Blüten sind auf dem gleichen Baum.

Herstellung nach der Sonnenmethode

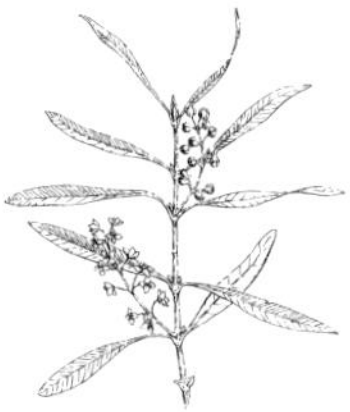

23. Olive, Olea europea, Olive

Der mediterrane immergrüne Olivenbaum blüht je nach Land in verschiedenen Frühlingsmonaten. Jeder Blütenstand trägt 20 bis 30 unauffällige weiße Blüten.

Herstellung nach der Sonnenmethode

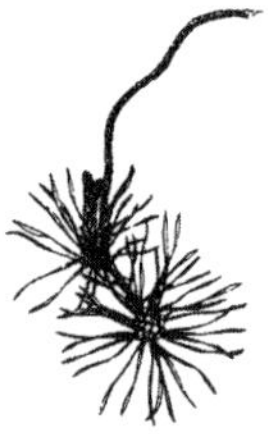

24. Pine, Pinus sylvestris, Schottische Kiefer

Der bis zu 30 Meter hohe, schlanke Baum mit unten braunroter und weiter oben orangebrauner Rinde wächst in Wäldern und auf sandigen Heideböden. Die männlichen und weiblichen Blüten sind reichlich mit gelben Pollen bedeckt.

Herstellung nach der Kochmethode

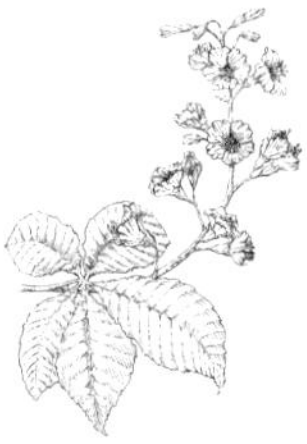

25. Red Chestnut, Aesculus carnea, Rote Kastanie

Zierlicher und weniger robust als die weiße Roßkastanie, findet man diesen Baum häufig in Alleen. Er blüht im späten Mai oder Anfang Juni mit kräftig rosaroten Blüten auf großen pyramidenförmigen Blütenständen.

Herstellung nach der Kochmethode

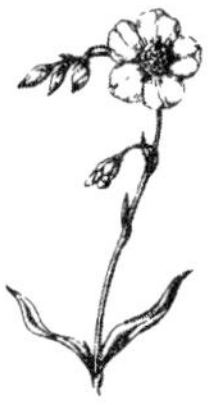

26. Rock Rose, Helianthemum nummularium, Gelbes Sonnenröschen

Rankt als buschige, vielzweigige Pflanze auf Kalkstein, kiesigem Boden und grasbedecktem Kreidekalk-Hügelland. Die strahlend gelben Blumen blühen zwischen Juni und September, meistens nur ein bis zwei Blüten zur gleichen Zeit.

Herstellung nach der Sonnenmethode

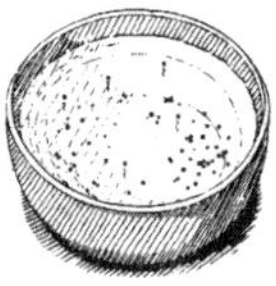

27. Rock Water, Wasser aus heilkräftigen Quellen

Keine Pflanze, sondern präpariertes Wasser aus nicht kultivierten Quellen in unberührter Natur, denen die Bewohner der Umgebung seit Menschengedenken eine heilkräftige Wirkung nachsagen. Man findet solche halbvergessenen Quellen, die zwischen Bäumen und Gräsern nur dem freien Spiel von Sonne und Wind ausgesetzt sind, heute noch in vielen Teilen Englands.

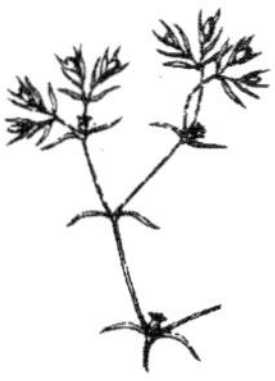

28. SCLERANTHUS, SCLERANTHUS ANNUUS, EINJÄHRIGER KNÄUEL

Die fünf bis 70 Zentimeter hohe, buschige oder kriechende Pflanze mit ihrem vielfältig verflochtenen Stengel wächst in Weizenfeldern, auf Sand- und Kiesböden. Sie blüht von Juli bis September mit kleinen blaßgrünen oder dunkelgrünen Blütenbüscheln.

Herstellung nach der Sonnenmethode

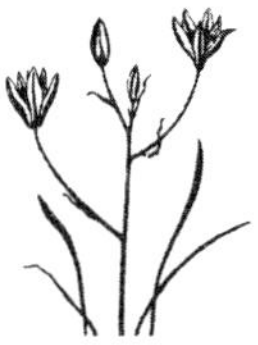

29. STAR OF BETHLEHEM, ORNITHOGALUM UMBELLATUM, DOLDIGER MILCHSTERN

Die der Zwiebel und dem Knoblauch verwandte, 15 bis 30 Zentimeter hohe Blume mit den schlanken, in der Mitte von einem weißen Streifen geteilten Blättern findet man in Wäldern und auf Feldern. Die außen grüngestreiften und innen reinweißen Blüten öffnen sich im April und Mai nur bei Sonnenschein.

Herstellung nach der Kochmethode

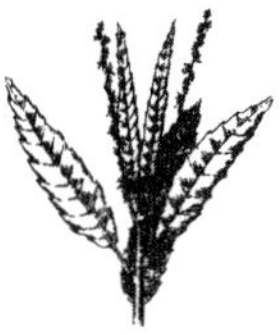

30. SWEET CHESTNUT, CASTANEA SATIVA, ESSKASTANIE ODER EDELKASTANIE

Wächst in offenen Wäldern, auf lockeren, mäßig feuchten Böden bis zu 20 Meter hoch. Die kätzchenartigen, stark duftenden Blüten erscheinen erst nach dem Laubausbruch zwischen Juni und August, also später als bei den meisten anderen Bäumen.

Herstellung nach der Kochmethode

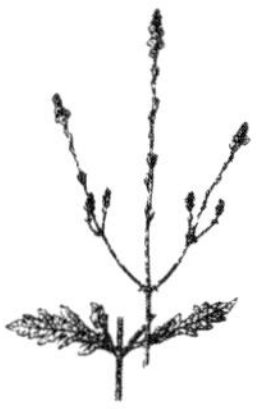

31. VERVAIN, VERBENA OFFICINALIS, EISENKRAUT

Die bis zu 60 Zentimeter hohe, robuste aufrechte Pflanze wächst an Wegrändern, auf kahlen, trockenen Böden und sonnigen Weiden. Die kleinen lila oder mauvefarbigen Blüten öffnen sich zwischen Juli und September.

Herstellung nach der Sonnenmethode

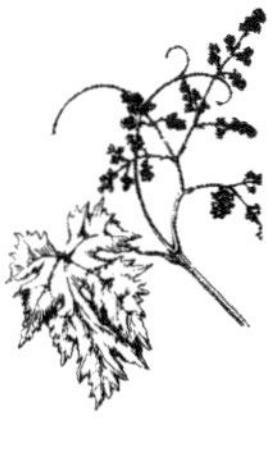

32. VINE, VITIS VINIFERA, WEINREBE

Die 15 Meter und weiter rankende Pflanze gedeiht in wärmeren Ländern. Ihre kleinen grünen, duftenden Blüten wachsen in dichten Trauben. Ihre Blütezeit variiert je nach Klima.

Herstellung nach der Sonnenmethode

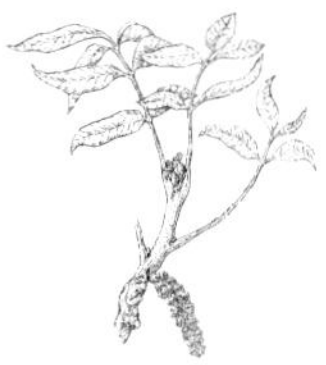

33. Walnut, Juglans regia, Walnuss

Der bis zu 30 Meter hohe Baum gedeiht geschützt an Hecken und in Obstgärten. Die zahlreichen männlichen und selteneren weiblichen Blüten grünlicher Farbe wachsen auf dem gleichen Baum. Sie blühen im April oder Mai, kurz vor oder gleichzeitig mit dem Laubausbruch.

Herstellung nach der Kochmethode

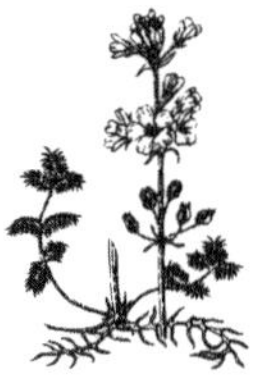

34. Water Violet, Hottonia palustris, Sumpfwasserfeder

Sie gehört zur Primelfamilie und blüht im Mai und Juni in langsam fließenden oder stehenden Gewässern, Weihern oder Gräben. Die blaßlila Blüten mit dem gelben Zentrum sind spiralförmig um den blattlosen Stengel geordnet. Die federartigen Blätter bleiben unter der Wasseroberfläche.

Herstellung nach der Sonnenmethode

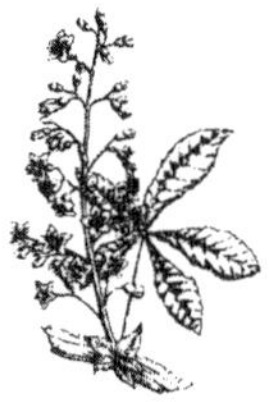

35. White Chestnut, Aesculus hippocastanum, Rosskastanie oder Weisse Kastanie

Blüht Ende Mai oder Anfang Juni. Die oberen Blüten des Baumes sind meistens männlich, die unteren weiblich. Ihre Farbe ist zunächst gelblichweiß, später kommen rötliche Flecken hinzu.

Herstellung nach der Sonnenmethode

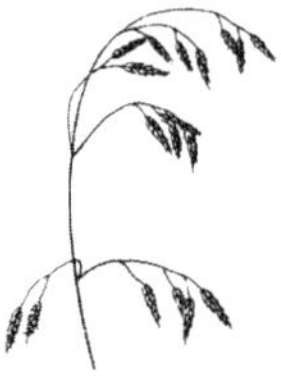

36. Wild Oat, Bromus ramosus, Waldtrespe

Das 60 bis 120 Zentimeter hohe, in England stark verbreitete Hafergras wächst in feuchten Wäldern, in dichtem Gebüsch und an Wegrändern. Die doppelgeschlechtlichen Blüten befinden sich versteckt in den Rispen.

Herstellung nach der Sonnenmethode

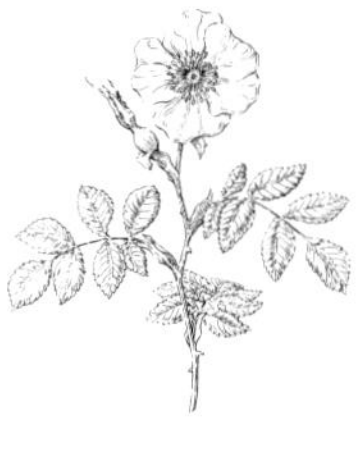

37. Wild Rose, Rosa canina, Heckenrose, auch Zaunrose, Weinrose, Apfelrose

Die Stammart vieler Zuchtrosen wächst an sonnigen Waldrändern, Hecken und steinigen Abhängen. Die weißen, hellrosa oder tiefrosa Blüten öffnen sich mit fünf großen kernförmigen Blütenblättern einzeln oder in Dreiergruppen zwischen Juni und August.

Herstellung nach der Kochmethode

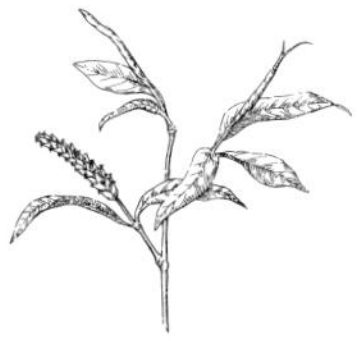

38. Willow, Salix vitellina, Gelbe Weide

Unter den vielen Weidenarten ist diese leicht daran zu erkennen, daß sich ihre Äste im Winter leuchtend goldorange verfärben. Sie wächst in feuchtem, tiefliegendem Gelände. Die männlichen und weiblichen Blüten wachsen auf getrennten Bäumen.

Herstellung nach der Kochmethode

5. Die sieben Bach-Gruppen

Bach entdeckte seine Seelenpflanzen in drei Stufen, zunächst die sogenannten Zwölf Heiler[9], dann die Vier Helfer und schließlich die weiteren 22 Blumen, Bäume und Sträucher. Zwischen den einzelnen Stufen war er jedes Mal davon überzeugt, nun alle negativen archetypischen Reaktionsmuster der menschlichen Natur erkannt und definiert zu haben, mußte dann aber jeweils erkennen, daß es noch weitere, immer subtilere Verhaltensmuster und die entsprechenden Pflanzen zu finden gab. Ein halbes Jahr vor seinem Tod entdeckte er sein letztes Heilmittel und brachte zum Ausdruck, daß sein Werk nun vollendet sei.

Basierend auf seiner Forschung der sieben Darmnosoden hatte Bach die 38 Pflanzen in sieben Gruppen zusammengefaßt.

- *Gruppe 1*
Für diejenigen, die Angst haben: Rock Rose, Mimulus, Cherry Plum, Aspen, Red Chestnut.

- *Gruppe 2*
Für alle, die an Unsicherheit leiden: Cerato, Scleranthus, Gentian, Wild Oat, Gorse, Hornbeam.

- *Gruppe 3*
Für Menschen mit ungenügendem Interesse an der Realität: Clematis, Honeysuckle, Wild Rose, Olive, White Chestnut, Chestnut Bud, Mustard.

- *Gruppe 4*
Für diejenigen, die einsam sind: Water Violet, Impatiens, Heather.

- *Gruppe 5*
Für diejenigen, die überempfindlich sind gegenüber Einflüssen und Ideen: Agrimony, Centaury, Walnut, Holly.

[9] Siehe auch: Edward Bach: *Blumen, die durch die Seele heilen. Die wahre Ursache von Krankheit – Diagnose und Therapie.* München [16]1995.

- *Gruppe 6*
Für alle, die unter Mutlosigkeit oder Verzweiflung leiden: Larch, Pine, Elm, Sweet Chestnut, Star of Bethlehem, Willow, Oak, Crab Apple.

- *Gruppe 7*
Für diejenigen, die um das Wohl der anderen allzusehr besorgt sind: Chicory, Vervain, Vine, Beech, Rock Water.

Diese Gruppierung nach Endzuständen, nicht nach Ursachen, wurde aber schon von seinem englischen Nachfolgeautor Philip Chancellor nicht mehr übernommen.

In den seit Bachs Tod vergangenen Jahrzehnten haben sich so viele weitere Facetten der einzelnen Blüten und ihrer Reaktionsmuster offenbart, daß eine Einordnung in die sieben Gruppen in manchen Fällen nur noch schwer nachvollziehbar ist und das Verständnis eher einschränkt.

Weitere Informationen zu diesem Thema finden Sie im »ABC« (Kapitel 13) unter den *kursiv* gedruckten Stichwörtern:

Wie werden die Original Bach-Blüten *heute hergestellt*?

Wird die Qualität der Blütenessenzen durch *Umweltverschmutzung* beeinträchtigt?

Wie lange reichen die Blüten von den Originalstandorten, wenn sich die Blütentherapie weltweit immer stärker verbreitet, gibt es genügend *Vorräte*?

Was unterscheidet die *Originalstandorte* von anderen Standorten, an denen die gleichen Pflanzen wachsen?

Worin unterscheiden sich die vielen *neuen Blütenessenzen* von den klassischen Bach-Blütenessenzen?

Welche Auswirkungen hat die *Veränderung des Energiefeldes der Erde* auf die Wirkung der Bach-Blüten?

Könnte man die Blüten der Bach-Pflanzen bei gleicher Wirkung auch als *Tee* zubereiten oder roh essen?

Wie vertragen sich die subtilen Frequenzen der Bach-Blüten mit den Ölen der *Aromatherapie*?

Soll man *Pflanzen* auch mit Bach-Blüten behandeln?

Ist bekannt, warum Bach bestimmte Bäume, die seinen Auswahlkriterien eigentlich entsprechen müßten, z. B. die *Linde*, nicht in die Reihe seiner Blütenessenzen aufgenommen hat?

Kapitel 6

Das Bach-Blütensystem

1. Wichtige Hinweise zu den Blütenbeschreibungen

Jede Bach-Blüte repräsentiert eine menschliche Seelenqualität, z. B. Agrimony die Ehrlichkeit. Diese kann in ihrem positiven Potential, also konstruktiv, oder aber verzerrt als negatives Reaktionsmuster in Erscheinung treten. Die Blütenessenz reharmonisiert, d. h., sie bringt in einem schrittweisen Prozeß die verzerrte Qualität wieder zurück in ihre positive Form. Dieser Prozeß wird in der jeweiligen ***Blütenüberschrift*** in Kurzfassung beschrieben, zum Beispiel: »Agrimony – die Ehrlichkeits-Blüte. Von der Scheinharmonie … zum inneren Frieden«.

Im nachfolgenden *Text* wird an einigen plakativen Beispielen aufgezeigt, wie sich dieses negative Reaktionsmuster bei verschiedenen Menschen bemerkbar machen kann. Außerdem wird dargelegt, warum es zu dieser Verzerrung kommen konnte und wie sich das positive Potential zeigt.

Unter ***Schlüsselsymptome*** ist das Muster so beschrieben, wie es in den letzten Jahrzehnten am häufigsten beobachtet wurde. Je bewußter man sich aber mit seinen eigenen seelischen Reaktionen auseinandersetzt, desto früher und in umso subtileren Schattierungen kann man den Zustand bei sich wahrnehmen. In einem solchen Fall kann man unter Umständen mit der Formulierung der Schlüsselsymptome nicht sehr viel anfangen.

In der Rubrik ***Reaktionen im blockierten Zustand*** wurden häufig beobachtete Schattierungen zusammengetragen, wie sie Menschen auf unterschiedlichsten Bewußtseinsebenen erleben. Die Liste ließe sich jedoch ins Endlose fortsetzen, wollte man alle individuellen Ausprägungen erfassen und dabei noch Generationsunterschiede, lokale Mentalitäten und typische Zeitgeistströmungen berücksichtigen. Deshalb ist es so wichtig, sich bei der Blütenwahl nicht an Worte zu klammern, sondern einen direkten persönlichen Zugang zu den einzelnen Energie-Qualitäten zu finden.[10]

Ein häufiges Mißverständnis bezüglich der Listen dieser Reaktionsmuster ist folgendes: Manche Menschen glauben, je mehr der beschriebenen Reaktionen auf sie zutreffen, desto notwendiger brauchen sie die Blüte. Das ist aber nicht der Fall. Es handelt sich hier um eine Sammlung von Erscheinungsformen des Reaktionsmusters auf den verschiedensten Bewußtseinsebenen. Man braucht die Blüte, wenn auch nur ein oder zwei der beschriebenen Symptome *in diesem Moment genau* zutreffen.

---

[10] Siehe auch: Mechthild Scheffer: *Schlüssel zur Seele. Das Arbeitsbuch zur Selbst-Diagnose mit den Bach-Blüten.* München [3]1997.

Positives Potential heißt der wichtigste Teil des Bach-Blütenbildes. Er beschreibt das spezifische Seelenpotential, das nach Verwirklichung ruft, und die damit verbundenen positiven Eigenschaften.

Die nachfolgenden ***Kraftformeln*** sollen die Heilungsstrategie der Bach-Blütentherapie (Seite 33) unterstützen. Die Folge von kurzen Sätzen dient der Bekräftigung und Verstärkung des jeweiligen positiven Potentials, wenn sie bei der Einnahme der Tropfen in Erinnerung gerufen wird.

Die ***kleinen farbigen Bilder*** zeigen die feinstoffliche Energieabstrahlung eines Tropfens der entsprechenden Blütenessenz. Sie entstanden mit Hilfe des Colorplate-Verfahrens von Dr. Dieter Knapp (siehe auch Anzeige im Anhang).

2. Besondere Eigenschaften der Bach-Blütenmuster

Jedes Reaktionsmuster kann in harmonischer, positiver oder verzerrter, negativer Form auftreten.

Jedes negative Reaktionsmuster kann in zwei Varianten auftreten:

Als kurzfristiges Verhalten in einer schwierigen Situation (siehe Situationsfragebogen, Seite 357) oder als eingefleischte persönliche Charaktereigenschaft (siehe Charakterfragebogen, Seite 359).

Tritt der Zustand nur als kurzzeitiges, situationsbezogenes Reaktionsmuster auf – *»Ich schwanke seit Tagen hin und her, ob ich mir die Haare färben lassen soll oder nicht, bin aber normalerweise nicht unentschlossen«* –, würde man jetzt vielleicht Scleranthus einnehmen, mit dessen Blütenbeschreibung man sonst nicht allzuviel anfangen könnte.

Verkörpert dieses Reaktionsmuster jedoch eine persönliche Charaktereigenschaft – *»Ich neige immer dazu, zwischen zwei Möglichkeiten hin- und herzuschwanken«* –, dann werden Sie mit der Beschreibung von Scleranthus viel anfangen können. Nehmen Sie die Blüte aber trotzdem nur dann ein, wenn dieses Reaktionsmuster momentan akut ist.

Die einzelnen Reaktionsmuster können in unterschiedlich intensiven Schattierungen auftreten

Diese unterscheiden sich je nach Menschentyp, Bewußtseinsentwicklung und Eingefleischtheit des Musters (siehe die folgenden Beispiele).

Holly

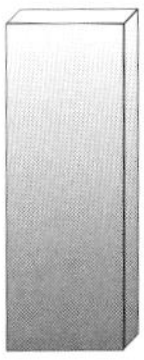

– irritiert, leicht verstimmt

– Rachsucht, Haß

– gereizte Aggressivität

Vine

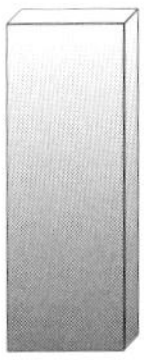

– sehr zielstrebiges autoritäres Vorgehen

– Zwang, immer recht behalten zu müssen

– tyrannische Kontrollsucht

Cerato

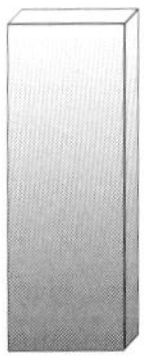

– Man sammelt umfangreiche Ratgeberliteratur, schneidet Testberichte aus der Zeitung aus, um für eventuelle Entscheidungen gerüstet zu sein.
– Man zweifelt seine eigenen Ideen sofort wieder an und diskutiert sie mit allen möglichen Personen.
– Man ist innerlich völlig verunsichert und weiß nicht, wo man steht.

Die akuten Reaktionsmuster in einer Mischung bilden eine energetische Konstellation, in der sie sich gegenseitig »einfärben«

Jede individuelle Bach-Blütenmischung ist also eine »Neuschöpfung« und auch in der Wirkung mehr als die Summe ihrer Teile (siehe die beiden folgenden Beispiele).

Vine mit Pine und Centaury

Eindruck:
zerrissener, gebrochener
Vine-Zustand

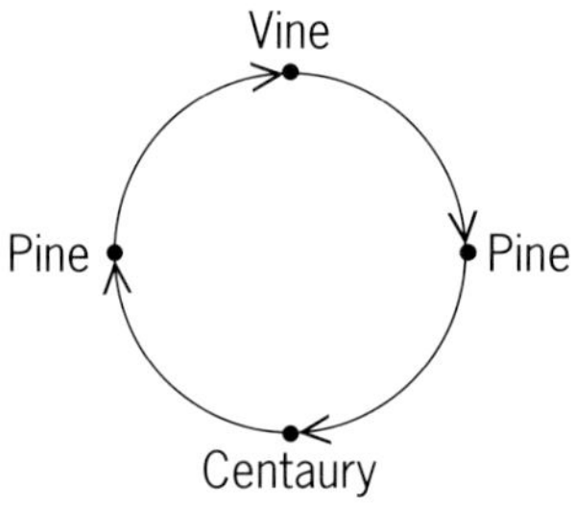

Vine: Man ringt um seine Führungsrolle …

Pine: … man fühlt sich jedoch schuldig, wenn man sich durchgesetzt hat …

Centaury: … zum Ausgleich verfällt man in eine zu starke Nachgiebigkeit …

Pine: … hat deshalb wieder Schuldgefühle …

Vine: … und versucht nun erst recht, sich durchzusetzen.

Vine mit Rock Water und Star of Bethlehem

Eindruck:
eiserner, aber empfindlicher Vine-Zustand

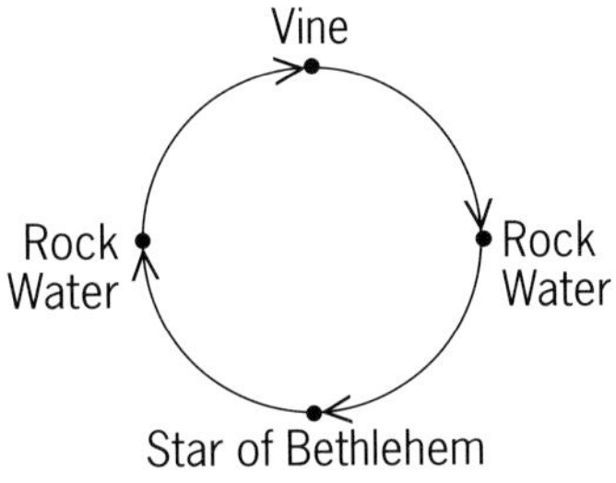

Vine:	Man möchte ein ehrgeiziges Ziel unbedingt erreichen, z. B. Musiksolistin werden …
Rock Water:	… deshalb trainiert man mit eiserner Disziplin …
Star of Bethlehem:	… schockierende Ereignisse, Intrigen und ähnliches werden »weggesteckt«, um das Ziel nicht zu gefährden …
Rock Water:	… um weniger verletzbar zu werden, unterdrückt man seine Gefühlsebene noch mehr …
Vine:	… indem man seinen Willen noch stärker mobilisiert und sich noch ausschließlicher auf sein Ziel konzentriert …

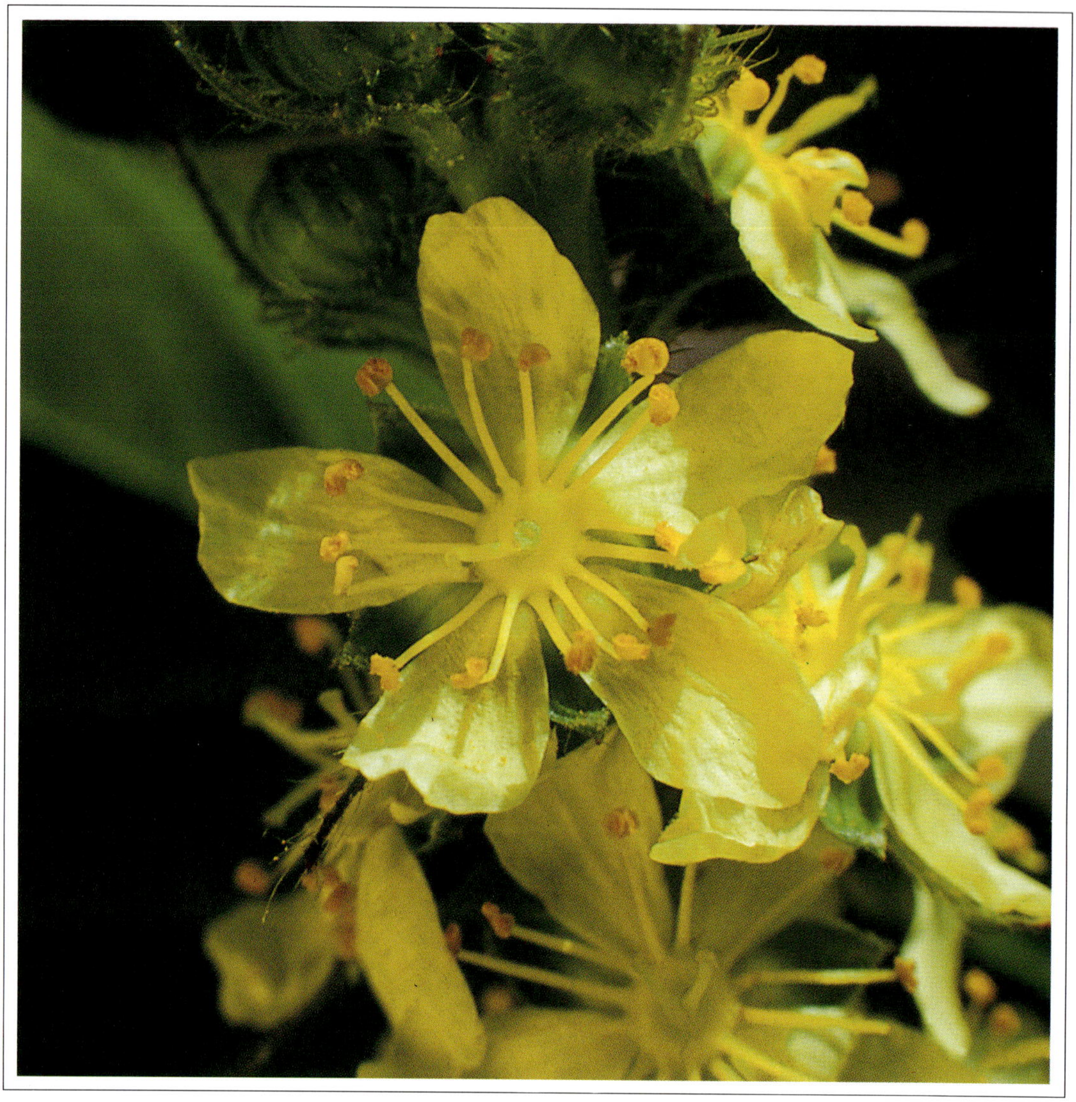

1. Agrimony – die Ehrlichkeits-Blüte

Von der Scheinharmonie … zum inneren Frieden

Agrimony ist verbunden mit den Seelenpotentialen der Ehrlichkeit und der Konfliktfähigkeit. Im negativen Agrimony-Zustand versucht man, die dunkle Seite des Lebens nicht zur Kenntnis zu nehmen und negative Erfahrungen zu vermeiden.

Wenn man jemanden anruft, der gerade einen Gerichtsprozeß verloren hat und ihn fragt: »Na, wie geht's?«, kann man normalerweise damit rechnen, daß er in irgendeiner Form niedergeschlagen reagieren wird. Der Agrimony-betonte Mensch antwortet in der gleichen Situation routinemäßig: »Danke, ausgezeichnet«, und man muß ihn schon sehr gut kennen, um hinter dieser Antwort seine Enttäuschung zu fühlen. Menschen, die Agrimony brauchen, präsentieren ihrer Umwelt grundsätzlich nur ein unbekümmertes, liebenswürdig-heiteres Gesicht. Darum ist es anfangs nicht ganz leicht, den negativen Agrimony-Zustand zu erkennen.

Wenn man Agrimony braucht, wird man innerlich von Ängsten und Befürchtungen gequält; oft sind es materielle Sorgen über Krankheit, Geldverluste, Berufsschwierigkeiten. Aber man würde sich lieber die Zunge abbeißen, ehe man irgend jemandem etwas davon erzählt, denn: »Wie's drinnen aussieht, geht niemand was an.« Ein Agrimony-betonter Mensch möchte keinesfalls sein Gesicht verlieren, bleibt cool und macht wie ein Schauspieler »gute Miene zum bösen Spiel«, das hinter den Kulissen gespielt wird.

Agrimony-Charaktere sind von Haus aus sehr harmoniebedürftig und gleichzeitig recht sensibel. Unter Streitigkeiten und Spannungen in ihrer Umgebung leiden sie so, daß sie um des lieben Friedens willen oft zurückstecken, manchmal sogar Opfer bringen. Sie sind ausgesprochen freundlich zu ihren Mitmenschen, in dem Wunsch, daß man auch zu ihnen freundlich sein möge. Wegen der unbeschwerten Stimmung, die sie um sich verbreiten, sind sie bei Freunden und Kollegen, am Stammtisch und im Verein sehr beliebt. Sie sind die Stimmungsmacher auf jeder Party. Selbst als Kranke sind Agrimony-Menschen noch geschätzt, denn sie überspielen ihre Beschwerden und erheitern mit ihren Witzen sogar noch das Pflegepersonal.

Wenn ein Agrimony-Typ einmal ganz allein und ruhig dasitzt, schieben sich die Probleme, die er sonst verdrängt, in sein Bewußtsein. Da er aber Probleme grundsätzlich nicht zur Kenntnis nehmen möchte, vor allem nicht solche, die ihn selbst betreffen, läßt er es möglichst gar nicht zum Alleinsein kommen. Er stürzt sich in Aktivitäten, Unternehmungen und Gesellschaften, von der Disco bis zum Wohltätigkeitsverein. Sehr viele Agrimony-betonte Menschen schütten ihre Sorgen auch in ein Gläschen Wein, sind starke Raucher oder versuchen durch Tabletten oder Drogen, aufkommende unschöne Gefühle euphorisch zu überdecken. Der extreme negative Agrimony-Zustand hat Ähnlichkeit mit einer Alkohol-Euphorie: Man ist nach außen hin high, aber innerlich angespannt.

Aufgrund ihrer hohen Rezeptivität und starken Außenorientierung sind Agrimony-betonte Menschen selten konsequent. Eine Frau im negativen Agrimony-Zustand grämt sich zum Beispiel innerlich, daß sie ihr Diät-Programm nicht einhalten kann, sondern, von einer inneren Unruhe getrieben, nachts immer wieder heimlich an den Kühlschrank geht, was besonders dann passiert, wenn wieder einmal quälende Gedanken an ihr zu nagen beginnen.

Im Agrimony-Zustand grämt man sich auch über kleinere Versäumnisse oder Alltagsniederlagen, wie zum Beispiel Telefonanrufe, die man vergessen hat, Briefe, die man nicht abgeschickt hat, sexuelle »Mißerfolge«. Viele Agrimony-Charaktere haben kleine geheime Laster.

Auch Agrimony-Zustände werden schon sehr früh im Leben geprägt, zum Beispiel in einer Situation wie dieser: Man steht als Dreijährige vor einem Geburtstagstisch. Brennende Kerzen, viele Geschenke, Mami, Papi, Omi, Opi, Tante Erika und Onkel Heinz stehen um den Tisch herum und beobachten jede Reaktion, ein jeder in der Erwartung, daß man sich über sein Geschenk besonders freut. Telepathisch nimmt man diese Erwartungen auf und versucht unbewußt, jeder einzelnen von ihnen gerecht zu werden. Einige Geschenke findet man gar nicht schön. Aber: Immer nur lächeln ... wie´s drinnen aussieht, geht niemand was an.

Menschen mit einem starken Agrimony-Charakterzug orientieren sich vergleichsweise stärker als andere an der äußeren Ebene der Persönlichkeit. Wie es innen aussieht, wollen sie dagegen weder selbst fühlen noch nach außen sichtbar werden lassen. Die Oberfläche muß poliert sein, selbst wenn es darunter zuweilen chaotisch zugeht.

Man denke hier an das uralte Theatersymbol »die lachende und die weinende Maske«. Im Agrimony-Zustand identifiziert sich der Mensch nur mit der lachenden. Die weinende wird beharrlich übersehen. Ja, man versucht, sich selbst und anderen vorzutäuschen, daß sie gar nicht vorhanden ist. Anders ausgedrückt: Die Kommunikation zwischen den Erfahrungsebenen des Denkens und Fühlens ist gestört. Oft herrscht zwischen beiden Ebenen ein chronischer Kriegszustand.

Im negativen Agrimony-Zustand unterliegt die Persönlichkeit einem doppelten Irrtum. Da sie einen großen Teil ihrer selbst nicht anerkennt, kann sie auch mit ihrem Höheren Selbst keinen vollständigen Kontakt herstellen und darum ihr eigenes Seelenprogramm kaum erkennen. So handelt sie nach eigenen begrenzten Vorstellungsmustern, die oft materiell gefärbt sind. Da sie aber trotzdem, wie jedes Wesen, einen idealen Zustand anstrebt und ihn in ihrem Inneren nicht finden kann, sucht sie ihn in äußeren Zuständen, die eine gewisse Leichtigkeit und Geistigkeit beinhalten. Weinseligkeit und Disco-Euphorien kommen dem gewünschten Zustand scheinbar am nächsten, sind aber in Wirklichkeit weit davon entfernt, weil sie die selbst geschaffene Scheinwelt nur weiter ausbauen.

Sobald sich die Persönlichkeit zu ihrer Ganzheit bekennt und sich unter die Führung ihres Höheren Selbst stellt, fließen ihr die stabilisierenden Kräfte ihrer eigenen Seele zu. Sie bekommt innere Stärke und genügend Standfestigkeit, um sich den seelischen Störfaktoren des Alltags besser stellen zu können. Sie braucht unangenehme Wahrnehmungen nicht mehr zu verdrängen, sondern kann sie in ihr Bewußtsein integrieren.

Im positiven Agrimony-Zustand erkennt man die Relativität aller Probleme und findet in sich selbst den strahlenden, heiteren Zustand, den man bisher außen gesucht hat. Weil man zu sich selbst und anderen ehrlich ist, werden gute Bekannte zu echten Freunden, mit denen man auch Probleme offen und diplomatisch ausdiskutieren kann.

In der Praxis ist Agrimony eine der Blüten, die häufig bei Kindern angezeigt ist.

Agrimony-Kinder sind normalerweise fröhlich und gesellig, ihre Tränen trocknen schnell. Wenn sie, wie alle Kinder, Entwicklungsperioden von innerer Einsamkeit und Traurigkeit durchmachen, verhilft ihnen Agrimony dazu, sich besser mitzuteilen. Auch in der Pubertät, in der Jugendliche mit vielen widersprüchlichen Gedanken und Gefühlen klarkommen müssen, kann Agrimony gute Dienste leisten.

Es empfiehlt sich, bei Agrimony-betonten Menschen im Diagnosegespräch nicht gleich tief zu bohren, sondern sich dem Problem im lockeren Plauderton zu nähern.

Agrimony-Patienten sind oft besonders schmerzempfindlich, weil die verdrängten seelischen Schmerzen nun über die Körperebene ins Bewußtsein drängen.

Die innere Ruhelosigkeit des Agrimony-Zustandes kann sich in körperlichen Symptomen wie Nägelknabbern, sich an den Haaren zupfen, sich kneifen oder nervösen Hautausschlägen zeigen. Viele Agrimony-Patienten knirschen nachts mit den Zähnen. Agrimony hat sich bei Entzugsbehandlungen bewährt.

Agrimony kann zusammen mit Scleranthus auch stabilisierend bei äußeren Adaptionsschwierigkeiten wirken, zum Beispiel wenn man im Schichtdienst tätig ist und seinen Schlafrhythmus öfter umstellen muß oder wenn man als Angestellter einer Fluggesellschaft in verschiedenen Zeitzonen unterwegs ist.

Agrimony – Schlüsselsymptome

Man versucht, quälende Gedanken und innere Unruhe hinter einer Fassade von Fröhlichkeit und Sorglosigkeit zu verbergen.

Reaktionen im blockierten Zustand

- da man gern in Frieden lebt und eine harmonische Stimmung um sich haben möchte, gerät man durch Mißstimmungen und Streit in seelische Bedrängnis
- man möchte es möglichst allen recht machen
- man tut viel »um des lieben Friedens willen«
- man gibt nach, man gebraucht kleine Notlügen, man bringt fast jedes Opfer, um seinen Seelenfrieden aufrechtzuerhalten und Konfrontationen zu vermeiden
- eigene Sorgen und innere Ruhelosigkeit verbirgt man hinter einer Maske von Witz und Heiterkeit
- Motto: »no problem«, »immer nur lächeln«, »immer gut drauf«
- man bagatellisiert seine Probleme und spricht von selbst nicht darüber; man gesteht sie nicht einmal ein, wenn man darauf angesprochen wird
- um seinen nagenden, sorgenvollen Gedanken zu entfliehen, ist man immer auf

Anregung und Abwechslung aus, z. B. Kino, Partys, Kurzreisen, »Action« in jeder Form

- weil man eine unangenehme Situation nicht wahrhaben möchte, setzt man eine rosarote Brille auf
- man ist der gute Freund, der »Friedensstifter«, der tolle Kumpel, der Stimmungsmacher auf jeder Party
- man greift zu Alkohol, Zigaretten, Tabletten, um Schwierigkeiten in guter Stimmung durchstehen zu können und um quälende Gedanken zu besänftigen
- man muß immer in Bewegung sein, um nicht zum Nachdenken zu kommen
- als Kranker überspielt man seine Beschwerden; man unterhält mit seinen Witzen sogar noch das Pflegepersonal
- weil man in einer heilen Welt leben möchte, übersieht man geflissentlich eine Charakterschwäche des Partners
- aus unbewußter Angst, die schmerzliche Mitteilung eines anderen nicht ertragen zu können, blockt man im Gespräch ab und flüchtet sich in Sprüche wie: »Unkraut vergeht nicht« o. ä.
- geheimer Seelenschmerz bei Kindern, die normalerweise ihren Kummer schnell vergessen können

Sie brauchen die Blüte, wenn ein bis zwei Reaktionen in Ihrer jetzigen Situation ganz genau zutreffen.

Positives Potential

- Ehrlichkeit, Offenheit, Konfrontationsfähigkeit
- man kann sich positiven und negativen Ereignissen stellen und wächst daran
- man ist von Herzen fröhlich
- man erlebt wahre Harmonie und inneren Frieden
- der ehrliche Optimist, der kluge Diplomat, der geschickte Friedensstifter

Kraftformeln

»ICH FÜHLE FRIEDEN.«

»ICH BIN EHRLICH.«

»ICH ZEIGE MICH.«

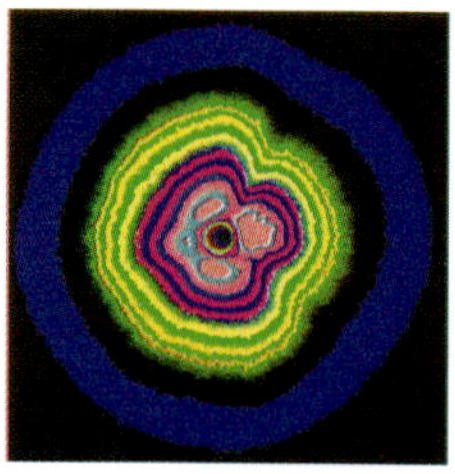

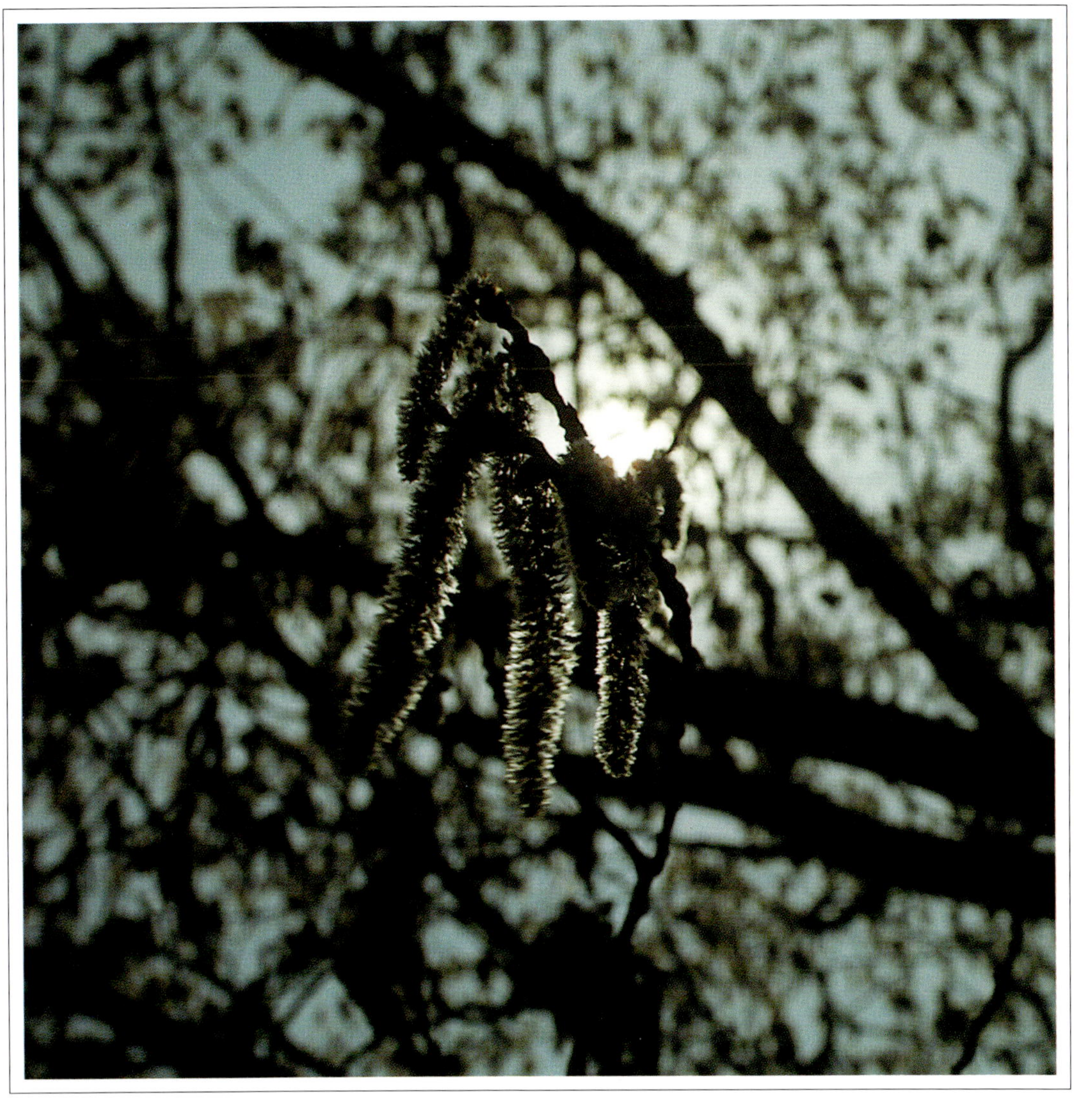

2. Aspen – Die Ahnungs-Blüte

Von dunkler Vorahnung ... zu bewusster Sensibilität

Aspen ist mit dem Seelenpotential der Sensibilität verbunden. Im negativen Aspen-Zustand ist man in unbewußten Angstvorstellungen gefangen. Man sagt, daß Menschen, die Aspen brauchen, »mit einer Haut zuwenig« auf diese Welt gekommen sind. Die Abgrenzung ihres individuellen physischen Realitätsbewußtseins gegenüber kollektiven Bewußtseinsebenen ist nur sehr fein. Auf diesen Ebenen sind neben dem Massenbewußtsein des Alltags auch kollektive Bewußtseinsinhalte wie Märchen, Symbole, Archetypen, Aberglauben, unsere Vorstellungen von Himmel und Hölle und vieles mehr gespeichert.

Diese Bereiche müssen wir jede Nacht im Traum durchwandern, um auf die transpersonale Ebene unseres Seins zu gelangen. Dort nehmen wir Kontakt mit unserem Höheren Selbst auf, von dem uns im Schlaf aufbauende und heilende Kräfte zufließen.

Menschen, die Aspen brauchen, nehmen, ohne es zu wissen, stärker als andere Individuen Tag und Nacht Gedanken und Vorstellungsbilder aus diesen kollektiven Ebenen auf. Sie bekommen unbewußte Impulse, die von ihrem Wachbewußtsein nicht eingeordnet werden können, weil die Impulsquelle nicht bekannt ist. Das erzeugt Angst. Eine unheimliche Art von Angst, die langsam den Rücken hochkriecht, eine Gänsehaut entstehen und die Nackenhaare sich sträuben läßt.

»Ich habe solche Angst, aber ich weiß nicht, wovor.« – »Ich habe Angst, daß etwas Furchtbares geschieht, aber ich weiß nicht, was es sein könnte.« Das sind typische Redewendungen. Im Extremfall erleidet man Höllenqualen, und der ganze Körper leidet mit: Zittern, Herzklopfen, Schweißausbrüche, Magenflattern. Aber man ist ohnmächtig, man kann nichts tun. Das frustriert und erzeugt noch mehr Angst ...

Aspen-Menschen verlieren sich zeitweilig in angstgeprägten kollektiven Erinnerungsfeldern und können dort keinen Kontakt mit ihrem Höheren Selbst aufnehmen. Dies zeigt sich häufig als Schlafwandeln oder auch als Alptraum, aus dem man panikgeschüttelt aufwacht, voller Angst davor, wieder einzuschlafen. Auch die Überlegung, »daß schließlich alles nur Einbildung ist«, hilft dann wenig.

Kinder, die diesen Ebenen gegenüber offener sind als Erwachsene, verlangen im Aspen-Zustand häufig, daß die Tür zu ihrem Zimmer nachts geöffnet bleibt oder ein Licht in ihrem Zimmer brennen soll. Sie befürchten, daß ihr Kleiderschrank lebendig wird, ein Krokodil unter ihrem Bett liegt oder die »Monster« und »Mutanten« aus dem Fernsehen plötzlich zum Fenster hereinkommen könnten.

Viele Aspen-Persönlichkeiten entwickeln eine panische Angst im Dunkeln, die sie sich nicht erklären können. Auch Menschen, die sich auf ängstlich-abergläubische Art von geheimnisvollen oder magischen Vorstellungen faszinieren lassen, brauchen Aspen, weil häufig die Gefahr besteht, daß sie sich zum Opfer dieser Vorstellungsbilder machen. Sie glauben zum Beispiel, auf ihrem Haus liege ein Fluch, deshalb habe es eine »schlechte Strahlung«, und fühlen sich entsprechend schlecht.

Die äußere Form der Espe oder Zitterpappel ist das perfekte Symbol für die extreme Sensitivität des Aspen-Zustandes. Ein Windhauch genügt, und alle Blätter sind in Bewegung. Man zittert wie Espenlaub. In Goethes Gedicht *Der Erlkönig* – »Wer reitet so spät durch Nacht und Wind ...« – ist dieser Zustand eindrucksvoll beschrieben.

Aspen-geprägte Menschen reagieren seismographisch auf die Atmosphäre ihrer sichtbaren und unsichtbaren Umgebung. Sie haben eine unbewußte Antenne für aufkommende Konflikte und psychische Störungen anderer Menschen. Es kann vorkommen, daß sie sich in fröhlicher Gesellschaft plötzlich von einer Minute zur anderen so unwohl fühlen, daß sie sich zurückziehen müssen.

Aspen-geprägte Menschen registrieren unterbewußt einfach alles und verbrauchen dabei sehr viel Kraft: das konfliktgeladene Betriebsklima, die morgendliche Hektik und Erschöpfung in einem überfüllten Bus, die in der Luft liegende Angst vor Geldentwertung und Krieg. Aber im Gegensatz zum Mimulus-Zustand, in dem sich die Ängste klar definieren und mit anderen Menschen besprechen lassen, bleiben die Ängste im Aspen-Zustand vage und unbestimmt. Man kann sie nicht beschreiben und darum auch nur schwer mit anderen darüber reden.

Wer Aspen einnimmt, erlebt, wie die Ängste weniger werden und sich die innere Zuversicht verstärkt. Man spürt, daß es hinter der Ebene der Angst noch etwas Größeres gibt, in das man letztlich eingebettet ist. Man erfährt, daß das große göttliche Gesetz, die Kraft der Liebe hinter allem steht und alle Ängste überflüssig macht. Dieses Vertrauen macht es möglich, die positive Seite der Aspen-Energie bewußt zu nutzen, sich auf feinere, nichtmaterielle Bewußtseinsebenen einzulassen, diese Ebenen furchtlos zu entdecken, experimentell zu erforschen und die gewonnenen Erkenntnisse zum Nutzen seiner Mitmenschen einzusetzen. Gute Erzieher, Psychotherapeuten, auch Künstler haben zum Beispiel diese Qualitäten.

In der Praxis hat sich Aspen besonders bewährt bei der Mitbehandlung von Alkoholikern, die Opfer von Zwangsvorstellungen werden. Hilfreich ist die Blüte für Frauen, die vergewaltigt worden sind, und für Kinder, die immer wieder mißhandelt wurden, weil sich außer den Ängsten vor der konkreten Situation auch so etwas wie eine allgemeine Bedrohungsangst entwickelt hat.

Auch Menschen, die durch bewußtseinserweiternde Techniken stark »geöffnet« wurden, brauchen häufig Aspen, um ihre neuen Wahrnehmungen integrieren zu können. Ebenso hilft es Menschen, die Drogen-Trips zu verarbeiten haben.

Sensible Kinder können mit der Unterstützung von Aspen lernen, daß es etwas Schönes ist, mehr erfühlen zu können als andere, und ihre Sensibilität als Geschenk betrachten.

Aspen – Schlüsselsymptome

Unerklärliche, vage Ängstlichkeiten; Vorahnungen; geheime Furcht vor irgendeinem drohenden Unheil.

Reaktionen im blockierten Zustand

- grundlos Gefühle von Angst und Gefahr
- plötzliche auftretende Angstzustände beim Alleinsein oder wenn man unter Menschen ist

- man hat »eine Haut zuwenig«
- man fühlt sich unbehaglich, wie »verhext«
- die Phantasie läuft Amok; man weiß nicht mehr, was ist Einbildung, was ist Realität
- angsterfüllt fasziniert von okkulten Phänomenen, abergläubisch
- Verfolgungsängste, Angst vor einer unsichtbaren Macht oder Kraft
- Alpträume; man wacht mit panischen Angstgefühlen auf und traut sich nicht, wieder einzuschlafen
- »Angst vor der Angst«, aber man traut sich mit niemandem darüber zu sprechen
- kollektive Ängste wie Angst vor körperlicher Gewalt, Überfällen, Vergewaltigung, Mißhandlung, Angst vor Schlangen, Geistwesen und ähnlichem
- man möchte sich besser abschotten können oder ein »dickeres Fell« haben
- Kinder wollen nicht allein bleiben oder im Dunkeln schlafen, aus Angst vor Monstern und Ungeheuern
- man kann »die Atmosphäre« an bestimmten Orten nicht ertragen
- liest man in der Zeitung von einer Grippewelle, hat man bald darauf die ersten Symptome

Sie brauchen die Blüte, wenn ein bis zwei Reaktionen in Ihrer jetzigen Situation ganz genau zutreffen.

Positives Potential

- große, bewußte Wahrnehmungsfähigkeit
- man kennt seine besondere Sensibilität und kann konstruktiv damit umgehen
- man geht furchtlos und vertrauensvoll voran
- man ist fähig, sich in subtilere Bewußtseinsebenen hineinzuversetzen und komplexe Zusammenhänge medial zu erfassen

Kraftformeln

»ICH BIN BESCHÜTZT«.

»ICH BIN ZENTRIERT.«

»ICH BIN STARK.«

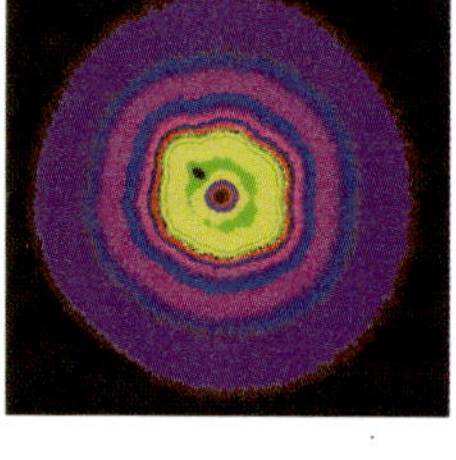

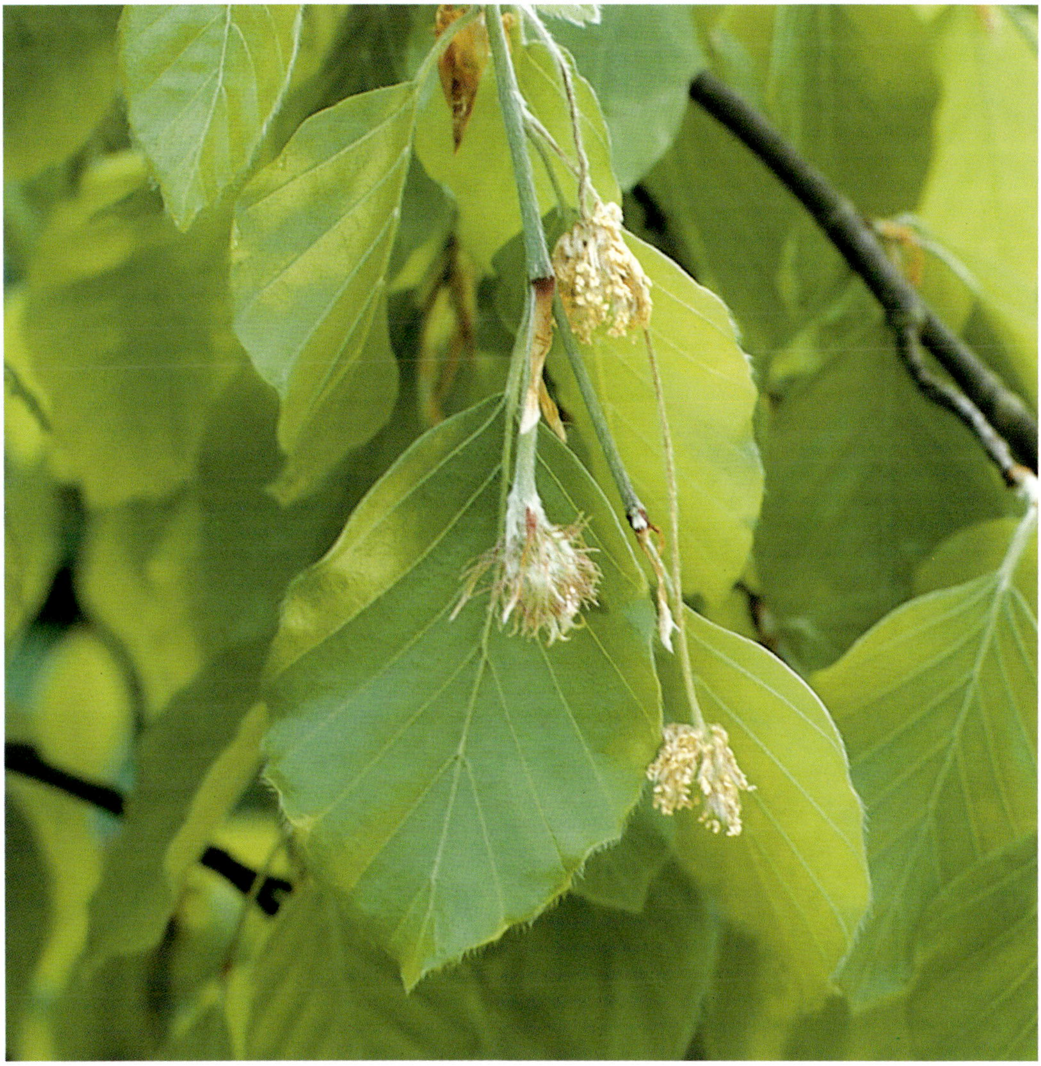

3. Beech – die Toleranz-Blüte

Vom Besserwissen ... zum Besser Verstehen

Beech ist verbunden mit dem Seelenpotential des Unterscheidungsvermögens und der Toleranz. Im negativen Beech-Zustand reagiert man entweder überkritisch und bewertend oder unnatürlich tolerant und übertrieben verständnisvoll.

Geben Sie sich keinen Illusionen hin: Jeder Mensch verfällt hin und wieder in den negativen Beech-Zustand. Oder haben Sie noch nie das Verhalten eines anderen scharf kritisiert und mußten hinterher feststellen, daß Sie ihm Unrecht taten, weil Sie die näheren Umstände nicht gekannt und daher nicht in Betracht gezogen hatten?

Im negativen Beech-Zustand neigt man dazu, sehr kritisch, nach subjektiven, oft engen oder intellektuellen Maßstäben zu urteilen. Andere Menschen werden nach strengen Kriterien durchleuchtet und innerlich abgeurteilt, ohne daß man sich in ihre Situation oder ihre Gefühle hineinversetzt hat.

»Mit einer Person, die so einen Slang spricht, setze ich mich nicht an einen Tisch!« oder »Wenn ich schon höre: ›Umweltschützer‹, reicht's mir!« Vorurteile werden poliert, die Mundwinkel sind innerlich herabgezogen; wohl selten wirkt ein Mensch so arrogant wie im negativen Beech-Zustand. Für seine Mitmenschen ist in diesen Situationen kaum vorstellbar, daß auch hinter solchen Äußerungen ursprünglich der menschliche Wunsch steht, die Welt vollkommener und schöner zu gestalten.

Der versnobte Professor Higgins aus *My Fair Lady*, der das unverbildete Blumenmädel Eliza per Wette zu einem Sprachwunder umfunktionieren will, ist eine heitere Variante des negativen Beech-Zustandes. Bar jeder persönlichen Erfahrung und völlig verständnislos für die Gefühle einer Frau, fragt er ratlos seinen Freund Pickering: »Why can a woman not be like a man?« Da er seine eigenen Gefühle völlig verdrängt, kann er auch für Elizas Emotionen kein Verständnis aufbringen. Er verletzt sie mit seiner Ironie, mit der er seine eigene unbewußte Unsicherheit überspielt.

Eine andere Facette des negativen Beech-Zustandes spiegelt sich in der Karikatur der pedantischen Lehrerin, die, streng gekleidet und hochaufgerichtet, unbedingte Ordnung, Genauigkeit und Disziplin verlangt und völlig aus den Augen verloren hat, daß nicht jeder Mensch die gleichen Veranlagungen mit auf die Welt bringt und nicht jeder die gleichen sozialen Startbedingungen hat.

Auf den negativen Beech-Zustand trifft das Sprichwort zu: »Man sieht sofort den Splitter im Auge des anderen, aber nicht den Balken im eigenen Auge.« Im Beech-Zustand hat man Schwierigkeiten, sich nach innen zu wenden und Erlebnisse zu verdauen. Man neigt dann dazu, diese »Verdauungsschwäche« zu verdrängen, indem man das seelisch Unverdauliche auf einen anderen Menschen projiziert. Zum Beispiel kann man seine eigene unbewußte Kritiksucht bei anderen Menschen »nicht ausstehen«. Diese Haltung kann sich als Magen-Darm-Störung äußern.

Man findet den negativen Beech-Zustand häufig bei Menschen aus Familien, die einer diskriminierten Minderheit angehören und viel Haß, Demütigungen, Enttäuschungen und Verletzungen ihres Selbstwertgefühls einstecken mußten. Oft ziehen sich solche Familien bewußt zurück und bauen ein eigenes Wertsystem auf, in dem sie den anderen überlegen sind. Die Gefühle der Nichtachtung und Demütigung treffen dann weniger, weil sie in Form von Kritik und Arroganz auf die Außenwelt projiziert werden. Dieser Selbstschutz, der die eigenen Gefühle so weit wie möglich verdrängt, verhindert aber auch, sich in die Gefühle anderer Menschen hineinversetzen zu können.

Wo liegt hier der Irrtum? Im negativen Beech-Zustand hat die Persönlichkeit das Erfahrungsprogramm ihrer Seele mißverstanden, nicht angenommen und lehnt die damit verbundenen negativen Wahrnehmungen ab. Um bei dem obigen Beispiel zu bleiben: Sie hat ihre Außenseiterrolle nicht akzeptiert und daher die leidvollen diskriminierenden Erfahrungen nicht verarbeitet. Statt dessen hat sie einen eigenen Verhaltenskodex mit bestimmten Abwehrmechanismen entwickelt, der es ihr ermöglicht, das wirkliche Lernprogramm der Seele zu ignorieren. In unserem Beispiel entwickeln solche Menschen Kritik und Arroganz, mit deren Hilfe sie unerwünschte, demütigende Gefühle auf ihre Umwelt projizieren.

Diese negativen Projektionen schaden nicht nur der Persönlichkeit selbst, sondern auch der »größeren Einheit«. Die destruktiven Gedanken irritieren die Umwelt, schlagen auf den Absender zurück und können sich dann in vielerlei körperlichen Symptomen – oft allergischer Art – zeigen. Eine Beech-geprägte Persönlichkeit erstarrt und verhärtet mehr und mehr, da sie weder mit ihrem eigenen Höheren Selbst noch mit ihrer Umwelt energetisch verbunden ist.

Sobald sich die Persönlichkeit jedoch von ihren begrenzten Maßstäben löst und sich ihrem Höheren Selbst öffnet, werden ihr höhere Wertmaßstäbe und größere Möglichkeiten der Erkenntnis und Selbsterkenntnis offenbar. Ihre abgrenzende Kritik verwandelt sich in Verständnis, ihre Empfindlichkeit gegenüber anderen Menschen in Empfänglichkeit gegenüber den Impulsen ihres eigenen Höheren Selbst. Aus Arroganz wird echte Liebe und Toleranz, »die Toleranz«, schrieb Bach, »die Jesus noch am Kreuz für seine Peiniger beten läßt, 'Vater, vergib ihnen, denn sie wissen nicht, was sie tun'«.

Wenn man zu negativen Beech-Zuständen neigt, gibt es mehrere grundsätzliche Erkenntnisse, die man in seinem Herzen bewegen sollte. Dazu gehört das Bewußtsein, daß man als kleines Rädchen in einem größeren Uhrwerk oder als kleine Zelle in einem größeren Wesen nur lebensfähig ist, wenn man in den Atemstrom dieses größeren Wesens eingebunden ist. Man sollte einsehen, daß man als kleine Zelle die Gesetzmäßigkeiten im Lebensplan des größeren Wesens selten ganz erkennen kann und daß es darum einfältig ist, eigene Beurteilungsmaßstäbe für absolut zu erklären.

Schließlich muß man sich auch immer wieder vor Augen führen, daß wir alle letzten Endes Spiegelungen wechselseitiger Projektionen sind. Deshalb sollte man aufhören, eigene negative Befürchtungen und Abwehrmechanismen in anderen Menschen zu suchen. Vielmehr sollte man sich darauf ausrichten, die positiven Projektionen anderer Menschen auf die eigene Person in sich selbst wiederzufinden. So kommt statt Abgrenzung ein Gefühl der Einheit und Seelenverwandtschaft auf, das ein Mensch im negativen Beech-Zustand über seine Kritiksucht im Grunde seines Herzens sucht. Findet man dieses Gefühl der Einheit in sich, harmonisiert sich auch die Umgebung. Man läßt sich nicht mehr von Kleinigkeiten irritieren, weil man mehr und mehr die Einheit in der Vielheit erkennen kann.

Die Beech-Blüte hilft, diesen Kontakt zum Selbst und zur Einheit wiederherzustellen. Sie lockert die Strenge des Denkens und bringt Humor und Menschlichkeit zurück. Im positiven Beech-Zustand ist man so etwas wie »der tolerante Diagnostiker«: Man kann seinen Scharfblick und sein gutes Urteilsvermögen konstruktiv einsetzen.

Kinder im Beech-Zustand neigen zum Nägelkauen, wenn sie unbewußt mit dem Verhalten einer Bezugsperson nicht einverstanden sind und gerne etwas dagegen unternehmen würden. Gleichzeitig wissen sie aber auch, wie risikoreich so eine Aktion wäre. Also kürzen sie sich selbst die »Krallen«.

Beech – Schlüsselsymptome

Kritiksucht; Vorurteile; Intoleranz; man verurteilt andere ohne Einfühlungsvermögen oder enthält sich jeder – auch angebrachter – Kritik.

Reaktionen im blockierten Zustand

- um nicht intolerant zu erscheinen, vermeidet man auch angebrachte, konstruktive Kritik und reagiert übertrieben verständnisvoll
- was auch passiert, man findet immer alles »okay«
- die Fehler anderer stechen einem sofort ins Auge
- man sieht und sagt immer zuerst, was nicht in Ordnung ist
- man kann kein Verständnis, keine Nachsicht für die »menschlichen Unzulänglichkeiten« aufbringen
- man sitzt innerlich über andere zu Gericht, sieht nur deren Fehler und verurteilt sie
- man ist auch sich selbst gegenüber viel zu kritisch
- die »Dummheit« anderer Menschen macht einem zu schaffen
- man reagiert kleinlich, ohne Fingerspitzengefühl
- man stößt sich an kleinen Gesten und Sprachgewohnheiten anderer Leute; das Ausmaß der Irritation steht in keinem Verhältnis zum Anlaß
- man hält beharrlich an Vorurteilen fest
- man reagiert empfindlich, wenn man selbst kritisiert wird, und versucht, eine echte Auseinandersetzung darüber zu verhindern
- man kann sich gefühlsmäßig nicht in andere Menschen hineinversetzen, da die eigenen Gefühle blockiert sind
- man sucht gewohnheitsmäßig die Schwachstellen einer Situation, kann aber nicht das Positive wahrnehmen, das auch daraus entstehen könnte
- man ist innerlich verknöchert
- man isoliert sich durch seine überkritische Haltung von seinen Mitmenschen

Sie brauchen die Blüte, wenn ein bis zwei Reaktionen in Ihrer jetzigen Situation ganz genau zutreffen.

Positives Potential

- geistiger Scharfblick; Unterscheidungskraft und Urteilsvermögen
- man kritisiert einfühlend und konstruktiv und kann auch selbst Kritik annehmen
- man kann anders geartete Persönlichkeiten mit ihren Stärken und Schwächen tolerieren
- man erkennt hinter Negativem die positiven Wachstumsmöglichkeiten

Kraftformeln

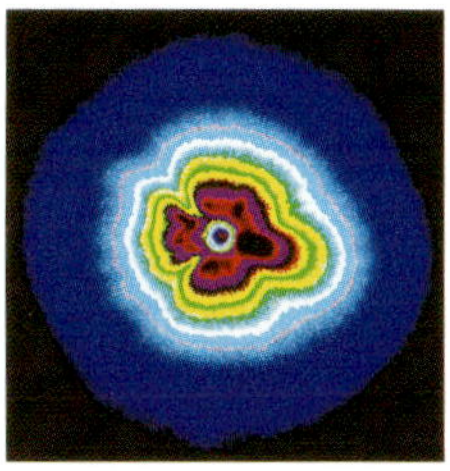

»ICH NEHME AN.«

»ICH KOMME ENTGEGEN.«

»ICH SEHE DIE ENTWICKLUNGSCHANCE.«

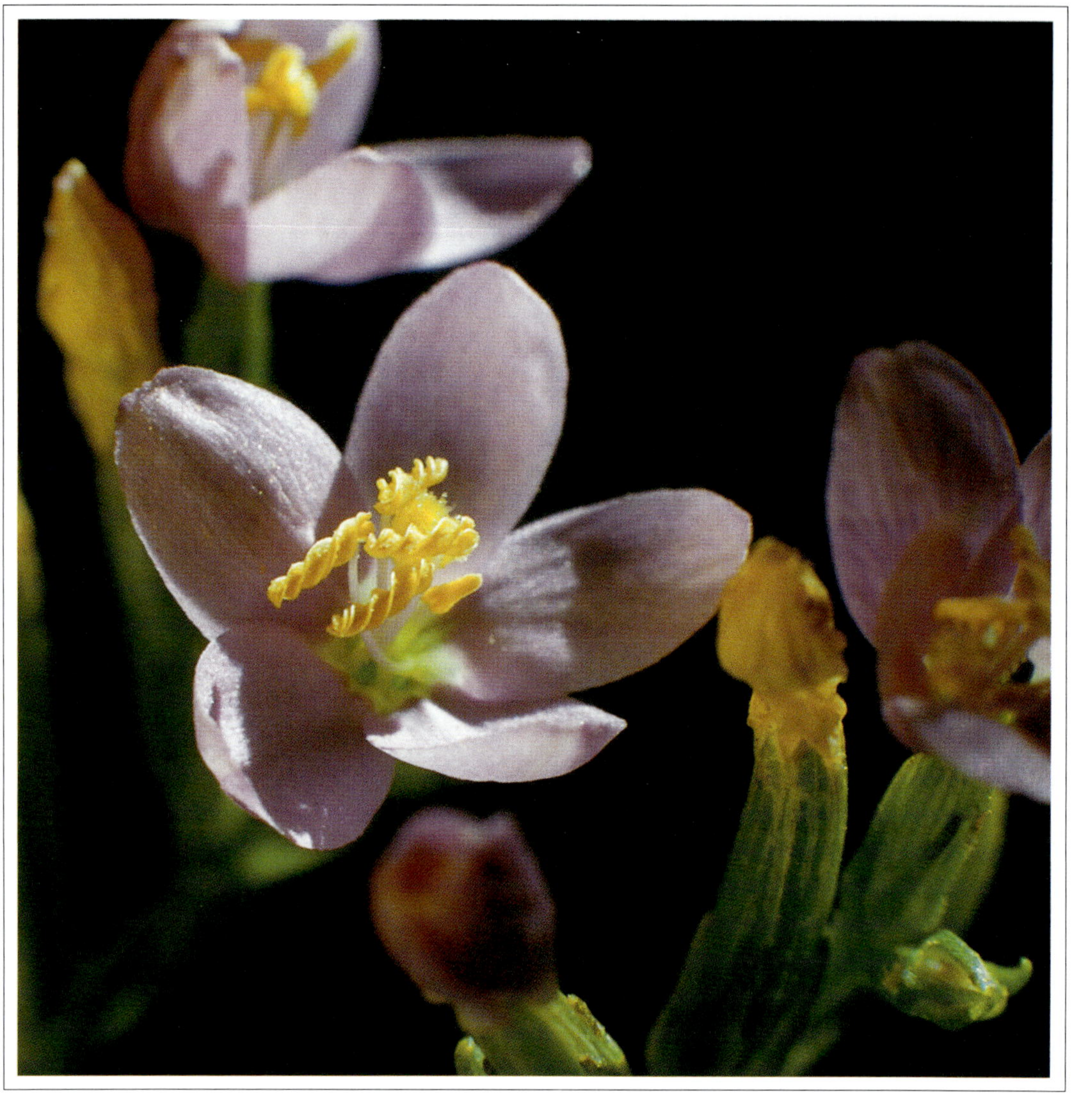

4. Centaury – Die Blüte des Dienens

Vom passiven Dienen ... zum aktiven Dienen

Centaury ist verbunden mit dem Seelenpotential der Selbstbestimmung. Im negativen Centaury-Zustand ist der eigene Wille zu schwach entwickelt.

Man hat den Eindruck, daß Centaury-geprägte Menschen manchmal ihre Willenskräfte schon während ihrer Geburt so verausgabt haben, daß sie fortan nur noch froh sind, dabei zu sein, einfach mitmachen zu können.

Kinder mit starken Centaury-Zügen sind oft sogenannte einfache Kinder: gutwillig, fügsam und gefällig. Lob und Tadel fruchten bei ihnen. Sie bereiten ihren Eltern kaum Probleme, außer vielleicht durch die Tatsache, daß sie leicht von ihren Kameraden ausgenutzt werden, weil sie einfach zu gutmütig sind. Als Erwachsene geraten sie leicht unter den Einfluß einer stärkeren Persönlichkeit, die ihre angeborene Hilfsbereitschaft für egoistische Zwecke nutzt. Die älteste Tochter, die nicht heiratet, weil sie jahrelang aufopferungsvoll ihre kranke Mutter betreut, ist ein Fall für Centaury; ebenso der Sohn, der eigentlich lieber Lehrer geworden wäre, sich aber überreden ließ, die elterliche Baufirma zu übernehmen, weil der Vater meint, das Geschäft müsse in der Familie bleiben. Aber auch der jungen Ehefrau, die ihrem »Muttersöhnchen«-Gatten in falsch verstandener Liebe jeden Wunsch von den Augen abliest und ihre eigenen Bedürfnisse sklavisch seinen Launen unterwirft, sollte man dringend Centaury empfehlen.

Menschen im Centaury-Zustand sagen oft mit hilflosem Achselzucken: »Ja, ich kann nun mal keine Bitte abschlagen.« Oder: »Ich kann eben einfach nicht nein sagen.« Außenstehende müssen zuweilen kopfschüttelnd mit ansehen, wie sich ein Centaury-Typ selbst zum seelischen Fußabtreter degradiert.

Zwar klagen Menschen im Centaury-Zustand häufiger über Müdigkeit und Überarbeitung, weil sie sich in ihrer Hilfsbereitschaft wieder einmal zuviel zugemutet haben. Darüber hinaus leiden sie jedoch kaum unter ihrem Zustand, weil sie ihn in seiner vollen Tragweite selbst gar nicht erkennen und so auch nicht merken, daß sie vor lauter Dienst am anderen ihren eigenen Lebensauftrag versäumen. Das Motiv für ihre Hilfsbereitschaft ist nichts weiter als der allzu menschliche Wunsch nach Anerkennung und Bestätigung.

Im negativen Centaury-Zustand sind die großartigen Tugenden des Helfenwollens, des Dienens und der Hingabe an eine Aufgabe negativ verzerrt. Man ordnet sich wie ein unmündiges Kind kritiklos anderen stärkeren Persönlichkeiten unter und gibt deren menschlichen Schwächen nach, anstatt durch die eigene Individualität höheren Prinzipien zu dienen.

Um diesen höheren Prinzipien überhaupt dienen zu können, muß man aber zunächst die eigene Persönlichkeit so entwickeln, daß sie zu einem Instrument für die Seele werden kann. Dazu muß man wissen, daß die Persönlichkeit nur durch den eigenen Willen aufgebaut, gehalten und gewahrt wird. Was bei vielen anderen Bach-Blüten-Mustern zu stark ist – die Abgrenzung der Persönlichkeit –, ist im negativen Centaury-Zustand zu schwach.

Centaury wird oft als der sensitivste aller 38 Seelenzustände bezeichnet. Menschen, bei denen mediale Fähigkeiten zum Ausbruch kommen, geraten anfangs häufig in einen negativen Centaury-Zustand. Es herrscht ein Ungleichgewicht, weil die sensitiven Fähigkeiten vorübergehend stärker entwickelt sind als der Wille. In diesem Zustand ist der Mensch äußerst feinfühlig, aber auch leicht zu verunsichern, störbar und verletzlich und kann sogar aus heiterem Himmel krank werden.

Im negativen Centaury-Stadium – besonders wenn dieser noch mit dem negativen Walnut-Zustand gekoppelt ist – wird man auch leicht Opfer stärkerer geistiger Einflüsse, gerät in den Sog »erleuchteter Meister« oder Sekten. Im Extremfall unterwirft man sich willenlos scheinbar notwendigen Gesetzen und Gruppenritualen und läuft dabei Gefahr, seine Persönlichkeit vollkommen aufzugeben und damit seine einmalige Entwicklungschance zu vertun.

Die Centaury-Energie hilft, den Kontakt zum eigenen Willen wiederherzustellen, die Energiepotentiale der Persönlichkeit einzusammeln und zu stabilisieren. Ein Sensitiver beschrieb nach der Ersteinnahme von Centaury ein machtvolles Gefühl, das die rechte und linke Körperhälfte ausrichtete und sich verstärkt im Solarplexus und im Schilddrüsen-Chakra konzentrierte.

Im positiven Centaury-Zustand kann ein Mensch seine großen Tugenden der Hingabe und des Dienens wirklich nutzen. Er kann nach eigener bewußter Entscheidung einer Sache dienen, erkennt aber auch die destruktiven Momente, in denen er nein sagen muß. Er kann sich sehr gut in Gruppen integrieren, »voll mitspielen«, ohne dabei seine eigene Persönlichkeit aufzugeben. So kann er sich zeitweise willentlich zum Instrument machen, durch das höhere Kräfte zum Segen größerer Aufgaben fließen.

Menschen im negativen Centaury-Zustand sollten im Gespräch erkennen, daß sie anderen nicht immer helfen, wenn sie kritiklos ihre Wünsche erfüllen. Im Gegenteil, sie verzögern dadurch nur ihrer beider Lernprozeß. Nicht umsonst sagt das Sprichwort: »Ein Lump gibt mehr, als er hat.«

Eine interessante Frage ist, inwieweit der negative Centaury-Zustand nicht auch eine »Flucht in den anderen« ist, um vor dem eigenen Prozeß des Erwachsenwerdens auszuweichen, der ja unter anderem auch darin besteht, unterscheiden und entscheiden zu lernen.

Wenn nach langer, zehrender Krankheit der Wille, etwas für sich zu tun, zu schwach geworden ist, schenkt Centaury Geist und Körper neue Vitalität.

Zwei Empfehlungen für Menschen, die ihr positives Centaury-Potential entwickeln möchten:

Fragen Sie sich vor jeder Tat: »Will *ich* das wirklich?« und hinterfragen Sie bei jeder Bitte, die jemand an Sie richtet: »Was sind seine Motive?«

Hilfreich ist auch, sich aufzurichten und bewußt gerade zu halten, anstatt, wie so manche Centaury-geprägte Menschen, die Schultern nach vorne zu ziehen und den Nacken zu beugen.

Centaury – Schlüsselsymptome

Schwäche des eigenen Willens; Überreaktion auf die Wünsche anderer; man kann nicht nein sagen.

Reaktionen im blockierten Zustand

- man ist zu weich
- man kann sich schlecht durchsetzen oder behaupten, gibt schnell nach
- man tritt nicht für seine Interessen ein, sagt nicht, was man will
- man verhält sich passiv, angepaßt, handelt fremdbestimmt
- man reagiert willig, fügsam, gehorsam, anspruchslos
- man empfindet die Wünsche anderer stärker als die eigenen
- man spürt sofort, was andere von einem erwarten, und kann dann nicht umhin, es auch zu tun
- man läßt sich fehlleiten in dem Wunsch, anderen gefällig zu sein – im Extremfall bis zur Selbstverleugnung
- man läßt sich in Verhandlungen leicht über den Tisch ziehen
- man läßt sich bevormunden, verplanen, »überfahren«
- man hat wenig Selbstbehauptungsgefühl, läßt sich unbewußt von anderen diktieren, was man zu tun hat
- man läßt sich leicht zu etwas überreden, was man eigentlich gar nicht wollte
- die eigene Gutwilligkeit wird leicht ausgenutzt
- man tanzt nach der Pfeife einer anderen egoistischeren Persönlichkeit: eines Elternteils, Lebenspartners, Vorgesetzten
- man nimmt unbewußt Gesten, Formulierungen und Meinungen einer stärkeren Persönlichkeit an
- Kinder richten sich stark nach Lob und Tadel
- man läßt sich lieber noch etwas aufladen, weil es anstrengender wäre, es abzulehnen, als es zu tun
- man übernimmt sich leicht, gibt mehr, als man hat
- man läuft Gefahr, den eigenen Lebensauftrag zu versäumen

> Sie brauchen die Blüte, wenn ein bis zwei Reaktionen in Ihrer jetzigen Situation ganz genau zutreffen.

Positives Potential

- man kennt seine eigenen Bedürfnisse und erfüllt seinen eigenen Lebensplan
- man weiß, wann und warum man ja sagt, kann aber auch an der richtigen Stelle nein sagen
- man kann sich gut in Gruppen oder Gemeinschaften integrieren, aber dabei immer seine Identität wahren
- man dient unaufdringlich und weise nach eigener innerer Zielsetzung

Kraftformeln

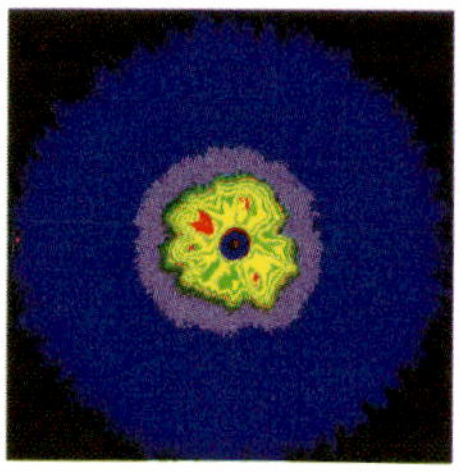

»ICH STEHE GERADE.«

»ICH BIN, DER/DIE ICH BIN.«

»ICH WILL, WAS ICH WILL.«

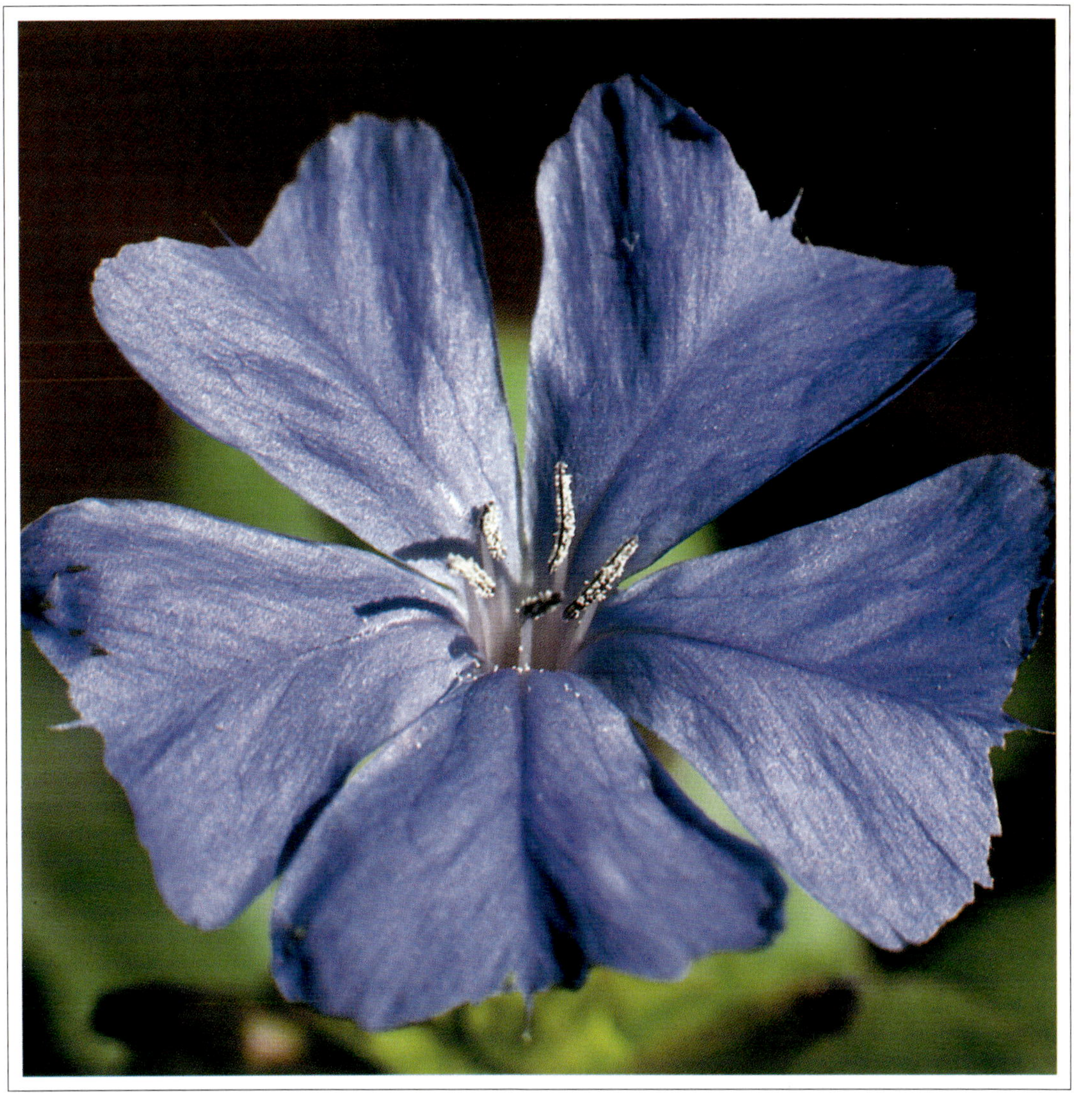

5. Cerato – Die Intuitions-Blüte

Von Urteilsschwäche ... zu innerer Gewissheit

Cerato ist verbunden mit dem Seelenpotential der inneren Gewißheit, mit der »inneren Stimme«, mit der Intuition. Im negativen Cerato-Zustand hat man Schwierigkeiten, eigene Eingebungen zu akzeptieren und danach zu handeln.

Eine Entscheidung ist gefordert. Intuitiv ist die Antwort da, aber der Kopf, der rationale Verstand läßt sie nicht zu, sondern schiebt sie blitzschnell mit allerlei herkömmlichen Argumenten und übernommenen Verhaltensmustern beiseite. Was intuitiv als richtig erkannt wurde, wird, wenn überhaupt, dann nur halbherzig in die Praxis umgesetzt. Ein unbewußter Zwiespalt entsteht. Das führt zu Unsicherheit gegenüber den eigenen Entscheidungen, zum Mißtrauen in die eigene Intuition.

Das Cerato-Mißverständnis liegt in der Weigerung der Persönlichkeit, die Rolle des Höheren Selbst zu akzeptieren. Anstatt zu erkennen, daß nur das Höhere Selbst uns zu unserem eigenen Besten führen kann, sucht man die Antwort in der Außenwelt, oft in gängigen Theorien, Lehrmeinungen und in den Erfahrungen völlig andersgearteter Personen.

Menschen, die Cerato brauchen, nerven ihre Umgebung ständig mit Fragen über ihre subjektiven Probleme und Problemchen. »Wie würdest du das an meiner Stelle machen?« »Eigentlich weiß ich es ja genau, aber irgendwie möchte ich mich nicht darauf verlassen.« »Habe ich das auch richtig gemacht?« »So einfach kann das doch gar nicht sein.« Das sind typische Cerato-Redewendungen.

Viele Menschen im Cerato-Zustand wissen gar nicht, daß sie selbst eigentlich sehr viel wissen. Darum sammeln sie immer mehr Informationen, horten sie aber wie auf einem Sparkonto, anstatt mit ihnen zu arbeiten. Auf diese Weise können sie keine eigenen Erfahrungen damit sammeln. Doch nur aus der lebendigen Erfahrung erwächst die Sicherheit und das Vertrauen in die eigene Entscheidungsfähigkeit.

Menschen, die immer wieder bestimmte Modediäten mitmachen, auch wenn sie ihnen erfahrungsgemäß nicht bekommen, sind im negativen Cerato-Zustand. »Ich weiß, ich habe Zwiebeln noch nie vertragen, aber wenn Professor X es sagt, muß es doch gut für mich sein.« Cerato-Patienten schaden sich oft wider besseres Wissen und wirken in den Augen ihrer Mitmenschen dann einfältig oder dumm.

Für Cerato-Menschen ist das Wörtchen »man« sehr wichtig. »Kann man in meinem Alter noch Shorts anziehen?« – »Trägt man diese Rocklänge jetzt?«

Cerato-Menschen sind manchmal wie jener Tausendfüßler, der gefragt wurde, in welcher Reihenfolge er eigentlich seine Beine bewege, anfing, darüber nachzudenken und sich daraufhin nicht mehr rühren konnte. Anstatt mutig »aus dem Bauch heraus« zu handeln oder auch etwas, bei dem sie spontan kein gutes Gefühl hatten, einfach zu unterlassen, überlegen sie sich allzu lange, was nun richtig oder falsch sei, vertun damit Chancen und lähmen ihre Energie. Ihnen hilft es, sich klarzumachen, daß wir Fehler machen müssen, um zu lernen, und daß auf jeden Schritt sowieso ein neuer folgt.

Oft werden die Ursachen für spätere Cerato-Zustände in der Kindheit gelegt, besonders, wenn es sich bei den Eltern um starke Persönlichkeiten handelt, welche die Wahrnehmungen und Einfälle des Kindes belächeln oder etwas anderes von ihm verlangen, als sie selbst tun.

Wer mit Cerato arbeitet, beginnt, seine innere Stimme stärker wahrzunehmen; und je mehr er ihr vertraut, desto deutlicher spricht sie. Er stellt beglückt fest, wie ihm plötzlich alles Wissen zum richtigen Zeitpunkt auf Anhieb zur Verfügung steht und zu blitzschnellen Beurteilungen und Entscheidungen genutzt werden kann. Oft entsteht dann der Wunsch, diese Fähigkeit für andere Menschen einzusetzen.

Die positive Seite der Cerato-Energie ist eine Haltung ruhiger Gewißheit, von der man sich auch durch scheinbar noch so überzeugende Gegenargumente nicht abbringen läßt. Traumexperten berichten, daß durch Cerato häufig das Traumleben angeregt wird und die Träume besser behalten werden.

Cerato – Schlüsselsymptome

Mangelndes Vertrauen in die eigene Intuition.

Reaktionen im blockierten Zustand

- Mißtrauen in die eigene Urteilsfähigkeit
- man fragt ständig andere um Rat, in der Hoffnung, daß sie einem die Entscheidung abnehmen
- man traut sich nicht, spontan zu handeln
- man redet viel, nervt andere durch Zwischenfragen
- man legt übertriebenen Wert auf die Meinung anderer
- übersteigerter Informationshunger
- man hortet Wissen, ohne es anzuwenden
- man will sich absichern, um nichts falsch zu machen
- man sucht die Bestätigung durch Autoritäten
- man handelt gegen die eigene Überzeugung, weil ein anderer dazu geraten hat
- eine eben gefällte Entscheidung zweifelt man schon im nächsten Moment wieder an
- man hat viele Berater und erwartet von jedem das Patent-Rezept
- andere sagen, man sei instinktlos, ohne gesunden Menschenverstand
- man wirkt auf andere unselbständig, einfältig, mitunter sogar dumm
- man neigt dazu, Entscheidungen anderer nachzuahmen
- Kinder streichen in Klassenarbeiten Richtiges wieder durch und ersetzen es durch Falsches

Sie brauchen die Blüte, wenn ein bis zwei Reaktionen in Ihrer jetzigen Situation ganz genau zutreffen.

Positives Potential

- man ist intuitiv, interessiert und wißbegierig
- man kann sich schnell eine eigene Meinung bilden
- man läßt sich von seiner inneren Stimme leiten, vertraut sich und steht zu seinen Entscheidungen

Kraftformeln

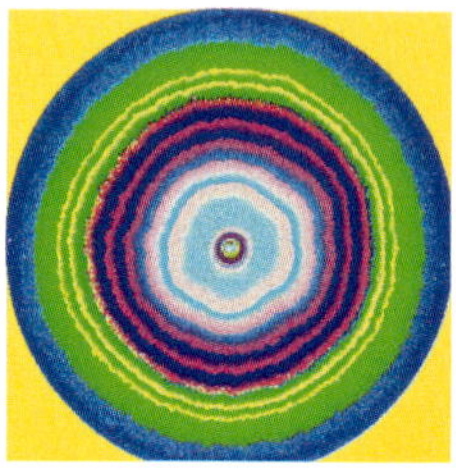

»ICH TRAUE MIR.«

»ICH ACHTE MEINE ERSTEN EINFÄLLE.«

»ICH ENTSCHEIDE SELBST.«

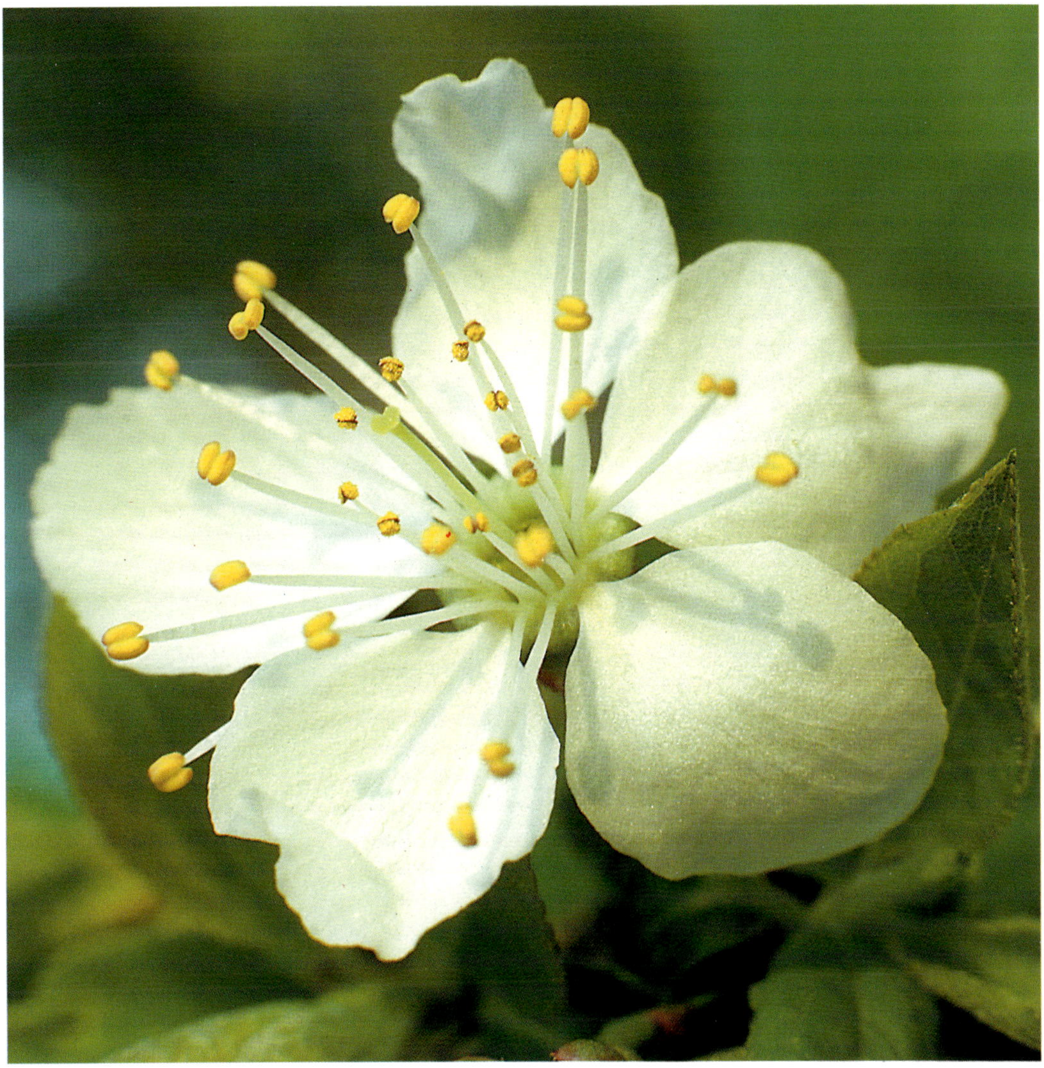

6. Cherry Plum – Die Gelassenheits-Blüte

Von der Überspannung … zur Entspannung

Cherry Plum ist verbunden mit dem Seelenpotential der Gelassenheit. Im negativen Cherry Plum-Zustand hat man Angst vor seinen Gefühlswahrnehmungen und versucht, sie zwanghaft zu kontrollieren oder zu unterdrücken.

Man hat vielleicht schon als Kleinkind die Erfahrung machen müssen, daß die eigenen Gefühlsäußerungen in der Umwelt nicht erwünscht waren, und hat viel trainiert, sie zurückzuhalten. Das hat dazu geführt, daß man seine Gefühle kaum noch zulassen kann.

Negative Cherry Plum-Zustände sind äußerlich nicht immer leicht zu erkennen. Oft wirken Menschen in dieser Verfassung gewissermaßen gestaut, sie haben »die Nase voll« oder klagen über Verstopfung. Intensivere Cherry Plum-Zustände verraten sich häufig durch eine Ausstrahlung erzwungener Ruhe sowie weitgeöffnete Augen mit starrem Ausdruck und vermindertem Lidschlag.

Menschen, die einen extremen Cherry Plum-Zustand erleben, sagen zum Beispiel: »Ich sitze innerlich auf einem Pulverfaß und fürchte, daß es mich jeden Moment in die Luft sprengt.« Oder: »Zu meinem eigenen Entsetzen ertappe ich mich bei gewalttätigen Gedanken wie dem, ein Küchenmesser zu nehmen und es meinem Sohn in den Rücken zu stechen.«

Im extremen negativen Cherry Plum-Zustand fürchtet man, durchzudrehen, die Selbstkontrolle oder den Verstand zu verlieren. Die Nerven sind zum Zerreißen gespannt, man fühlt eine innere Zeitbombe ticken. Man fürchtet, daß man gleich etwas Schreckliches anrichtet, das einem sein ganzes weiteres Leben lang leid tun wird. Man fühlt im eigenen Inneren destruktive Kräfte freiwerden, die man nicht mehr kontrollieren kann.

Ehemalige Kriegsteilnehmer schildern negative Cherry Plum-Zustände, die im Schützengraben nach tagelangem, ununterbrochenem Trommelfeuer oder nach wochenlangen Internierungen mit schikanösen Verhören auftraten. Hier wird die Persönlichkeit so weit reduziert, daß der Punkt kommt, an dem sie sich aufgeben möchte. Im extremen Cherry Plum-Zustand besteht zumindest auf geistigen Ebenen echte Selbstmordgefahr. Mittelalterliche Bilder, etwa von der Versuchung des heiligen Antonius, in denen Kräfte der Hölle einen Heiligen zur Kapitulation zwingen wollen, stellen den negativen Cherry Plum-Zustand symbolisch dar.

Psychologisch betrachtet, liegt die Ursache für einen negativen Cherry Plum-Zustand in der Angst, innerlich loszulassen. Man möchte verhindern, daß Bilder aus dem Unterbewußtsein aufsteigen, die man fürchtet, nicht verkraften zu können.

Ein interessanter Gedanke zum vermehrten Auftreten des Cherry Plum-Zustandes in der heutigen Zeit aus spiritueller Sicht: Immer zartere Seelen verkörpern sich auf diesem Planeten in einer Atmosphäre von steigendem Chaos, zunehmender Vergiftung und Ausbeutung. Der starke Kontrast zwischen ihrer Wesensstruktur und den Umweltverhältnissen führt auf feineren Ebenen zu einem chronischen Cherry Plum-Zustand, der sich bei diesen jungen Menschen äußerlich nur noch in einer Art angespannter Zerstreutheit bemerkbar macht.

Im Verlaufe der geistigen Entwicklung kann es vor wichtigen Entscheidungsschritten zu negativen Cherry Plum-Zuständen kommen, wenn angestaute ambivalente Gefühle ins Bewußtsein drängen. So entsteht ein emotionales Chaos, aus dem man vorübergehend glaubt, nicht mehr herauszufinden.

Im negativen Cherry Plum-Zustand hat sich die Persönlichkeit von der Führung ihres Höheren Selbst gänzlich abgewandt. Deshalb kann sie größere Kräfte, die sie in sich wachsen fühlt, nicht einordnen. Sie reagiert mit Angst. Ihr fehlt das Wissen um die Gesetzmäßigkeit, daß bei jeder geistig-seelischen Entwicklung zusammen mit den hellen, konstruktiven positiven Kräften zugleich auch immer der Gegenpol, die dunklen, destruktiven negativen Kräfte aktiviert werden. Angstvoll versucht sie, diese dunklen Kräfte unter der Oberfläche des Bewußtseins zu halten; aber Druck erzeugt Gegendruck.

Sobald sich die Persönlichkeit der Führung ihres Höheren Selbst unterstellt, wird sie durch das Chaos und die Dunkelheit in das Licht ihrer wahren Bestimmung geleitet. Ihr werden gewaltige Energiereserven zugänglich. So wird es ihr möglich, extreme äußere und innere Belastungen zu ertragen, an denen Menschen sonst zerbrechen können.

Im positiven Cherry Plum-Zustand kann man tief in sein Unterbewußtsein hinabtauchen und die dort gewonnenen Einsichten und Erkenntnisse ausdrücken und umsetzen. Man kann spontan und gelassen mit großen Kräften umgehen und enorme Entwicklungsschritte zurücklegen.

In der Praxis wird Cherry Plum manchmal schon für die erste Mischung benötigt. Darin offenbart sich die grundsätzliche Angst der Persönlichkeit, sich ihrem Entwicklungsprozeß weiter zu öffnen. Die sanften Impulse von Cherry Plum helfen einem solchen Menschen, nun zum für ihn richtigen Zeitpunkt »den Sprung zu wagen«.

Menschen, die Cherry Plum brauchen, sollte man dazu ermutigen, jedes Gefühl, das in ihnen auftaucht, sofort zu benennen und nach Möglichkeit auch darüber zu sprechen.

Cherry Plum hat sich bei bettnässenden Kindern bewährt. Diese Kinder kontrollieren ihre Ängste tagsüber so stark, daß sie erst nachts, wenn die bewußte Körperkontrolle wegfällt, ihrem aufgestauten Druck durch spontanes Wasserlassen freien Lauf lassen können.

Bei Partnerschaftskrisen, in denen sich tagelang eine Spannung aufbaut, ohne daß ein Gespräch möglich scheint, hilft Cherry Plum, sich dem anderen zu öffnen, bevor erst Tassen an die Wand fliegen müssen. Überhaupt hilft es, Unmutsgefühle rechtzeitig herauszulassen, bevor sie zum gefährlichen Vulkan heranwachsen können. Auch mit Alltagsstreß, z. B. im Beruf, lernt man mit der Hilfe von Cherry Plum besser umzugehen.

Cherry Plum paßt auch zu Menschen, die mit Selbstmordgedanken spielen oder wegen Zwangsvorstellungen, Wahnideen und drohenden Psychosen schon einmal in einer Heilanstalt waren und fürchten, wieder in diese Situation zu geraten. Ehe man solchen Menschen Cherry Plum empfiehlt, sollte man sich in jedem Fall vergewissern, daß sie als Kranke unter fachärztlicher Betreuung stehen.

Fachärzte berichten schließlich auch, daß sich Cherry Plum unterstützend bei der Behandlung von Fällen der Parkinsonschen Krankheit und bei ähnlichen neurologischen Krankheitsbildern bewährte. Ferner spielte es eine hilfreiche Rolle bei der Drogenrehabilitation.

Cherry Plum – Schlüsselsymptome

Angst davor, innerlich loszulassen; Angst, verrückt zu werden; Angst vor seelischen Kurzschlußhandlungen; unbeherrschte Temperamentsausbrüche.

Reaktionen im blockierten Zustand

- man hat Angst, über seine Gefühle zu sprechen
- man kann sich kaum noch beherrschen
- man fühlt sich gefühlsmäßig »gestaut« oder blockiert
- man ist innerlich aufgewühlt und ringt um seine Selbstbeherrschung
- der innere Gefühlswirrwarr ist so stark, daß man nicht darüber sprechen kann
- man hat das Gefühl, auf einem Pulverfaß zu sitzen
- man befürchtet, kurz vor einem Nervenzusammenbruch zu stehen
- entgegen der normalen Veranlagung kommen gewalttätige Impulse in einem hoch; man fürchtet, etwas tun zu müssen, was man sonst nie tun würde
- es kommt zu plötzlichen, unkontrollierten Wutausbrüchen: Kinder werfen sich etwa zu Boden oder schlagen mit dem Kopf gegen die Wand; Erwachsene zerstören ein Elektrogerät, weil es den Dienst verweigert, werfen mit Gegenständen um sich u. ä.
- Eltern fürchten, daß ihnen die Hand ausrutscht; es droht Kindesmißhandlung
- Kinder fürchten sich davor, »naß zu machen«
- man hat Zwangsvorstellungen, Wahnideen, Angst vor »unkontrollierbaren geistigen Kräften« in seinem Inneren[11]
- man fürchtet, verrückt zu werden, durchzudrehen, in eine Nervenheilanstalt zu müssen[11]
- man spielt mit dem Gedanken, »Schluß zu machen«, um endlich erlöst zu sein[11]
- man leidet unter extremen inneren Spannungen und Verkrampfungen bis hin zu Zittern, zwanghaftem Hin- und Hergehen und Selbstbeobachtung[11]

Sie brauchen die Blüte, wenn ein bis zwei Reaktionen in Ihrer jetzigen Situation ganz genau zutreffen.

[11] Menschen mit solchen Symptomen sollten sich unbedingt zu einem Facharzt begeben.

Positives Potential

- Mut, Kraft und Gelassenheit
- man kann seine Gefühle annehmen und angemessen ausdrücken
- man kann tief in sein Unterbewußtsein eintauchen und die dort gewonnenen Eindrücke als bewußte Erkenntnisse im Leben nutzen
- man hat Anschluß an ein starkes geistiges Kraftreservoir

Kraftformeln

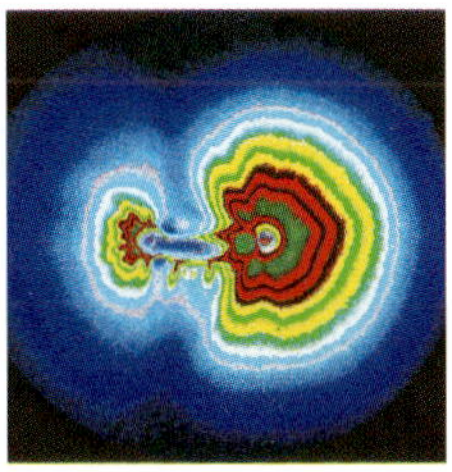

»ICH HABE MUT.«

»ICH ÖFFNE MICH.«

»ICH LASSE FLIESSEN, WAS FLIESSEN MÖCHTE.«

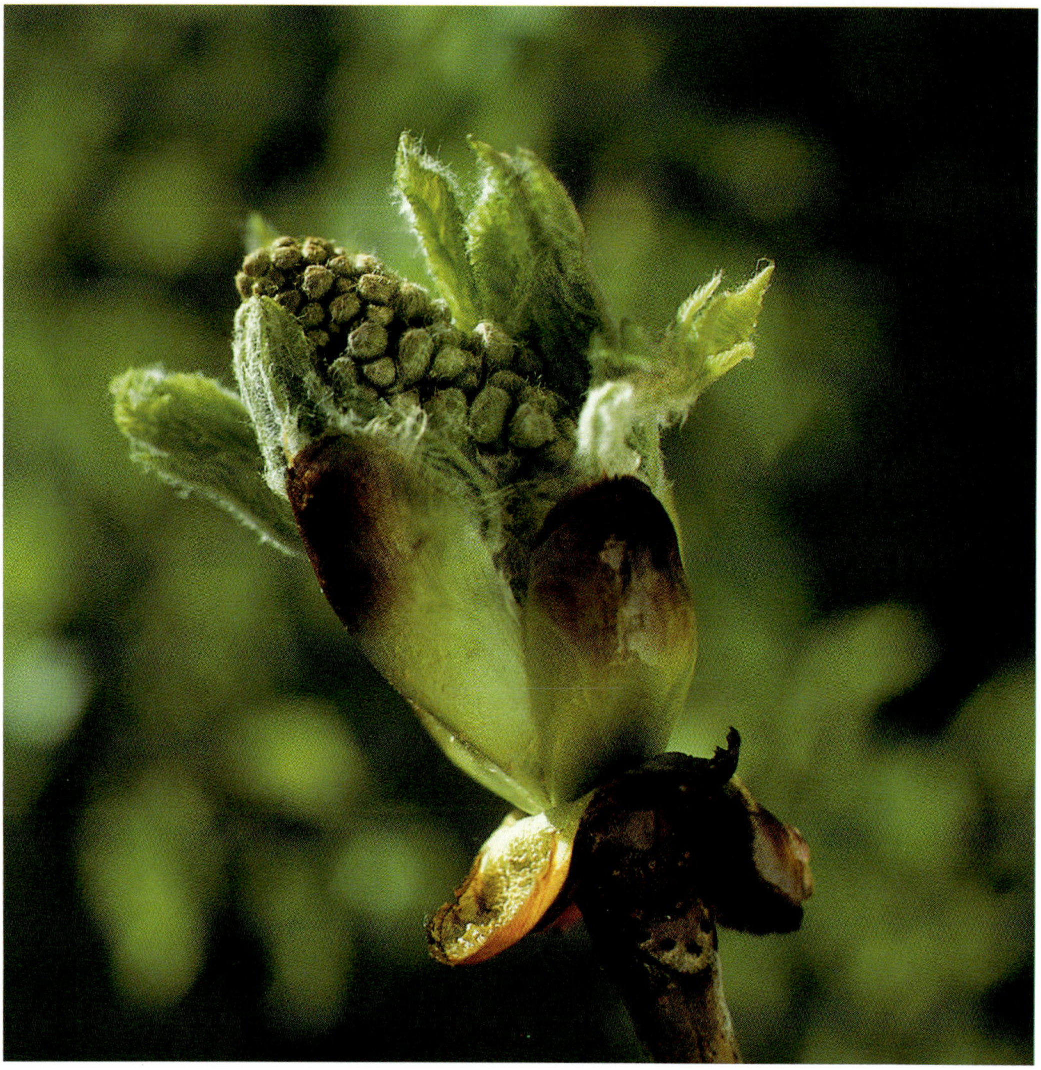

7. Chestnut Bud – Die Lern-Blüte

Vom Leichtsinn ... zur Erfahrung

Chestnut Bud ist verbunden mit dem Seelenpotential des Lernens. Im negativen Chestnut Bud-Zustand fällt es einem schwer, seine innere Gedankenwelt in der richtigen Form mit der materiellen Realität zu koordinieren.

Im negativen Chestnut Bud-Zustand neigt man dazu, immer wieder die gleichen Fehler zu machen und lernt in den Augen seiner Umwelt im Laufe seines Lebens nichts dazu. Eine Frau kauft sich beispielsweise immer wieder Blusen in einem bestimmten Rosaton, obwohl sie letzten Endes weiß, daß ihr diese Farbe überhaupt nicht steht. Mittlerweile hat sie fünf fast identische rosa Blusen im Schrank und zieht keine einzige davon an. Auf die Frage, warum sie das tut, meint sie etwas unbeholfen: »Ja, komisch, ich falle immer wieder auf diese Farbe rein.«

Ähnliches erlebt auch ihr Nachbar, der ein bewegtes Privatleben führt. Immer wieder tauchen neue Frauen in seinem Leben auf, immer wieder ist es der gleiche eigenwillige, rothaarige Typ, dem er mit seinem gemäßigten Temperament nie gewachsen ist. Warum nur, rätselt seine Umgebung, versucht er es nicht mal mit einem anderen Typ? »Ja, das frage ich mich auch«, sagt er naiv, »es geht ja doch immer wieder schief«, zwinkert aber bei diesen Worten bereits der nächsten Rothaarigen zu.

Menschen im Chestnut Bud-Zustand machen äußerlich kaum Fortschritte, aber in ihrem Inneren scheint eine Rakete eingebaut zu sein, die sie ständig weiter vorantreibt. Im Kopf sind sie oft schon zwei Schritte weiter als in der Wirklichkeit. So der Mann, der ein Buch schreibt und im Kopf bereits Konzepte für ein zweites und drittes Buch entwirft, obwohl von dem jetzigen noch nicht einmal drei Kapitel zu Papier gebracht sind. Unter solchen Umständen ist es natürlich fraglich, ob das erste Buch jemals erscheint.

Im negativen Chestnut Bud-Zustand fällt es Menschen schwer, Zwischenbilanz zu ziehen und Erfahrungen wirklich so zu verarbeiten, daß sie in Zukunft davon profitieren können. Vielmehr drängt es sie dazu, sich nach dem Motto »Schwamm drüber« in immer wieder neue Aktivitäten zu stürzen, die meistens alle den gleichen unbefriedigenden Ausgang nehmen. Häufig sind diese Menschen dabei nicht einmal besonders unglücklich.

Probleme haben oft auch begabte Menschen mit besonders schneller Auffassungsgabe: Diese verleitet sie dazu, gedanklich voranzueilen, ohne in die Tiefe zu gehen und wirklich zu lernen.

Manche Chestnut Bud-Typen entwickeln im Laufe ihres Lebens chronische Krankheiten wie z. B. eine Migräne, die immer nach den gleichen Auseinandersetzungen um das gleiche Thema mit dem gleichen Gesprächspartner auftritt. Oder man hat sein altvertrautes Zwölffingerdarmgeschwür, das sich unter den gleichen beruflichen Streßkonstellationen immer wieder, pünktlich wie die Uhr, bemerkbar macht. »Was soll´s«, sagt man im negativen Chestnut Bud-Zustand und kauft sich wieder seine Pillen, anstatt endlich einmal zu überlegen, welcher Zusammenhang zwischen dem Zwölffingerdarmgeschwür und der eigenen Einstellung zum Beruf bestehen könnte. Schon gar nicht kommt man auf die Idee, Kollegen und Angehörige danach zu fragen, um durch sie neue Blickpunkte zu gewinnen.

Ein Mensch im negativen Chestnut Bud-Zustand ist wie ein Reiter, der immer wieder dasselbe Hindernis ansteuert, es aber nie überwindet, weil sein Pferd jedesmal den Sprung verweigert. Es sieht so aus, als würde dieselbe Filmsequenz immer wieder vor- und zurückgespult werden. Die Handlung geht nicht weiter, eine Entwicklung findet nicht statt. Der Film kann nämlich erst weiterlaufen, wenn der

Reiter innehält, überlegt, warum er immer wieder an diesem Hindernis scheitert, und sich fragt, was er grundsätzlich anders machen könnte. In dem Moment, in dem er das herausgefunden hat, nimmt er das Hindernis wie von selbst, und die Filmhandlung kann fortschreiten.

Als Außenstehender hat man manchmal das Gefühl, daß Chestnut Bud-geprägte Menschen auf der Flucht vor sich selbst sind und sich nicht mit dem Geschehen, ja mit ihrem Leben überhaupt tiefer auseinandersetzen wollen. Weil sie so aber aus ihren Erfahrungen keinen Gewinn ziehen können, stehen sie geistig immer wieder mit leeren Händen da. Sie haben nichts, worauf sie ihre gegenwärtigen Entscheidungen stützen könnten; mehr noch, ihnen fehlt ein selbst erarbeitetes, solides Erfahrungsreservoir, auf dem sie in Zukunft aufbauen könnten.

Es wirkt so, als sei die Persönlichkeit gegenüber ihrem Höheren Selbst in kindlichen Trotz verfallen, als weigere sie sich, sich von ihm führen zu lassen, und würde manchmal am liebsten den ganzen Schulunterricht des Lebens schwänzen. So grenzt sie sich eigenwillig vom energetischen Geschehen ab und zieht ihren eigenen »Trip« durch, anstatt sich zu öffnen und sich vom größeren energetischen Geschehen tragen zu lassen.

Im negativen Chestnut Bud-Zustand muß man lernen, im Lebensstrom wie ein Fisch mit dem Schwarm nach vorne zu ziehen, anstatt irgendwo mitten im Fluß in einem eigenen kleinen »Aquarium« hin und her zu schwimmen. Auch muß man begreifen, daß es sich nicht lohnt, vor den Erlebnissen seiner Vergangenheit die »Flucht nach vorne« zu ergreifen. Die Zukunft ist ja der Spiegel der Vergangenheit. Die einzig mögliche Entwicklung findet jetzt, in der Gegenwart statt. Niemandem gelingt es, vor den verweigerten Lernaufgaben seiner Vergangenheit wegzulaufen, sie holen einen in neuer Inszenierung immer wieder ein.

Chestnut Bud scheint ein vergleichsweise jugendlicher Energiezustand zu sein. Tatsächlich ist Chestnut Bud bei der Behandlung von Kindern auch sehr häufig angezeigt.

Man erkennt diese Kinder daran, daß sie immer etwas zerstreut und unaufmerksam wirken, ohne – wie Clematis-Kinder – mit ihren Gedanken in Träumen oder Phantasien zu verweilen. Sie scheinen viele Dinge einfach nicht zu registrieren. Darum vergessen sie zum Beispiel trotz aller Erfahrungen immer wieder, ihr Schulbrot einzupacken; darum schreiben sie im Diktat immer wieder die gleichen Wörter falsch und finden dann, wie es so schön heißt, »keinen Anschluß an die Leistungen ihrer Mitschüler«.

»Das Kind ist etwas zurück«, sagen die Eltern und verkennen, daß ihr Kind in diesen Situationen auf einer »anderen Wellenlänge« ist und seinen vielleicht höheren Frequenzbereich nicht mit der geistigen Wellenlänge seiner Umwelt koordinieren kann. Versuchen die Eltern, das Kind in den normalen Wellenbereich hineinzuzwingen, so erreichen sie genau das Gegenteil: Es wird innerlich noch mehr verunsichert und reagiert unbeholfen und scheinbar dumm. Versuchen die Eltern jedoch das Gegenteil, nämlich sich auf den Wellenbereich des Kindes einzustellen, so können sie es dort erreichen, wo es jetzt steht. So angenommen, können sich die Begabungen des Kindes nach ihrer eigenen Gesetzmäßigkeit entfalten. Erfahrungsgemäß legt es dann in kurzer Zeit erstaunliche Entwicklungsschritte zurück.

Chestnut Bud hilft, die inneren gedanklichen Aktivitäten besser mit den Gegebenheiten der Realität zu koordinieren. Der Mensch lernt langsam, aber sicher, die Dinge ohne Druck in Ruhe zu beobachten und Fragen zu stellen. Er beginnt, aus seinen eigenen Erfahrungen und aus den Erfahrungen anderer Menschen für die Zukunft zu lernen. Er entwickelt mehr Abstand zu sich selbst, der es ihm ermöglicht, sich so zu sehen, wie ihn auch die anderen Menschen sehen. Er schafft sich die Voraussetzung, immer wieder neue Lernerfahrungen zu machen und das Leben immer wieder neu zu genießen.

Chestnut Bud ist eine wichtige Blüte bei der Behandlung von Lernstörungen. Sie unterstützt außerdem auch all jene Menschen, die in Beratungsgesprächen Mühe haben, sich voll auf ihren Gesprächspartner einzustellen, weil sie gedanklich auf der Suche nach Lösungen der Realität vorauseilen.

Als »Gewohnheitsbrecher« kann Chestnut Bud Bemühungen, sich etwas abzugewöhnen, unterstützen.

Chestnut Bud – Schlüsselsymptome

Man macht immer wieder die gleichen Fehler, weil man seine Erfahrungen nicht wirklich verarbeitet und nicht genug daraus lernt.

Reaktionen im blockierten Zustand

- man gerät immer wieder in die gleichen Schwierigkeiten, hat mit den gleichen Menschen Streit, baut die gleichen Unfälle usw
- weil man in seinen Gedanken immer schon zwei Schritte weiter ist, reagiert man in der gegenwärtigen Situation oft unaufmerksam oder uninteressiert
- man stürzt sich lieber gleich in neue Aktivitäten, anstatt die letzte Erfahrung erst einmal in Ruhe auf sich wirken zu lassen
- man scheint im Leben nur sehr langsam etwas dazuzulernen, sei es aus Interesselosigkeit, innerer Hast oder Mangel an Beobachtung
- man holt aus seinen Erfahrungen nicht genug für sich heraus, verarbeitet Erlebnisse nicht tief genug
- man kommt gar nicht auf die Idee, auch aus den Erfahrungen anderer Menschen zu lernen
- man hört im Gespräch nicht mehr richtig zu, weil man innerlich schon die nächste Frage vorbereitet

- hat man ein Problem in seiner Vorstellung gelöst, so wird die Umsetzung uninteressant oder sie wird zu oberflächlich betrieben
- wenn eine Maschine, z. B. ein Faxgerät, nicht funktioniert, betätigt man nur immer wieder wahllos alle möglichen Knöpfe, anstatt sich die Gebrauchsanweisung durchzulesen
- man wirkt auf andere sorglos bis naiv
- man wirkt geistig schwerfällig, scheint kaum Fortschritte zu machen
- Lernstörungen, Lernblockaden, verzögerte Entwicklung
- regelmäßig und periodisch auftretende Krankheiten wie Migräneanfälle, Akneschübe oder Anfallsleiden können mit dieser Haltung einhergehen

Sie brauchen die Blüte, wenn ein bis zwei Reaktionen in Ihrer jetzigen Situation ganz genau zutreffen.

Positives Potential

- man ist geistig gewandt, hat Spaß am Lernen
- man ist immer daran interessiert, etwas dazuzulernen, und nimmt sich auch die nötige Zeit und Ruhe dazu
- man beobachtet täglich seine eigenen Verhaltensmuster und Reaktionen
- man lernt auch aus der Beobachtung des Verhaltens anderer Menschen
- man erfaßt immer früher die Komplexität einer Situation und erkennt im voraus mögliche Irrtümer
- man holt aus den täglichen Erfahrungen das Optimale für seine Entwicklung heraus

Kraftformeln

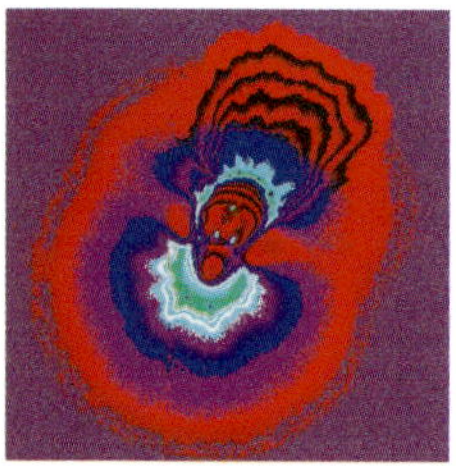

»ICH SEHE HIN.«

»ICH HÖRE HIN.«

»ICH LERNE.«

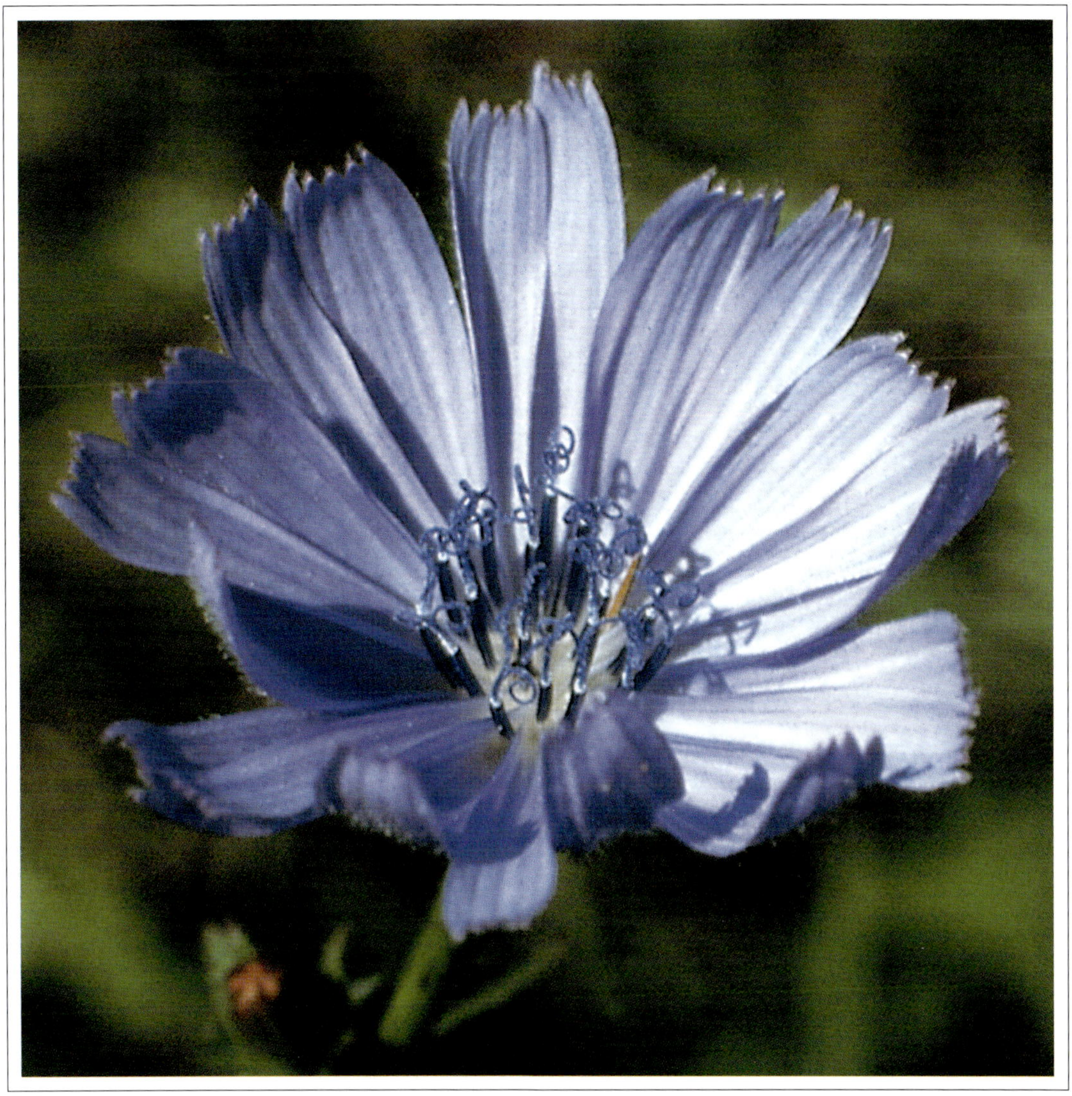

8. Chicory – Die Mütterlichkeits-Blüte

Von der fordernden Liebe … zur gelassenen Liebe

Chicory ist verbunden mit den Seelenpotentialen der selbstlosen Liebe und der Mütterlichkeit. Im negativen Chicory-Zustand sind diese Fähigkeiten verzerrt und auf sich selbst gerichtet.

Man ist auf einer Party eingeladen, die neunjährige Tochter öffnet die Tür. Süß sieht sie aus, in ihrem ersten langen Kleid. Das finden auch die anderen Gäste. Das Kind sonnt sich in seinem Erfolg und agiert huldvoll wie ein kleiner Filmstar. Daß sich dann das Interesse der Gäste allmählich erwachseneren Themen zuwendet, paßt ihm jedoch gar nicht. Unter dem Vorwand, die gebrauchten Gläser einsammeln zu wollen, tändelt das Mädchen von Gästegruppe zu Gästegruppe und versucht, sich in die Erwachsenengespräche einzumischen. Als ihre Mutter um zwölf Uhr meint, es sei nun wirklich Zeit, ins Bett zu gehen, kontert sie ganz geschickt: »Das geht jetzt nicht, Onkel Peter erzählt mir gerade etwas ganz Wichtiges für die Schule.« Doch die Mutter läßt sich nicht erweichen, und das Kind bricht in Tränen aus. Jetzt gehört ihr die Aufmerksamkeit aller Gäste wieder ganz. Typisches Verhalten eines Chicory-geprägten Kindes.

Viele Kinder brauchen Chicory. Man erkennt sie schon in der Wiege daran, daß sie immer wieder die Aufmerksamkeit der Familienmitglieder für sich fordern und mit ungnädigem Weinen reagieren, wenn man sie allein läßt. Wenn sie größer werden und Weinen nicht mehr hilft, greifen sie zu anderen Tricks. Sie ziehen alle Register, von Schmeicheleien über Krankheiten bis zu kleinen Erpressungen: »Ich mache meine Schularbeiten – aber nur, wenn ich dafür morgen nicht zum Turnen muß.«

Chicory ist ein negativer Seelenzustand, der meistens nicht zu übersehen ist und von dem die Umgebung – ob sie will oder nicht – in Mitleidenschaft gezogen wird. Er tritt bei beiden Geschlechtern und in allen Altersstufen auf. Vordergründig geht es immer um Einflußnahme und Ansprüche sowie um das Bedürfnis, Ideen, Dinge und Gefühle festzuhalten.

Beobachten Sie einmal, wie sich zwei berühmte Tenöre auf einem Empfang begrüßen: nach außen hin jovial und betont kollegial. Aber in der Westentasche, man kann es förmlich sehen, sitzt das kleine Ego und lauert, ob sich der andere vielleicht geschickt verhält und womöglich mehr Sympathie einheimst. Auch das ist typisch Chicory.

Jeder erlebt den Chicory-Zustand auch mal vorübergehend: »*Ich* habe ihm zum Geburtstag ein Buch geschickt, und von *ihm* bekomme ich nur eine Karte.« »Da halte ich nun stundenlang als telefonischer Seelentröster her, und was habe *ich* davon?«

Menschen im negativen Chicory-Zustand haben ausgeprägte Erwartungen. Oft weiß man schon, wenn sie an der Tür stehen, was sie jetzt vorhaben. Ein klassisches Beispiel für den negativen Chicory-Zustand ist die »Supermutter«, die ihre Kinder mit unsichtbaren Oktopus-Armen an sich bindet und bei Willensschwächeren Traumen fürs Leben hinterläßt. In ständiger Besorgnis um die Angelegenheiten ihrer Familie und ihres weitverzweigten Bekanntenkreises will sie zumindest geistig überall dabeisein. Sie organisiert, kritisiert, lenkt und dirigiert. Immer hat sie etwas richtigzustellen, vorzuschlagen oder zu bemängeln. Motto: »Ich will mich ja nicht einmischen.« »Ich sage das ja nur, weil ich es gut mit dir meine!«

Landläufig schreibt man solches Verhalten eher Frauen zu. Es taucht aber genauso bei Männern immer wieder auf. Chicory-betonte Charaktere verfügen beispielsweise gern in einer Art von innerem Besitzerstolz über die Gefühle und das Leben ihrer Angehörigen. Ein Chicory-Vater ist oft unendlich hilfsbereit, ja, er drängt der Familie seine Wohltaten fast auf – und wehe, sie werden nicht dankbar akzeptiert. Chicory-Mütter fühlen sich eigentlich nur im Kreise »ihrer Lieben« wohl. Ihre erwachsenen Kinder müssen an den Feiertagen von weit her anreisen. Suchen sie nach Ausflüchten, wird so lange telefoniert und taktiert, bis sie doch kommen.

Nicht für alle Kinder ist es leicht, sich von einer so besitzergreifenden Mutterliebe abzulösen. Manche Söhne stehen jahrzehntelang unter diesem Einfluß und versäumen wichtige Entwicklungsschritte in ihrer eigenen Partnerschaft. Findet ihr Kind schließlich doch die Kraft, sich zu lösen, bringt eine Chicory-Mutter ihre Enttäuschung deutlich zum Ausdruck: »Wie kannst du mir so etwas antun, nach allem, was ich für dich getan habe«, klagt sie voller Selbstmitleid ein, was man ihr ihrer Meinung nach schuldig ist.

Doch auch im Berufsleben trifft man ständig auf den Chicory-Zustand. Ein Vertreter muß sich immer wieder fragen: »Was könnte ich noch alles versuchen, um meinen Konkurrenten auszutricksen?« Und eine tägliche Überlegung von Juristen ist: »Was ist die beste Strategie, damit der Gegner genau das tut, was ich für meinen Mandanten will?«

Obwohl Chicory-betonte Menschen scheinbar aus dem vollen schöpfen, ist genau das Gegenteil der Fall: Hinter jedem Chicory-Zustand steht eine tiefe seelische Unausgefülltheit, eine innere Leere, das Gefühl, nie richtig geliebt worden zu sein. Meistens liegt dem negativen Chicory-Zustand tatsächlich eine Kindheit zugrunde, in der die Betroffenen echte Liebe nicht kennengelernt haben. Sie mußten oft schon früh viel mehr leisten als ihre Altersgenossen, etwa, wenn sie als Halbwaisen Verantwortung für jüngere Geschwister zu übernehmen hatten, während die eigenen, altersgerechten Bedürfnisse zu kurz kamen. Da sie etwas vollbringen mußten, was von ihrer eigenen Entwicklung her noch »eine Schuhnummer zu groß« war, mußten sie ständig nach Mitteln und Wegen suchen, ihr Ziel auf andere Weise, indirekt, auf Umwegen zu erreichen. Eigentlich aber waren sie ständig überfordert und bekamen selbst zuwenig Anerkennung und Bestätigung.

Das typische Chicory-Gefühl wird oft als ein schwarzes Loch oder ein Faß ohne Boden beschrieben, das immer wieder mit Zuwendung, Anerkennung und Selbstbestätigung gefüllt werden muß. Für die Befriedigung dieser Bedürfnisse setzt man im negativen Chicory-Zustand seinen starken Willen und sein ganzes strategisches Geschick ein. Da man aus einer inneren Leere selbst keine Liebe schöpfen und geben kann, ist man unsicher und leidet an mannigfaltigen Verlustängsten. Aktiviert man trotz seines Gefühlsdefizites doch einmal eigene Gefühle, so werden sie sorgfältig »investiert«: »Ich liebe dich, unter der Voraussetzung, daß …« Eine englische Bach-Expertin beschrieb den negativen Chicory-Zustand prägnant als *the needy mother*, »die bedürftige Mutter« – im Gegensatz zu Heather, dem »bedürftigen Kind«.

Chicory-betonte Menschen besitzen potentiell eine große innere Kraft und echte

Liebesfähigkeit. Sie wird geweckt, wenn sie sich dazu bereit finden, zu erkennen, daß man das schwarze Loch nur durch die Liebesquelle im eigenen Inneren füllen kann. Sobald man seine Aktivitäten nach den Geboten seiner Seele selbstlos und ohne Hintergedanken in den Dienst an anderen Menschen und am größeren Ganzen stellt, merkt man, wie diese Seelen-Quelle zu sprudeln beginnt, und fühlt eine ungeheure Kraft und Sicherheit in sich heranwachsen. Dann muß man Zuwendung und Liebe nicht mehr erzwingen, sie kommt von allein. Man braucht auch nicht mehr zu fürchten, diese Zuwendung wieder zu verlieren, denn die innere Seelen-Quelle, die von der universellen Liebe gespeist wird, fließt unerschöpflich.

Bach selbst verglich den positiven Chicory-Zustand mit dem Archetyp der »großen Mutter«, dem mütterlichen Seelenpotential, das in jedem Menschen, ob Mann oder Frau, latent vorhanden ist. In diesem Zusammenhang wird auch die Hypothese aufgestellt, daß so viele Menschen in einen negativen Chicory-Zustand geraten, weil man in unserer westlichen Kultur zu viele Facetten dieser großen archetypischen Mutterenergie aus dem Bewußtsein ausgeklammert hat. Man konzentriert sich nur noch auf den am leichtesten akzeptierbaren Teilaspekt, den der »Jungfrau«, wie er z. B. in der Jungfrau Maria verkörpert ist. Der schöpferische Aspekt der Weiblichkeit findet immer noch zuwenig Ausdrucksmöglichkeiten. Eine andere Hypothese besagt, daß Menschen, die immer wieder unter dem allumfassenden Einfluß einer unbedingten Gehorsam fordernden »Mutter Kirche« standen, für negative Chicory-Zustände besonders prädestiniert sind.

Im positiven Chicory-Zustand wird die große mütterliche Energie positiv ausgelebt: Man schaltet und waltet, schöpft aus dem vollen, kann selbstlos geben, ohne Dankbarkeit zu erwarten oder innerlich eine Gegenleistung zu fordern. Man setzt sich mit echter Hingabe für andere ein. Man schafft einen Raum der Wärme, Freundlichkeit und Sicherheit, in dem sich andere Menschen geborgen fühlen.

In der psychologischen Praxis trifft man bei Chicory fast immer auf eine Mutterproblematik, meistens mit einer Fülle körperlicher Begleiterscheinungen wie Energiestauungen im unteren Körperbereich, Herzproblemen und Manifestationen emotionaler Vergiftung; schon bei den alten Ägyptern galt die Zichorie als Freund der Leber.

Ein wichtiger Hinweis aus der psychologischen Praxis: Da Chicory ein Reaktionsmuster ist, das Abhängigkeiten schafft, sollte es in solchen Fällen nach Möglichkeit von beiden Betroffenen eingenommen werden. Bach schrieb: »Hast du das Gefühl, anstelle vielen zu helfen, von einigen wenigen festgehalten zu werden, daß damit dein Vermögen eingeschränkt ist, so umfassend zu geben, wie du es möchtest? (…) Dann wird dir die wunderschöne blaue Wegwarte vom Kornfeld zu deiner Freiheit verhelfen …«

Chicory – Schlüsselsymptome

Besitzergreifende Gefühlsansprüche; Neigung, sich einzumischen und zu manipulieren; man fühlt sich zu wenig anerkannt und geliebt.

Reaktionen im blockierten Zustand

- gefühlsmäßig fordernde Haltung; man versucht, mit anderen sofort eine spezifische, enge Gefühlsbeziehung aufzubauen
- man wacht wie eine Glucke über die Bedürfnisse, Wünsche und Entwicklungen seiner Familie und seines Freundeskreises
- man ist immer für den anderen da, hat aber ständig etwas anzumerken, vorzuschlagen, richtigzustellen
- man ist überfürsorglich, agiert mit sanfter Kontrolle und bringt dadurch den anderen in eine hilflose oder abhängige Position
- man macht sich unentbehrlich
- man zwingt seine Wohltaten anderen auf
- man tut kaum etwas, ohne zu überlegen, was dabei für einen selbst »herausschaut«
- man erwartet Dankbarkeit, wenn man sich, auch ohne Auftrag, für die Interessen eines anderen einsetzt
- Liebe, die an Bedingungen geknüpft ist: »Ich liebe dich, wenn …«
- man versucht, die Erfüllung seiner Wünsche auf indirektem Weg zu erreichen
- man manipuliert, diplomatisiert, verhält sich taktisch geschickt, um seinen Willen durchzusetzen oder Einfluß zu behalten
- gefühlsmäßige Erpressungen
- man möchte überholte Beziehungsmuster und Rituale aufrechterhalten, z. B. wirft man dem Partner vor, daß er einem weniger oft seine Liebe beteuert als in den ersten Monaten der Beziehung; Mütter waschen ihren Söhnen auch noch Jahre nach deren Auszug die Wäsche
- man rechnet auf, kann schwer vergeben
- man hat im stillen Angst davor, Freunde, Beziehungen oder Besitz zu verlieren
- man fühlt sich leicht zurückgesetzt, übergangen oder beleidigt
- Selbstmitleid, wenn man nicht bekommt, was man erwartet hat
- man flüchtet sich in Krankheiten, um Anteilnahme zu erwecken oder Einfluß auszuüben

- man bricht in Tränen aus über die Undankbarkeit der anderen
- man spricht davon, was der andere einem schuldig ist

Sie brauchen die Blüte, wenn ein bis zwei Reaktionen in Ihrer jetzigen Situation ganz genau zutreffen.

Positives Potential

- man gibt spontan, ohne Gegenleistungen zu erwarten
- man respektiert, daß jeder Mensch seinen eigenen Lebensplan erfüllen muß
- man handhabt seine eigenen Gefühlsansprüche mit der jeweils angemessenen Distanz
- man kennt seine persönlichen Bedürfnisse und erfüllt sie sich – nach Möglichkeit – selbst
- man schöpft aus dem vollen und kann sich mit großer Liebe und echter Hingabe um andere kümmern
- die Energie der »großen Mutter«

Kraftformeln

»ICH GEBE GERN.«

»ICH SCHÖPFE AUS DER QUELLE.«

»ICH BIN GELIEBT.«

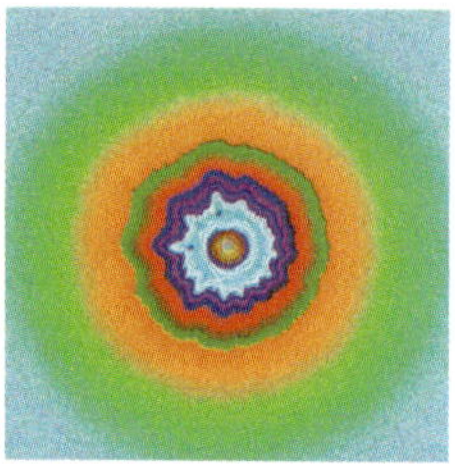

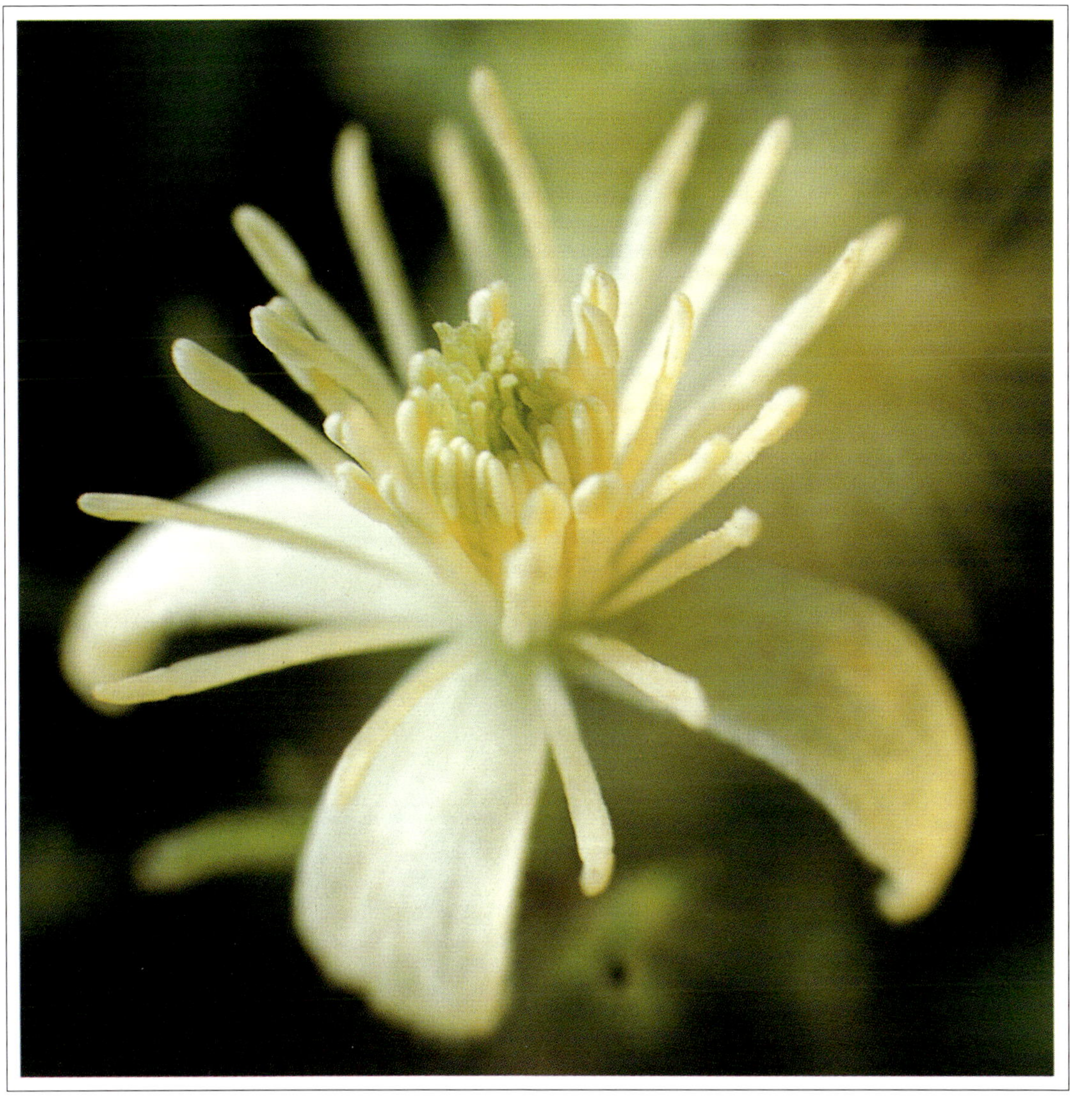

9. Clematis – Die Realitäts-Blüte

Von der Realitätsflucht ... zur Realitätsgestaltung

Clematis ist mit dem Seelenpotential der schöpferischen Gestaltungskraft verbunden. Im negativen Clematis-Zustand versucht die Persönlichkeit, am realen Leben möglichst wenig teilzunehmen und sich in eigene phantasievolle Vorstellungswelten zurückzuziehen.

Man trifft die kleine Nachbarstochter auf der Straße. Sie guckt einen ganz groß an, mit einem weit entfernten Märchenblick, ohne auch nur einen Schimmer des Erkennens zu zeigen. Typisch Clematis. Genauso der Neunjährige, ein kleiner zerstreuter Professor: Körperlich sitzt er am Mittagstisch, aber im Geiste zischt er gerade als Raumschiffkommandant durch das All. Und auch die bekannte Künstlerin von nebenan, die in Alltagsfragen etwas unbeholfen wirkt, ist eine Clematis-Vertreterin. Wie gut, daß sie einen Manager hat.

»Tatsächlich? – Was du nicht sagst!« Solche und ähnliche stereotype Redewendungen hört man oft von Menschen im Clematis-Zustand, die an dem, was ihnen der andere mitteilen möchte, eigentlich gar kein Interesse haben, weil sie gedanklich ganz woanders sind. Etwa so wie ein Neugeborenes, das nicht weiß, daß es jetzt die Augen öffnen muß, sondern noch immer in den schönen Bildern der embryonalen Wasserwelten schwelgen möchte.

Menschen im Clematis-Zustand sind Wanderer zwischen den Welten. Die Realität ist für sie nicht sonderlich attraktiv, darum ziehen sie sich, wann immer es möglich ist, aus der lästigen Gegenwart in die bunten Gefilde ihrer Phantasie zurück. Wenn etwas unangenehm oder sogar schwierig zu werden droht, machen sie zum Entsetzen ihrer Umgebung oft völlig unrealistische Vorschläge oder geben sich idealistischen Spekulationen hin.

Im negativen Clematis-Zustand mißt die Persönlichkeit dem hiesigen physischen Leben anscheinend wenig Bedeutung bei. Darum ist auf der körperlichen Ebene oft zuwenig Energie verfügbar. Wer viel Clematis braucht, ist wenig schmerzempfindlich, leidet häufig an kalten Händen und Füßen, sein Kopf fühlt sich manchmal völlig leer an. Sein Gedächtnis läßt zu wünschen übrig, mit Einzelheiten tut er sich besonders schwer. Er läuft in die Küche, stößt sich aus mangelnder Körperorientierung am Türpfosten und weiß dann in der Küche nicht mehr, was er hier eigentlich wollte.

Da er in seinem inneren Kino lieber eigene Filme ablaufen läßt, anstatt am großen Welttheater der Realität teilzunehmen, kann ein Clematis-betonter Mensch auch früher oder später zu Seh- oder Hörstörungen neigen. Durch seine Verträumtheit wird er im Straßenverkehr leicht in Verkehrsunfälle verwickelt. Menschen im Clematis-Zustand schlafen gern, tief und lange – freiwillig und manchmal auch unfreiwillig beim Fernsehen, im Vortrag, in der Sonntagspredigt. Ihr lebhaftes Innenleben läßt nicht viel Konzentrationskraft für das Thema übrig. Clematis-betonte Menschen wirken fast immer etwas benommen. Hellwach sind sie eigentlich nie.

Da ein Mensch im Clematis-Zustand die meiste psychische Energie auf inneren Ebenen verbraucht, wird man ihn kaum jemals heftig werden sehen. Er zeigt wenig Aggressionen oder Ängste. Manchmal reagiert er auf eine gute Nachricht mit der gleichen irritierenden Indifferenz wie auf eine Hiobsbotschaft.

Werden Clematis-betonte Menschen krank, so hat es der Arzt schwer, denn ihr Selbsterhaltungstrieb ist schwach und damit auch ihr Antrieb zur Genesung. Manchmal gewinnt man fast den Eindruck, daß sie gar nicht soviel dagegen hätten, diese Erde zu verlassen; vielleicht um in einer besseren Welt mit einem geliebten Menschen wieder vereint zu sein. Edward Bach nannte den Clematis-Zustand nicht umsonst eine höfliche Form des Suizids. Die romantische Todessehnsucht, die im ausgehenden 19. Jahrhundert weit verbreitet war, kann als perfekter Ausdruck des negativen Clematis-Zustandes gelten.

Clematis-betonte Menschen haben häufig ein großes schöpferisches Begabungspotential. Daher findet man sie oft in Berufen, in denen Träume produziert werden, z. B. in der Mode-, Film- und Pressebranche. Kann ein Clematis-Potential in der Realität nicht umgesetzt werden, so verzerrt es sich zum Beispiel in übertriebene Romantik, Exzentrik oder Abgehobenheit.

Viele Menschen im negativen Clematis-Zustand leben in Illusionen oder warten auf eine bessere Zukunft, in der die wahren menschlichen Ideale verwirklicht werden können, dann wenn endlich das neue, Goldene Zeitalter hereinbricht. Sie übersehen dabei, daß jede Zukunft in der Gegenwart gestaltet wird, und daß bei dieser Aufgabe jede Energie, jede Hand, jeder Kopf, jedes Herz aus höherer Sicht eingeplant ist. Wer einfach aussteigt und wartet, bis es soweit ist, schadet nicht nur dem großen Ganzen, sondern hat auch die Absicht seiner eigenen Seele und den Sinn seines Erdendaseins mißverstanden.

Öffnet sich die Persönlichkeit ihrem wirklichen Lebensplan, ist sie bereit, das Hier und Jetzt anzugucken, so wird ihr reales Leben von Tag zu Tag erfüllter und interessanter.

Die positive Clematis-Energie findet man bei den Menschen, die ihre reiche Phantasie gezielt in die Welt der Materie einbringen können und ihre Umwelt durch die Schönheit und Sensibilität ihrer Gedanken und Taten bereichern, zum Beispiel in einem künstlerischen oder therapeutischen Beruf.

Clematis kann ein Langzeitmittel sein, kann aber auch gut bei allen vorübergehenden seelischen oder körperlichen Traumen eingesetzt werden, die zu Bewußtseinstrübungen führen.

Typische Clematis-Menschen vertragen Psychopharmaka, Drogenexperimente und Schlafentzug noch schlechter als der Durchschnittsmensch.

Clematis in Verbindung mit anderen Bach-Blüten half Ehepaaren, deren Kinderlosigkeit keine organischen Ursachen hatte, ein Kind zu empfangen.

Clematis hilft Autofahrern, die sich häufig verfahren und immer auf der Suche nach ihren Autoschlüsseln sind …

Clematis – Schlüsselsymptome

Tagträumer; mit den Gedanken immer ganz woanders; zeigt wenig Aufmerksamkeit für das, was um ihn herum vorgeht.

Reaktionen im blockierten Zustand

- gedankenverloren, weggetreten, selten ganz da
- unaufmerksam, zerstreut, träumt mit offenen Augen
- man hat kein besonderes Interesse an der Gegenwart, lebt mehr in den Welten seiner Phantasie
- »Wanderer zwischen den Welten«, man fühlt sich in der Realität oft nicht zu Hause
- man muß ständig etwas suchen oder hat etwas verlegt
- man verliert im Straßenverkehr leicht die Orientierung
- das eigene Zimmer sieht chaotisch aus, Ordnung halten fällt schwer
- man flüchtet bei Schwierigkeiten in unrealistische oder illusionäre Spekulationen
- typischer Blick: kommt aus der Ferne, geht in die Ferne, »Märchenaugen«
- man wirkt verträumt, verschlafen, leicht verwirrt
- man reagiert auf schlechte wie auf gute Nachrichten oft mit gleicher Indifferenz
- man hat kaum Aggressionen und Ängste, da man nicht voll in der Gegenwart ist
- man erscheint vitalitätsarm, oft auffallend blaß
- man hat häufig kalte Hände und Füße oder ein leeres Gefühl im Kopf
- schwebendes Gefühl, man fühlt sich manchmal benommen wie unter leichter Narkose
- man braucht viel Schlaf, döst gern, kann zu den unmöglichsten Zeiten einnicken
- man »tritt leicht weg«, Ohnmachtsneigung
- Todessehnsucht ohne Selbstmordgedanken
- Körpergefühl und Schmerzempfinden sind schwach, man stößt sich leicht
- schlechtes Gedächtnis; kein Sinn für Einzelheiten, da man sich aus Desinteresse nicht die Mühe macht, richtig hinzuhören
- Neigung zu Seh- und Hörstörungen, da Augen und Ohren mehr nach innen als nach außen gerichtet sind
- man zeigt im Krankheitsfall wenig Antrieb, schnell wieder gesund zu werden, da der körperliche Selbsterhaltungstrieb schwach ist
- man schwindelt häufig

- man kann zwischen Phantasie und Realität manchmal nicht genau unterscheiden, man kultiviert Lebenslügen oder ist ein »Geschichtenerzähler« (pathologisch: Pseudologia phantastica bzw. Mythomanie)
- oft nicht ausgelebte kreative Begabungen, künstlerisch begabte Menschen in trockenen Brotberufen

Sie brauchen die Blüte, wenn ein bis zwei Reaktionen in Ihrer jetzigen Situation ganz genau zutreffen.

Positives Potential

- realistische Wahrnehmung, konkrete Lebensperspektive, man konzentriert sich auf das Machbare
- man kann träumen und seine Visionen in die Tat umsetzen
- ein schöpferischer Lebensstil macht den Alltag reich und interessant
- zielgerichtetes Umsetzen von Kreativität in die Realität
- besonders gute Wahrnehmung von Formen, Farben, Klängen und Düften

Kraftformeln

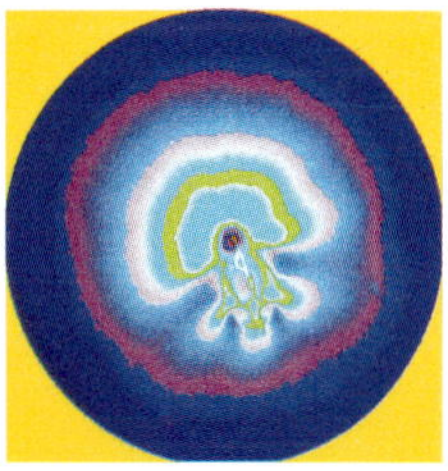

»ICH BIN WACH.«

»ICH SEHE KLAR.«

»ICH GESTALTE.«

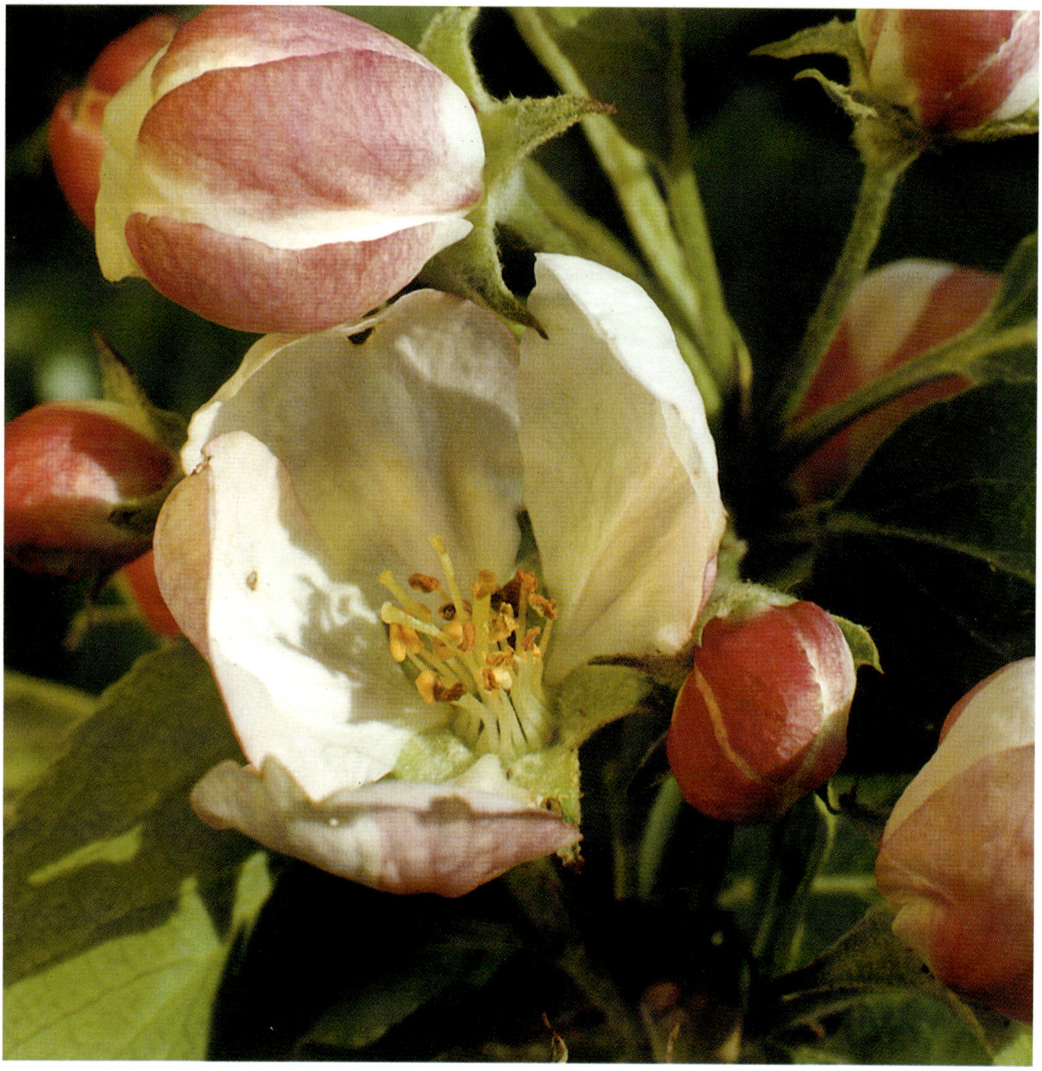

10. Crab Apple – Die Reinigungs-Blüte

Vom Ordnungsdrang … zur inneren Ordnung

Crab Apple ist verbunden mit dem Seelenpotential der Ordnung, Reinheit und Vollkommenheit. In den negativen Crab Apple-Zustand geraten Menschen, die ganz genaue Vorstellungen darüber haben, wie ihre Umgebung, ihr Körper und ihr Inneres beschaffen sein sollten: makellos.

Alles, was von diesen idealen, aber nicht realistischen Reinheitsvorstellungen abweicht, verwirrt und belastet sie. Es bedrückt sie, manchmal verzweifeln sie sogar und sind im Extremfall erfüllt mit Abscheu vor sich selbst. Es kann ein negativer

Gedanke sein, zu dem sie sich eigentlich nicht hatten hinreißen lassen wollen, eine heftige Bemerkung, die ihnen – entgegen ihrer eigenen inneren Natur – herausgerutscht ist. Es können drei harmlose Pickel im Gesicht sein, die sie so stören, daß sie am liebsten gleich zum Hautarzt gehen würden. Es können auch die fehlenden zwei Zentimeter Tapete in einem renovierten Raum sein, die sie an nichts anderes mehr denken lassen, als schnellstens eine weitere Tapetenrolle zu besorgen, um die Fehlstelle zu korrigieren. In jedem Fall ist der Anlaß meistens relativ unbedeutend im Verhältnis zu dem gedanklichen Aufwand, der darum betrieben wird.

Typisch für Crab Apple ist auch die Angewohnheit, eine Arbeit nicht beginnen zu können, bevor der Arbeitsplatz peinlichst genau aufgeräumt, ja nahezu wie ein Operationstisch präpariert worden ist.

Der Irrtum liegt auch hier in einer falschen Blickrichtung. Man betrachtet Teilausschnitte der Realität nach eigenen begrenzten Vorstellungsmaximen wie unter einem Vergrößerungsglas, man fixiert Details und verliert sich in ihnen, bis man den Wald vor lauter Bäumen nicht mehr sieht. Könnte man in die andere Richtung blicken und sich über sein Höheres Selbst für höhere Ordnungsprinzipien öffnen, hätte man automatisch einen größeren Abstand, sähe die Dinge in den richtigen Proportionen und fände schneller wieder Ruhe.

Aber das ist für Crab Apple-Bedürftige leichter gesagt als getan. Denn solche Menschen sind meistens recht sensitiv und nehmen auf feineren Ebenen mehr auf, als sie von ihrer nervlichen Konstitution her verkraften können. Diese unbewußte Belastung gibt ihnen oft das Gefühl, unsauber, verstopft oder reinigungsbedürftig zu sein. Wenn sie geistige Mittel und Wege der Reinigung noch nicht kennen, versuchen sie, das alles über die körperliche Ebene wieder loszuwerden. Das kann manchmal groteske Formen annehmen: ständiges Händewaschen oder mehrmals tägliches Duschen. Es gibt Crab Apple-Paare, die sich keinen Kuß geben können, bevor sie nicht ein Mundspray verwendet haben. Häufig hat man im Crab Apple-Zustand zu seiner ganzen Körperlichkeit ein gestörtes Verhältnis.

Menschen, die oft Crab Apple brauchen, lassen sich aufgrund ihrer Sensitivität häufig schon von einer einzigen Kleinigkeit so beeindrucken, daß sie innerlich voll damit beschäftigt sind, diesen Eindruck zu verarbeiten. Es bleibt keine Energie für eine Betrachtungsweise in größeren Zusammenhängen. Hausfrauen mit »Putzfimmel« haben häufig Crab Apple-Probleme: Die nassen Füße ihrer Kinder beunruhigen sie zunächst nur wegen der Flecken auf dem neuen Teppichboden; die wichtigere Überlegung, daß nasse Füße auch eine Erkältung nach sich ziehen könnten, kommt ihnen erst nach Beseitigung der Flecken in den Sinn.

Der starke innere Wunsch nach Reinheit macht viele Menschen im Crab Apple-Zustand auch überdurchschnittlich ängstlich gegenüber Insekten, Bakterien, Infektionsgefahren aller Art und verdorbenen Speisen. Wenn die erste Meldung einer Grippewelle in der Zeitung steht, treffen Crab Apple-Charaktere sofort alle möglichen Vorkehrungen, um nicht zu den Opfern zu gehören.

Das ist nicht so unbegründet, wie es andersgearteten Persönlichkeiten vorkommen mag, denn Crab Apple-betonte Menschen scheinen eine besondere Fähigkeit zu besitzen, Unreinheiten und dunkle Energien aus ihrer Umgebung anzuziehen. Im positiven Crab Apple-Zustand sind manche von ihnen fähig, diese dunklen Kräfte ins Positive zu wandeln. Eine Bach-Expertin bezeichnete diese Menschen sehr treffend als »spirituelle Staubsauger«. Ein extremes Beispiel für einen fortgeschrittenen positiven Crab Apple-Zustand ist das westliche Oberhaupt des weißen Tantra-Yoga, das in seinen Gruppenübungen die blockierte Energie von 150 und mehr Menschen in sich aufnimmt, filtert und frisch gereinigt der Gruppe wieder zufließen läßt. Er bezeichnet sich selbst burschikos als *garbage picker* (»Abfallsammler«).

Wenn sich auch diese überdimensionale positive Crab Apple-Energie nur in wenigen Menschen so verkörpert, einen Abglanz davon erlebt doch jeder, der im positiven Crab Apple-Zustand ist. Er erkennt, daß eine gestörte Ordnung im Äußeren letztlich immer nur das Spiegelbild einer inneren Unordnung ist und daß man mit dem Aufräumen nicht außen, sondern innen beginnen sollte. Er versteht aber auch, daß es die perfekte Ordnung im realen Leben nie geben kann und daß alles einem ständigen Veränderungsprozeß unterliegt, weil »alles fließt«.

Crab Apple löst Gefühle der Verunreinigung auf, z. B. nach Schmutzarbeit, nach dem Umgang mit starken Giftstoffen oder nach langer, beschwerlicher Krankenpflege. Crab Apple hat eine Doppelwirkung: Die Reinigung kann auf seelischer und körperlicher Ebene stattfinden.

Deshalb hat sich Crab Apple auch bei der Mitbehandlung von Hautunreinheiten aller Art bewährt, natürlich immer im Zusammenspiel mit weiteren charaktertypischen Bach-Blüten. In der Rescue-Creme ist zusätzlich Crab Apple enthalten.

Empfohlen wird Crab Apple zur Unterstützung von Fastenkuren oder um die Nachwirkungen eines Katers zu mildern. Manche nehmen Crab Apple bei drohender Erkältung oder um die Folgen starker Chemotherapie (Antibiotika, Betäubungsmittel) besser in den Griff zu bekommen. Unter der Gabe von Crab Apple wurden vereinzelt sogar Gallensteine ausgeschieden.

Eine weitere, nachahmenswerte Erfahrung: Wer beruflich oder privat viel mit belasteten Menschen oder mit Kranken zu tun hat und sich abends in eine »klebrige Atmosphäre« gehüllt fühlt, kann mit Crab Apple im Wasserglas diese feinstofflichen Spuren aus dem eigenen Energiefeld spülen.

Zusammen mit Rescue Remedy wurde Crab Apple auch erfolgreich zur Behandlung von Pflanzen eingesetzt, die von Schädlingen befallen waren oder umgetopft wurden.

Crab Apple – Schlüsselsymptome

Man fühlt sich innerlich oder äußerlich beschmutzt, unrein oder infiziert; übertriebener Ordnungssinn.

Reaktionen im blockierten Zustand

- Überbetonung des Reinheitsprinzips auf seelisch-geistiger und/oder körperlicher Ebene
- ausgeprägtes Gefühl für »seelische Hygiene«
- man verabscheut sich, weil man etwas getan hat, was nicht in Einklang mit den inneren Ordnungsregeln steht
- man hat das Gefühl, sich von unreinen Gedanken reinwaschen zu müssen
- man fühlt sich sündig, befleckt
- man hält sich zu sehr an Einzelheiten fest, läßt sich von Kleinigkeiten irritieren
- man bleibt im Detail stecken und verliert dabei das übergeordnete Ziel aus dem Auge
- es fällt einem sehr schwer, einmal »fünf gerade sein zu lassen«
- man kann nicht mit einer Arbeit beginnen, ehe man nicht alle Details um sich herum geordnet hat
- man ist sehr irritiert, wenn die äußeren Lebensumstände nicht überschaubar und geordnet sind
- musterhafte Hausfrau von pedantischer Genauigkeit
- alles muß immer »wie aus dem Ei gepellt« aussehen, die Umgebung wirkt etwas steril
- man verabscheut Unordnung in der Öffentlichkeit und im privaten Lebensbereich
- man hat Schwierigkeiten mit sinnlichen und körperlichen Lebensäußerungen: Stillen, Küssen usw.
- man ekelt sich vor sich selbst bei Hautausschlägen, Schweißfüßen, Pickeln, Warzen u. ä.
- man ist innerlich allergisch gegen Schmutz, Insekten, Bakterien u. ä.
- u.U. körperliches Ausscheidungsbedürfnis, wie Räuspern, Schwitzen, laufende Nase
- man verspürt ein starkes Reinigungsbedürfnis bis zum Waschzwang

- man fürchtet sich vor verdorbenen Speisen, unsauberen Toiletten, »giftigen« Medikamenten, Umweltverschmutzung usw.
- man möchte auch kleinere Krankheitserscheinungen sofort loswerden, weil man sie überbewertet, und ist bedrückt, wenn es nicht gleich klappt
- Eltern erziehen ihre Kinder zu übertriebener Reinlichkeit

Sie brauchen die Blüte, wenn ein bis zwei Reaktionen in Ihrer jetzigen Situation ganz genau zutreffen.

Positives Potential

- man weiß, daß Ordnung immer nur etwas Vorübergehendes sein kann
- man ordnet und pflegt innen wie außen
- man sieht ein Ereignis als vielschichtiges Geschehen und gibt den Details den richtigen Stellenwert
- man entwickelt einen Sinn für höhere Ordnung und größere Zusammenhänge

Kraftformeln

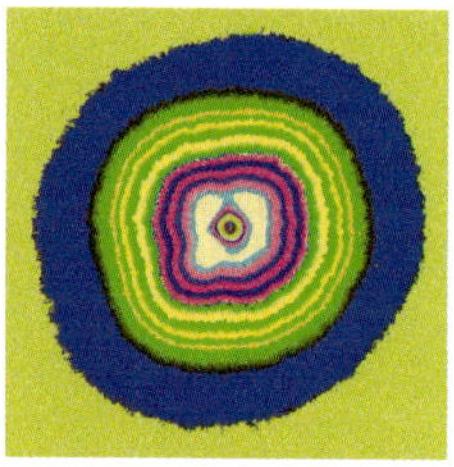

»ICH FÜHLE MICH WOHL.«

»ICH NEHME MICH AN, WIE ICH BIN.«

»ICH SEHE, WAS WICHTIG IST.«

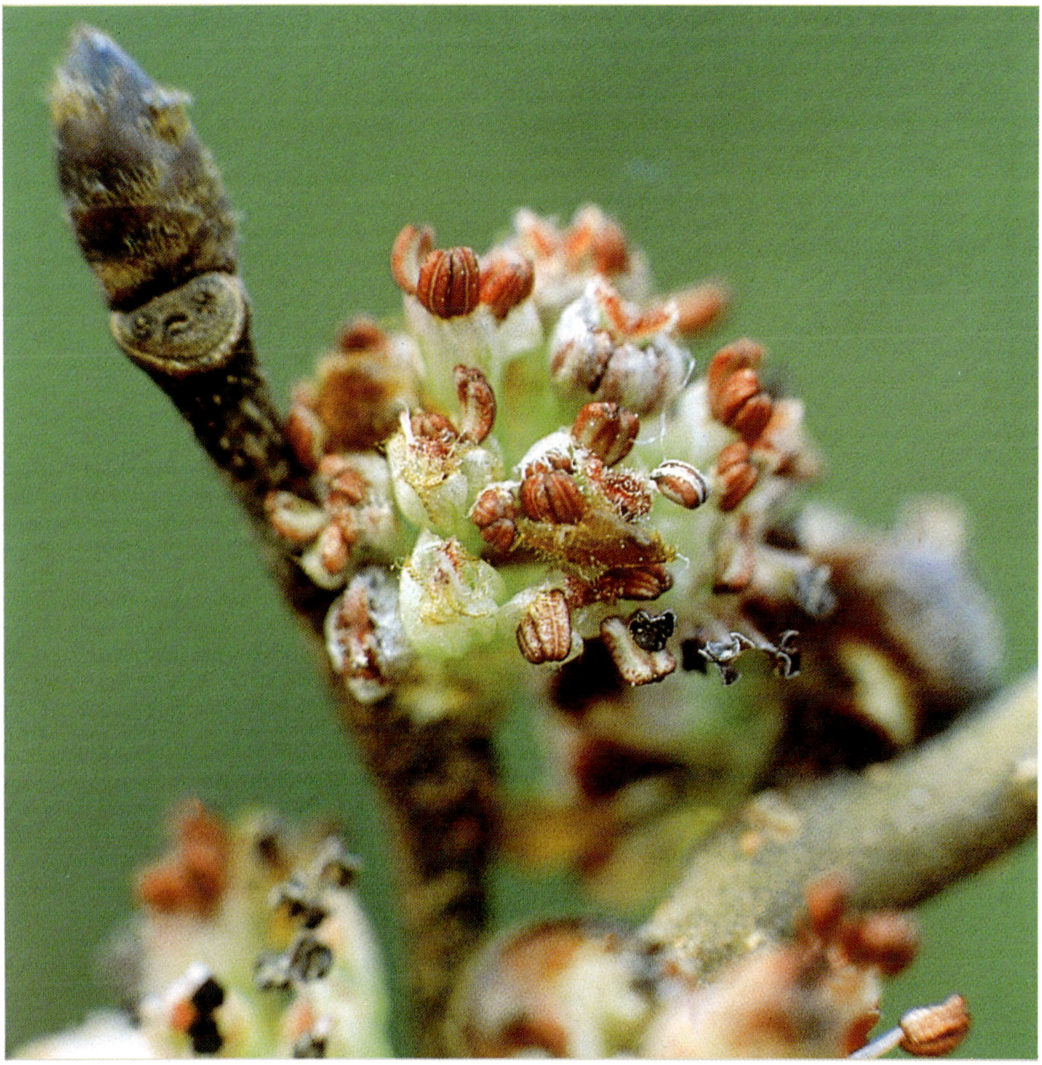

11. Elm – Die Verantwortungs-Blüte

Von der Selbstwertkrise … zur inneren Zuversicht

Elm berührt das Seelenpotential der Verantwortlichkeit. Negative Elm-Zustände zeigen sich als »die schwachen Momente im Leben der Starken«, wenn Menschen von überdurchschnittlicher Leistungsfähigkeit und Verantwortung plötzlich so erschöpft sind, daß sie das Gefühl haben, ihren Aufgaben nicht mehr gewachsen zu sein.

Der erfolgreiche Besitzer eines 40-Mann-Betriebes fürchtet auf einmal, eine einfache geschäftliche Entscheidung nicht treffen zu können, woraus sich nachteilige

Folgen für die ganze Belegschaft ergeben würden. Die berufstätige Mutter, die ihre Großfamilie meistens ausgezeichnet im Griff hat, glaubt plötzlich, die Konfirmation ihrer jüngsten Tochter nicht bewältigen zu können. Die begabte Studentin, die ein Stipendium erhalten hat, bekommt trotz bester Vorbereitungen beim Kofferpacken plötzlich das Gefühl, die vor ihr liegende Herausforderung nicht bewältigen zu können. Der fähige Bürgermeister traut sich nicht mehr zu, einen parteiinternen Streit zu schlichten, und erwägt, sein Amt zur Verfügung zu stellen, obwohl er weiß, daß die Folgen dieses Schrittes für die Stadt katastrophal wären.

Diese totale Überforderung, welche die Betroffenen ihre Probleme in verzerrter Perspektive wahrnehmen läßt, ist immer ein vorübergehender Zustand, und die Umwelt ist ganz verunsichert, ihre sonst so starken Helden plötzlich klein und schwach zu erleben.

Menschen, für die der Elm-Zustand typisch ist, haben bei großer Leistungsfreude oft einen angeborenen Zug zum Altruismus, der sie in verantwortungsvolle Positionen bringt und ihnen normalerweise auch die Kraft verleiht, ihre Aufgaben zu bewältigen. Das führt gerade in der heutigen Zeit leicht dazu, daß ihnen mehr und mehr Aufgaben übertragen werden.

Menschen mit Elm-Charakter identifizieren sich, zum Segen ihrer Umwelt, voll mit ihrer Verantwortung. Nur vergessen sie dabei leider manchmal, daß auch sie Individuen mit ganz persönlichen Bedürfnissen und körperlichen Grenzen sind. Eine Erschöpfungskrise oder der negative Elm-Zustand tritt sehr häufig dann auf, wenn steigender beruflicher Druck mit einer körperlichen Passivphase zusammenfällt, etwa zu Beginn der Menopause oder in negativen Biorhythmusphasen. Irgendwann nützt dann auch die stärkste Motivation nichts mehr, der Körper verlangt sein Recht. Diese Schwäche führt dann zu einem vorübergehenden Zusammenbruch des Selbstvertrauens.

Das Mißverständnis liegt darin, daß sich der Mensch in solchen Momenten zu stark mit der aktuellen Rolle seiner Persönlichkeit identifiziert und meint, den Weisungen seines Höheren Selbst, das ihn zur Mäßigung mahnt, nicht Folge leisten zu dürfen. Er vergißt dabei jedoch, daß jeder Mensch immer und in erster Linie für sich selbst verantwortlich ist und daß er zunächst die Gebote seiner Seele erfüllen muß und erst dann die Erwartungen, die Dritte an ihn stellen.

Der negative Elm-Zustand ist eine Art Warnsignal, sich nicht so weit von den Leistungsvorstellungen der Persönlichkeit davontragen zu lassen, daß darüber die Verbindung zum Höheren Selbst geschwächt wird. Der Mensch kann die Grenzen seiner Leistungsfähigkeit zwar weit hinausschieben, aber sprengen kann er sie nicht, solange er in einem menschlichen Körper lebt.

In England bezeichnet man die Energie der Elm-Blüte sehr treffend als das »psychologische Riechsalz«. Elm gibt den Starken in den Momenten ihrer Schwäche Kraft. Es erweckt sie aus ihrem Traum kraftloser Unzulänglichkeit und stellt sie mit beiden Füßen wieder auf den Boden der Realität. Dadurch wird der Blick für die richtigen Proportionen des Problems und für die eigenen Fähigkeiten klar. Man fängt sich wieder, weiß wieder, wer man ist und daß man es auch diesmal schaffen wird, allein oder mit der Hilfe, die zum rechten Zeitpunkt von der richtigen Seite kommen wird.

Wo liegt der psychologische Schlüssel für die Prägung eines Elm-Reaktionsmusters? Man wird als Kind von seinen Eltern und Verwandten für seine Leistungen viel gelobt. Darum stellt man immer noch höhere Forderungen an die eigene Leistungsfähigkeit. In dem Bestreben, die Erwartungshaltung seiner Umwelt nicht zu enttäuschen, übernimmt man sich und merkt oft zu spät, daß die Kraftreserven erschöpft sind.

Elm – Schlüsselsymptome

Das vorübergehende Gefühl, seiner Aufgabe oder Verantwortung nicht gewachsen zu sein.

Reaktionen im blockierten Zustand

- man fühlt sich plötzlich von seinen Aufgaben überrollt
- auf einmal kann man nicht mehr weiter; eine kleine Zusatzaufgabe ist »der Tropfen, der das Faß zum Überlaufen bringt«
- man hat das Gefühl, die Verantwortung wächst einem über den Kopf
- man fühlt sich zu schlapp, um alles zu schaffen, was man schaffen muß und will
- verzagte Erschöpfungsphasen bei starken Charakteren, denen das sonst gute Selbstvertrauen vorübergehend abhanden gekommen ist
- vorübergehende Unzulänglichkeitsgefühle durch Erschöpfung
- man zweifelt vorübergehend an seinen Fähigkeiten und an seiner Eignung für eine bestimmte Aufgabe
- man weiß nicht mehr, wo man anfangen soll; man verzettelt sich, statt zu delegieren
- man hat sich in eine Situation hineinmanövriert, in der man unentbehrlich geworden ist, und glaubt, sich nun der Verantwortung nicht mehr entziehen zu können
- man traut sich nicht, grippekrank im Bett zu bleiben, weil man die Kollegen nicht hängenlassen will

Sie brauchen die Blüte, wenn ein bis zwei Reaktionen in Ihrer jetzigen Situation ganz genau zutreffen.

Positives Potential

- fähig, verantwortungsbewußt, vertrauensvoll
- man kann abschätzen, wieviel man sich selbst auflädt und wo man delegieren kann
- man weiß, wenn man sein Bestes gegeben hat, kommt im richtigen Moment Hilfe
- man nimmt auch die Verantwortung wahr, die man für sich selbst hat

Kraftformeln

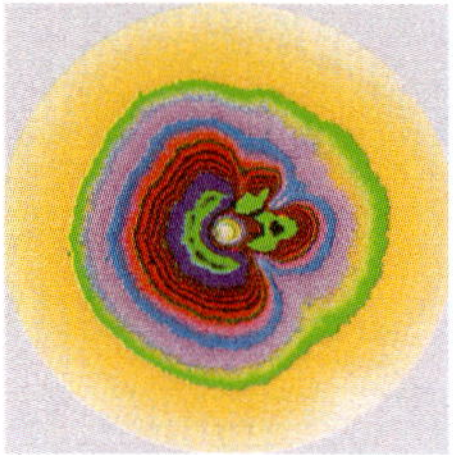

»ICH TUE, WAS ICH KANN.«

»ICH BEKOMME HILFE.«

»ICH SCHAFFE ES.«

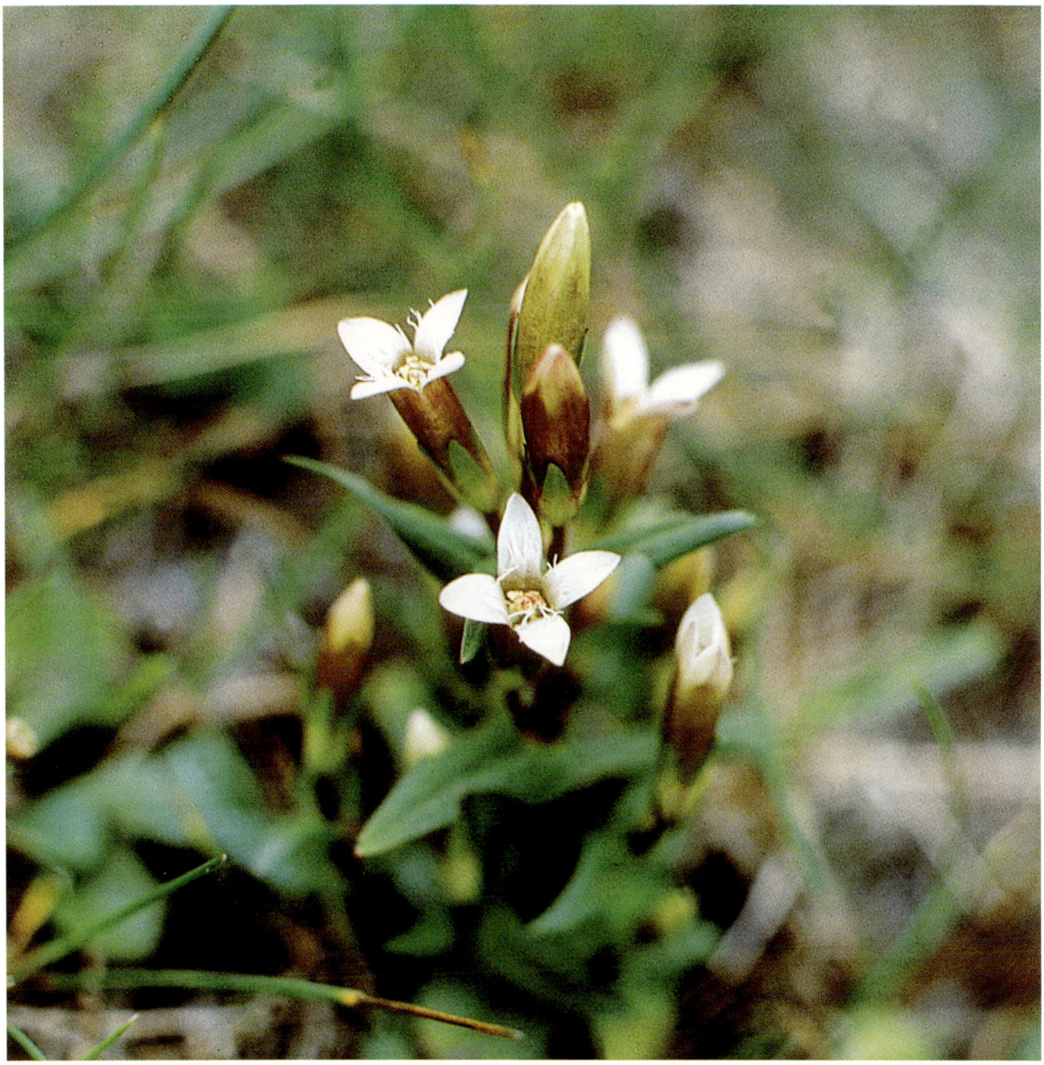

12. Gentian – Die Glaubens-Blüte

Vom Zweifel ... zum Vertrauen

Die Bach-Blüte Gentian ist mit dem Seelenpotential des Vertrauens und des Glaubens verbunden, wobei man das Wort »Glaube« nicht rein religiös interpretieren sollte. Es kann auch der Glaube und das Vertrauen in das Positive, in den Sinn des Lebens, in eine höhere Ordnung, in die Existenz einer inneren Führung oder die eigene innere Kraft sein.

Wenn ein Kleinkind in seiner Entwicklung nicht genug Rückenstärkung bekommt, wenn seine Eltern etwa beim Gehenlernen nur seine Stürze kommentieren, anstatt die Zuversicht zu vermitteln, daß es beim nächsten Mal schon viel besser klappen wird, legen sie die Grundlage für den Gentian-Zustand.

Ein Mensch, der häufig Gentian braucht, möchte gerne an das Positive glauben, aber er kann es nicht. Für ihn ist das Glas nie halb voll, sondern immer halb leer. Wo liegt sein Irrtum? Im Gentian-Zustand lebt er in der unbewußten Weigerung, sich von seinem Höheren Selbst leiten zu lassen und sich als Teil eines größeren Ganzen zu sehen. Damit beschränkt er seine Wahrnehmungsmöglichkeiten auf seine begrenzte Persönlichkeit und trennt sich von der Quelle, aus der allein der Glaube fließen kann. Er glaubt, er müsse alles intellektuell mit Hilfe seines Verstandes in den Griff bekommen. Er analysiert, grübelt, hinterfragt, und das Ergebnis dieser unablässigen Gedankenarbeit sieht häufig deprimierend aus.

Leider macht man sich im Gentian-Zustand nicht klar, daß sich bei derartig zweifelhaften Erwartungen die Ereignisse auch nicht anders als zweifelhaft entwickeln können. Daß man mit dieser Haltung nicht nur sich selbst, sondern auch dem großen Ganzen schadet, vermag man erst recht nicht zu erkennen.

Der Berufspessimist, der mit einer gewissen inneren Genugtuung konstatiert, wie schlecht es um ihn und die Welt steht, der hartnäckige Zweifler, der sich nicht richtig wohl fühlt, wenn er sich nicht irgendwelche Sorgen machen kann, sind Extreme des negativen Gentian-Zustandes.

Als vorübergehender Zustand zeigt sich Gentian oft in Form von Entmutigung oder Kleingläubigkeit, etwa im Verlauf eines Genesungsprozesses. Wenn alles gut vorangegangen ist, aber dann unerwartet ein Rückfall eintritt, bricht für den Patienten eine Welt zusammen, und er glaubt, nun fange die Krankheit wieder von vorne an.

Der typische Gentian-Verwender zweifelt in einem Winkel seines Herzens natürlich auch an der Wirkung der Bach-Blüten, obwohl er erlebt, wie sie wirken.

Sehr hilfreich ist Gentian im Zustand einer depressiven Verstimmung, die durch ein bestimmtes Ereignis hervorgerufen wurde: nach dem Tod eines Ehepartners, beim Verlust eines langjährigen Arbeitsplatzes, für Scheidungswaisen, für alte Menschen, die in ein Seniorenheim gekommen sind.

Psychologisch gesehen könnte man den Gentian-Zustand als eine Art Vertrauensschwäche betrachten, in der das Denkvermögen negativ eingerastet ist. Aus gesundem Skeptizismus wird ein zwanghaftes »Immer-wieder-alles-in-Frage-stellen«. Menschen, die sich mit Weltanschauungsproblemen quälen, Menschen, die mit dem Glauben ringen, sind im negativen Gentian-Zustand. »O Gott, hilf mir in meinem Unglauben!« Dieses Gebet eines christlichen Mystikers sagt es genau.

Gentian hilft, das Glaubenspotential aufzubauen, aber nicht blinden Glauben, sondern Glauben im Sinne des positiven Skeptikers. Wer durch Gentian wieder mit seinem Höheren Selbst verbunden wird, kann Schwierigkeiten sehen, ohne darüber in Pessimismus zu verfallen. Er kann mit Konflikten leben, weil er, zumindest unbewußt, erkennt, daß im Sinne des größeren Ganzen Konflikte eine notwendige, dynamisierende Funktion haben. Er wird vor Hindernissen nicht mehr verzagen, weil er sie als Weichenstellung für etwas Positives erkennt.

In der Praxis hat sich Gentian bei Kindern sehr bewährt, die durch kleinere schulische Mißerfolge ängstlich und entmutigt worden sind und sich beispielsweise einer weiteren Prüfung nicht mehr stellen wollen.

Gentian wirkt oft Wunder, wenn bei einer Therapie vorübergehende Rückschläge auftreten. Ganz besonders aber hilft Gentian Menschen, die durch herkömmliche Psychotherapie keine Hilfe fanden. In Partnerschaftskonflikten hilft Gentian, die Skepsis trotz einiger mißglückter Versuche beiseite zu lassen und nochmals einen neuen Anfang zu suchen.

Gentian – Schlüsselsymptome

Skeptisch; zweifelnd; pessimistisch; leicht entmutigt.

Reaktionen im blockierten Zustand

- selbst kleine Rückschläge »hauen einen um«, man sieht schwarz
- man ist bei unvorhergesehenen Schwierigkeiten leicht entmutigt und enttäuscht und denkt daran aufzugeben
- man ist wegen einer bestimmten Begebenheit niedergeschlagen und deprimiert
- man reagiert zunächst grundsätzlich skeptisch, um sich mögliche spätere Enttäuschungen zu ersparen
- man meldet in jeder neuen Situation erst einmal seine Zweifel an, man ist der Bedenkenträger
- man scheint seinen Pessimismus manchmal fast zu genießen
- Unsicherheit durch Mangel an Glauben und Vertrauen
- man braucht auch in kleinen Krisen sehr viel Zuspruch und Ermutigung
- auch wenn etwas nochmal gut ausgegangen ist, stellt man sich vor, was alles Schlimmes hätte passieren können
- man sieht nicht, daß die Ursache für so manches negative Ereignis in der eigenen Kleingläubigkeit liegt

Sie brauchen die Blüte, wenn ein bis zwei Reaktionen in Ihrer jetzigen Situation ganz genau zutreffen.

Positives Potential

- man begreift Widerstände und Rückschläge als Testphasen und faßt immer wieder Mut zu einem neuen Anlauf
- unerschütterlicher Glaube, daß sich trotz schwieriger Umstände alles so fügt, wie es soll
- man weiß, daß es für alle Probleme eine Lösung gibt
- man kann andere Menschen aufbauen und ermutigen

Kraftformeln

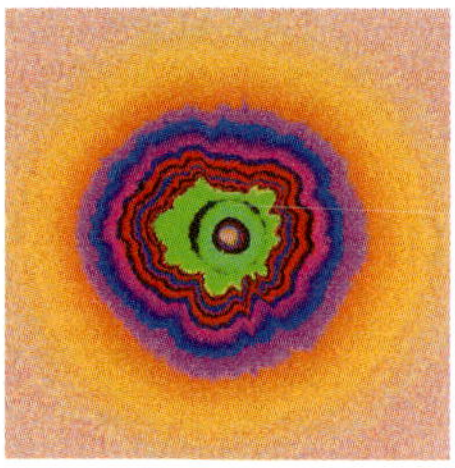

»ICH BIN ZUVERSICHTLICH.«

»ICH ERWARTE DAS POSITIVE.«

»ICH GLAUBE, DASS SICH ALLES FÜGT.«

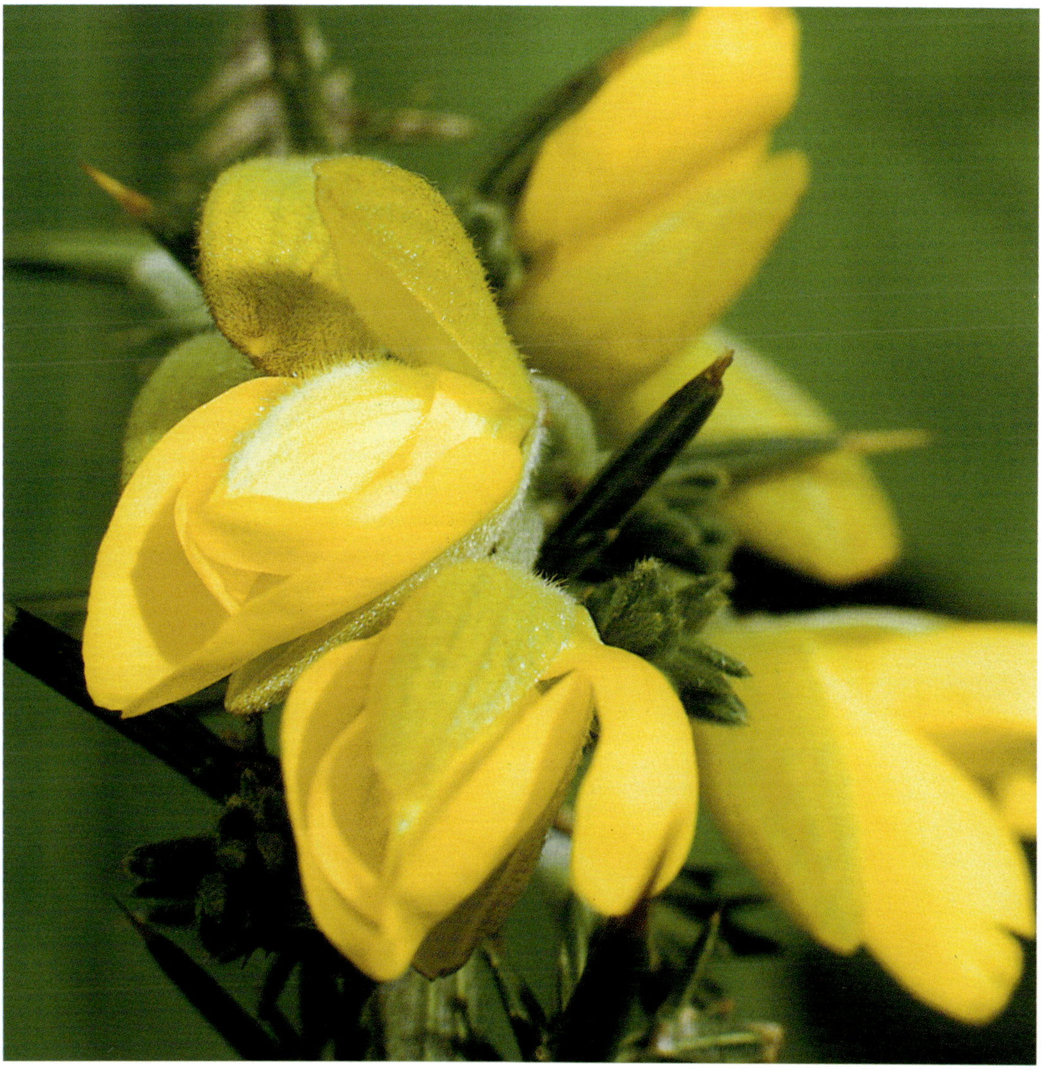

13. Gorse – Die Hoffnungs-Blüte

Vom Aufgeben … zum Angehen

Gorse verkörpert das Seelenpotential der Hoffnung. Im negativen Gorse-Zustand ist man innerlich müde geworden, hat sich fallen gelassen, hat resigniert und die Hoffnung aufgegeben.

Man ist seit drei Jahren arbeitslos und hat schon über fünfzig Vorstellungsgespräche geführt, aber immer noch ist keine Beschäftigung in Sicht. Oder man hat jahrelang tapfer, aber vergeblich gekämpft, um aus seinen Schulden herauszukommen, und ist nun mit seinem Latein am Ende.

Viele Menschen im negativen Gorse-Zustand leiden an einer chronischen Krankheit. Erfolglos haben sie viele Behandlungen ausprobiert, nun geben ihnen die Ärzte zu verstehen, daß sie wohl nie wieder richtig gesund werden. Jetzt sind sie innerlich am Ende und haben keine Hoffnung mehr. Ihren Angehörigen zuliebe erklären sie sich zwar bereit, es noch einmal mit dieser oder jener neuen Methode zu versuchen, aber innerlich sind sie längst davon überzeugt, daß auch die nichts mehr bringt: »Es hat doch keinen Zweck mehr!«

Dieser seelische Zustand ist aus zwei Gründen sehr gefährlich: erstens, weil die innere negative Erwartungshaltung das Krankheitsprogramm immer weiter verstärkt und dadurch immer fester im physischen Körper verankert, so daß es nur noch schlimmer werden kann; zweitens, weil die Persönlichkeit den konstruktiven Impulsen ihres Höheren Selbst passiven Widerstand entgegensetzt. Menschen im negativen Gorse-Zustand haben sich innerlich fallengelassen. Sie sehen manchmal aus wie Kellerkinder, deren gelblich- oder wächsern-bleiches Gesicht mit den schwarzen Ringen unter den Augen lange keinen Sonnenstrahl mehr gesehen hat. Eine Sensitive schilderte den negativen Gorse-Zustand so, als wäre zwischen Seele und Persönlichkeit eine dicke Glasplatte. Man sieht sich zwar noch, kann sich aber nicht mehr hören.

Der unbewußte Irrtum der Persönlichkeit liegt auch hier in ihrer Weigerung, die Rolle des Höheren Selbst als Führer ihres Schicksals anzuerkennen und zu akzeptieren. Anstatt ihm die Führung für das ganze Geschehen zu überlassen und vertrauensvoll mitzumachen, verharrt die Persönlichkeit in Hoffnungslosigkeit. Weil sie sich andere Möglichkeiten nicht vorstellen kann, steigt sie innerlich aus, ohne über die Sinnhaftigkeit und die positiven Möglichkeiten eines negativen Geschehens nachzudenken.

Diese kindliche Haltung spiegelt sich auch in der Erwartung mancher Gorse-Verwender wider, daß irgendein Wunder von außen vielleicht doch noch alles wenden werde, anstatt zu erkennen, daß jede Heilung letztlich nur aus dem eigenen Inneren kommen kann. Menschen im Gorse-Zustand müssen lernen, die auch in ihrer Lage vorhandenen neuen, bislang ungenutzten Entwicklungsmöglichkeiten zu erkennen – und sie müssen sich aufraffen, diese auch zu ergreifen!

Manche Menschen beginnen auch zu ahnen, daß ihre leidvollen Erfahrungen zu einer Verhaltensänderung und Charakterstärkung führen können; denn die wirklichen Veränderungen im Leben werden durch Leiden bewirkt. Wird dieses Prinzip bewußt oder unbewußt erkannt und bejaht, so verkehrt sich die gesamte seelische Situation schlagartig ins Positive.

Im positiven Gorse-Zustand kann der Mensch ganz tief von innen neue Kraft und Hoffnung schöpfen und ist bereit, an seinem eigenen Schicksal teilzunehmen. Das heißt nicht, daß er Unmögliches erwartet – er weiß, daß sich gewisse Umstände nicht mehr verändern lassen –, aber er hofft doch unbeirrt, daß sich die Situation im Ganzen positiv für ihn entwickelt. So geht er trotz aller Widrigkeiten vorwärts.

Er lernt zu leiden, ohne zu klagen, weil er erkennt, daß er durch diese Prüfungen und schmerzlichen Erfahrungen bisher in seinem Leben am meisten gelernt hat.

Im frühen Stadium chronischer Erkrankungen ist diese tiefgreifende Umstimmung oft die Initialzündung zu einer echten Heilung.

Der negative Gorse-Zustand tritt nicht immer so massiv auf wie oben geschildert. Oft besteht er ohne jede körperliche Beteiligung nur auf der Seelenebene. Menschen, bei denen er subtiler abläuft, erkennt man oft an der Redewendung »Ich habe alles versucht, aber ...« Die Einnahme von Gorse markiert in solchen Fällen oft die entscheidende Wende zu einem neuen Entwicklungszyklus.

Die Erfahrung zeigt, daß Gorse-betonte Menschen bereits in ihrer frühen Jugend häufig unter großen seelischen Beschränkungen leben mußten, sei es, daß sie in bedrückenden wirtschaftlichen Verhältnissen groß wurden, sei es, daß sie schon als Kind durch Krankheit lange ans Bett gefesselt waren oder auch mit chronisch Kranken aufgewachsen sind, zum Beispiel mit einer gemütskranken Mutter, einem herzkranken Vater, einer behinderten Schwester. Daher hat sich Gorse zur Mitbehandlung chronischer Krankheiten auch besonders bewährt.

Es gibt aber auch kurzzeitige Gorse-Zustände: Eine Mutter mit drei kleinen Kindern, die dringend einmal wieder einen freien Nachmittag bräuchte, kann nicht von zu Hause fort, weil der sonst babysittende Ehemann einfach weggefahren ist. Oder eine junge Patientin, die vor einer unkomplizierten, aber notwendigen Operation steht, verliert im letzten Augenblick die Hoffnung, daß diese überhaupt etwas bringt. In solchen Fällen hilft Gorse, schnell aus der vorübergehenden Hoffnungslosigkeit herauszufinden.

Gorse – Schlüsselsymptome

Hoffnungslos, resignierend, das Gefühl: »Es hat doch keinen Zweck«.

Reaktionen im blockierten Zustand

- man kann sich eine positive Veränderung nicht mehr vorstellen
- man wagt nicht mehr, auf eine Änderung seiner Situation zu hoffen
- man ist resigniert, innerlich müde geworden
- man hat nicht mehr die Kraft, noch einen Anlauf zu versuchen
- man sieht keine Möglichkeit mehr, gibt innerlich auf
- man hat sich mit seiner chronischen Krankheit abgefunden
- man läßt sich von Angehörigen gegen seine eigene Überzeugung zu weiteren Therapieversuchen überreden, resigniert aber bei kleinsten Rückschlägen
- tief innerlich stagniert die Auseinandersetzung mit dem eigenen Schicksal

- man hat als Kind schon eine schwere chronische Krankheit gehabt oder ist mit einem chronisch kranken Menschen, z. B. Herzkranken, Alkoholkranken oder seelisch Kranken, aufgewachsen

Sie brauchen die Blüte, wenn ein bis zwei Reaktionen in Ihrer jetzigen Situation ganz genau zutreffen.

Positives Potential

- man läßt die Hoffnung nie sinken, ist immer wieder hoffnungsvoll
- man kann sich vorstellen, daß es immer irgendwie positiv weitergeht
- man weiß, daß es nie zu spät ist, etwas in seinem Leben zu verändern
- man erkennt auch in einer schwierigen Lage konstruktive Entwicklungsmöglichkeiten
- man kann andere Menschen mit neuer Zuversicht erfüllen
- man ist für andere Menschen ein Hoffnungsträger

Kraftformeln

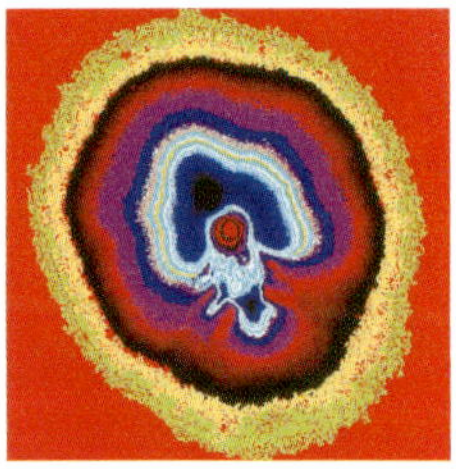

»ICH BIN AUFRECHT.«

»ICH BIN HOFFNUNGSVOLL.«

»ICH SEHE NEUE MÖGLICHKEITEN.«

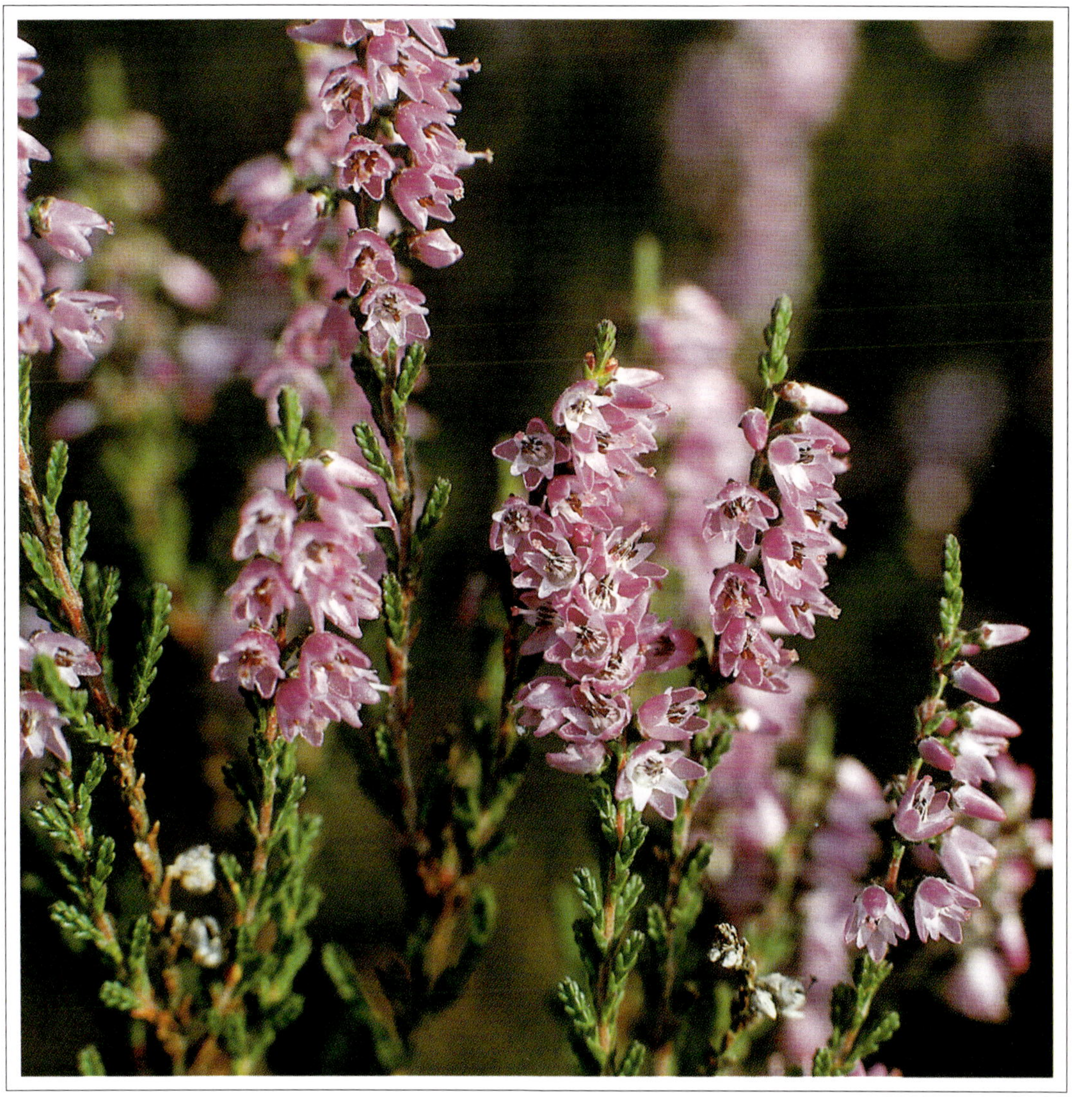

14. Heather – Die Identitäts-Blüte

Vom bedürftigen Kleinkind … zum verständnisvollen Erwachsenen

Heather ist verbunden mit dem Seelenpotential des Selbstgefühls und des Einfühlungsvermögens. Im negativen Heather-Zustand kreist das gesamte Denken und Fühlen nur um sich und seine Probleme.

Dieser Zustand zeigt sich entweder in extrovertierter oder introvertierter Form. Vorübergehend kommt der Heather-Zustand – wie alle Bach-Blüten-Zustände – bei fast jedem Menschen vor.

Ein chronischer extrovertierter Heather-Zustand kann Witzblattcharakter annehmen und läßt sich mit dem Satz umreißen: »Er kam – sah – und redete!« So geprägte Heather-Typen werden von ihren Mitmenschen höflich als anstrengend bezeichnet, weil sie jedem mit ihrem Wortschwall den Atem nehmen. Im Extremfall haben sie ein fast zwanghaftes Bedürfnis zur Selbstdarstellung. Sie brauchen immer ein Publikum, das ihre wichtigen Probleme oder ihre täglichen Heldentaten zur Kenntnis nimmt. Menschen im negativen Heather-Zustand verspüren den unüberwindlichen Drang, alles, was sie erleben, loszuwerden und mitzuteilen. Es vergehen keine fünf Minuten, da haben sie auf einer Party das Gesprächsthema an sich gerissen und geschickt auf ihre Person gelenkt.

Wenn man ihrem intensiven Mitteilungsbedürfnis entkommen will, muß man fast schon »brutal« vorgehen, denn ein Mensch im negativen Heather-Zustand läßt sein Opfer nicht so leicht aus den Krallen. Er kommt beim Sprechen bis auf Tuchfühlung, verfolgt einen, wenn man zurückweicht, bis an die Wand und hält einen, wenn es sein muß, auch noch am Ärmel fest. Zwei andere Bach-Blüten-Charaktere sind ihm besonders ausgeliefert: Centaury, der nicht die Willenskraft aufbringt, sich seiner intensiven Ausstrahlung zu entziehen, und Mimulus, der zu ängstlich ist, um einfach aufzustehen und wegzugehen.

Extrovertierten Heather-Charakteren geht es häufig nicht einmal darum, mit wem sie sprechen, solange sie nur überhaupt sprechen können. Sie erzählen einer fremden Frau im Wartezimmer haarklein ihre ganze Krankengeschichte, und wenn sie zu Hause keine Ansprache haben, führen sie stundenlange Telefongespräche, in denen die meisten Sätze mit »ich« anfangen.

Das »Ich« ist es nämlich, um das sich das ganze Denken und Trachten im Heather-Zustand dreht. Sich auch für die Bedürfnisse ihrer Gesprächspartner zu interessieren, kommt Menschen im negativen Heather-Zustand gar nicht in den Sinn. Wie kommt es zu so einer extremen Form der Selbstbezogenheit?

Eine englische Bach-Expertin beschrieb Menschen im negativen Heather-Zustand treffend als *the needy child*, das bedürftige Kleinkind, das auf die Aufmerksamkeit und Zuwendung seiner Umwelt angewiesen ist.

Menschen, die häufig Heather brauchen, wurden als Baby viel allein gelassen, waren irgendwie »außen vor« und sind seit frühester Kindheit emotional buchstäblich unterernährt. Da ihr junges Ich nicht die notwendige Zuwendung und Bestätigung erhielt, mußte es »emotional für sich selbst sorgen«. So versuchte es ständig, seine Umgebung auf sich aufmerksam zu machen. Dieses unbewußte Verhalten wurde mit in das Erwachsenenalter übernommen. Das ständige Reden eines Heather-Charakters ist der verzweifelte Versuch der Persönlichkeit, sich zu vergewissern und zu bestätigen, daß sie überhaupt da ist: Sie hört sich, andere hören sie, also muß sie ja existieren.

Wenn Kinder in der Phase ihrer Ich-Bildung viel und sprudelnd über sich erzählen, durchleben sie einen vorübergehenden Heather-Zustand. Heather-geprägte Menschen nehmen diese Haltung ins Erwachsenenalter mit, so auch den Hang, gefühlsmäßig zu übertreiben und aus Mücken Elefanten zu machen.

Was könnte für ein »bedürftiges Kleinkind« wohl schlimmer sein, als von denen, die es mit Aufmerksamkeit und daher auch mit Energie versorgen, allein gelassen zu werden? Da man im negativen Heather-Zustand noch als Erwachsener vielfach von der Energie anderer lebt, ist das Alleinsein das Schlimmste, was einem passieren kann.

Bedauerlich ist, daß die Umwelt diese seelische Bedürftigkeit selten richtig erkennt, zumal sich Menschen im Heather-Zustand darum bemühen, nicht hilfsbedürftig zu erscheinen, sondern souverän und bestimmt auftreten. Doch erreichen sie mit ihren intensiven Bemühungen um Kontakt und Anerkennung meistens genau das Gegenteil. Der große Druck, mit dem sie auf andere Menschen zugehen, bringt diese ganz zwangsläufig zum Zurückweichen. So hält man im negativen Heather-Zustand die Zuneigung, nach der man sich so sehnt, selbst von sich fern und bleibt, trotz Publikum, innerlich allein.

Das Mißverständnis im negativen Heather-Zustand liegt in der totalen Abkehr der Persönlichkeit von ihrem Höheren Selbst und der größeren Einheit. Sie kann nicht erkennen, daß man sich nicht zwanghaft etwas zu nehmen braucht, das von selbst auf einen zukommt, wenn man sich nach den Gesetzen seines Höheren Selbst führen läßt. Menschen im negativen Heather-Zustand müssen vom bedürftigen Kleinkind, das nur haben will, zum Erwachsenen werden, der auch geben kann. Wenn sie umschalten und ihre Aufmerksamkeit und Energie von sich weg auf ihre Umwelt und das große Ganze lenken, kommt nach kosmischen Gesetzen ein Vielfaches an Energie, Aufmerksamkeit, Zuwendung und Liebe zurück. Menschen im positiven Heather-Zustand können erfahrungsgemäß ebenso intensiv zuhören, wie sie vorher reden konnten. Sie entwickeln ein starkes Einfühlungsvermögen und können, wenn es die Situation erfordert, völlig für einen anderen Menschen dasein. Sie schaffen um sich eine Atmosphäre des Vertrauens und der Zuversicht, in der sich andere Menschen wohl fühlen.

Der Heather-Zustand hat viele Facetten. Verläuft er introvertiert, so tritt das starke Redebedürfnis nicht in Erscheinung. Aber auch wenn der Betreffende nicht viel sagt, so fühlt man doch förmlich die vielen überbesorgten Gedanken, von denen seine Aufmerksamkeit völlig absorbiert wird.

Jeder Mensch erlebt den negativen Heather-Zustand vorübergehend, wenn ihn ein Problem so stark beschäftigt, daß er unbedingt mit jemand anderem darüber reden muß. Auch wenn man schwerkrank im Bett liegt und ganz auf die Zuwendung der Pflegenden angewiesen ist, stellen sich naturgemäß Heather-Gefühle ein.

Bei Menschen wie z. B. Sozialarbeitern oder Ergotherapeuten, die den Umgang mit Bedürftigen zu ihrem Beruf gemacht haben, erlebt man das positive Heather-Potential.

Menschen, die ihr positives Heather-Potential entwickeln wollen, sollten:

- sich klarmachen, daß andere Menschen keine »seelische Tankstelle« sind, sondern eigene Probleme haben
- sich im Zuhören üben; einmal ganz bewußt abwarten, was von selbst auf einen zukommt
- für Bedürftige tätig werden, etwa in der Flüchtlingshilfe, Krankenbetreuung oder Jugendarbeit

Heather – Schlüsselsymptome

Selbstbezogen; völlig mit sich beschäftigt; braucht ständig Ansprache; »das bedürftige Kleinkind«.

Reaktionen im blockierten Zustand

- die Gedanken kreisen fast nur um die eigenen Probleme; man nimmt sich sehr wichtig
- man fühlt den inneren Drang, mit jedem über sich zu sprechen
- man »braucht« seine Mitmenschen wie einen Spiegel
- man kann nicht allein sein, weil man sich irgendwie verloren fühlt
- man neigt dazu, gefühlsmäßig zu übertreiben, macht aus Mücken Elefanten
- es fällt einem schwer, anderen zuzuhören
- man ist völlig von seinen Gedanken und Gefühlen in Anspruch genommen, hat für anderes keine Antenne
- man gibt sich oft nach außen hin stärker, als man ist und ruft deshalb keine unmittelbare Anteilnahme hervor
- man reißt in Gesellschaft unwillkürlich das Gespräch an sich und lenkt es auf die eigene Person
- in der Absicht, eindringlich zu sein, kommt man beim Sprechen dem anderen immer näher, hält ihn am Ärmel fest, läßt ihn nicht entkommen
- man wurde als Kind emotional vernachlässigt, ist bis heute »seelisch unterernährt«
- man ist als Baby seelisch nicht angenommen worden und sucht diese Annahme und Selbstbestätigung unbewußt in seiner Umgebung
- Kinder fallen wieder in Kleinkindverhalten zurück

Sie brauchen die Blüte, wenn ein bis zwei Reaktionen in Ihrer jetzigen Situation ganz genau zutreffen.

Positives Potential

- man weiß, daß die innere Führung für einen sorgt
- man weiß, daß man alles bekommt, was für die eigene Entwicklung wichtig und richtig ist
- man kann sich anderen Menschen voll zuwenden
- der verständnisvolle Erwachsene mit viel Einfühlungsvermögen
- man schafft um sich eine Atmosphäre des Vertrauens und der Geborgenheit

Kraftformeln

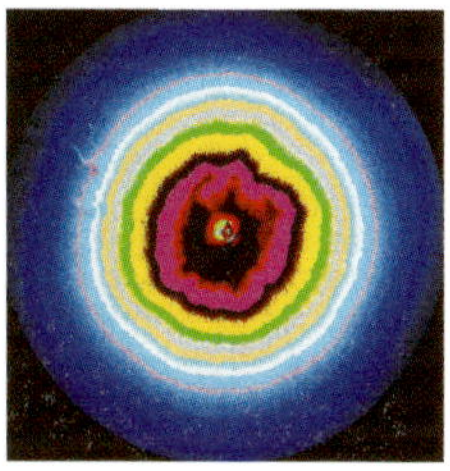

»ICH FÜHLE MICH GEBORGEN.«

»ICH BEKOMME ALLES, WAS ICH BRAUCHE.«

»ICH HEGE UND PFLEGE.«

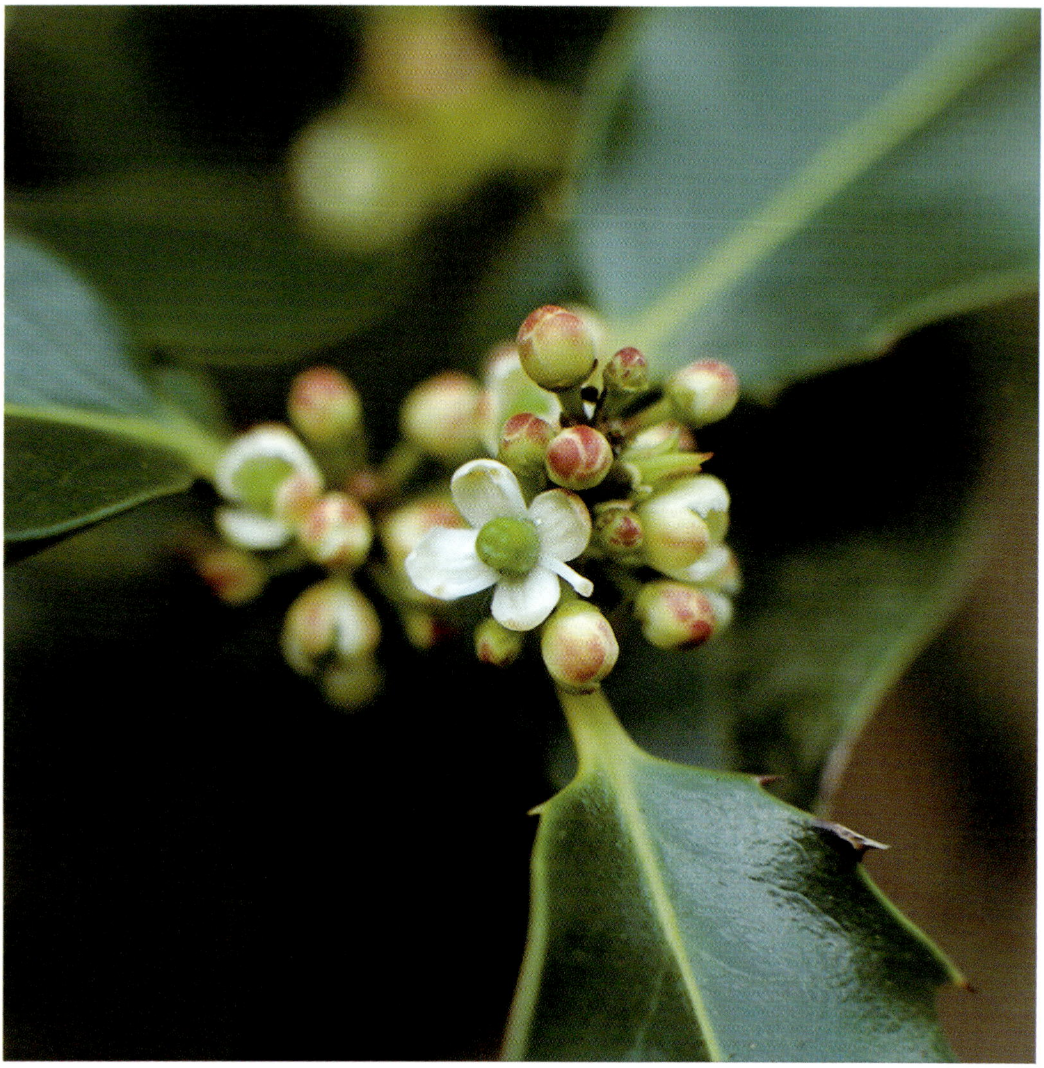

15. Holly – Die Herzöffnungs-Blüte

Von der Hartherzigkeit ... zur Grossherzigkeit

Klanggleich mit dem Wort *holy*, heilig, ist die Stechpalme als Weihnachtsbaum der angelsächsischen Länder das Symbol für die Wiedergeburt der Liebe in unserem Herzen. Die Blütenessenz Holly berührt das Prinzip der göttlichen, allumfassenden Liebe, die diese Welt erhält und größer ist als die menschliche Vernunft. Diese Liebe oder höchste Energiequalität, durch die und in der wir alle leben, ist unser wahres Lebenselixier, die größte Heilkraft, die stärkste Triebkraft, die ewige Wahrheit, das Bewußtsein der Einheit.

Wo diese starke Kraft der Liebe mißverstanden wird oder nicht angenommen werden kann, schlägt sie um in ihr Gegenteil: Trennung, Verletztheit, Verneinung, Haß. Das ist der tiefste Grund für alle negativen Ereignisse im Leben. Jeder, der auf dieser Erde lebt, muß sich früher oder später bewußt oder unbewußt mit diesem zentralen Thema auseinandersetzen.

Wenn man im Strom der Liebe oder »in der Gnade« lebt, ist das Herz offen – »alle Menschen werden Brüder«. Ist man aus der Liebe gefallen, wird das Herz hart, und man erlebt sich schmerzlich verletzt und vom anderen getrennt. Da aber der Wunsch nach dieser Liebe bei uns in jeder Zelle einprogrammiert ist, kämpft man im negativen Holly-Zustand gefühlsmäßig um seine Existenz. Jedes Wesen möchte, wenn es auf die Welt kommt, Liebe geben und Liebe empfangen. Wird ihm das verweigert, so erlebt es eine unfaßbare Verletzung und Enttäuschung und beginnt, gegen das, woran es anscheinend nicht teilhaben kann, zu kämpfen oder sich dagegen abzugrenzen.

Weil die Liebe eine so gewaltige Kraft ist, drückt sich auch ihr Schatten in mächtigen und starken Gefühlen aus: Wut, Angriffslust, Haß, Schadenfreude, Eifersucht, Rache, Neid. Diese Gefühle, von denen kein Mensch völlig frei sein kann, treten entweder offensichtlich in Erscheinung oder verlaufen mehr auf unbewußten Ebenen. Dann können sie die seelische Grundlage sein, auf der so zentrale Krankheiten wie Krebs entstehen.

Nicht zuletzt darum ist es so wichtig, daß man diese zutiefst menschlichen negativen Gefühle in sich erkennt und anerkennt, denn sie sind der Zerrspiegel unserer innersten Bedürfnisse. Sie zeigen, was wir nicht haben, aber unbedingt haben möchten, und geben uns so die Möglichkeit, uns in der richtigen Weise darum zu bemühen.

Der negative Holly-Zustand entsteht durch eine Gefühlsverletzung in frühester Kindheit. Es kann sein, daß man schon als Säugling viele Zornesausbrüche miterleben mußte, ja vielleicht auch nur »giftigen Gedanken« ausgesetzt war, wie etwa denen seiner (sich durch die Geburt des Kindes benachteiligt fühlenden) Mutter. – Die Arien der »Königin der Nacht« in Mozarts *Zauberflöte* sind voll von giftigen Rachegedanken.

Eine weitere Facette des negativen Holly-Zustandes ist der Neid. Ein kleines Mädchen ist neidisch auf das Fahrrad seiner älteren Schwester, ein Buchhalter auf die Beförderung seines Kollegen zum Prokuristen, eine unfreiwillig alleingebliebene Frau auf den tollen Mann ihrer Bekannten – sie alle sind Fälle für Holly. Aber nicht nur im Alltag und im Wirtschaftsleben sind Neidgefühle stark verbreitet, sondern auch in sogenannten spirituellen Kreisen. Man schielt verstohlen, wie weit der andere schon ist, ob er gar auf einer »höheren Stufe« steht? Da der Wunsch nach Liebe und Entfaltung bei Menschen auf dem geistigen Weg besonders groß ist, treten solche Gefühle zwangsläufig auf, und zwar so lange, bis der endgültige Schritt aus der Trennung in die Einheit getan wird und man Gott in seinem eigenen Herzen gefunden hat.

Die krankhafte Eifersucht, die mit Eifer sucht, was Leiden schafft, ist das klassische und tragische Beispiel des Wunsches nach Liebe unter negativen Voraussetzungen. Ein Mensch, der innerlich einsam und arm an Liebe ist, aber nun einen anderen Menschen gefunden hat, auf den er seinen Wunsch nach Liebe richten kann, sieht sich ständig in Gefahr, diese Liebe wieder zu verlieren, die er ja, weil er sie selbst nicht kennt, auch nicht ausströmen kann. Statt dessen strahlt er seine Unsicherheit und seine Ängste aus und findet konsequenterweise Leiden.

Nicht nur Eifersüchtige müssen erkennen, daß keine Liebe, die ihr Ziel nur in einem anderen Menschen sieht, auf die Dauer Erfüllung finden kann, wenn sie nicht gleichzeitig ihr Ziel in der göttlichen Einheit sucht.

Bei dem Phänomen der Eifersucht sollte man jedoch zwischen der krankhaften und der sozusagen normalen Form unterscheiden. Letztere wird es in einer Beziehung vorübergehend immer geben, denn wo höchste Gefühle der Liebe aktiviert werden, wird gleichzeitig immer auch der Gegenpol aktiviert, um so gesetzmäßig den Anstoß zu weiteren Entwicklungsschritten zu geben.

Man sollte hellhörig werden, wenn jemand sagt, er kenne keine Eifersucht. Die Wahrscheinlichkeit, daß es sich hier um einen abgeklärten, weisen Menschen handelt, ist sehr gering. Viel eher ist zu vermuten, daß dieser Mensch innerlich schon so weit abgestorben ist, daß er gar keine Möglichkeit mehr hat, zu leiden und zu lieben.

So gesehen ist es immer ein Grund zur Freude, wenn Holly in einer Mischung gebraucht wird, denn es zeigt, daß der Mensch hier ein Potential besitzt, das noch entwicklungsfähig ist, daß er nach Liebe dürstet und auch Liebe geben kann.

Edward Bach sagte: »Holly schützt uns vor allem, was nicht Liebe ist. Holly öffnet das Herz und verbindet uns mit der göttlichen Liebe.« Wir entwickeln ein Gefühl dafür, wo wir herkommen, wo wir hingehören, und daß wir alle Kinder der Liebe sind. Holly hilft uns, immer wieder im Zustand der Liebe zu leben, in diesem Zustand der Schönheit, Feierlichkeit und Erfüllung, in dem man mit der Welt ein Herz und eine Seele ist und alles in seiner natürlichen Ordnung erkennen und anerkennen kann; in dem man sich an dem Erfolg des Nächsten von Herzen freuen kann, auch wenn man selbst in Schwierigkeiten ist.

Die Seelenqualität von Holly ist der große menschliche Idealzustand an sich, nach dem man strebt, solange man auf Erden lebt.

»Den Gott der Schönheit und Güte auch im Häßlichen und im Bösen zu fühlen und zu lieben und sich doch in äußerster Liebe zu sehnen, es von seiner Häßlichkeit und seinem Bösen zu heilen, das ist wahre Tugend«, sagte Sri Aurobindo.

In der Praxis tritt der negative Holly-Zustand oft vordergründig nicht so stark in Erscheinung. In Ländern, wo es seit Generationen zum guten Ton gehört, nicht über seine Gefühle zu sprechen, kann man wohl kaum etwas anderes erwarten. Darum kann man einen negativen Holly-Zustand im Diagnosegespräch häufig nur erfühlen. Oft empfindet man zunächst selbst eine Irritation und ist versucht, unfreundlich oder gereizt zu reagieren. Holly-geprägte Menschen werden leicht ärgerlich, wütend oder zeigen eine destruktive Abwehrhaltung gegen positive Gefühlsäußerungen, weil sie schon zu oft und zu früh seelisch verletzt worden sind.

Wie man vor allem in ländlichen Gegenden bis zum heutigen Tag immer wieder erfahren kann, durchzieht das negative Holly-Muster wie eine schleichende Vergiftung über Generationen hinweg ganze Familienverbände: Der verhaßte Schwiegervater oder die »böse« Schwägerin werden noch auf ihren Beerdigungen boykottiert.

Wenn ein zweites Kind geboren wird, neigt das Erstgeborene oft zu Eifersuchtsgefühlen in Form von schlechter Laune, Trotzanfällen usw.; hier hat sich Holly sehr bewährt. Ebenso bei eifersüchtigen Hunden, die sich plötzlich mit einem Baby in der Familie konfrontiert sehen. Bei Pubertätskonflikten ist Holly häufig angezeigt, bei Partnerschaftskonflikten wird es zu Beginn immer gebraucht.

Holly – Schlüsselsymptome

Ärger, Wut, Haß- und Neidgefühle, Eifersucht.

Reaktionen im blockierten Zustand

- man ärgert sich leicht, reagiert unfreundlich oder aggressiv
- man ist schlecht gelaunt, verärgert, irritiert, weiß aber nicht immer, warum
- man ist neidisch, sinnt auf Rache, ist schadenfroh
- man ist eifersüchtig und mißtrauisch
- das Herz ist verhärtet, die Gefühle sind vergiftet
- man reagiert cholerisch, hitzig, wütend und jähzornig
- man hält andere für lieblos oder fürchtet ihre Stimmungen
- man fürchtet, hintergangen zu werden
- man fühlt sich in seinen Gefühlen mißverstanden
- man wittert hinter vielen Äußerungen etwas Negatives
- man verdächtigt andere
- man fühlt sich häufig angegriffen oder verletzt
- man setzt andere innerlich herab, baut Feindbilder auf
- man reagiert auf gefühlsbetonte Mitteilungen anderer irritierend, lacht zum Beispiel, wenn man eine Todesnachricht hört
- das offensichtliche Glück anderer gibt einem innerlich einen Stich

- Wut, Ärger, Jähzorn, plötzliche heftige bis handgreifliche Anfälle von schlechter Laune bei Kindern

Sie brauchen die Blüte, wenn ein bis zwei Reaktionen in Ihrer jetzigen Situation ganz genau zutreffen.

Positives Potential

- man denkt mit dem Herzen
- man geht mit gutem Willen auf den anderen Menschen zu
- positives Gemeinschaftsgefühl, tiefes Verständnis für die menschliche Gefühlswelt
- man kann sich an den Leistungen und Erfolgen anderer von Herzen freuen
- man lebt in innerer Harmonie, strahlt Wohlwollen und Herzlichkeit aus

Kraftformeln

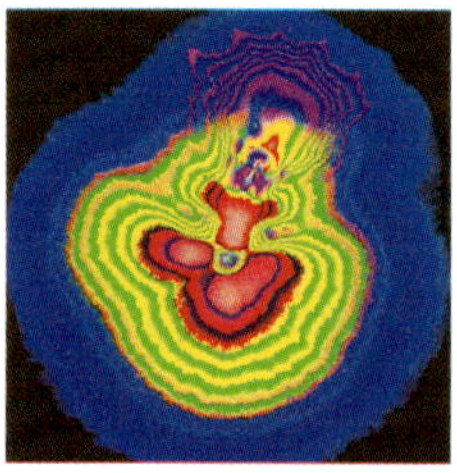

»ICH BIN VOLLER FREUDE.«

»ICH BIN HEIL.«

»ICH LIEBE.«

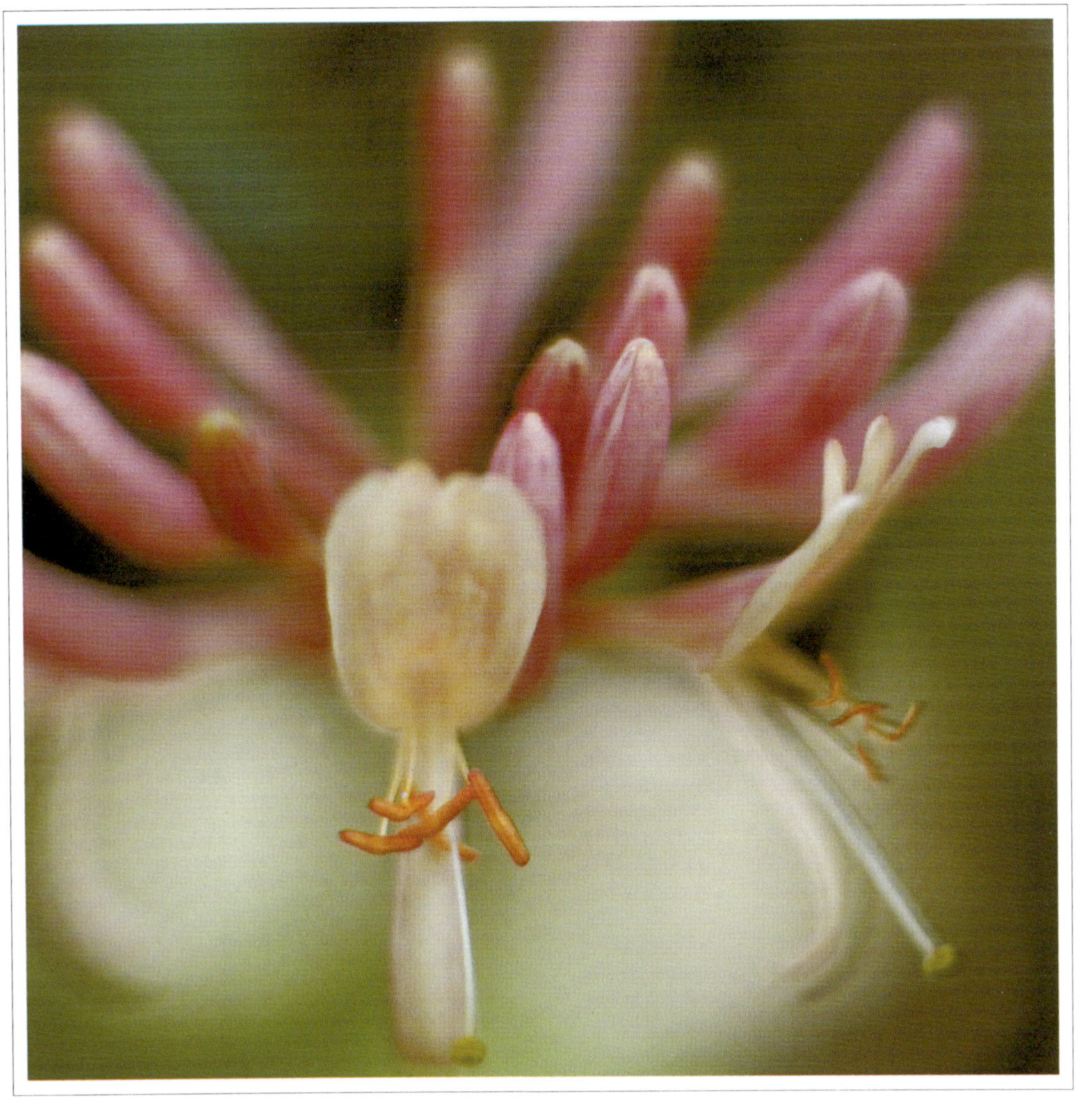

16. Honeysuckle – Die Vergangenheits-Blüte

Vom Damals … zum Jetzt

Honeysuckle berührt das Seelenpotential der Wandlungsfähigkeit. Im negativen Honeysuckle-Zustand will man Vergangenes erhalten und ist nicht genügend mit dem Fluß des Lebens verbunden.

Stellen Sie sich vor, Sie sind vier Jahre alt und besuchen mit Ihrer Familie einen Zoo. Sie stehen vor dem Affenkäfig, ein kleiner Schimpanse streckt seinen Arm nach Ihnen aus. Gerade wollen Sie versuchen, mit der Hand das Gitter zu erreichen, da zieht Ihr Papa Sie zurück. Die anderen wollen weiter .. Sie trotten hinterher und fragen sich, ob der Affe wohl noch näher an das Gitter gekommen wäre… Als nächstes finden Sie sich mit Ihrer Familie unversehens vor dem Seehundbecken wieder. Hier ist mächtig was los, denn die Seehunde werden gerade gefüttert und schnellen aus dem Wasser, um die Fische aufzufangen. Aber Sie haben kein Auge dafür, denn Sie müssen immer noch daran denken, ob der Affe wohl an das Gitter gekommen wäre …

Im Honeysuckle-Zustand liegt die Schwierigkeit in mangelnder innerer Bewegung. Man verharrt in einer gewissen Trägheit geistig zur falschen Zeit am falschen Ort und macht sich dadurch aktionsunfähig. Das klassische Beispiel für diesen Zustand ist Lots Frau, die zur Salzsäule erstarrte, weil sie entgegen den Anweisungen des Engels dem Sog der Vergangenheit erlag und sich nach Sodom umdrehte, anstatt all ihre Kräfte auf die Gegenwart, ihre Flucht und Rettung zu konzentrieren.

Im Honeysuckle-Zustand lebt der Mensch zwar körperlich in der Gegenwart, ist aber geistig in der Vergangenheit stehengeblieben. Um diese Kluft zu überbrücken, muß er sehr viel psychische Energie aufwenden, die wie eine Rauchsäule verpufft, Schlacken hinterläßt und ihm im Hier und Jetzt, wo die Weichen für die Zukunft gestellt werden, fehlt.

Im negativen Honeysuckle-Zustand weigert sich die Persönlichkeit, sich von ihrem Höheren Selbst nach den Prinzipien ihrer Seele führen zu lassen. Sie ignoriert, daß eines der wichtigsten Lebensprinzipien die fortwährende Wandlung ist, daß alles fließt. Statt dessen möchte sie ihre Entwicklung selbst bestimmen und kontrollieren, besonders dort, wo es um Gefühle geht. Die Maßstäbe, die sie dabei anlegt, sind selbstbezogen, also begrenzt.

Die Witwe, die das Arbeitszimmer ihres verstorbenen Mannes jahrelang so konserviert, daß es aussieht, als sei er nur eben mal vom Schreibtisch aufgestanden, ist im Honeysuckle-Zustand. Ein noch extremeres Beispiel ist die Filmschauspielerin, die in ihrer Glanzzeit erstarrt ist: Noch als 50jährige trägt sie Kleidung, Frisur und Make-up des »süßen Mädels«, der Rolle, die sie einst so erfolgreich machte. Aber auch die junge Frau, die nach dem Tod ihres Verlobten keine neue Bindung mehr eingeht, und der heimwehkranke deutsche Entwicklungsingenieur in Afrika brauchen Honeysuckle; ebenso das Ehepaar, das in einen anderen Stadtteil umziehen mußte und nun immer wieder betont, wie sehr es seine alte Wohngegend vermißt. Kein Wunder, daß es sich bei dieser Haltung nicht wirklich einlebt und keine neuen Freunde findet.

Alle beschriebenen Menschen weigern sich unbewußt, eine neue Entwicklungsphase zu akzeptieren. Honeysuckle-Charaktere beginnen ihre Sätze öfter als andere mit »Früher habe ich …« und »Als ich noch …«. Das zeigt, daß sie gewissermaßen an ihrer Vergangenheit kleben und noch nicht richtig mit ihr abgeschlossen haben. Sie können noch keine fließende Verbindung zwischen der vergangenen und der jetzigen Lebenssituation herstellen, weil sie die vergangene nicht von allen Seiten betrachten können oder wollen. Sie fixieren sich nur auf einen Aspekt, meistens auf die angenehme Seite. »Als unser Vater noch lebte, war alles viel schöner. Im Sommer unternahmen wir zusammen tolle Reisen.« Daß zur Finanzierung jedes Mal ein Kredit aufgenommen wurde, der schließlich nie mehr zurückgezahlt werden konnte – die Schattenseite wird nicht betrachtet und nicht diskutiert. So kann diese Erfahrung nicht integriert und kein Nutzen für die weitere Persönlichkeitsentwicklung daraus gezogen werden.

»Man müßte nochmal zwanzig sein und so verliebt wie damals …« Ein solches Gefühl der Nostalgie ist ein Honeysuckle-Zustand. Viel davon schwingt auch im deutschen Blütennamen, Jelängerjelieber, mit. Man flieht in eine vergangene Zeit, um sich den Härten der Realität nicht stellen zu müssen. Aber das Gefühl ist nicht mehr zeitgemäß, sondern nur noch ein sentimentaler Kompensationsversuch.

Normal ist der Honeysuckle-Zustand bei Anlässen wie Klassentreffen oder Gedenktagen, verständlich, ja gewissermaßen natürlich bei älteren Menschen, die dabei sind, innerlich Bilanz zu ziehen. Im Honeysuckle-Zustand liegt auch das Bedauern um verpaßte Gelegenheiten, vertane Chancen und unerfüllte Hoffnungen; ein wehmütiges Feststellen, daß man manches leider so gemacht hat, wie man es gemacht hat, aber ohne Schuldgefühle.

Bach schrieb über Honeysuckle: »Es entfernt alles Bedauern und alle Sorgen der Vergangenheit aus dem Bewußtsein. Es neutralisiert alle Einflüsse, Wünsche und Sehnsüchte der Vergangenheit und bringt uns zurück in die Gegenwart.«

Im positiven Honeysuckle-Zustand steht man mit seiner Vergangenheit in einem lebendigen Austausch. Man lernt aus ihr, hält aber nicht unnötig an ihr fest. Bewahrenswertes nimmt man mit in die Gegenwart, um es weiter zu pflegen. Man läßt sich von seinem Höheren Selbst nach den Prinzipien seiner Seele führen, auch dann, wenn man sie momentan nicht versteht.

Archäologen, Historiker und Antiquitätenhändler haben das positive Honeysuckle-Potential in gewisser Weise zu ihrem Beruf gemacht. Während einer Reinkarnationstherapie kann Honeysuckle helfen, leichter eine Verbindung zwischen Vergangenheit und Gegenwart zu erreichen, und dafür sorgen, daß Vergangenes nicht überbewertet wird, sondern den richtigen Stellenwert behält.

Der negative Honeysuckle-Zustand baut sich meistens über einen längeren Zeitraum hinweg auf, kann aber auch von kurzer Dauer sein.

Heimwehkranken Kindern in Landschulheimen oder Internaten hilft Honeysuckle, sich schneller mit ihrer Umgebung anzufreunden.

Ein paar Tropfen Honeysuckle im Wasserglas unterstützen dabei, sich beim Aufräumen von liebgewonnenen, aber nicht mehr verwendeten Gegenständen leichter zu trennen.

Eine interessante Erfahrung ist, daß manche Menschen, die Honeysuckle in der Spontanwahl greifen, sich fast gar nicht an ihre Vergangenheit erinnern können. In solchen Fällen wurde wohl bis jetzt jeder Versuch einer Vergangenheitsbewältigung unbewußt vermieden, kann aber jetzt durch Honeysuckle eingeleitet werden.

Honeysuckle – Schlüsselsymptome

Sehnsucht nach Vergangenem; Bedauern über Vergangenes; man lebt nicht in der Gegenwart.

Reaktionen im blockierten Zustand

- ein bestimmtes vergangenes (angenehmes oder auch unangenehmes) Ereignis ist noch so gegenwärtig, »als sei es gestern gewesen«
- man bezieht sich ständig auf Vergangenes, innerlich und in der Unterhaltung mit anderen
- man glorifiziert die Vergangenheit und möchte am liebsten wieder alles so wie früher haben – »wir wollen unseren alten Kaiser Wilhelm wiederhaben«
- man denkt mit Wehmut an vergangene schöne Zeiten zurück
- man kommt über den Verlust eines geliebten Menschen oder auch eines Haustieres oder Besitzes (z. B. Schmuckstück) nicht hinweg
- man will sich mit etwas nicht abfinden
- man hängt oft schönen Erinnerungen nach, z. B. an die erste Fahrt auf dem eigenen Motorrad
- Heimweh
- man bedauert eine verpaßte, unwiederbringliche private Chance oder eine ungenutzte berufliche Möglichkeit
- man macht keine Anstrengung, gegenwärtige Schwierigkeiten zu überwinden
- man hat wenig Interesse an aktuellen Problemen, weil man gedanklich in der Vergangenheit weilt
- man erwartet nichts mehr von der Zukunft
- unerfüllbare Sehnsucht, noch einmal von vorne anfangen zu können
- man kann »Erinnerungsstücke« noch nach Jahren nicht wegwerfen, z. B. alte Schuhe, unbrauchbare Urlaubsandenken etc.
- manchmal: besonders schwache Erinnerung an die eigene Kindheit
- das Bild eines vergangenen Ereignisses taucht immer wieder vor dem geistigen Auge auf, man könnte es malen
- man muß immer wieder an einen bestimmten Menschen denken

- andere ermüden in seiner Gegenwart

Sie brauchen die Blüte, wenn ein bis zwei Reaktionen in Ihrer jetzigen Situation ganz genau zutreffen.

Positives Potential

- man weiß: »Das Leben findet heute statt«
- man hat aus vergangenen Erfahrungen gelernt und zieht heute Nutzen daraus
- man hat ein lebendiges Verhältnis zu seiner Vergangenheit und erkennt die Zusammenhänge mit gegenwärtigen Ereignissen
- man kann Wertvolles aus der Vergangenheit in die Gegenwart mitnehmen und zu neuem Leben erwecken

Kraftformeln

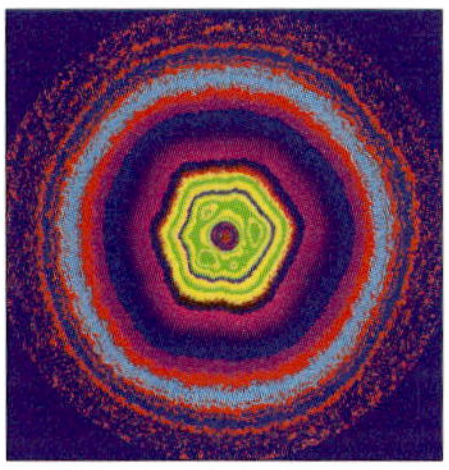

»ICH LEBE HEUTE.«

»ICH BLICKE NACH VORN.«

»ICH TUE DEN NÄCHSTEN SCHRITT.«

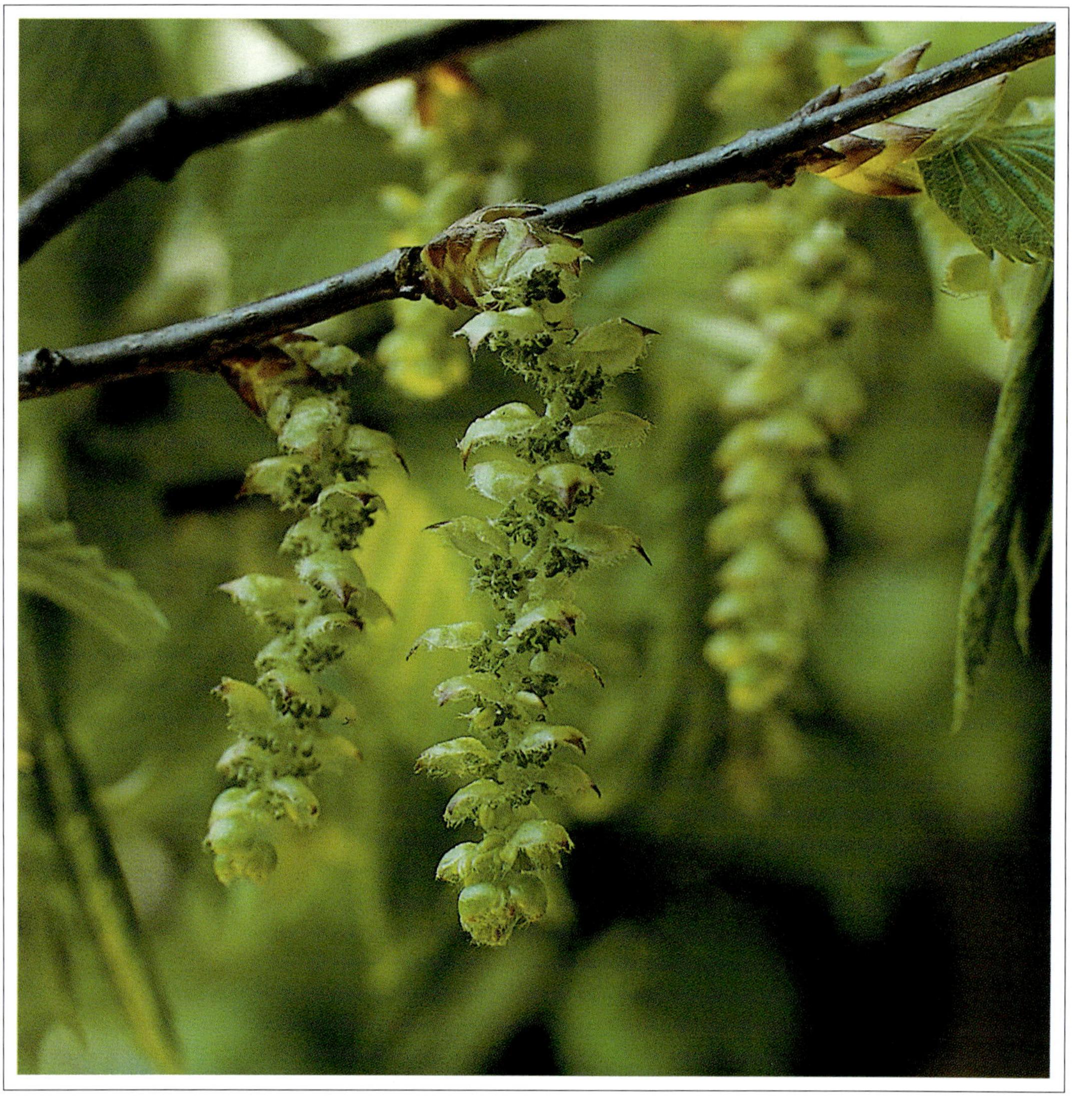

17. Hornbeam – Die Spannkraft-Blüte

Von seelischer Schlaffheit … zu geistiger Frische

Hornbeam ist verbunden mit dem Seelenpotential der geistigen Lebendigkeit. Im negativen Hornbeam-Zustand fühlt man sich müde und schlaff, »wie ein ausgeleiertes Gummiband«, aber dieses Gefühl spielt sich weitgehend im Kopf ab.

Viele Angestellte kennen das Gefühl, wenn montags früh der Wecker klingelt und der graue Alltag wieder beginnt. Vor einem liegt eine weitgehend überschaubare, gleichförmige Arbeitswoche mit relativ wenig Abwechslung und echter Verantwortung, aber vielerlei Routineforderungen: Tausend Kleinigkeiten wie einzuhaltende

Dienstwege und unerledigte Vorgänge muß man im Auge behalten. Wie ein dunkler Berg türmt es sich auf, und man glaubt, nicht genug Kraft zu haben, alles zu bewältigen. Bemerkenswerterweise stellt man spätestens nachmittags fest, daß man doch alles zufriedenstellend geschafft hat.

Menschen, die immer wieder Hornbeam brauchen, wuchsen oft in Verhältnissen auf, in denen der Tagesablauf sehr stark von Routine geprägt war; vieles wurde getan, weil es eben getan werden mußte. Ungeliebte Tätigkeiten werden subjektiv als anstrengender erlebt, als sie tatsächlich sind, weil man sich immer wieder neu dazu motivieren muß.

Die Hornbeam-Müdigkeit ist eine Erschöpfung, die durch zu einseitige Belastung der geistigen Ebene bei fehlendem Ausgleich entsteht. Sie kann vorübergehend sein, aber auch zum chronischen Zustand werden. Vorübergehend, wenn z. B. ein Student monatelang an seinem Schreibtisch für ein Examen gebüffelt und seine Sportaktivitäten gestrichen hat. Oder wenn ein Patient lange mit einem Knochenbruch im Bett gelegen, viel gelesen, nachgedacht und geplant hat, ohne an die frische Luft zu kommen. Eine Art kopflastige Müdigkeit veranlaßt ihn dann, zu glauben, er sei noch viel zu schwach, um Bewegungsübungen zu machen.

Die längerfristige Hornbeam-Müdigkeit ist typisch für den Bürger der modernen Leistungsgesellschaft, der zuviel konsumiert (z. B. Fernsehen) und zuwenig produziert. Er nimmt viel mehr Eindrücke auf, als er geistig verdauen kann, und findet morgens mit einem dicken Kopf nur schwer aus dem Bett. Dieser halbautomatische Zeitgenosse lebt ein eingefahrenes Routineleben, in dem auch Freizeit und Erholung vorausgeplant werden. Äußerlich passiert vielleicht sogar relativ viel, aber innerlich zuwenig. Die seelische Spannkraft erlahmt.

Interessanterweise ist die Hornbeam-Müdigkeit wie weggeblasen, wenn einmal etwas Unvorhergesehenes passiert, das diesen Menschen auf anderer Ebene fordert und dadurch aus seiner Routine herausreißt. So klingelt etwa beim abendlichen Fernsehen das Telefon, eine lange nicht gesehene Freundin ist auf der Durchreise und schlägt ein Treffen am Bahnhof vor. Obwohl man eben noch fast eingenickt wäre, ist man jetzt hellwach und spurtet los …

Das Mißverständnis im negativen Hornbeam-Zustand liegt in einer materialistisch ausgerichteten Selbstbegrenzung der Persönlichkeit, bei der die Frage nach der Freude nicht mehr gestellt wird. Man reagiert schwerhörig auf die Impulse des Höheren Selbst und rastet statt dessen in bequem gewordene Automatismen ein. Damit nimmt man sich immer mehr spontane Entwicklungsmöglichkeiten und vieles, was das Leben wirklich lebendig und lebenswert macht.

Im negativen Hornbeam-Zustand ist das Energiesystem des Menschen durch Einseitigkeit und fehlenden Wechsel zwischen Anspannung und Entspannung aus dem Gleichgewicht geraten. Die verschiedenen Energieebenen kommunizieren nicht ausreichend, der Energieaustausch ist gestört, der Energieumsatz herabgesetzt. Das Ergebnis kann nur ein Energiedefizit sein.

Sensitive beschreiben die Hornbeam-Blütenenergien als eine erfrischende kühle Dusche, unter der sich die einzelnen energetischen Ebenen wieder gleichmäßig ausrichten und straffen. Hornbeam gibt Rückgrat, heißt es an anderer Stelle. Der Kopf wird wieder klar, die Wahrnehmung lebhafter, die Impulse des Höheren Selbst kommen wieder an. Dadurch wird auch das Maß für den gesunden Wechsel zwischen Aktivität und Passivität wiedergefunden. Die Freude am Leben und an der Arbeit kehren zurück und damit die Gewißheit, genügend Kraft zu haben, um das zu schaffen, was man schaffen möchte.

Hornbeam tritt oft zusammen mit White Chestnut auf. Bewährt ist Hornbeam in Kompressenanwendungen für müde und gereizte Augen, besonders, wenn man sehr lange am Computer gesessen hat. Andere wenden Hornbeam zur äußeren Behandlung von erschlafftem Bindegewebe an. In der Drogenrehabilitation hat sich die energetisch straffende Wirkung von Hornbeam bewährt. Schließlich gehört Hornbeam auch zu jenen Blütenessenzen, die erschlafften Pflanzen wieder Kraft geben.

Hornbeam – Schlüsselsymptome

Kopf-Müdigkeit; seelische Erschlaffung als vorübergehender oder länger andauernder Zustand.

Reaktionen im blockierten Zustand

- man hat das Gefühl, für die Bewältigung des Alltags nicht genügend Kraft zu haben
- man fühlt sich »kopflastig«, müde und erschlafft
- inneres Katergefühl, »Montagmorgengefühl«
- der Kopf brummt nach zu langem Fernsehen, zu vielem Lesen, zu vielem Lernen und anderen Reizungen der Sinne
- man erwartet, daß die vor einem liegende Arbeit sehr anstrengend wird
- man fühlt sich unmotiviert und geistig träge
- man zweifelt morgens im Bett daran, daß man die Tageslast bewältigen wird; war man erst einmal unter der Dusche, wird es besser
- schon beim Gedanken an eine bestimmte Tätigkeit überkommt einen lähmende Müdigkeit
- man hat keinen Schwung mehr, fühlt sich dauernd überfordert
- man muß sich zu jeder täglichen Pflichterfüllung aufraffen und überwinden
- nach längerem Krankenlager glaubt man, daß man noch nicht wieder genug Kraft hat, um arbeiten zu können, obwohl es objektiv nicht stimmt

- man glaubt, ohne Stimulantien wie Kaffee, Tee oder Stärkungsmittel nicht mit einer Arbeit anfangen zu können
- man wird munter, wenn man durch interessante Aufgaben aus seiner lähmenden Trägheit herausgeholt wird
- seelische Ermüdung durch jahrzehntelanges Verrichten ungeliebter Tätigkeiten
- man kommt morgens schwer aus dem Bett, steht müder auf, als man sich abends hingelegt hat
- möglicherweise Druck oder Brennen in oder um die Augen herum
- oft Bindegewebsschwäche als Ausdruck mangelnder seelischer Spannkraft

Sie brauchen die Blüte, wenn ein bis zwei Reaktionen in Ihrer jetzigen Situation ganz genau zutreffen.

Positives Potential

- lebhafter Geist, Sinn für Ausgleich und Abwechslung
- man kann aus der Routine ausbrechen und unerwarteten Impulsen spontan nachgeben
- man weiß, daß man seine täglichen Aufgaben mit Schwung und ohne übermäßigen Kraftaufwand bewältigen kann
- man weiß, daß jeder Tag anders ist, und kann sich auf seine Arbeit freuen

Kraftformeln

»ICH FÜHLE MICH FRISCH.«

»ICH HABE SCHWUNG.«

»ICH ARBEITE GERN.«

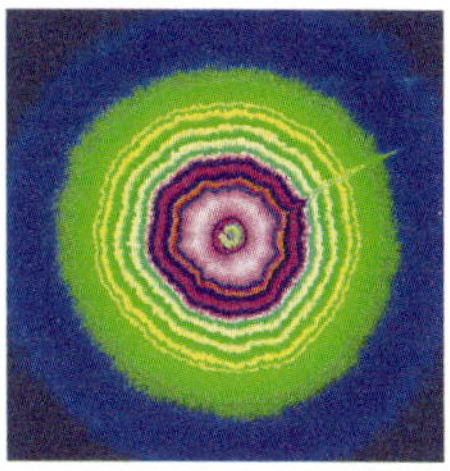

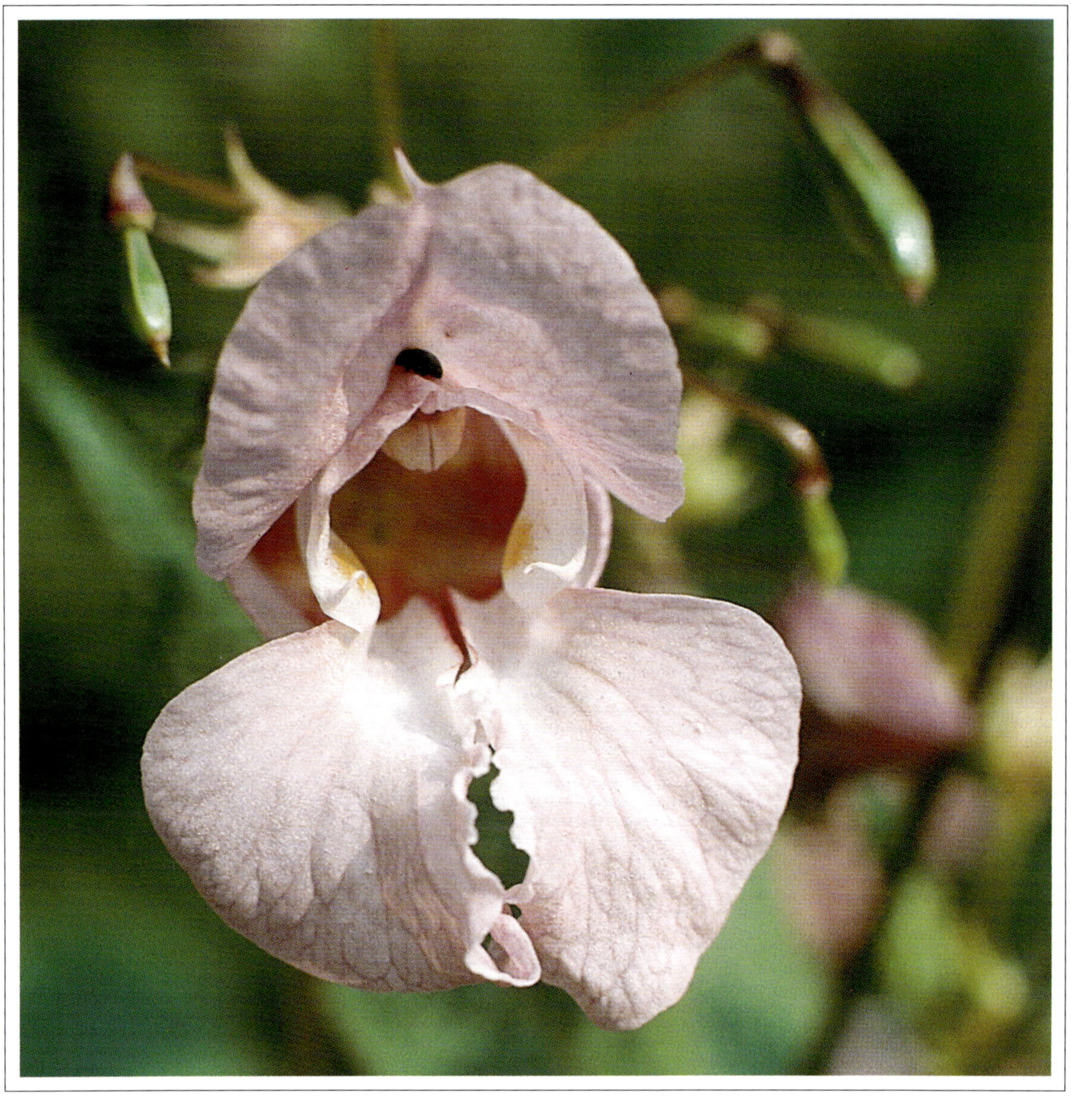

18. Impatiens – Die Zeit-Blüte

Von der Ungeduld … zur Geduld

Impatiens ist mit dem Seelenpotential der Geduld und Sanftmut verbunden. Im negativen Impatiens-Zustand ist man ungeduldig und reagiert aus innerer Anspannung heraus gegenüber seiner Umwelt oft gereizt.

Da im eigenen Kopf alles sehr schnell abläuft, kommt einem die gesamte Umgebung sehr langsam vor. Man fühlt sich wie ein rassiges Rennpferd, das gezwungen ist, mit einem groben Ackergaul zusammen einen Pflug zu ziehen, und paßt sich innerlich frustriert dem langsameren Lebens- und Arbeitstempo seiner Umgebung an. Aber dieser Anpassungsprozeß an ein niedrigeres Energieniveau irritiert, verbraucht viel Nervenkraft und führt zu geistiger Dauerspannung.

Impatiens-geprägte Menschen sind als Vorgesetzte nicht immer beliebt, weil sie eigentlich alles besser können und dies ihren Untergebenen auch vielfach wenig diplomatisch zu verstehen geben: »Ach, lassen Sie mal, ehe ich Ihnen das lange erkläre, habe ich es schon selbst gemacht!« Lehrmeistern mit Impatiens-Charakter fällt es sehr schwer, den anfänglichen Ungeschicklichkeiten ihrer Lehrlinge geduldig und tatenlos zuzusehen: »Gib her, das macht mich ganz kribbelig!«, und schon haben sie das Werkstück selbst in der Hand. Gern nehmen sie ihren Kollegen in der Diskussion auch das Wort aus dem Mund.

An Menschen im Impatiens-Zustand eine noch so diplomatische Bemerkung der Kritik zu richten ist gefährlich. Wie eine Stichflamme schießt ihr Adrenalinspiegel hoch, wobei ihr Zornesausbruch allerdings ebenso schnell wieder verraucht, wie er entstanden ist. Impatiens-Chefs »treiben die Dinge voran« und halten Bedächtigkeit für Zeitverschwendung. Manche glauben, auch ihre Mitarbeiter zu einem, wie sie meinen, vernünftigen Arbeitstempo antreiben zu müssen. Das bringt ihnen dann den nicht gerade schmeichelhaften Titel »Einpeitscher« ein.

Fast tragisch dabei ist, daß Menschen im Impatiens-Zustand diese Rolle nicht gern spielen. Sie haben keine Führungsambitionen wie etwa Vine-Charaktere und würden es vorziehen, ganz allein für sich zu arbeiten und die Dinge in ihrem eigenen Tempo, ohne Einmischung von außen, »durchzuziehen«. Ihre Unabhängigkeit ist ihnen sehr wichtig. Darum ordnete Bach Impatiens der Gruppe »Einsamkeit« zu. Impatiens-Charaktere kennen ihre Schwierigkeiten und sind darum in ausgeglichenen Momenten für gutgemeinte Ratschläge aufgeschlossen und dankbar.

Menschen im negativen Impatiens-Zustand sind geistige Sprinter. Manche erkennt man buchstäblich schon beim Trinken an der Mutterbrust. Sie sehen schneller, feuern ihre Sätze heraus wie ein Maschinengewehr, reagieren blitzartig, entscheiden ad hoc – und sind dann natürlich auch schneller erschöpft. »Ich habe solchen Hunger, daß ich Menschen anfallen könnte!« – ein Standardausruf einer Impatiens-Patientin drei Stunden nach dem Frühstück. Sprach´s und verschlang danach regelmäßig viel zu schnell zu viele Tramezzini, was wenig später Magenschmerzen verursachte.

Ihre Wechselgewitter-Veranlagung sieht man Impatiens-geprägten Charakteren vielfach auch äußerlich an. Sie können blitzartig feuerrot und wieder blaß werden. Ihre nervöse Innenspannung kann zu plötzlichen krampfartigen Schmerzen in verschiedenen Körperteilen führen. Überfunktionen aller Art sind naturgemäß bei ihnen häufig. Ihre starke innere Unruhe, mit der sie sich selbst unter Hochspannung setzen, macht Impatiens-typische Menschen latent unfallgefährdet. Trotzdem passiert ihnen im Endeffekt weniger, als man fürchtet, weil sie durch ihre blitzschnellen Reaktionen viele kritische Situationen auffangen können.

Das Mißverständnis im negativen Impatiens-Zustand liegt in zu großer Eigenwilligkeit und Selbstbegrenzung der Persönlichkeit. Man vergißt, daß jeder Mensch Teil eines großen Ganzen ist, in dem letztlich jeder auf jeden angewiesen ist, also auch man selbst auf anscheinend unfähigere Mitmenschen und umgekehrt. Die Impatiens-Persönlichkeit bedenkt nicht, daß gerade der Fähigere die Aufgabe hat, seine größeren Talente in den Dienst der anderen zu stellen und ihnen so in ihrer Entwicklung zu helfen.

Menschen im Impatiens-Zustand müssen das lernen, was ihnen am schwersten fällt: ihre direkte Aktivität zurückzunehmen, ein anderes Zeitverständnis zu entwickeln, Dinge geschehen zu lassen, sich in Geduld zu üben. Das gelingt leichter, wenn man dabei das ausgeprägte lineare Denken zurücknimmt, andere Wahrnehmungs-Antennen ausfährt und jede Situation als Ganzes auf sich wirken läßt.

Menschen im positiven Impatiens-Zustand zeichnen sich durch großes Zartgefühl und eine Engelsgeduld aus. Mit dem richtigen Verständnis für die Verschiedenartigkeit der Temperamente können sie ihre Schnelligkeit und Entschlußkraft diplomatisch in den Dienst an ihren Mitmenschen stellen.

In der Praxis hat sich Impatiens im täglichen Familienleben sehr bewährt. Kinder, die beim Einkaufen oder auf Besuch quengeln und Wutanfälle bekommen, reagieren gut und schnell auf Impatiens, ebenso Eltern, denen bei der Erziehung rasch der Geduldsfaden reißt.

Meistens ist der Impatiens-Zustand kaum zu übersehen, denn Impatiens-Menschen sind naturgemäß extrovertiert. Wenn sie ihren Zustand nicht durch Worte zeigen, erkennt man ihn an Angewohnheiten wie Trommeln mit den Fingern, Wippen auf dem Stuhl o.ä. Tritt der Zustand auch bewegungsmäßig nicht in Erscheinung, kann ein plötzlicher nervöser Hautausschlag oder Juckreiz auf Impatiens hinweisen. Sehr häufig ist gerade der Impatiens-Zustand nur die Spitze des Eisberges und löst sich erst durch Beseitigung der damit verbundenen tiefer liegenden seelischen Fehlhaltungen auf.

Impatiens – Schlüsselsymptome

Ungeduldig; leicht gereizt; überschießende Reaktionen.

Reaktionen im blockierten Zustand

- mentale Spannungen, innere Getriebenheit durch hohes inneres Tempo
- man ist ständig unter Zeitdruck
- man treibt andere grundlos zur Eile an
- alles soll schnell und reibungslos laufen
- man will immer alles sofort erledigen, kann schlecht abwarten, daß Dinge sich entwickeln

- man spricht, ißt, arbeitet schneller als andere
- Menschen, die langsamer sind, irritieren, frustrieren, »machen einen wahnsinnig«
- man ist ungeduldig und undiplomatisch mit langsameren Mitmenschen
- man nimmt anderen vor Ungeduld das Wort aus dem Mund
- man spricht seine Sätze nicht zu Ende
- man nimmt anderen vor Ungeduld Sachen aus der Hand
- man trifft hektisch Hals-über-Kopf-Entscheidungen
- man arbeitet am liebsten allein in seinem eigenen Tempo
- starkes Unabhängigkeitsbedürfnis
- man geht leicht hoch, reagiert dann schroff oder brüsk, aber der Zorn ist schnell wieder verraucht
- man schließt noch nicht ganz fertige Arbeiten ab, weil man sich nicht mehr Zeit dafür nehmen will
- wenn man im Restaurant nicht sofort bedient wird, reagiert man ungnädig
- wenn man krank ist, sollen die Symptome sofort wieder verschwinden
- Kinder, die nicht stillsitzen können, nervöse Bewegungen, Zappelphilipp
- weil das Kräftereservoir durch die hochtourigen Aktivitäten schnell verbraucht ist, sind kurzfristige Erschöpfungszustände und nervlich verursachte, plötzliche Spannungsschmerzen möglich

Sie brauchen die Blüte, wenn ein bis zwei Reaktionen in Ihrer jetzigen Situation ganz genau zutreffen.

Positives Potential

- schnell in Auffassung, Denken und Handeln – innerlich unabhängig
- man kann gut Entwicklungen ankurbeln und Dinge ins Laufen bringen
- man kann sich besonders gut auf verschiedene Naturelle und Temperamente einschwingen
- man kann abwarten, wie Dinge sich in ihrem eigenen Tempo folgerichtig entwickeln
- Geduld, Zartgefühl, Sanftmut

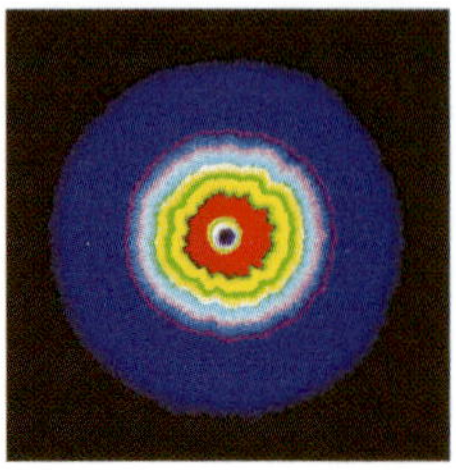

Kraftformeln

»ICH NEHME MIR ZEIT.«

»ICH HABE GEDULD.«

»ICH ENTSPANNE MICH.«

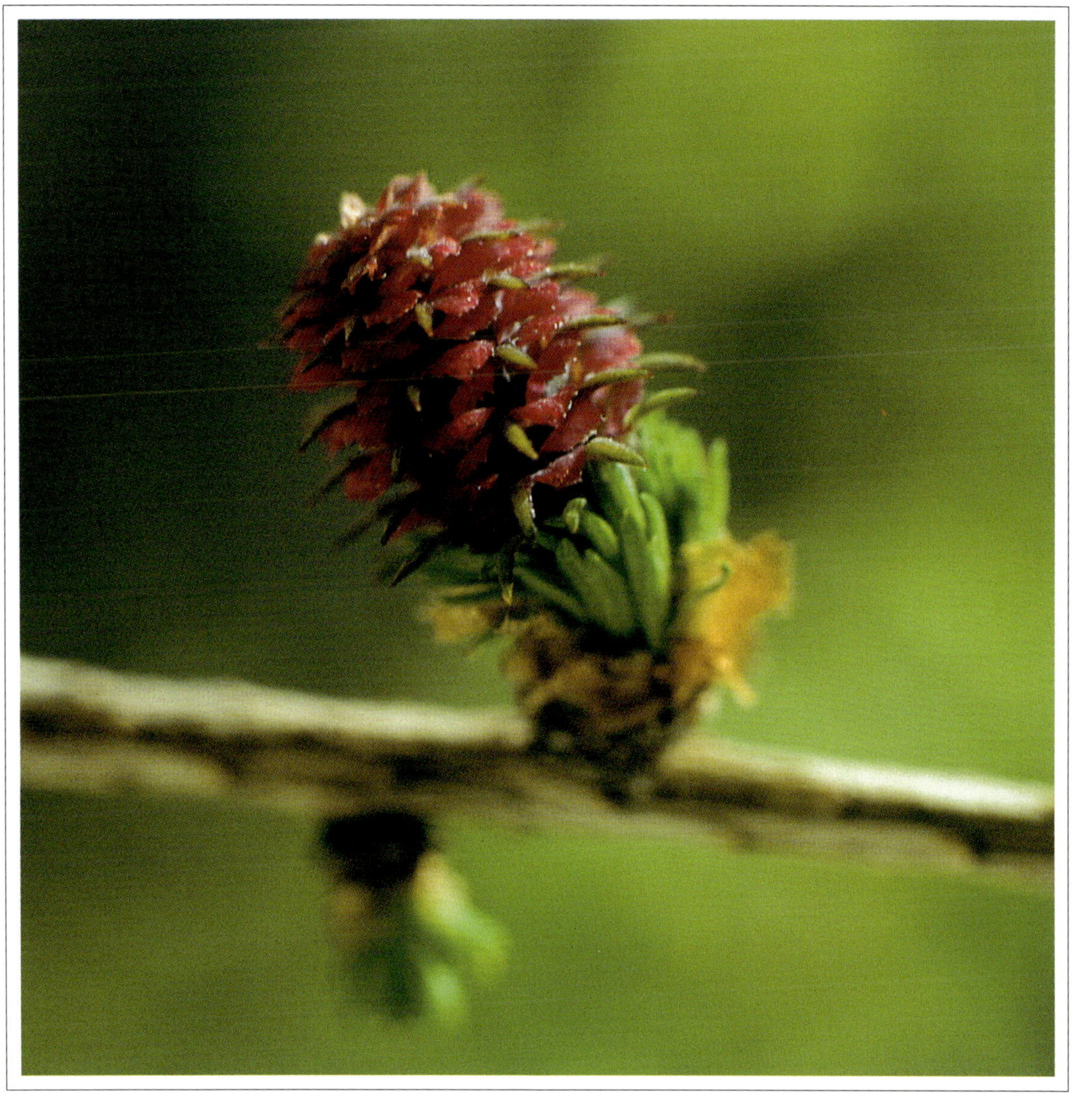

19. Larch – Die Selbstvertrauens-Blüte

Von der Selbstbegrenzung ... zur Selbstentfaltung

Larch ist verbunden mit dem Seelenpotential des Selbstvertrauens. Im negativen Larch-Zustand fühlt man sich anderen Menschen von vornherein unterlegen.

»Ich habe eben kein musikalisches Gehör ...« »In bezug auf EDV ist bei mir Hopfen und Malz verloren ...« »Ich kann nun mal nicht rechnen ...«: Man *zweifelt* nicht einmal mehr an den eigenen Fähigkeiten, sondern ist gefühlsmäßig vollkommen von der eigenen Unfähigkeit *überzeugt*. Und weil man anscheinend so genau weiß, daß man bestimmte Dinge nicht kann, versucht man es auch gar nicht erst.

Damit nimmt man sich das Schönste, was dieses Leben zu bieten hat, nämlich die Chance zu lernen, sich durch neue Erfahrungen immer wieder zu verändern, wirklich intensiv zu leben. Die Persönlichkeit entfaltet sich nicht, sondern verarmt. Zurück bleibt ein Gefühl der Mutlosigkeit und eine ganz feine, unterschwellig erlebte Wehmut.

Der Irrtum liegt im negativen Larch-Zustand darin, daß die Persönlichkeit zu sehr an negativen Erfahrungen vergleichend festhält, anstatt sich von ihrem Höheren Selbst vertrauensvoll auf ihrem Lebensweg führen zu lassen, in dem Bewußtsein, daß Erfolge und Fehlschläge gleichermaßen wertvoll sind.

Wenn es im Leben vieler Menschen zum Problem wird, die eigenen Grenzen zu erkennen, so ist es im Larch-Zustand genau umgekehrt. Hier werden bestimmte Grenzen von vornherein als selbstverständlich akzeptiert, ja vorausgesetzt. Und an diesen Grenzen kommt jede Entfaltung zum Stillstand.

Larch-Charaktere wirken auf ihre Umwelt oft sehr »vernünftig«, sie begründen scheinbar ganz logisch, warum sie bestimmte Dinge nicht können und nicht wollen: »Als Frau habe ich da auf die Dauer doch keine Chance.« »Ich habe eben kein Abitur wie die anderen.« »Ich würde ja gern, aber ich weiß jetzt schon, daß ich nicht so fähig bin wie meine Mitbewerber.«

Die Grundlagen zu diesen echten Minderwertigkeitskomplexen werden häufig schon in der frühesten Kindheit gelegt, z. B. wenn die eigenen Entwicklungsfortschritte ständig an denen anderer Kinder gemessen werden: »So intelligent wie deine Schwester bist du nicht!« Häufig sind es auch die Selbstwertprobleme der Eltern, die das Kind regelrecht aufgesogen hat. Larch-Reaktionen können aber auch entstehen, wenn man in einer wesensfremden Umgebung groß wurde, z. B. als künstlerisch begabtes Kind in einer Sportlerfamilie. Im Erwachsenenalter kann es beispielsweise dann zu einem chronischen Larch-Zustand kommen, wenn man als Flüchtling, aus einem anderen Kulturkreis stammend, den Anforderungen der hiesigen Arbeitgeber nicht gerecht werden kann. Die Erwartung zu versagen wirkt wie eine eingebaute Automatik, die durch jedes erneute Versagen verstärkt wird und so immer weiteres Versagen hervorruft. Ein Teufelskreis.

Analog zu der feineren Struktur des Lärchenbaums sind auch die Menschen, die häufig Larch brauchen, seelisch fein strukturiert und reagieren stark auf andere Persönlichkeiten. Sie vergleichen und messen sich mit deren Maßstäben. Dabei müssen sie zwangsläufig schlechter abschneiden, da es ja nicht die eigenen Maßstäbe sind. Das ist schade, denn häufig sind sie nicht nur genauso fähig, sondern sogar fähiger als andere.

Ein typisches Beispiel: Die Assistentin des Einkäufers in einem Warenhauskonzern, die dort einmal als Sekretärin angefangen hat, erweist sich im Laufe der Jahre als fähiger und tüchtiger als ihr Chef. Als der Einkäuferposten in einer anderen Abteilung neu zu besetzen ist, raten ihr wohlmeinende Kollegen, sich dort zu bewerben. Die Assistentin lehnt mit der Begründung ab, daß sie ja nur eine Sekretärinnenausbildung habe, ein Argument, das bei realistischer Betrachtung ihrer erwiesenen Fähigkeiten völlig bedeutungslos ist. Gleichzeitig erzählt sie mit einer gewissen unterschwelligen Bewunderung von ihrer Freundin, die einen ähnlichen Schritt gewagt und gemeistert hat. Es ist kein Neid wie bei Holly und keine Verbitterung wie bei Willow in ihren Worten zu spüren, sondern nur eine Bescheidenheit, die ihren Kollegen unangebracht erscheint: eine falsche Bescheidenheit, die ihre unerkannte Sehnsucht nach eigener Entfaltung überdeckt.

Die Larch-Energie hilft, selbstbeschränkende Vorstellungen aufzugeben und angelegte, bislang ungenutzte Fähigkeiten zu entfalten. Irgendwie kann man die Dinge plötzlich »lockerer« sehen und neue Möglichkeiten in Betracht ziehen. Man ergreift die Initiative in dem gelassenen Bewußtsein, daß es entweder positiv oder negativ ausgehen kann, wobei beide Möglichkeiten nicht überbewertet werden. Der Satz »Ich kann nicht« wird aus dem Repertoire gestrichen. Weil man seine Situation weiterhin selbstkritisch, aber jetzt mit positiver Grundhaltung analysiert, erkennt man seine eigenen, ganz individuellen Fähigkeiten immer besser und findet seinen angemessenen Platz im Leben.

Larch kommt sowohl als langfristiges Mittel als auch zur Behandlung vorübergehender Störungen des Selbstbewußtseins in Frage. Bewährt hat es sich etwa vor Klassenarbeiten oder Examen, in Scheidungsverfahren, in denen meistens das Selbstbewußtsein beider Partner einen Tiefschlag erleidet, und bei Kindern, die nichts anpacken, sondern immer Mamma oder Pappa vorschicken wollen.

Behinderten Menschen, aber auch solchen, die sich aufgrund ihrer Sprache oder Hautfarbe diskriminiert fühlen, gibt Larch wieder Selbstvertrauen.

Gute Erfahrungen haben Praktiker auch bei der Behandlung von Alkoholkranken gemacht, die »trinken, um zu vergessen, daß sie nicht so tüchtig sind wie andere«, außerdem bei der Behandlung von Potenzstörungen mit der typischen fixierten Erwartungshaltung, wieder zu versagen.

Zwei Empfehlungen für Menschen im negativen Larch-Zustand: erstens, gezielt zu beobachten, daß auch andere, scheinbar Fähigere, »nur mit Wasser kochen«; zweitens, eine persönliche »Stärkenliste« zusammenzustellen, mit täglichen Beobachtungen, wo man gut, ja vielleicht sogar besser als andere war. (Dies gilt nur für den Anfang der »Larch-Therapie«, später sollte man das »Vergleichen« ganz aufgeben.)

Larch – Schlüsselsymptome

Erwartung von Fehlschlägen durch Mangel an Selbstvertrauen; Minderwertigkeitskomplexe.

Reaktionen im blockierten Zustand

- man fühlt sich anderen Menschen von vornherein unterlegen

- was man an anderen bewundert, traut man sich selbst nicht zu
- man vergleicht sich mit anderen, immer zum eigenen Nachteil
- man ist fest davon überzeugt, daß man etwas nicht schaffen kann, und versucht es deshalb gar nicht erst
- man stellt sich zurück
- wenn man eine Chance bekommt, verhält man sich passiv und zögernd
- man schiebt Krankheit vor, um eine Sache nicht in Angriff nehmen zu müssen
- falsche Bescheidenheit aus Mangel an Selbstvertrauen
- man fühlt sich zweitklassig, weniger wert aufgrund von Herkunft, Sprache, Hautfarbe, Behinderung
- Kinder fühlen sich in der Schule als Versager
- Selbstwertprobleme von Zweitgeborenen
- man hat nicht die berufliche Stellung, die man aufgrund seiner Fähigkeiten eigentlich haben müßte

Sie brauchen die Blüte, wenn ein bis zwei Reaktionen in Ihrer jetzigen Situation ganz genau zutreffen.

Positives Potential

- man weiß, daß man grundsätzlich fähig ist, wichtige persönliche Anliegen zu verwirklichen
- man kennt und akzeptiert seine eigenen Stärken und Schwächen
- man entwickelt seine eigenen, individuellen Leistungsmaßstäbe
- man entfaltet und nutzt seine Begabungen
- man ergreift realistisch seine Chance
- man nimmt seinen angemessenen Platz in der Gemeinschaft ein

Kraftformeln

»ICH KANN ES.«

»ICH WILL ES.«

»ICH TUE ES.«

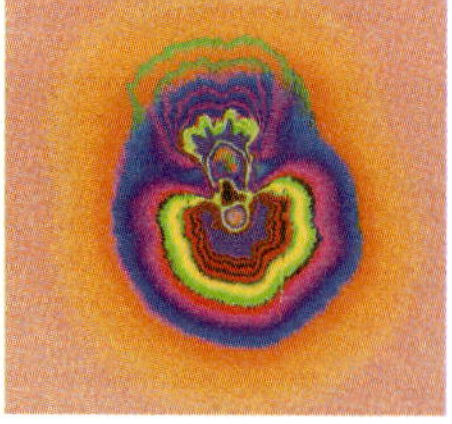

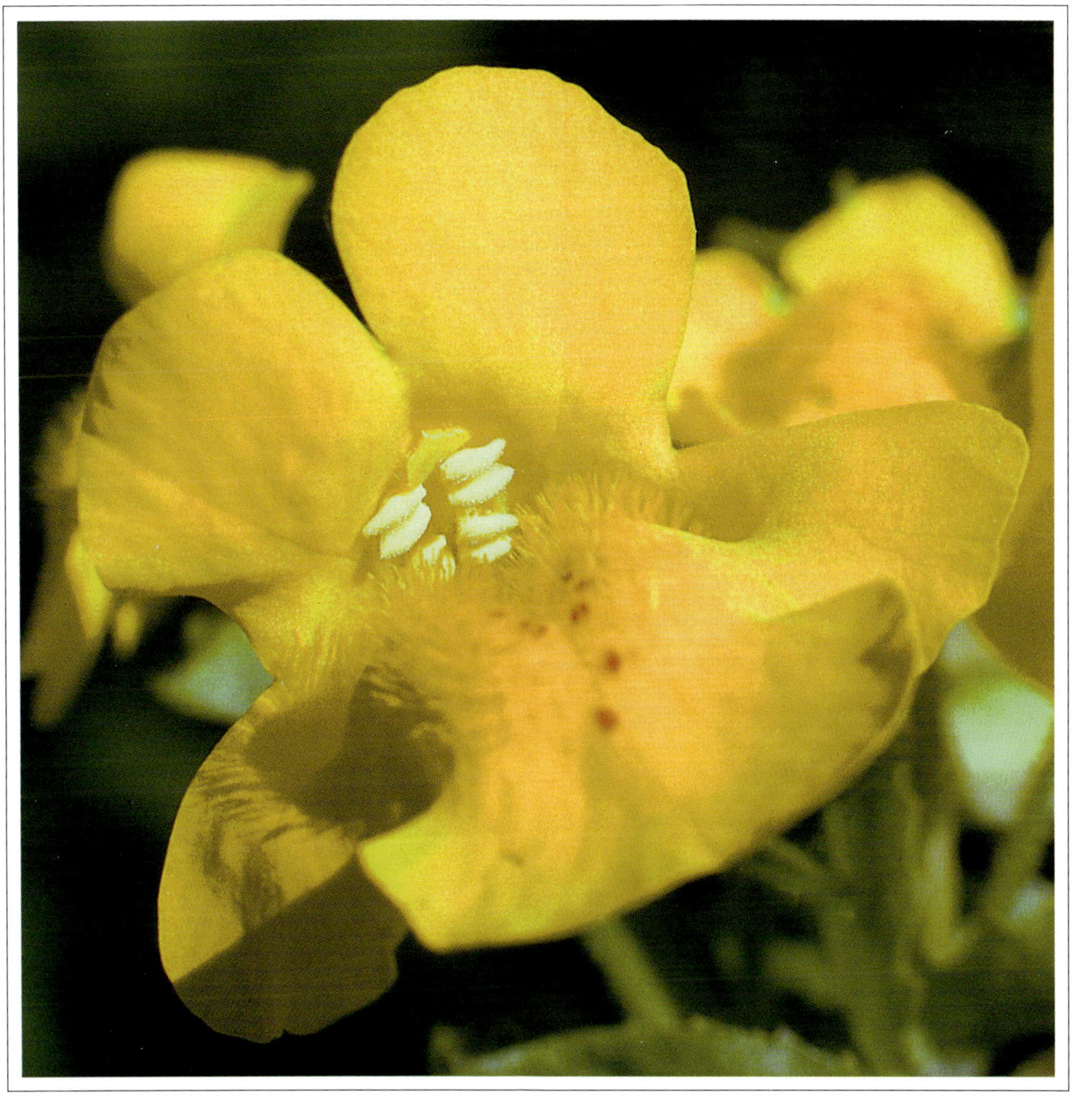

20. Mimulus – Die Tapferkeits-Blüte

Von der Angst vor der Welt ... zum Vertrauen in die Welt

Mimulus ist verbunden mit den Seelenqualitäten der Tapferkeit und des Vertrauens. Im negativen Mimulus-Zustand muß man lernen, seine übertriebenen, oft kindlichen Ängste zu überwinden.

Menschen im Mimulus-Zustand leiden unter ganz konkreten Ängsten, z.B. der Angst, eine Rolltreppe zu benutzen, oder der Angst vor Aids. Es sind greifbare Ängste, die das tägliche Leben mit sich bringt, wie die Angst, Besuch einzuladen, die Angst vor dem Hund des Nachbarn oder die Angst vor dem Zahnarzt. Mimulus-

Menschen würden von selbst nie über ihre Ängste sprechen. Spricht man sie jedoch direkt darauf an, kommen immer weitere Ängstlichkeiten und Befürchtungen zutage: Angst davor, abends allein zu sein, Angst vor Diskussionen um das Wirtschaftsgeld, Angst vor einer schwierigen Garageneinfahrt. Die Liste der Mimulus-Ängste ließe sich endlos fortsetzen. Sie umfaßt praktisch alle Grade und Schattierungen der großen menschlichen Ängste, die man im realen Leben haben kann.

Man könnte meinen, Mimulus-Ängste seien die Reste der Urangst des neugeborenen Babys vor der rauhen Welt und vor dem Leben in einem physischen Körper. Das Mimulus-Baby, das beim Aufwachen ohne erkennbaren Grund zu weinen beginnt, zeigt deutlich, wie schmerzlich das Eintauchen in diese physische Realität zu sein scheint. Mimulus-geprägte Menschen sagen manchmal, daß ihnen ihr ganzes Dasein in dieser Welt schwer auf den Schultern liegt. Man hat den Eindruck, Mimulus-Charaktere fühlen immer noch wie Kinder, die im Grunde ihres Herzens nicht wirklich erwachsen werden wollen.

Oft sind stark Mimulus-geprägte Menschen zart gebaut oder haben andere äußerliche Züge der Feinheit. Einige von ihnen erinnern an menschgewordene, kostbare Porzellanpuppen. Andere nennt man mit liebevollem Lächeln »Hasenfüßchen«, weil sie scheinbar immer beschützt werden müssen. Ihre hohe Sensibilität läßt viele Mimulus-Charaktere im Umgang mit anderen leicht erröten, stottern oder plötzlich mit belegter Stimme sprechen. Andere reden aus Nervosität viel zuviel, kichern nervös oder bekommen schnell feuchte Hände.

Es gibt aber auch Mimulus-Vertreter, die ihren Zustand äußerlich gut überspielen können und im Alltag bewußt kraftvoll und extrovertiert auftreten. Erst auf den zweiten Blick bemerkt man, daß sie eigentlich eher zurückhaltend und sensibel sind und im tiefsten Inneren gar nicht so viel mit dieser Welt zu tun haben möchten. Bei Künstlerpersönlichkeiten, Musikern, Schauspielern und Malern ist dieser Zug häufig ausgeprägt.

Im negativen Mimulus-Zustand hat man »Schwierigkeiten mit der Masse«. Man mißt mit feinerem Maß und kann von allem weniger verkraften als andere Zeitgenossen: weniger Lärm, weniger grelles Licht, weniger Essen, weniger Aktivitäten ... Im Mimulus-Zustand ist man gegen viele Umwelterscheinungen überempfindlich. Man fühlt sich – so das Zitat einer englischen Bachspezialistin – wie ein Kolibri, den es in einen Krähenschwarm verschlagen hat.

Viele Mimulus-geprägte Menschen werden krank, wenn sie zu sehr unter Druck geraten. Sie bekommen dann »ihr Kopfweh«, »ihre Bauchschmerzen« oder »ihre Blasenbeschwerden«. Genesende Mimulus-Patienten neigen dazu, sich aus übergroßer Vorsicht zu lange zu schonen und so den Heilungsprozeß hinauszuzögern.

Mimulus-Charaktere geben sich, schon aufgrund ihrer sensiblen Konstitution, meistens friedfertig, ihre gelegentlichen Zornesausbrüche sind nicht besonders eindrucksvoll. Sie wirken auf ihre Umwelt dann etwa so bedrohlich wie ein wütender Schmetterling.

Menschen, die viel Mimulus brauchen, müssen zwei Dinge lernen. Erstens mit ihrer sensiblen Konstitution, die grundsätzlich etwas Kostbares ist, zu leben. Dazu gehört auch, sich ab und zu ohne Schuldgefühle von dieser Welt zurückzuziehen, um die Vitalreserven wieder aufzufüllen und dem Nervensystem Erholung zu gönnen. Es ist sehr wichtig, daß sie ihr eigenes Zimmer haben. Zweitens sollten sich Mimulus-geprägte Menschen auch auf geistiger Ebene mit dem Phänomen der Angst auseinandersetzen und zur Kenntnis nehmen, daß ihre ängstlichen Gedanken Kräfte sind, die wie alle Gedanken die Tendenz haben, sich zu materialisieren. Jeder Angstgedanke verstärkt den vorhergehenden, bindet weitere Energien und verstrickt den Menschen immer stärker in seine Befürchtungen.

»In der Welt habt ihr Angst, aber seid getrost, denn ich habe die Welt überwunden.« In diesem Satz aus dem Neuen Testament liegt der Schlüssel für den positiven Mimulus-Zustand. Solange die Persönlichkeit nur mit weltlichen Maßstäben mißt, wird sie immer wieder mit konkreten Ängsten konfrontiert werden. Wenn sie sich aber nach den Gesetzen ihrer Seele führen läßt, ihre weltliche Abgegrenztheit aufgibt und sich mehr zum großen Ganzen hinwendet, kann auch sie die Welt ihrer unangebrachten Ängstlichkeiten überwinden.

Wenn man Mimulus nimmt, findet man aus der Fülle seiner übertriebenen Befürchtungen und Ängstlichkeiten zu seinem eigentlichen kraftvollen Wesen. Man erkennt, daß die Angst in erster Linie ein geistiges Problem ist, dem man mit geistigen Mitteln beikommen kann, und lernt so, besser damit umzugehen. Man hört auf, sich vor bestimmten Ereignissen etwas Schlimmes vorzustellen, und kann sie mit realistischen Erwartungen auf sich zukommen lassen. Man wächst über seine Ängstlichkeiten hinaus und kann mit seinem feinen Humor und Verständnis Menschen in ähnlicher Situation helfen.

Taucht Mimulus in einem Beratungsgespräch auf, sollte man die momentane konkrete Angst wie z. B. jene, sich als neuer Mieter den Nachbarn vorzustellen, immer ganz ausdrücklich benennen und dann zum Ausdruck bringen, daß Mimulus jetzt helfen wird, diesen spezifischen Angstblock aufzulösen. Unter Umständen empfiehlt es sich zusätzlich, den mutigen Umgang mit der bevorstehenden Situation vorher bewußt zu üben oder einzustudieren.

Ist diese spezifische Angst dann im Verlauf der Behandlung verschwunden, haben sich erfahrungsgemäß gleich einige andere Ängste mit aufgelöst.

Mimulus – Schlüsselsymptome

Furchtsamkeit; Scheu; spezifische Ängste, die man benennen kann; »Angst vor der Welt«.

Reaktionen im blockierten Zustand

- schüchtern, zaghaft, vorsichtig
- körperlich empfindlich, Empfindungsnaturell
- man ängstigt sich vor einer Situation, behält seine Befürchtungen jedoch für sich
- man stellt sich alles schwieriger oder gefährlicher vor, als es ist
- es gibt immer etwas, vor dem man gerade Angst hat
- konkrete Ängste und »Phobien« z. B.: Angst vor kalten Füßen, dunklen Hausfluren, bestimmten Krankheiten und Schmerzen, schmerzhaftem Sterben, Geldverlust, Unfällen, Menschenmengen, Angst davor, Angehörige zu verlieren, Angst vor Pferden, Mäusen, Hunden und anderen Tieren, Angst vor dem Telefonieren, vor neuen Situationen, Angst davor, ins Krankenhaus zu kommen, Platzangst, Schwellenangst, Lampenfieber
- Überempfindlichkeiten aller Art, z. B. gegen Kälte, Lärm, grelles Licht, lautes Sprechen, starke Gerüche, Widerspruch
- man möchte in Ruhe gelassen, nicht angesprochen werden
- man ist aus Ängstlichkeit innerlich angespannt
- man leidet zeitweise unter Sprachschwierigkeiten, Stottern oder nervösem Lachen, man redet aus Nervosität besonders viel
- man wird leicht rot, bekommt feuchte Hände
- man schiebt aus Ängstlichkeit unbewußt die Dinge vor sich her
- man schreckt vor Neuem zurück, braucht immer eine Anlaufzeit
- man hofft, daß sich bestimmte Dinge von selbst erledigen
- man hat Angst davor, allein zu sein, ist aber trotzdem in Gesellschaft schüchtern und nervös
- man wird sehr ängstlich, wenn man auf Widerstand stößt oder etwas nicht gleich klappt
- man ist übervorsichtig während der Genesung; man traut sich z. B. nicht, sein gebrochenes und nun geheiltes Bein wieder zu bewegen
- man wird leicht krank, wenn Dinge, vor denen man Angst hat, bevorstehen
- Babys weinen morgens beim Aufwachen ohne erkennbare Ursache
- Kinder fremdeln oder klammern sich ängstlich an die Mutter
- Kinder wollen keine Märchen hören, in denen Gewalt vorkommt

Sie brauchen die Blüte, wenn ein bis zwei Reaktionen in Ihrer jetzigen Situation ganz genau zutreffen.

Positives Potential

- man ist seinen Ängsten entwachsen, kennt seine Grenzen und kann mit heiterer Gelassenheit die Dinge auf sich zukommen lassen
- man fühlt sich dem Leben gewachsen und kann Dinge mutig angehen
- feiner, sensibler Zeitgenosse
- persönliche Tapferkeit und Verständnis für andere Menschen in ähnlichen Lebenslagen

Kraftformeln

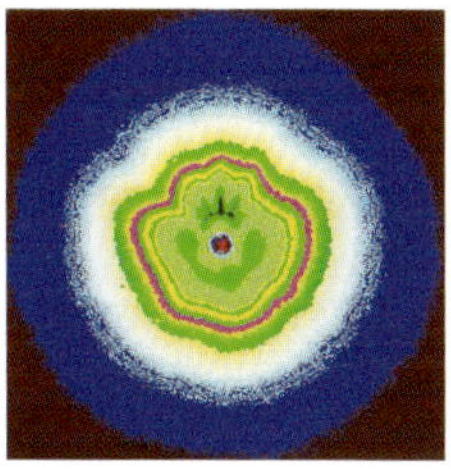

»ICH BIN TAPFER.«

»ICH WAGE ES.«

»ICH TRETE VOR.«

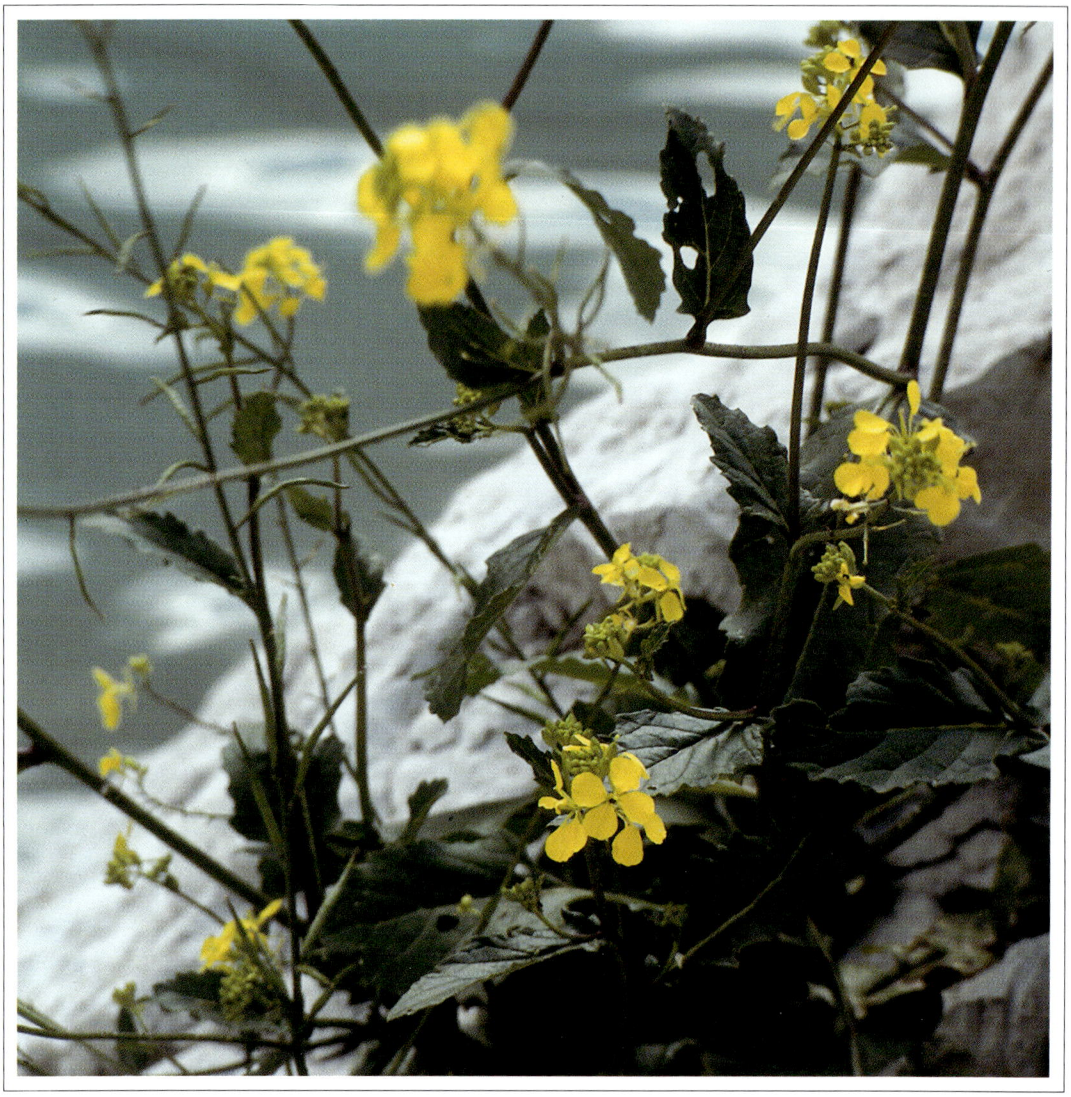

21. Mustard – die Licht-Blüte

Vom Seelenschmerz … zur Seelengrösse

Mustard ist verbunden mit den Seelenqualitäten der Heiterkeit und lichten Klarheit. Im negativen Mustard-Zustand ist man von düsterer Schwermut umfangen.

Aus heiterem Himmel senkt sich tiefe Melancholie wie eine schwere unbekannte Wolke auf den Menschen nieder. Sie hüllt ihn ein und legt eine Isolierschicht tiefsten Seelenschmerzes zwischen ihn und den Rest der Welt. Man ist plötzlich ein Fremder im eigenen Leben; alle Gedanken sind auf einen selbst zurückgeworfen; die Kräfte scheinen in einen unsichtbaren Siel abzufließen. Solange diese schwere

Kraft um einen ist, ist man ihr völlig ausgeliefert, und man kann sich durch keinen Trick der Welt aus diesem dunklen Traum befreien – weder durch Ablenkung noch durch Vernunftargumente. Man kann den Zustand auch nicht, wie bei Agrimony, äußerlich überspielen. Die bewegungslose dunkle Schwerkraft ist stärker. Sie hält einen so lange gefangen, bis sie sich von selbst lichtet und ebenso plötzlich wieder verschwindet, wie sie gekommen ist. Befreit und dankbar atmet man auf, bis die nächste Wolke kommt.

Diese wegen ihrer scheinbaren Unlogik irritierenden Anfälle von Weltschmerz kennt jeder Mensch, wenn auch nicht jeder in so extremer Form. Auch der Mustard-Zustand läuft oft unbemerkt mehr auf inneren Ebenen ab.

Ein extremer Mustard-Zustand läßt sich mit der Vorstufe des Krankheitsbildes der endogenen Depression vergleichen, die auch schubweise ohne unmittelbar erkennbare Ursache auftritt. Einige ihrer typischen Begleitsymptome: Verlangsamung der Bewegung, Antriebsschwäche und Reduzierung der Wahrnehmungsfähigkeit, findet man zuweilen auch im negativen Mustard-Zustand.

In diesem Zustand zeigt sich ganz besonders deutlich, daß jeder negative Seelenzustand ein Zustand herabgesetzter Schwingungsfrequenz ist, in dem alle Funktionen reduziert sind: die körperlichen – hier Langsamkeit der Bewegungen –, die seelischen – hier Antriebsarmut –, die geistigen – hier reduzierte Wahrnehmung. Speziell im Mustard-Zustand scheint es so zu sein, daß eine unbekannte starke Fremdschwingung die Eigenschwingung der Persönlichkeit weitgehend überlagert und deren Beziehung zur Welt vorübergehend fast aufhebt.

Die Antwort auf die Frage, wie der negative Mustard-Zustand entstehen könnte, fällt deshalb auch nicht leicht. Sie läßt sich aus verschiedenen Blickwinkeln betrachten. Aus spiritueller Sicht kann man ihn als Folge des Falls aus der Einheit sehen, als die Trauer des Seele um ihre verlorene Heimat.

Es gibt zu denken, daß viele große Musiker und Maler immer wieder dunklen Mustard-Zuständen unterworfen waren. Solche Menschen sind kollektiven menschlichen Gefühlsebenen gegenüber offener und schöpfen künstlerisch aus diesem »Reservoir«. Manch einer beschreibt sich als weicher Schwamm, der alles aufsaugt, gefühlsmäßig auf sich wirken läßt, um einiges davon in der Schaffensphase schließlich kreativ zu transformieren, in ein Kunstwerk umzusetzen.

Da Menschen gerade in der heutigen Zeit dazu neigen, Schmerz und Trauergefühle z. B. über Kriegsverbrechen[12] und Naturkatastrophen zu verdrängen, ist auf kollektiver Ebene ein großes Potential »ungetrauerter« Trauer vorhanden, das sich periodisch – besonders in energetischen Stagnationsphasen – auf diejenigen, die dafür offen sind, ergießt. Fehlt einem Menschen die Möglichkeit, diese Gefühlsimpulse kreativ zu nutzen, so müssen sie mehr oder weniger passiv durchlitten werden.

---

[12] Zu Beginn des Bosnienkrieges wurde von Bachblüten-Therapeuten in Deutschland, Österreich und der Schweiz überdurchschnittlich häufig Mustard verordnet.

Das Mißverständnis der Persönlichkeit im negativen Mustard-Zustand läge aus dieser Sicht in einer zu schwachen Orientierung und Ausrichtung auf den individuellen Lebensplan bei einer zu großen Offenheit gegenüber dem größeren Kollektiv. Für einen von Mustard gepägten Menschen ist es wichtig, diese Perioden als Teil des eigenen Lebensplanes zu begreifen und konstruktiv umzusetzen: Die Erfahrung zeigt, daß der Mustard-Zustand sofort leichter wird, wenn man ihn innerlich akzeptiert, bewußt in die Trauer hinein- und hindurchgeht. So gesehen ist jeder negative Mustard-Zustand, ähnlich wie Sweet Chestnut, ein kostbares Geschenk, das verschüttete Türen zu den Tiefen der eigenen Seele öffnet.

Der Mustard-Zustand tritt oft vor entscheidenden Entwicklungsschritten auf. Im Laufe seiner geistigen Entwicklung durchläuft fast jeder Mensch negative Mustard-Phasen, um auch diese dunkle kosmische Energieform in sich kennenzulernen, schmerzlich zu durchleben und dadurch zu wandeln.

Denjenigen Menschen, die eine besondere Affinität für diese Energiequalität besitzen, sollte es ein Trost sein, daß sich jede Transformation, die in einem einzelnen stattfindet, gleichzeitig immer auch auf alle anderen und auf das große Ganze auswirkt. In dem Bewußtsein, mit jedem dunklen Mustard-Tag die Welt wieder ein kleines bißchen heller gemacht zu haben, können sie ihre Mustard-Melancholie gelassener durchleben.

Edward Bach schrieb: »Mustard vertreibt die Trübsal und bringt die Freude ins Leben zurück.« Wer Mustard einnimmt, hat das Gefühl, langsam aus einem schweren dunklen Traum zu erwachen.

Menschen im positiven Mustard-Zustand können in einem Gefühl innerer Heiterkeit durch die sonnigen und trüben Tage ihres Lebens gehen. Wohl sehen sie die dunklen Wolken noch, aber sie lassen sich nicht mehr von ihnen niederdrücken.

In Ländern wie z. B. in Skandinavien, wo im Winter lange nicht die Sonne scheint, sind Mustard-Zustände häufig.

Mustard ist besonders hilfreich, wenn es im Frühjahr oder Herbst zu Schwermutsphasen kommt und wenn in der Menopause die Produktion gewisser Hormone stagniert. Kinder greifen Mustard in der Spontanwahl, wenn sie unbewußt kollektive Trauergefühle übernehmen.

Die Praxiserfahrung zeigt, daß die Niedergeschlagenheit infolge eines Ereignisses, das man kennt (Gentian), bei einem Mustard-geprägten Menschen zusätzlich noch ein Hineingleiten in einen negativen Mustard-Zustand auslösen kann.

Mustard – Schlüsselsymptome

Perioden tiefer Melancholie kommen und gehen plötzlich ohne erkennbare Ursache.

Reaktionen im blockierten Zustand

- Antriebsschwäche, man hat zu nichts mehr Lust
- man weint leicht, muß oft Tränen vergießen
- man kann sich nicht mehr freuen
- man hat das Gefühl, die Zeit vergeht langsamer
- man nimmt Eindrücke nicht mehr auf
- man möchte sich nicht mehr bewegen
- eine Laus ist einem über die Leber gelaufen
- man fühlt sich urplötzlich niedergeschlagen und bedrückt
- tiefe Schwermut, Weltschmerz
- etwas Schweres, Schwarzes, Unbekanntes senkt sich herab; die Seele trauert
- Düsternis umhüllt aus heiterem Himmel die Persönlichkeit wie eine schwarze Wolke
- man fühlt sich vom normalen Leben ausgeschlossen, alle Lichter sind ausgegangen, inneres Totensonntagsgefühl
- man findet keinen logischen Zusammenhang zwischen diesem Zustand und seinem sonstigen Leben
- schwere Melancholie, in der die Gegenwart kaum zur Kenntnis genommen wird
- völlig introvertiert, in Trauer gefangen
- man kann diese Stimmung anderen gegenüber nicht überspielen
- man kann dieser Stimmung nicht mit Vernunftargumenten beikommen
- man ist diesem Gefühl ausgeliefert, so lange, bis es plötzlich von selbst verschwindet; dann ist man wie aus einer Gefangenschaft befreit
- man fürchtet diese Zustände, weil man sie nicht in den Griff bekommt

> Sie brauchen die Blüte, wenn ein bis zwei Reaktionen in Ihrer jetzigen Situation ganz genau zutreffen.

Positives Potential

- man fühlt sich vom Strom des Lebens getragen
- man akzeptiert den Ablauf übergeordneter Gezeiten und weiß, daß die Freude immer wieder zurückkommt wie die Sonne aus den Wolken

- auch durch dunkle Tage geht man mit klarem Bewußtsein und innerer Zuversicht
- gefühlsreiche, tiefempfindende Menschen

Kraftformeln

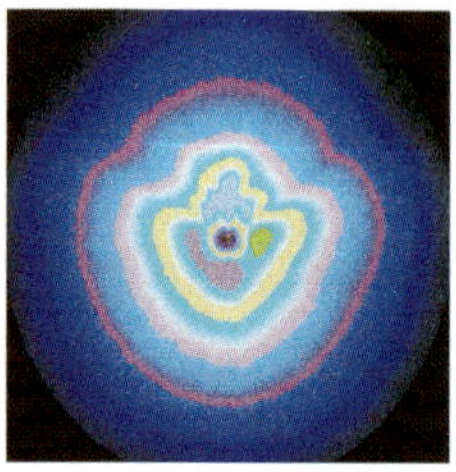

»ICH BIN LEICHT.«

»ICH BIN HEITER.«

»ICH GEHE INS LICHT.«

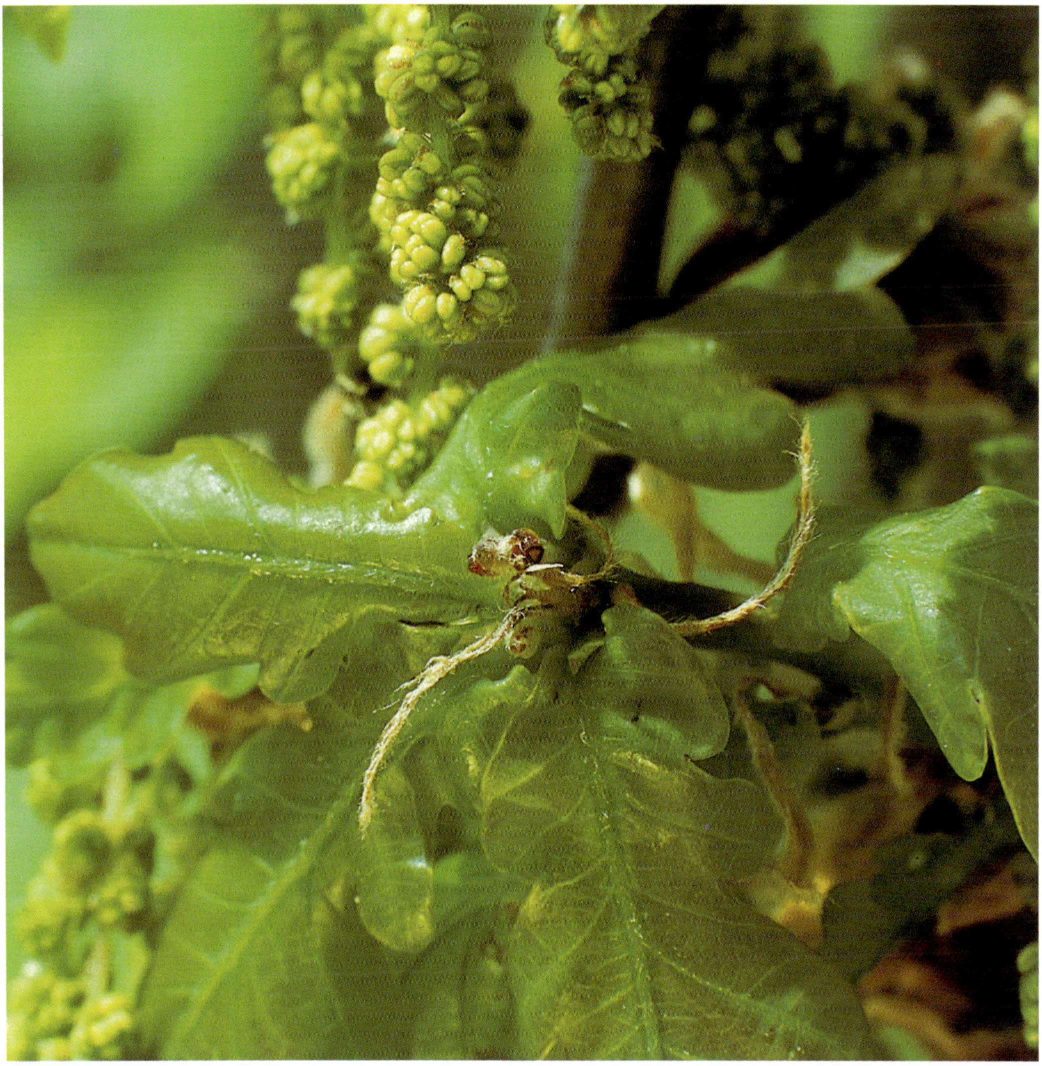

22. Oak – die Ausdauer-Blüte

Vom Pflichtkämpfer … zum friedvollen Krieger

Oak, die Eiche, der heilige Baum der Druiden, ist verbunden mit dem Seelenpotential der Kraft und der Ausdauer. Im negativen Oak-Zustand werden diese Eigenschaften zu starr gehandhabt.

Anstatt sich von ihrem Höheren Selbst, bildlich gesprochen, an die Hand nehmen und durch schwere und schöne Perioden des Lebens führen zu lassen, erstarrt die Persönlichkeit holzschnittartig in einem selbstgewählten Dauerleistungsstreß. Das Leben ist ein ständiger Kampf, und als Oak-betonter Mensch hat man alle Eigenschaften, um immer wieder Sieger zu bleiben: urwüchsige Widerstandskraft[13], fast übermenschlich scheinende Ausdauer, gewaltige Willenskräfte, Mut, Pflichttreue, Unbeugsamkeit und hohe Ideale.

Die Oak-Persönlichkeit hat vergessen, daß nicht nur Leistungen und Siege das Leben lebenswert machen, sondern daß es gerade die feineren, mehr spielerischen oder gefühlvolleren Momente des Lebens sind, aus denen ein Kämpfer wieder Kraft zu neuen Taten schöpfen kann.

Gönnt er sich diese schöpferischen Pausen nicht, so wird sein inneres Leben immer spartanischer und ärmer. Er arbeitet zwar, aber das Herz ist nicht mehr richtig dabei. Durchhalten wird unbemerkt zum Selbstzweck und der Mensch zur fixierten Leistungsmaschine, die in automatischer Eigendynamik so lange weiterläuft, bis sie ihre natürliche Verschleißgrenze erreicht hat. Dann kommt es zum plötzlichen Ausfall, zum nervösen Kollaps, zum psychischen Kolbenfraß, der sich in körperlichen Krankheitserscheinungen mit Verfestigung und verminderter Flexibilität, z. B. Nackenstarre, manifestieren kann. Der umgangssprachliche Begriff »deutsche Eiche« für Menschen, welche die Pflichterfüllung als höchste Tugend ansehen, ist kein Zufall.

Vom »eisernen Kanzler« Otto von Bismarck, der viele Oak-typische Züge hatte, wird berichtet, daß er sich die positive Oak-Energie zunutze machte, wenn er sich immer wieder für längere Zeit an die gewaltigen Eichen seines Gutes im Sachsenwald stellte, um sich »an der Kraft seiner Ahnen aufzuladen«. Menschen, die Oak brauchen, sind auch äußerlich oft stark und knorrig wie Eichen.

»Er ist die Stütze der Firma, ein richtiges Arbeitstier und der einzige Mensch, auf den man sich wirklich verlassen kann!« sagt voller Bewunderung der Chef von einem Menschen mit starken Oak-Zügen. »Da hilft kein Klagen, es muß ja doch gemacht werden!« sagen die Oak-Menschen und krempeln sich nüchtern die Ärmel hoch. Oak-betonte Menschen machen abends das Abitur nach, auch wenn es Jahre dauern sollte. Oak-Mütter sind im rastlosen Einsatz für ihre Familie tätig. Obwohl sie schon jahrelang keinen Urlaub mehr gehabt haben, würden sie nie zugeben, daß sie überarbeitet sind.

Menschen mit Oak-Qualitäten schenken sich nichts. Sie sind es, die in Krisensituationen eine ganze Familie über Wasser halten oder zur Stütze eines ganzen Volkes werden. Nicht immer wird dieser enorme Einsatz richtig erkannt und entsprechend honoriert, und daran sind sie selbst nicht ganz unschuldig. Dem starken Oak-Typ ist es nämlich innerlich zuwider, sich anderen gegenüber auch mal schwach zu zeigen. Aus falscher Sorge, in Abhängigkeit zu geraten, würde er sich

[13] Eichen sind so widerstandsfähig, daß sie auch noch an Stellen mit starker Erdstrahlung überleben können, an denen andere Bäume, wie z. B. Buchen, eingehen. Da solche Stellen auch besonders leicht Blitze anziehen, sagt man im Volksmund bei Gewitter: »Eichen mußt du weichen, Buchen sollst du suchen.«

manchmal lieber die Zunge abbeißen, als andere Menschen um Hilfe zu bitten. Im Krankheitsfall tut er alles, um schnell wieder gesund zu werden.

Viele Oak-Charaktere sind von ehrenhafter, ja nobler Denkungsart. Sie helfen anderen Menschen aus eigenem Entschluß, und nichts macht sie unzufriedener und unglücklicher, als wenn sie ihre selbst übernommenen Leistungsverpflichtungen zum Beispiel wegen einer Krankheit nicht erfüllen können. Für sie ist es Ehrensache, die vermeintlichen Erwartungen ihrer Umwelt nicht zu enttäuschen. Denn es tut ihnen wohl, zu erleben, wie die Freude, die sie ihrer Umwelt schenken, auf sie selbst zurückstrahlt; die Freude, die sie sich selbst auf ihrem mühevollen, steinigen Lebenspfad meinen versagen zu müssen.

Man mag sich fragen, was einen Menschen dazu veranlaßt, so ungeheuer viel zu leisten und, im Gegensatz zu seinen meisten Mitmenschen, trotz aller Widrigkeiten nie die Fahne sinken zu lassen.

Die psychologische Wurzel für den Oak-Zustand läßt sich oft im Kleinkindalter finden, wenn Eltern die Fortschritte und Leistungen des Kindes als zu selbstverständlich hinnehmen und nur selten loben und tadeln. Dann wird »Leistenwollen« immer mehr zum Selbstzweck. Ein anderer, interessanter Blickpunkt kommt von einem englischen Geisteslehrer: »Oak-Charaktere haben tief in ihrem Inneren die Gewißheit von der Größe und Unsterblichkeit ihrer Seele und betrachten es als eine Verpflichtung, dieses Erbe hochzuhalten. Das jetzige Leben wird oft als ein vorübergehender Fall aus der Gnade erlebt, wobei die innere Gewißheit der Unsterblichkeit ihrer Seele ihnen die Kraft gibt, diese Talfahrt durchzustehen. Die äußeren Widrigkeiten dieser Lebensreise sollen dazu dienen, die fixierten, in vielen Existenzen aufgebauten kristallisierten Verhaltensmuster aufzubrechen und die Seele wieder formbar und damit wachstumsfähig zu machen.«

Sobald die Persönlichkeit das unbewußt oder bewußt erkennt und, statt stur zu kämpfen, flexibel den inneren Impulsen ihres Höheren Selbst folgt, verläuft die Lebensreise leichter und angenehmer.

Wer Oak einnimmt, beobachtet bald, wie der innere Druck weicht und die Energien reichlicher, in gewisser Weise freier fließen. Herz, Gefühl und Vitalität werden neu belebt. Das spielerische Element kehrt zurück und mit ihm die Lebensfreude. Dadurch können die gestellten Aufgaben mit weniger forciertem Aufwand erledigt werden. Man wird tatsächlich stark wie eine Eiche, der immer wieder neue Urkräfte aus ihrem eigenen Boden zufließen.

Im Genesungsverlauf langwieriger Krankheiten hat sich Oak als Hilfestellung bewährt, wenn trotz guten Willens die Ausdauer für notwendige therapeutische Maßnahmen, z. B. Turnübungen, Bäder usw., langsam schwindet. Hier gibt Oak wieder Schwung und schafft einen neuen Ansatz, einfach locker weiterzumachen.

Oak hilft auch Schulkindern, die ein großes Lernpensum nachzuholen haben, diese Hürde ohne zu starke Verbissenheit zu meistern.

Oak – Schlüsselsymptome

Der niedergeschlagene und erschöpfte Kämpfer, der trotzdem tapfer weitermacht und nie aufgibt.

Reaktionen im blockierten Zustand

- man ist unter allen Umständen pflichttreu und zuverlässig – egal, ob man daran zerbricht
- man neigt dazu, sich zu überarbeiten, ist dann innerlich niedergeschlagen und verzagt
- man rackert sich ab, klagt aber nie
- man zeigt eine fast übermenschliche Ausdauer und Geduld, hat aber wenig Verständnis für eigene Bedürfnisse
- man verlangt von sich, daß einmal begonnene Dinge unbedingt zum Abschluß gebracht werden müssen
- man ist unermüdlich und beharrlich in seinen Bemühungen, zwingt sich zum Durchhalten, auch wenn man eigentlich nicht mehr kann
- man kämpft tapfer gegen alle Schwierigkeiten, auch wenn die Lage hoffnungslos erscheint
- man arbeitet oft nur noch aus Pflichtgefühl
- man meint, »es sich schuldig zu sein«
- man trägt die Bürde der anderen mit
- man ignoriert seinen natürlichen Ruhe-Impuls
- man bemüht sich, seine Müdigkeit und Schwäche nicht nach außen sichtbar werden zu lassen
- man wird bewundert, weil man sich nicht unterkriegen läßt

Sie brauchen die Blüte, wenn ein bis zwei Reaktionen in Ihrer jetzigen Situation ganz genau zutreffen.

Positives Potential

- man erfüllt seine Verpflichtungen im Rahmen der gegebenen Möglichkeiten
- man geht kreativ und souverän mit Belastungen um
- man leistet viel, kann aber auch sagen: »Jetzt ist es genug«
- man meistert sein Leben mit Freude, Kraft und Ausdauer

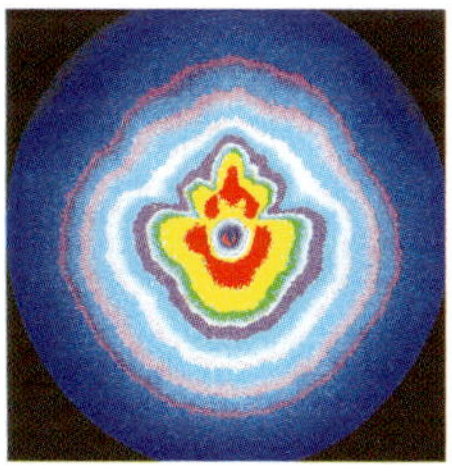

Kraftformeln

»ICH LASSE LOCKER.«

»ICH SCHAFFE ES LEICHT.«

»ICH FÜHLE MICH FREI.«

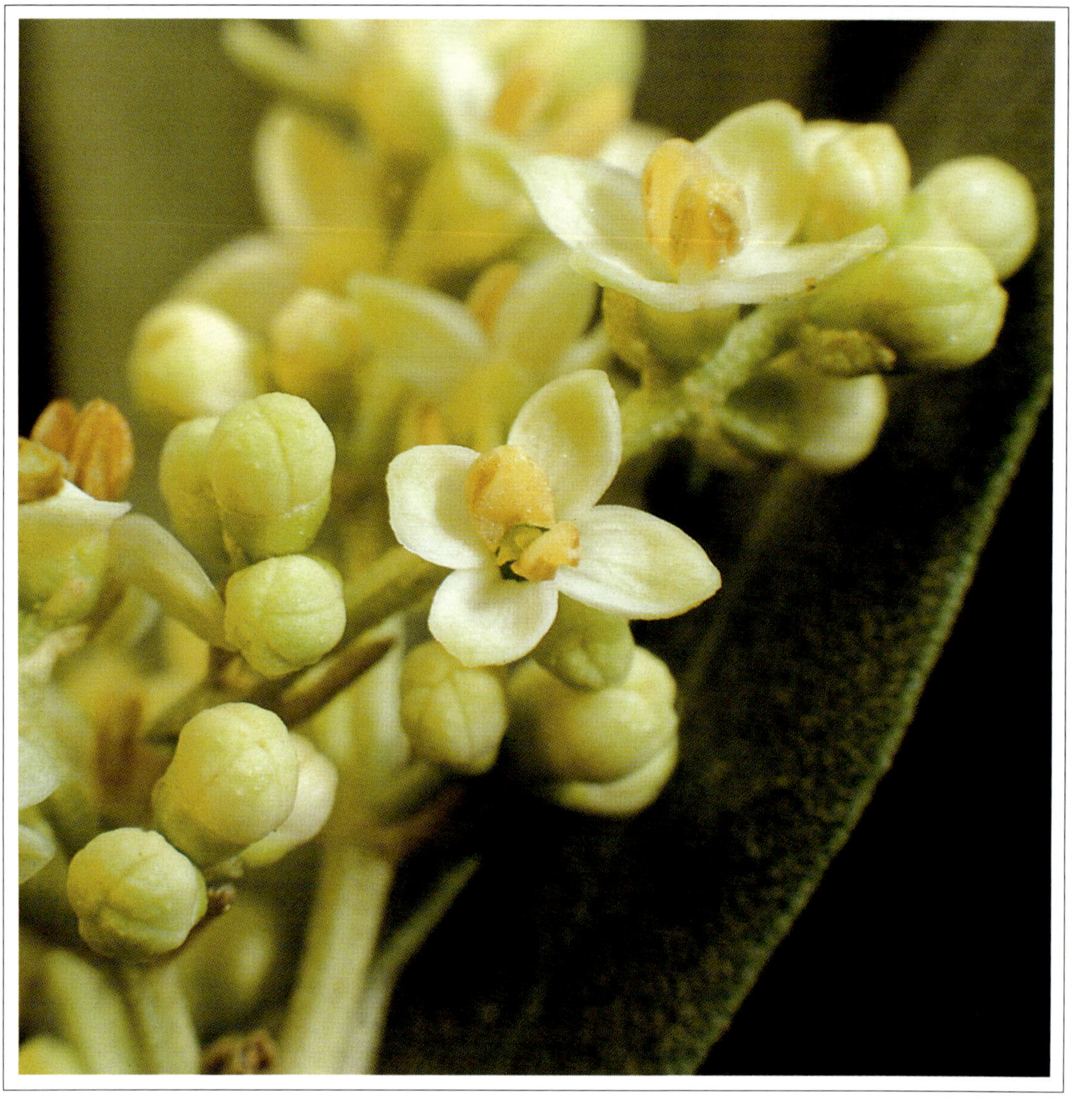

23. Olive – Die Regenerations-Blüte

Von der Erschöpfung … zur Kraftquelle

Den Zweig eines Ölbaumes überbringt die Taube Noah als Zeichen, daß die Sintflut zu Ende ist und normale Lebensverhältnisse auf der Erde einkehren. Ähnlich ist auch die Blütenessenz Olive mit dem Prinzip der Regeneration und der wiederhergestellten Ordnung verbunden.

Zunächst herrscht die »Ruhe nach dem Sturm«, wenn nach langer, harter Beanspruchung Körper, Seele und Geist restlos erschöpft und ausgebrannt sind: nach einer langen körperlichen Krankheit, nach andauernden Ernährungsfehlern, nach viel zuwenig Schlaf, aber auch nach der aufopfernden Pflege eines kranken Familienmitgliedes, nach jahrelanger nebenberuflicher Tätigkeit und nach intensiven inneren Entwicklungsprozessen, die auf unbewußten Ebenen sehr viel Energie verbraucht haben.

In jedem Fall ist im negativen Olive-Zustand erst einmal »der Ofen aus«, man leistet sozusagen den energetischen Offenbarungseid, will nichts mehr sehen, nichts mehr hören, sondern am liebsten nur noch schlafen oder einfach nur dasitzen.

Die kleinste Aufgabe, und sei es nur das tägliche Geschirrspülen oder auch nur das Öffnen der Post, wird zur unüberwindlichen Schwierigkeit. »Ich bin so erschöpft, daß ich jeden Augenblick losweinen könnte.« – »Ich bin völlig fertig, mir ist ganz schlecht vor Müdigkeit.« – »Nicht einmal zu meinem liebsten Hobby habe ich mehr Lust.« Das sind typische Äußerungen im negativen Olive-Zustand.

Menschen, die immer wieder in diesen Zustand geraten, müssen lernen, mit ihrer Lebenskraft, also mit ihrer Energie, richtig umzugehen. Ihr Irrtum liegt darin, daß sie sich auf ihrer Persönlichkeitsebene, deren Energiepotential begrenzt ist, völlig verausgaben, anstatt aus einer höheren Quelle zu schöpfen.

Gerade in Perioden erhöhter Belastung zeigt sich besonders deutlich, daß der Mensch nicht in den Grenzen der persönlichen Leistungsfähigkeit verharren darf. Er bewältigt kräftezehrende Aufgaben nämlich nur dann unbeschadet, wenn er über sein Höheres Selbst um Energie aus höheren, aus kosmischen Quellen bittet. Die kosmische Energie ist unerschöpflich. Sie fließt uns zu, wenn wir sie in dem Bewußtsein anfordern, daß wir als Kinder des Kosmos auf sie angewiesen sind.

Gleichzeitig gilt es im Olive-Zustand aber auch, die individuellen Gesetzmäßigkeiten des eigenen Körpers zu erkennen und zu akzeptieren. Menschen, die sich lange Zeit übernommen haben, fällt dies schwer, denn das körperliche Warnsystem, mit dessen Hilfe die innere Führung signalisiert, daß man sich körperlich, seelisch oder geistig zu stark verausgabt, sendet nur noch schwache Impulse.

Menschen im positiven Olive-Zustand machen die Erfahrung, daß man auch den größten Streß bei Kräften und mit positiven Gefühlen überstehen kann. Sie haben in den Augen anderer scheinbar unerschöpfliche Kraftreserven und können sich flexibel den jeweiligen energetischen Verhältnissen und Erfordernissen anpassen. Sie überlassen sich ganz ihrer inneren Führung in dem Bewußtsein, daß ihnen zum richtigen Zeitpunkt die notwendigen Kräfte aus dem Kosmos zufließen.

Es ist sehr wichtig, im negativen Olive-Zustand auch der Körperlichkeit starke Aufmerksamkeit zu schenken. Daß im ganzen System die Energie nicht richtig fließt, zeigt sich oft auch in körperlichen Minderfunktionen, z. B. in einer Verringerung des Sauerstoffanteils im Blut, in einer verminderten Nierenfunktion, in einer vergifteten Darmflora u. ä. Der Olive-Zustand muß daher auch auf der physischen Ebene gründlich untersucht und behandelt werden. Umgekehrt ist auch bei kräftezehrenden physischen Krankheiten Olive immer ein guter Helfer, der Körper und Seele stärkt.

Als Erstreaktion auf Olive tritt naturgemäß häufig ein starkes Schlafbedürfnis auf, dem man, wie allen Bach-Blütenreaktionen, unbedingt nachgeben sollte. In diesem Moment entsteht neben der körperlichen Regeneration auch das Gefühl, nun wirklich Erholung zu finden. Die Erinnerung an eine durchlebte Erschöpfung bleibt nämlich auf der Gefühlsebene häufig noch erhalten, nachdem die körperliche Erholung schon längst stattgefunden hat. Dieses unangemessene seelische Erschöpfungsgefühl wird durch Olive aufgelöst.

Olive – Schlüsselsymptome

Man fühlt sich völlig erschöpft, extrem ermüdet an Körper und Geist.

Reaktionen im blockierten Zustand

- energetischer Offenbarungseid, »alles ist zuviel«
- das Gefühl der Erschöpfung nach lang anhaltender Überforderung oder langer körperlicher Krankheit
- man fühlt sich völlig ausgelaugt, total am Ende
- man will nur noch eins: Ruhe
- man kann nichts mehr unternehmen, hat zu nichts mehr Lust
- selbst zum Telefonieren oder zum Lesen eines lieben Briefes ist man zu müde
- tiefe innere Müdigkeit nach Zeiten starker innerer Kämpfe und Wandlungen, in denen viel psychische Energie verbraucht wurde
- man hat sich von einer Strapaze zwar körperlich erholt, aber seelisch noch nicht
- auf Phasen großer Leistungsfähigkeit folgen immer wieder Phasen extremer Erschöpfung, weil man sich zu sehr verausgabt

Sie brauchen die Blüte, wenn ein bis zwei Reaktionen in Ihrer jetzigen Situation ganz genau zutreffen.

Positives Potential

- man geht mit den eigenen Energiereserven ökonomisch um
- man kann bei Bedarf große Kraft und Vitalität in sich aktivieren
- man pflegt die Verbindung mit Mutter Erde, schöpft aus den Kraftquellen der Natur
- man überläßt sich in Belastungsphasen vollkommen seiner inneren Führung und kann auch große Anstrengungen angemessen bewältigen

Kraftformeln

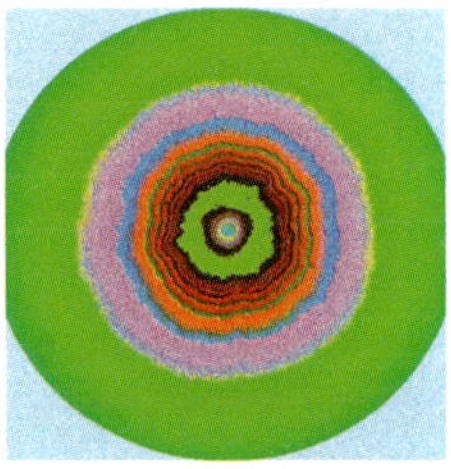

»ICH BIN IN RUHE.«

»ICH BIN GESTÄRKT.«

»ICH ERHOLE MICH.«

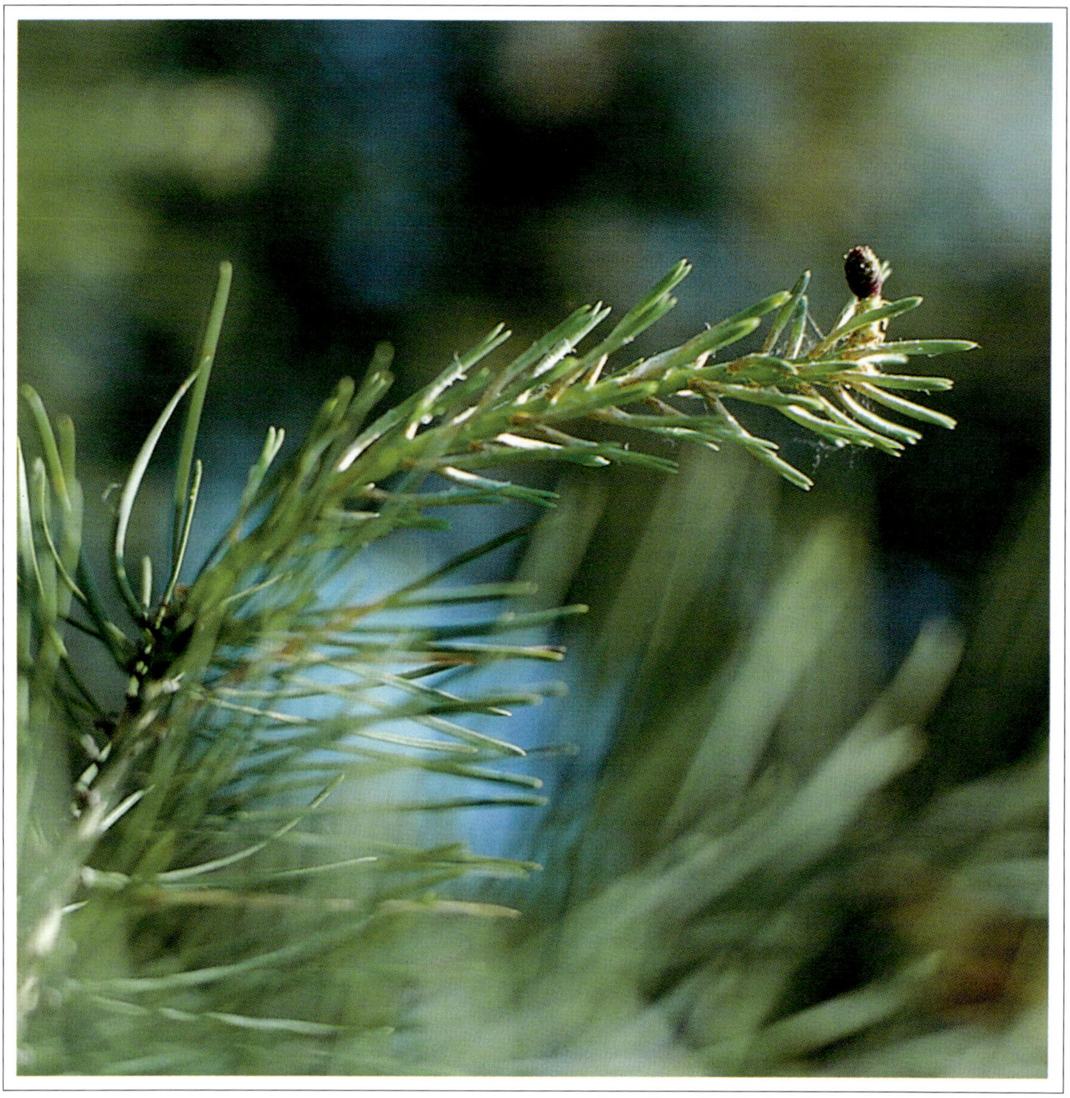

24. Pine – Die Blüte der Selbstakzeptanz

Von der Selbstentwertung ... zum Selbstrespekt

Pine ist verbunden mit der Seelenqualität der Selbstakzeptanz. Im negativen Pine-Zustand entwertet man sich selbst durch unangebrachte Schuldgefühle.

Das Register der Selbstverurteilung kann alle Schweregrade umfassen, vom Selbstvorwurf, heute die Nachbarin nicht freundlich genug gegrüßt zu haben, über allgemeinere Schuldgefühle als »Fleischesser« bis hin zum archetypischen Schuldkonzept der Erbsünde. Pine ist zusammen mit Holly wahrscheinlich einer der existentiellsten negativen archetypischen Seelenzustände. Pine befreit uns endgültig von den Fesseln falscher Schuldgefühle. Die Pine-Essenz ist vielleicht eines der größten Geschenke, die Bach uns gemacht hat.

Ein Pine-Zustand verrät sich oft durch unbewußte, schuldgefärbte Formulierungen wie: »Ich werde mir nie verzeihen, daß ich so unaufmerksam war«, oder »Entschuldigen Sie, daß ich Platz nehme«, oder »Ich weiß ja, es ist meine Schuld, daß der Junge so laut ist«, oder »Eigentlich wollten meine Eltern ja ein Mädchen haben, aber dann mußten sie mit einem Sohn vorliebnehmen«.

Bei Pine-betonten Menschen ist oft das ganze Lebensgefühl schuldgetönt und die körperliche Verfassung deshalb häufig müde und erschöpft. Im Leben von Pine-Charakteren wird das Wort Lebensfreude ganz klein geschrieben. Sie gehören zu den Menschen, die ihre eigenen Leistungen nie anerkennen, sondern sich innerlich vorwerfen, sich nicht noch mehr Mühe gegeben zu haben. Im negativen Pine-Zustand verlangt man von sich selbst mehr als von anderen Menschen und hat trotzdem ein chronisch schlechtes Gewissen.

Eine andere typische Pine-Facette ist, sich Fehler anderer Menschen als Schuld anzulasten, in dem Gefühl, mitverantwortlich dafür zu sein. So fühlt man sich z. B. schuldig, wenn man einem rücksichtslosen Nachbarn einmal deutlich sagen muß, daß er seine Stereoanlage auf Zimmerlautstärke stellen möchte. Pine-Kinder sind häufig der Sündenbock ihrer Klasse und lassen sich widerspruchslos auch für Dinge bestrafen, die gar nicht auf ihr Konto gehen. Wenn Pine-Charaktere krank oder überarbeitet sind, entschuldigen sie sich bei ihrer gesamten Umgebung dafür. Wenn fünf Menschen in einem Bäckerladen stehen, aber nur noch vier Brote übrig sind, wird der Pine-Typ immer zurücktreten, weil er sich innerlich schuldig fühlen würde, wenn ein anderer keines bekäme.

Es scheint so, als ob ein Mensch im negativen Pine-Zustand sich innerlich dafür entschuldigt, daß er überhaupt existiert, vielleicht weil er im tiefsten Inneren nicht davon überzeugt ist, daß er das Menschendasein überhaupt verdient. Oft spürt man dabei eine kindlich-ängstliche Grundhaltung, die von starken Geboten und Verboten geprägt ist und unbewußt für jede »Übertretung« eine Bestrafung erwartet.

Und wenn von oben keine Strafe kommt, dann bestraft man sich eben selbst. Aus diesem Grund laden sich viele Menschen im negativen Pine-Zustand unbewußt selbst ihr Kreuz auf. Menschen, die Pine benötigen, haben manchmal einen fast masochistisch gefärbten Aufopferungsdrang und bestrafen sich selbst zum Beispiel lebenslänglich mit einem rücksichtslosen Partner, ohne die innere Ursache zu erkennen. Sie geben Liebe oder das, was sie dafür halten, ohne für sich selbst Liebe in Anspruch nehmen zu können – ein tragischer und lebenzerstörender Irrtum der Persönlichkeit in mehrfacher Hinsicht:

Wenn sich die Persönlichkeit selbst von der Liebe, vom Strom des Lebens ausschließt, kann keine Liebe, keine göttliche Energie durch sie fließen, also kann sie auch keine Liebe geben. So schneidet sie sich nicht nur ihren eigenen Lebensnerv ab, sondern verstößt auch gegen das Gesetz der Einheit. Sie irritiert und schädigt mit ihren selbstzerstörerischen Schuldprogrammen ihre ganze Umgebung.

Die Ursache für diese Haltung liegt auch hier in der völlig falschen Blickrichtung der Persönlichkeit, die sich darauf beschränkt, ihrem eigenen begrenzten Verständnis von Gut und Böse zu folgen, und sich anmaßt, selbst richten zu wollen, anstatt einfach zu akzeptieren, was sie durch die Führung ihres Höheren Selbst erfährt.

Im negativen Pine-Zustand muß man erkennen, was es im tiefsten heißt, Mensch zu sein, und daß schon durch die Tatsache, daß man auf dieser Erde lebt und atmet, die Frage nach der Existenzberechtigung absurd ist. So verstanden ist die einzige Schuld, die man als Mensch auf sich laden kann, der Ungehorsam gegen die eigene innere Führung, der Verstoß gegen die geistigen Gesetze, die Nichterfüllung der Gebote des eigenen Lebensplans.

Echte und unangebrachte (Pine-)Schuldgefühle voneinander zu unterscheiden, ist ein komplexes Thema, mit dem man sein ganzes Leben lang immer wieder neu beschäftigt ist.

Menschen, die sich das positive Pine-Potential erschließen konnten, haben in einem langen Weg der Selbsterkenntnis schließlich Selbstverantwortung und Selbstrespekt errungen. Solche Menschen können als verständnisvolle »Seelsorger des Alltags« ihren Mitmenschen in Gewissensfragen unterstützender Beistand sein.

Vielfältige Erfahrungen legen die Vermutung nahe, daß die Prägung für negative Pine-Reaktionen schon im Mutterleib entsteht, z. B. wenn das Kind eigentlich nicht erwünscht ist, nicht das erwartete Geschlecht hat oder die Mutter in der Schwangerschaft gesundheitliche Probleme hatte. Ein wichtiges Thema ist Pine naturgemäß während der psychotherapeutischen Bearbeitung einer Mißbrauchsproblematik oder nach einem Schwangerschaftsabbruch.

Pine – Schlüsselsymptome

Übersteigerte oder unangebrachte Schuldgefühle, Selbstvorwürfe, Mutlosigkeit.

Reaktionen im blockierten Zustand

- man entschuldigt sich, wo man geht und steht
- man kann sich etwas nicht verzeihen, macht sich noch nach Jahren Vorwürfe
- man bekommt sehr leicht ein schlechtes Gewissen, das man lange nicht wieder los wird
- man fühlt sich für die Fehler anderer verantwortlich
- wenn es einem besser geht als anderen, hat man irgendwie ein schlechtes Gewissen

- man wirft sich auch bei Erfolgen noch innerlich vor, daß man diese oder jene Kleinigkeit nicht noch besser gemacht hat, und kann den Erfolg deshalb nicht so recht genießen
- man muß sich vor sich selbst und anderen rechtfertigen, wenn man sich etwas »gegönnt« hat
- man fühlt sich wertlos, minderwertig, als »Underdog«
- man entschuldigt sich dafür, daß man krank oder deprimiert oder erschöpft ist
- es fällt einem schwer, ein Geschenk anzunehmen, weil man unbewußt glaubt, es nicht verdient zu haben
- man fühlt sich schuldig, wenn man eine klärende Aussprache führen muß
- man gönnt sich wenig und steckt sofort zurück, wenn mehr Nachfrage als Angebot besteht
- man verurteilt sich, weil man nicht so viel Geld verdient wie andere Menschen
- man wirft sich vor, in einer Gesellschaft zu leben, die die Umwelt zerstört und andere Menschen ausbeutet
- man meint, daß man keine Liebe verdient hätte, verweigert sich innerlich die Existenzberechtigung: »Entschuldigen Sie, daß ich geboren bin«
- oft kindlich-ängstliche Grundhaltung, die unbewußt auf Tadel wartet
- masochistisch gefärbter Aufopferungsdrang, negativer Narzißmus
- angebrachte Schuldgefühle werden so übersteigert erlebt, daß man nicht mit ihnen umgehen kann

Sie brauchen die Blüte, wenn ein bis zwei Reaktionen in Ihrer jetzigen Situation ganz genau zutreffen.

Positives Potential

- man weiß, daß jeder Mensch, der lebt, seine Existenzberechtigung hat
- man weiß, daß man es wert ist, geliebt zu werden, so wie jeder andere Mensch auch
- man akzeptiert sich selbst, so wie man ist, auch mit seinen menschlichen Schwächen
- man kann Geschenke annehmen und sich selbst für etwas loben
- man weiß, wofür man selbst verantwortlich ist und wo der Verantwortungsbereich anderer beginnt

- man ist in Gewissensfragen ein guter Gesprächspartner und Ratgeber

Kraftformeln

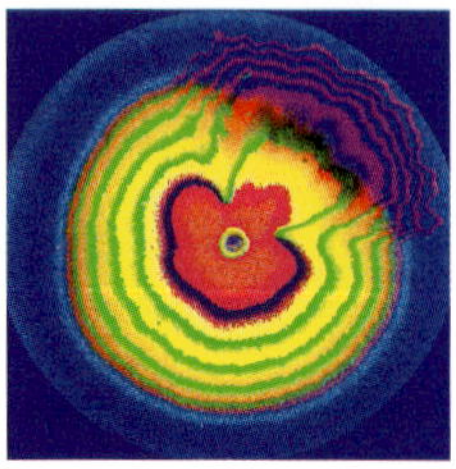

»ICH DARF …«

»ICH VERZEIHE MIR.«

»ICH BIN BEFREIT.«

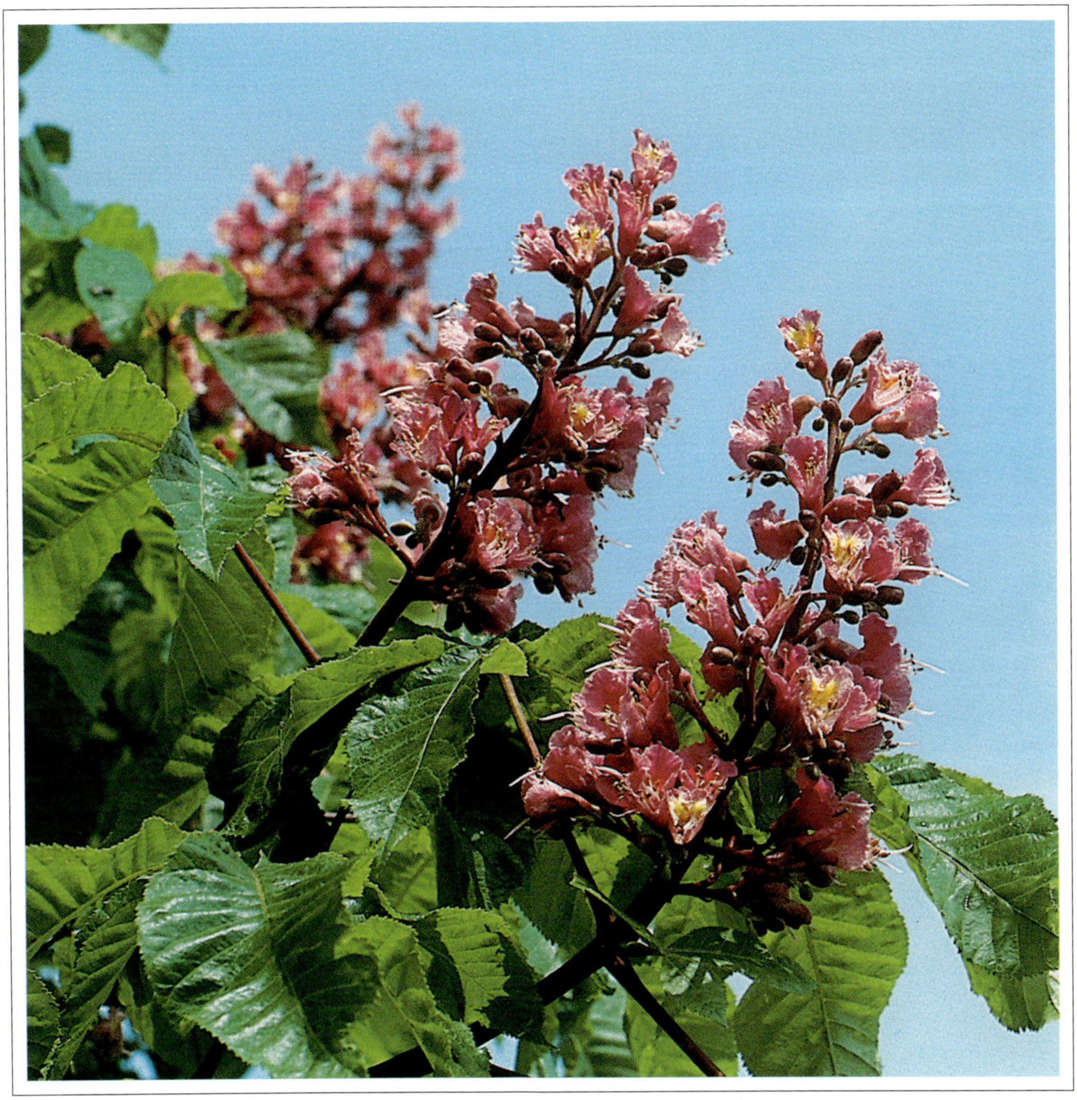

25. Red Chestnut – Die Abnabelungs-Blüte

Von der Symbiose ... zur Eigenständigkeit

Red Chestnut ist mit den Seelenpotentialen der Fürsorge und des Mitgefühls verbunden. Charakteristisch für den Red Chestnut-Zustand ist eine starke energetische Verbindung zwischen zwei Individuen, die entweder aktiv erlebt oder mehr passiv erlitten wird.

Menschen, die häufig Red Chestnut brauchen, können sich leicht in andere Menschen hineinversetzen. »Aktive Red Chestnut-Typen« haben eine starke Projektionsfähigkeit. Sie sind energetisch gesehen starke Sender. Menschen, die ihnen am Herzen liegen, Angehörige, Kinder, Freunde, können ein Lied davon singen.

Sie sorgen sich anscheinend selbstlos um den anderen und befürchten immer das Schlimmste für ihn. Das sind die Väter, die nachts nicht einschlafen können, bevor ihre Teenager-Töchter nicht unversehrt aus der Disco zurück sind. Das sind die Mütter, die erst zur Ruhe kommen, wenn ihre erwachsenen Kinder noch spätabends angerufen haben, um zu melden, daß sie unfallfrei an ihrem Urlaubsort angekommen sind. Das sind die Großmütter, denen das Herz stehenbleibt, wenn sie daran denken, daß ihr Enkel allein über eine vielbefahrene Straße gehen muß.

Red-Chestnut-Charaktere leiden um die, die sie lieben, und meinen, die anderen würden es nicht merken. Dabei merken sie selbst nicht, daß es ihre eigenen Ängste sind, die sie auf die anderen projizieren. Sie übersehen, daß sie sich damit nicht nur selbst schaden, sondern auch denen, um die sie sich Sorgen machen. Ja, es besteht die Gefahr, daß sie die Dinge, die sie für die anderen fürchten, gerade dadurch energetisch heranziehen. Bach berichtete, daß er die Sorgen, die sich seine Mitarbeiter in einer Unfallsituation um ihn machten, selbst als körperliche Schmerzen fühlte.

Man könnte den Red Chestnut-Zustand auch als eine symbiotische Verbindung bezeichnen, wie sie zum Beispiel zwischen Mutter und Säugling besteht. Der Säugling ist zum Überleben völlig auf die Mutter angewiesen; auch die Mutter lebt emotional durch den Säugling. Zwischen Red Chestnut-Müttern und -Kindern bleibt diese innige Verbindung aber zu lange bestehen. Die seelische Nabelschnur wird unzureichend oder nicht durchtrennt.

Der Nachteil für beide dabei ist, daß ihr Lebensplan teilweise nicht erkannt und ihr Entwicklungsprozeß dadurch verzögert wird. Denn ein symbiotischer Zustand muß, um zu funktionieren, im Gleichgewicht gehalten werden. Unternimmt der eine Partner Abtrennungsversuche, so ist der andere automatisch mit betroffen.

Aus England wird der Fall einer geschiedenen Mutter und ihres depressiven 16jährigen Sohnes geschildert: Im Verlauf der Therapie hatte die Mutter erkannt, daß sie ihren Sohn zur Befriedigung ihrer emotionalen Bedürfnisse »benutzte«. Weil ihr Sohn das unbewußt fühlte, hatte er sich mehr und mehr von ihr und der Realität in seine Phantasiewelten zurückgezogen.

Sie nahm Red Chestnut: Nach wenigen Tagen bekam der Sohn eine sehr starke Depression. Danach aber war er zum ersten Mal bereit, sich selbst einer Therapie zu unterziehen, was er jahrelang abgelehnt hatte. Durch Red Chestnut konnte die Mutter die symbiotische Verbindung zwischen beiden lockern, und im gleichen Moment konnte auch der Sohn zum ersten Mal seine eigenen Bedürfnisse vertreten.

Ähnliche symbiotische Verbindungen bestehen oft auch zwischen Partnern, besonders im Fall starker Elternprojektionen, z. B. wenn die Frau ihre Vaterproblematik auf ihren Mann projiziert oder der Partner seine Mutterbeziehung über die Partnerin aufrechterhalten möchte. Gelegentlich bestehen auch symbiotische Verbindungen zwischen zwei Menschen, von denen einer längst nicht mehr im physischen Körper lebt, z. B. zwischen dem im Krieg gefallenen Vater und seinem Sohn.

Im Grunde genommen ist der Red Chestnut-Zustand nichts weiter als eine »Verbindung auf der falschen Ebene«, auf einer subjektiven, emotionalen Persönlichkeitsebene anstatt auf geistiger Ebene zwischen dem Höheren Selbst zweier Menschen. Im negativen Red Chestnut-Zustand wird das Konzept der Fürsorge egoistisch mißverstanden. Man benutzt den anderen Menschen unbewußt als Objekt, auf das man seine eigenen Befürchtungen und Zweifel projizieren kann. Hier muß man erkennen, daß es »immer anders kommt, als man denkt« und daß man von einem anderen Menschen, auch bei größtem Bemühen, nichts fernhalten kann, was dessen Schicksal für ihn vorgesehen hat.

»Der Mensch denkt, Gott lenkt. Möge es dem anderen gutgehen. Ich will das Beste für ihn hoffen. Er wird den richtigen Weg finden.« Wer so denkt, erfährt die positive Seite der Red Chestnut-Energie und kann mit Freude sehen, wie es ihm selbst und den anderen geliebten Menschen immer besser geht.

Angehörigen helfender Berufe dient Red Chestnut zusammen mit Walnut dazu, sich nicht auf der Persönlichkeitsebene in die Gefühlswelt des anderen hineinziehen zu lassen, sondern die Verbindung zur eigenen inneren Führung aufrechtzuerhalten.

Red Chestnut hat sich auch in der Abstillphase bei Mutter und Säugling bewährt.

Red Chestnut kann mit White Chestnut kombiniert werden, wenn sich die sorgenvollen Gedanken um andere immer wieder aufdrängen und trotz aller Bemühungen nicht abstellen lassen. Red Chestnut in Verbindung mit Rock Rose ist angezeigt, wenn die Sorge um einen anderen Menschen sehr akut und dramatisch ist. Sind Menschen von ihren Begierden oder Süchten »wie besessen«, kann Red Chestnut eine wichtige Rolle spielen.

Red Chestnut – Schlüsselsymptome

Übertriebene Sorge und Angst um andere, zu starke innere Verbundenheit.

Reaktionen im blockierten Zustand

- überstarke innere Verbundenheit mit anderen Personen
- man ist überbesorgt um die Sicherheit von anderen (Kindern, Partner), hat dabei keine Angst um sich selbst
- man zerbricht sich den Kopf des anderen, läßt sich gefühlsmäßig zu stark in das Leben von anderen hineinziehen
- man erlebt das Leben eines anderen mit, als wäre es das eigene

- man kennt die Gefühle des anderen besser als seine eigenen Gefühle
- man glaubt, daß dem anderen etwas Schlimmes zugestoßen sein könnte, wenn er sich verspätet
- man hat sofort die Krankheitssymptome, von denen der andere am Telefon erzählt
- man hat Angst, daß sich hinter den harmlosen Beschwerden des anderen eine schlimme Krankheit verbergen könnte
- man hat sich von einem bestimmten Menschen nie richtig abnabeln können, »kommt nicht von ihm los«
- man ermahnt seine Kinder oder Enkel ständig zur Vorsicht
- man belastet andere mit den Sorgen, die man sich um ihr Wohlergehen macht
- Eltern vermummen ihr Baby im Kinderwagen wie einen kleinen Astronauten, so daß es sich kaum mehr rühren kann

Sie brauchen die Blüte, wenn ein bis zwei Reaktionen in Ihrer jetzigen Situation ganz genau zutreffen.

Positives Potential

- man findet stets die richtige Balance zwischen Mitgefühl und dem Respekt vor der Eigenständigkeit des anderen
- man hat die Fähigkeit, sich in andere Menschen hineinzuversetzen
- man nimmt die sorgenvollen Gedanken anderer zur Kenntnis, macht sie sich aber nicht zu eigen
- man kann in schwierigen Situationen auf andere Menschen positive Gedanken der Sicherheit, Gesundheit und des Mutes ausstrahlen

Kraftformeln

»ICH BIN BEI MIR.«

»ICH BLEIBE BEI MIR.«

»ICH BIN ICH – DU BIST DU.«

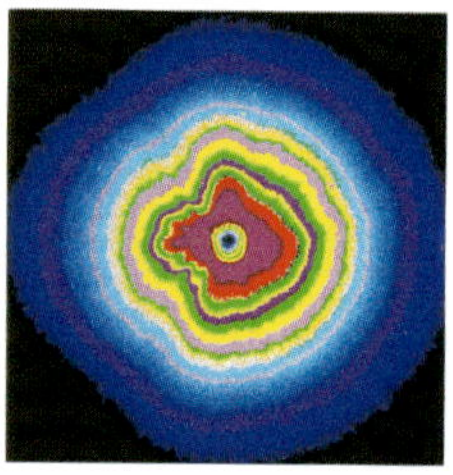

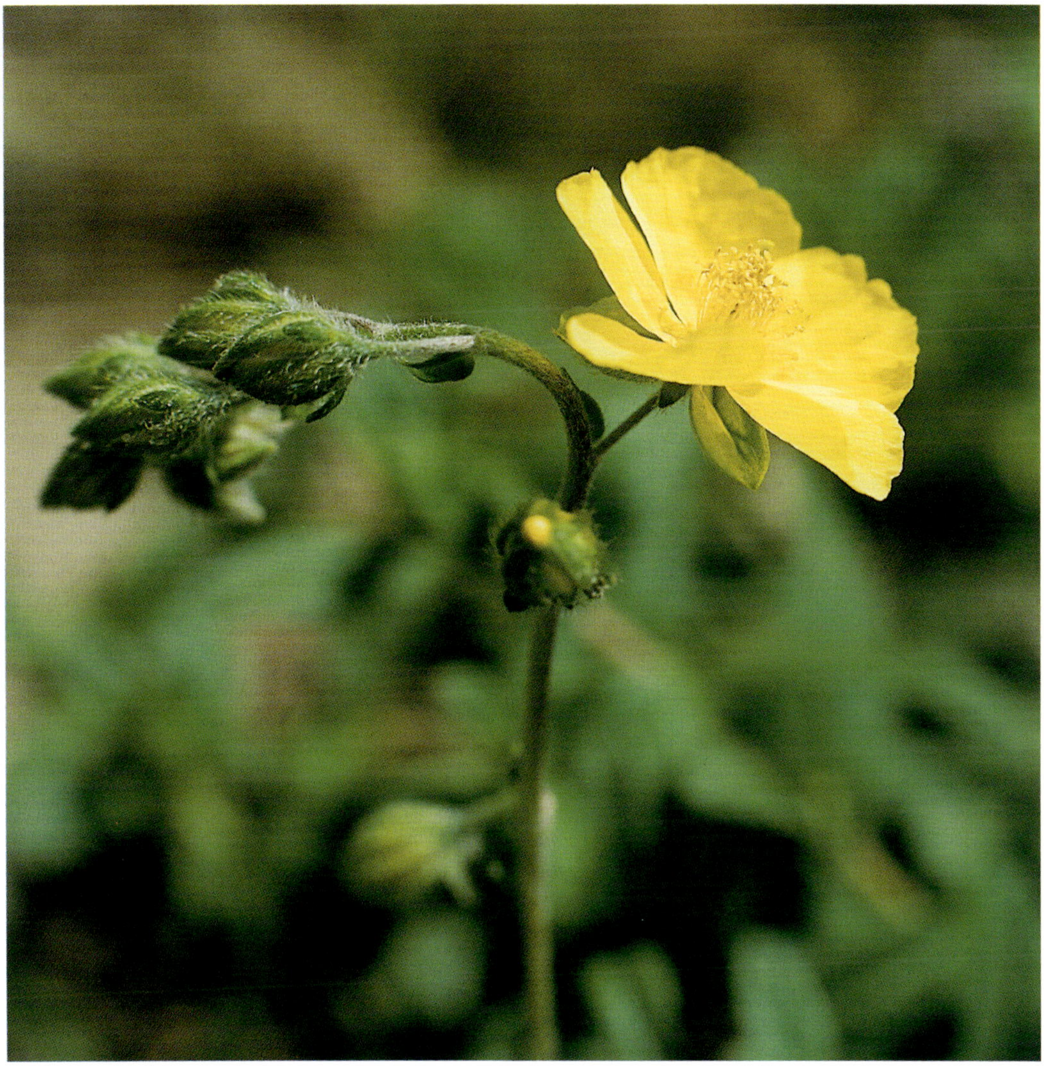

26. Rock Rose – Die Eskalations-Blüte

Von der Panik … zum Heldenmut

Rock Rose ist verbunden mit den Seelenqualitäten des Mutes und der Standhaftigkeit. Im negativen Rock Rose-Zustand erfaßte Bach den stärksten Angstzustand, den ein Mensch erleben kann. Daher ist Rock Rose eine der wichtigen Blüten in Rescue Remedy.

Ein Mann flüchtet über die Grenze. Das Gelände ist vermint; außerdem suchen Scheinwerfer die Gegend ab. Plötzlich ertönt hinter ihm Hundegebell. Hat man ihn entdeckt? Sein Herz schlägt bis zum Hals. Vor Angst von Sinnen, nur noch gehetzte Kreatur, läuft und läuft er um sein Leben.

Im extremen Rock Rose-Zustand fühlt sich die Persönlichkeit akut bis zum äußersten bedroht, seelisch und oft auch körperlich. Es sind Ausnahmezustände und Krisensituationen wie schwere Unfälle, plötzliche lebensbedrohende Krankheiten, Naturkatastrophen, in denen der Mensch dem elementaren Ansturm von destruktiven Energien nicht gewachsen ist. Es herrscht nur noch helle Panik, blankes Entsetzen, schiere nackte Furcht. Alles entwickelt sich zu schnell und in eine falsche Richtung. Die Persönlichkeit ist durch Welten von ihrem Höheren Selbst getrennt und verharrt angsterfüllt in ihren sterblichen Grenzen, anstatt sich der Führung ihrer Seele anzuvertrauen, von der ihr Kräfte zufließen würden, mit denen sie die Situation meistern könnte.

Nicht jeder Rock Rose-Zustand muß so extrem sein. Innerlich herrscht jedoch in jedem Fall höchste Alarmstufe: Man fährt an einem späten Winterabend im Taxi vom Flughafen nach Hause. Rechtzeitig will man die Extrabörse mit dem heimischen Geld und dem Hausschlüssel aus der Reisetasche nehmen. Aber … keine Extrabörse! Siedendheiß überkommt es einen: Liegt die Börse etwa noch auf dem Nachttisch in New York?? Oder hat man sie entgegen allen Gewohnheiten im letzten Moment doch noch in den Koffer gepackt? Der Koffer ist hinten im Kofferraum … also kein Rankommen im Moment. Man kommt ins Rotieren, wird von Angstgefühlen überschwemmt. Muß man die Nacht auf der Straße verbringen? Man ist außer sich, kann nicht mehr klar denken …

Von einigen Menschen wird der Rock Rose-Zustand sehr zutreffend als »Schlag in die Magengrube« geschildert, denn der Solarplexus ist verkrampft. Es kommt zuviel zu schnell herein und kann vom zentralen Nervensystem nicht verkraftet werden. Das Solarplexus-Chakra erstarrt in einem zu weit geöffneten Zustand. Manche empfinden den Solarplexus dann als »wundes Loch« oder als »Stein im Magen«.

Im Rock Rose-Zustand fühlt man sich machtlos der Gewalt der Elemente ausgeliefert. Man schwitzt vor Angst Blut und Wasser. Diese Angst-Emanationen ergießen sich in die gesamte Aura, wie viele Sensitive eindrucksvoll beschreiben.

Kinder, die nachts schreiend aus einem Alptraum erwachen, sollten schlückchenweise Rock Rose zu trinken bekommen, so lange, bis sie sich wieder beruhigt haben. Auch ein Mensch, der gerade noch mit knapper Not einem Autounfall oder einer Lawine entkommen ist und dem die Angst noch in den Knochen sitzt, ist im negativen Rock Rose-Zustand.

Die Rock Rose-Energie befreit die Persönlichkeit aus ihrer angstvollen Erstarrung und läßt das Pendel vom negativen Zustand zurück in den positiven Zustand schwingen.[14] Aus selbstbezogener Angst wird Mut, oft sogar Heldenmut, der im Extremfall sich selbst für das Wohl des anderen vergißt.

[14] Die Blüten des Sonnenröschens sind von besonders strahlendem Gelb. Gelb ist die Blütenfarbe, welche die meisten Wärmestrahlen aus der Sonne speichern kann.

Es ist der Mut, der eine Mutter nur mit ihren bloßen Händen einen rollenden Autoanhänger aufhalten läßt, welcher ihr ahnungslos spielendes Kind zu überfahren droht. Es ist der Heldenmut, der Partisanen gegen die Übermacht einer feindlichen Armee antreten und gewinnen läßt. Rock Rose kann ungeheure Kräfte mobilisieren, die Menschen über sich hinauswachsen lassen.

Rock Rose tritt naturgemäß meistens nur als vorübergehender Zustand auf. Bei Kindern, die ja seelisch noch weniger stabil sind als Erwachsene, ist Rock Rose relativ häufig angezeigt. Aber man findet auch unter Erwachsenen echte Rock Rose-Typen. Diese erscheinen äußerlich oft gar nicht besonders ängstlich, aber innerlich werden sie schnell von Panik erfaßt, verlieren den geistigen Überblick und reagieren wie ein kopfloses Huhn. Solche Menschen haben oft ein sehr zartes Nervensystem mit auf die Welt gebracht. Ihre seelischen Kraftreserven sind schnell erschöpft; medizinisch gelten sie oft als vegetativ labil oder chronisch nervös. Nicht selten hatten ihre Eltern Alkohol- oder Drogenprobleme.

Bei Menschen, die sich geistigen Disziplinen unterwerfen, kann es zu Rock Rose-Zuständen kommen, wenn sie im Laufe ihrer Entwicklung sehr plötzlich mit viel »Schattenmaterial« konfrontiert werden.

Ärzte setzen Rock Rose ergänzend zur konventionellen Behandlung von Sonnenstichen und Hitzschlägen ein. Sehr bewährt hat sich Rock Rose auch bei Gewitterangst. Wenn im Alltag die Nerven vorübergehend überreizt sind und Überreaktionen hervorrufen, bringt Rock Rose die Situation wieder ins Gleichgewicht.

Rock Rose – Schlüsselsymptome

Akute Angstzustände, innere Panik, »Nervenflattern«.

Reaktionen im blockierten Zustand

- man neigt dazu, schnell in innere Panik zu geraten
- man kommt leicht »ins Schleudern«, hat nervlich nicht viel zuzusetzen
- plötzlich eskalierende Angstgefühle in körperlichen oder seelischen Ausnahmezuständen
- Terror, Horror, blankes Entsetzen, Panikattacken, das Nervensystem spielt verrückt
- man ist vor Angst wie von Sinnen: hört nichts mehr, sieht nichts mehr, sagt nichts mehr, das Herz bleibt fast stehen
- Angstzustände bei Unfällen, Naturkatastrophen, lebensgefährlichen Verletzungen
- Angst, die einem noch in den Knochen steckt, wenn man gerade nochmal davongekommen ist

- Kinder bekommen leicht Herzklopfen und feuchte Hände
- der Solarplexus schmerzt oder fühlt sich an wie ein Stein

Sie brauchen die Blüte, wenn ein bis zwei Reaktionen in Ihrer jetzigen Situation ganz genau zutreffen.

Positives Potential

- man kennt seine nervliche Konstitution und hat sie im Griff
- in krisenhaften Situationen unterstellt man sich bewußt seiner inneren Führung
- man kann in Ausnahmezuständen und Krisensituationen über sich hinauswachsen und fast übermenschliche Kräfte mobilisieren
- man setzt sich für das Wohl von anderen ein, kämpft an vorderster Front
- Heldenmut

Kraftformeln

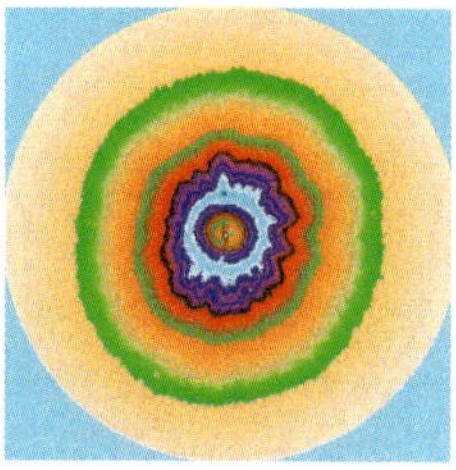

»ICH KOMME DURCH.«

»ICH WEISS, ES GEHT GUT.«

»ICH ÜBERBLICKE DIE SITUATION.«

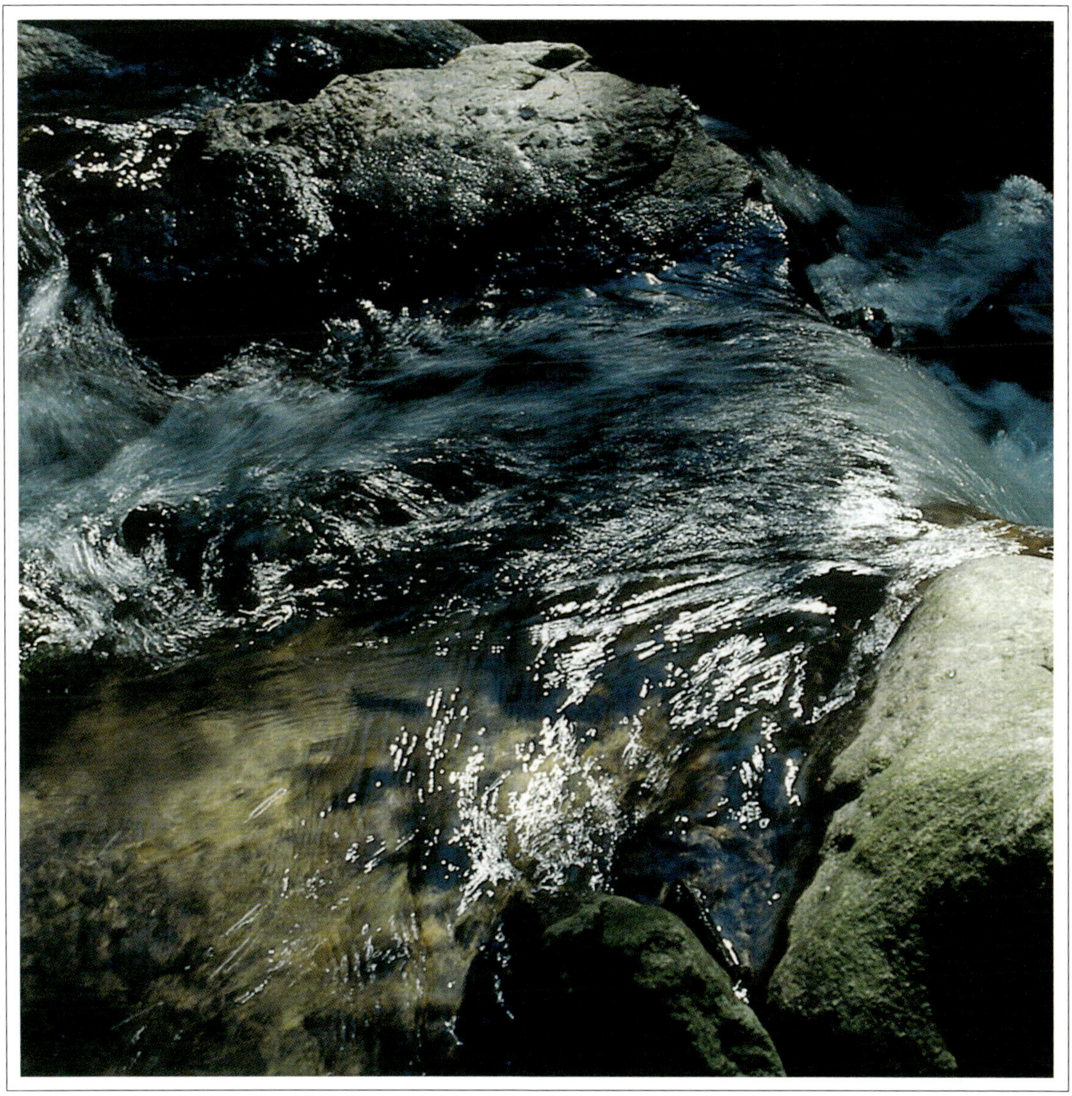

27. Rock Water – Die Flexibilitäts-Blüte

Vom Disziplin-Dogma … zur Achtsamkeit

Rock Water ist mit der Seelenqualität der Anpassungsfähigkeit verbunden. Im negativen Rock Water-Zustand versucht man einem theoretischen, realitätsfernen Disziplin-Ideal gerecht zu werden.

Man hat von sich selbst schon zu Lebzeiten ein steinernes Denkmal aus geistigen Richtlinien und perfektionistischen Vorstellungen errichtet. Vor diesem Denkmal steht man nun als »kleiner Moritz« mit der selbstauferlegten Verpflichtung, diesem erhabenen Selbstbild im täglichen Leben zu entsprechen. Ist das möglich?

Im negativen Rock Water-Zustand versagt man sich vieles, was den Alltag angenehm und erfreulich macht, weil man glaubt, daß es sich mit seiner strengen, oft sogar asketischen Lebensauffassung nicht vereinbaren ließe. Als Nichtalkoholiker auf einer Silberhochzeit ist man der einzige, der beim Toast auf das Jubelpaar nicht mit einem Glas Sekt anstößt, sondern in lächelnder Bescheidenheit um Mineralwasser bittet.

Rock Water-geprägte Menschen möchten innerlich und äußerlich in Höchstform sein, und sie tun eifrig alles, wovon sie glauben, daß es ihnen dazu verhilft. Der Mann, der morgens früh um sieben im Schwimmbad erscheint, schon eine Stunde Waldlauf hinter sich hat und nun eisern seine fünfzig Runden schwimmt, um dann mit ernster Miene sein selbstgeschrotetes Müsli zu verzehren, ist ein klassischer Fall von Rock Water.

Im extremen Rock Water-Zustand möchte man auch gern ein Vorbild sein, das anderen Menschen unbewußte Denkanstöße gibt und sie vielleicht dazu anregt, die eigenen Ideen aufzugreifen, um »auch auf den richtigen Weg« zu kommen.

Viele Rock Water-Charaktere verlangen von sich selbst, schon auf Erden vollkommen oder ein »Heiliger« zu werden. Sie pressen sich in ein eisernes Korsett von Prinzipien und Disziplinen und bevorzugen dabei solche, die irgendwie zu greifen und abzuhaken sind. Sie unterwerfen sich zum Beispiel täglichen stundenlangen Sportübungen, sie leben nur noch »streng makrobiotisch« oder sie führen, wo sie gehen und stehen, ihre Mentaltrainingsprogramme durch.

Nicht selten sind ihre Theorien und Ideale von alten Traditionen abgeleitet, die zu ihrer Zeit an ihrem Platz Großes bewirkt haben, aber im Europa des 21. Jahrhunderts nicht mehr richtig angesiedelt und darum nur schwer zu verwirklichen sind. Das aber erkennen Menschen im negativen Rock Water-Zustand nicht, sondern quälen sich mit Selbstvorwürfen, wenn sie ihr tägliches Trainings-Pensum aufgrund dringender anderer Forderungen des schnöden Alltagslebens nicht einhalten können. Und das wiederum schadet ihrer Entwicklung mehr, als stundenlanges Trainieren, Programmieren, Meditieren usw. nützen kann.

Als Diskussionspartner ist man im Rock Water-Zustand für andere nicht sehr ergiebig. Ob es um Fragen der Politik, des Umweltschutzes oder mehr um philosophische Themen geht, man sieht das, was man für sich selbst als richtig erkannt hat, doch »sehr absolut«. Bestimmte Dinge, die nicht in das eigene Schema passen, will man einfach nicht wahrhaben.

Man würde jedoch, im Gegensatz zu Vervain, das eigene Weltbild nie einem Diskussionspartner aufzwingen wollen, weil man viel zu stark mit der Erfüllung seiner eigenen, hochgeschraubten Ziele beschäftigt ist. Eher neigt man im negativen Rock Water-Zustand – ähnlich wie im Water Violet-Zustand – zu einer gewissen Selbstgefälligkeit, zu einer kaum wahrnehmbaren Form von geistigem Hochmut, zu einem inneren mitleidigen Kopfschütteln, verbunden mit dem Gefühl: »Wie gut, daß ich es richtig mache!«

Im Rock Water-Zustand erkennt man nicht, welchen inneren Zwängen man sich ständig unterwirft und wie oft man wesentliche menschliche Bedürfnisse in sich unterdrückt. Man übersieht, in welchem Ausmaß man sich selbst täglich Gewalt antut und wieviel Lebensfreude in den selbstauferlegten Disziplinen erstickt. Diese überzogenen Dauerforderungen an sich selbst führen bei vielen Menschen, die Rock Water benötigen, früher oder später zu körperlicher Inflexibilität. Die physischen Bedürfnisse sind bei diesen Persönlichkeiten ganz selten harmonisch integriert.

Im negativen Rock Water-Zustand hat man sich zu stark mit überpersönlichen Grundsätzen auf seiner mentalen Ebene identifiziert. Die Persönlichkeit erstarrt in bestimmten Dogmen und Entscheidungen und geht so an den Forderungen der Realität vorbei. Sie möchte unbedingt das sein, was nach ihrer Meinung gut ist, und auf keinen Fall das, was ihrem Verständnis nach nicht gut ist. Aber vielleicht ist gerade das, wovon sie glaubt, daß es nicht gut sei, für ihre Entwicklung noch notwendig. Und vielleicht ist das, was sie für gut hält, in ihrem jetzigen Lebenszyklus noch gar nicht vorgesehen?

Ihr Irrtum liegt in einer zu großen Eigenwilligkeit und einer völlig falschen, materiell gefärbten Blickrichtung. Sie möchte egoistisch eine Entwicklung erzwingen und verwechselt dabei die äußere Wirkung mit der inneren Ursache. Sie verkennt, daß sich eine äußere Wirkung, z. B. eine Veränderung der Lebensweise, von selbst einstellt, wenn die inneren Gegebenheiten dafür vorhanden sind. Sie versteht nicht, daß bestimmte Lebensformen die Folge, aber nicht die Ursache geistigen Wachstums sind.

Wenn die Persönlichkeit eine äußere Veränderung erzwingen will, die der inneren Absicht ihrer Seele noch zuwiderläuft, kämpft sie mit ihrem Höheren Selbst, anstatt sich von ihm führen zu lassen. Die Persönlichkeit mißversteht vor allem, daß Meisterschaft nicht dadurch entsteht, daß man sich nur auf sich selbst konzentriert, sondern indem man sich selbst im Dienst an der großen Einheit vergißt.

Man sollte Menschen im negativen Rock Water-Zustand dazu ermutigen, ihrer wahren Persönlichkeit endlich mit einem mutigen »nobody is perfect« ins Auge zu blicken und sich statt ihren hochgelobten Theorien mehr den Wellen des realen Lebens anzuvertrauen. So werden sie vom zackigen Felsbrocken, der sich allzu leicht verhakt, zu einem abgerundeten Kieselstein im Bach, der mühelos von einer Stromschnelle des Lebens zur nächsten hüpft.

Menschen, die Rock Water brauchen, sollten ihre eiserne Zwangsjacke ablegen und nicht länger an der sinnlichen Fülle des Lebens vorbeigehen. Interessanterweise fühlte sich ein Sensitiver nach der Einnahme von Rock Water »am ganzen Körper sanft gestreichelt« und erlebte, wie er sagte, »eine Wiedergeburt in die Realität«.

Menschen im positiven Rock Water-Zustand könnte man als anpassungsfähige Idealisten bezeichnen, denn sie können Grundsätze und Prinzipien beiseite lassen, wenn sie mit neuen Erkenntnissen und größeren Wahrheiten konfrontiert werden. Sie halten sich offen. Ihre Disziplin verwandelt sich in Achtsamkeit, in ständiges Beobachten und Prüfen ihrer Ideale unter den Gegebenheiten ihrer realen Lebenssituation. So können sie manches davon schließlich in die Realität umsetzen und werden dadurch von selbst zu einem Vorbild für andere.

Zugegeben, so extreme Rock Water-Fälle wie oben geschildert findet man in der Praxis nicht jeden Tag. Trotzdem ist Rock Water häufig angezeigt, weil fast jeder Mensch in bestimmten Lebenssituationen vitale Bedürfnisse unbewußt unterdrückt oder umständehalber bewußt unterdrücken muß, z. B. Bewegungsdrang, Sexualität, Nahrungsaufnahme.

Rock Water-Zustände treten in der Praxis häufig in interessanten Kombinationen auf, z. B. mit Clematis bei Menschen, denen es schwerfällt, ihre innere Struktur zu finden. Man gewinnt den Eindruck, sie wollten sich aus ihrem Wolkenkuckucksheim mit Macht in die Realität hineinzwingen. Menschen, die sich häufig operieren lassen, benötigen vielfach die Kombination von Rock Water mit Willow.

Rock Water – Schlüsselsymptome

Strenge und starre Ansichten, unterdrückte Bedürfnisse, man ist zu hart zu sich selbst.

Reaktionen im blockierten Zustand

- starkes Perfektionsstreben
- man unterwirft sein Leben strengen Theorien und manchmal übertriebenen Idealvorstellungen
- man versagt sich vieles, weil man glaubt, daß es sich mit den eigenen Lebensprinzipien nicht vereinbaren läßt; dabei geht Lebensfreude verloren
- man tut alles, um in Höchstform zu kommen und zu bleiben; Selbstdisziplin wird großgeschrieben
- man hat sich höchste Maßstäbe gesetzt und zwingt sich fast bis zur Selbstaufgabe, danach zu leben
- man erkennt nicht, welchen Zwängen man sich täglich aussetzt
- man sagt häufig: »Das kann ich mir nicht leisten.«
- falsch verstandene Spiritualität: Man krallt sich an einem faßbaren Teilaspekt (Meditationstechnik, Diätvorschrift o. ä.) fest und macht diesen zu seiner »heiligen Kuh«
- man strebt zwanghaft nach geistiger Höherentwicklung, hält aber an bestimmten eigenen Verdrängungen hartnäckig fest

- man wird mit bestimmten Aufgaben nie fertig, weil man es immer noch besser machen möchte
- man belächelt verspielte, kindliche Menschen insgeheim
- man glaubt, daß »weltliche Gelüste« die geistige Entwicklung behindern, man will schon auf Erden ein Heiliger sein: Asketen, Fakire
- man geht sich in der Meditation selbst in die Falle, weil man zu stark »will«
- man unterdrückt wesentliche körperliche und emotionale Bedürfnisse, z. B. Bewegung, Sexualität, Essen und Trinken
- man macht sich Vorwürfe, wenn man seine strengen Disziplinen nicht durchhalten kann
- man hält besonders streng an einer einseitigen Ernährungslehre fest, z. B. extreme Vegetarier, Makrobioten, Alkoholgegner
- man übt Klavier, bis die Finger absterben, trainiert an der Ballettstange, bis die Zehen bluten, Motto: »Ein Indianer kennt keinen Schmerz«
- besonders schmerzhafte Regelbeschwerden

Sie brauchen die Blüte, wenn ein bis zwei Reaktionen in Ihrer jetzigen Situation ganz genau zutreffen.

Positives Potential

- man kann von seinen Theorien und Grundsätzen ablassen, wenn man mit einer neuen Erkenntnis oder tieferen Wahrheit konfrontiert wird
- man läßt auch sein inneres Kind zu seinem Recht kommen
- man respektiert seine körperlichen und seelischen Bedürfnisse und kann spüren, wann und welchen man nachgeben sollte
- man überläßt sich seiner inneren Führung und ist durch seine natürliche Disziplin ein Vorbild für andere

Kraftformeln

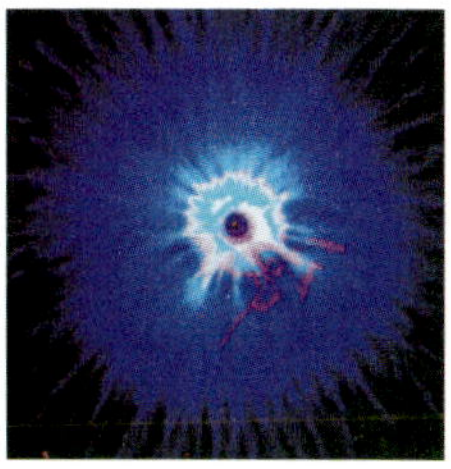

»ICH GÖNNE MIR ...«

»ICH BIN BEWEGLICH.«

»ICH BIN SPONTAN.«

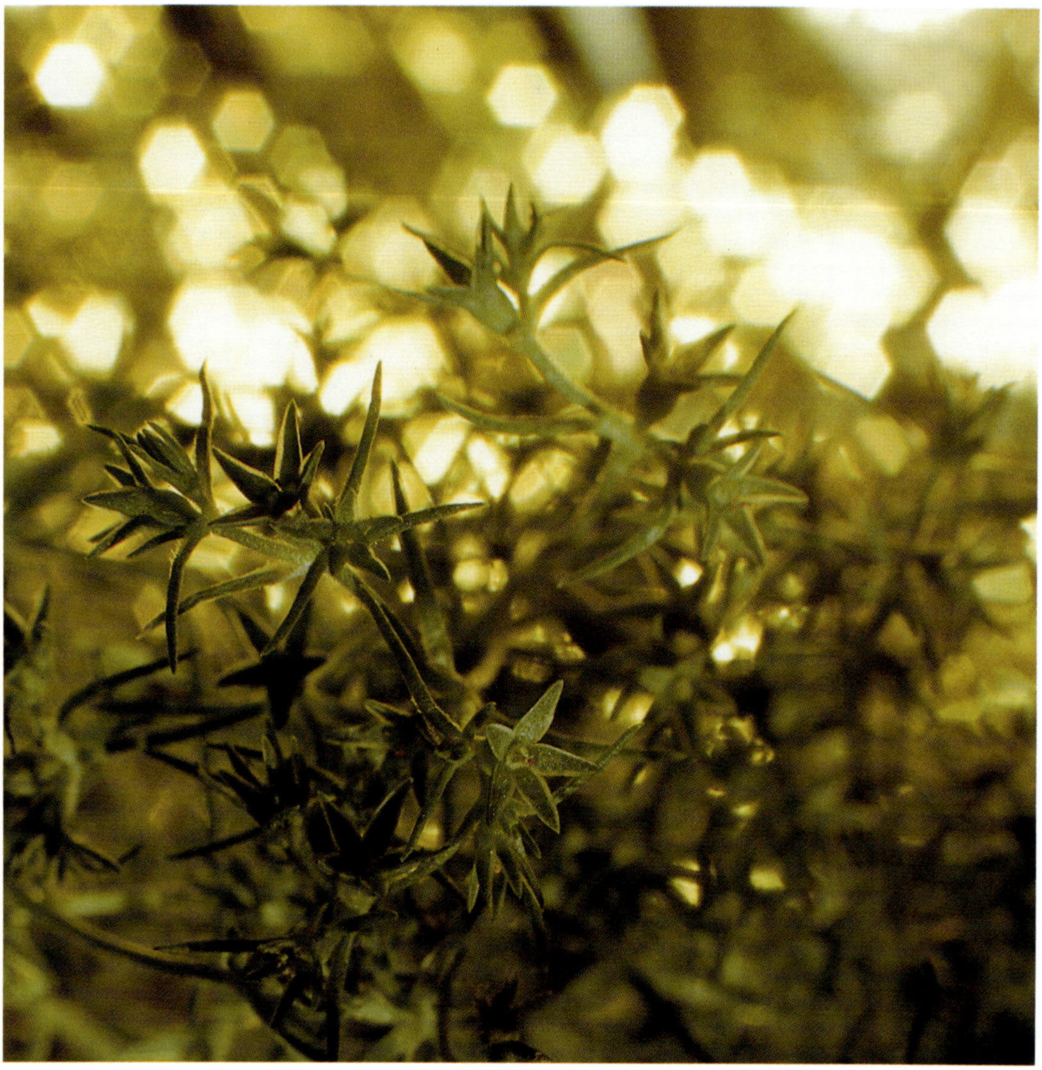

28. Scleranthus – die Balance-Blüte

Von der inneren Zerrissenheit ... zum inneren Gleichgewicht

Scleranthus ist verbunden mit den Seelenpotentialen der inneren Balance und Entscheidungsfähigkeit. Im negativen Scleranthus-Zustand schwankt man zwischen verschiedenen – meistens zwei – Möglichkeiten hin und her.

Wer einmal beobachtet hat, wie ein Grashüpfer, durch kleinste Bewegungen in seiner Umgebung veranlaßt, scheinbar ziellos in großen Sprüngen hin und herhüpft, kann nachempfinden, wie sich ein Mensch im negativen Scleranthus-Zustand innerlich fühlt. Ein Impuls von außen genügt, und man reagiert jetzt so – und im nächsten Moment genau entgegengesetzt.

Heute findet man die neuen Nachbarn hinreißend und verbrüdert sich beinahe mit ihnen, morgen gehen sie einem so auf die Nerven, daß man ihnen am liebsten die Tür vor der Nase zuschlagen würde.

Abends hat man fest zugesagt, mit Freunden zusammen ein Ferienhaus zu mieten, morgens früh beim Aufwachen fragt man sich, ob man wohl verrückt geworden sei, und versucht, telefonisch alles wieder rückgängig zu machen, läßt sich dann aber im Laufe des Telefongesprächs wieder umstimmen und will sich die Sache noch einmal überlegen. Das geht so noch einige Male hin und her, bis die Freunde schließlich entschlußkräftigere Partner gefunden haben.

Im negativen Scleranthus-Zustand ist man wie eine Waage, die ständig in Bewegung ist und von einem Extrem ins andere schwingt: himmelhochjauchzend oder zu Tode betrübt, hochaktiv oder ganz apathisch; heute für eine Idee Feuer und Flamme, morgen völlig desinteressiert. Dieser ständige Meinungs- und Stimmungswechsel läßt Scleranthus-betonte Menschen in den Augen ihrer Umwelt launenhaft, labil und unzuverlässig erscheinen.

Das Mädchen, das sich zwischen zwei Bewerbern nicht entscheiden kann, ist ein klassischer Scleranthus-Fall. Ist sie bei dem ruhigen Beamten, so ist ihr völlig klar, daß sie bei ihm gut aufgehoben ist. Geht sie aber mit dem unternehmungslustigen Ingenieur aus, der mit ihr nach Australien auswandern möchte, so fragt sie sich, was sie überhaupt noch in Europa hält. Wenn sie allein ist und überlegt, was sie nun eigentlich will, kommt sie nie zu einer Entscheidung, sondern pendelt immer wieder ergebnislos zwischen diesen beiden Möglichkeiten hin und her, wochenlang, monatelang. Sie zieht in ihrem Zweifel nicht einmal ihre Eltern oder gute Freunde ins Vertrauen, denn im Gegensatz zum Cerato-Zustand bemüht man sich im Scleranthus-Zustand, selbst zu Lösungen zu kommen– ganz gleich, wie lange es dauert.

Aus der Fallstudien-Sammlung des Bach Centre berichtet Chancellor[15] von einem Oberst, der allein drei Monate brauchte, um sich dazu durchzuringen, sich auf eine Bach-Blütentherapie einzulassen.

Häufig manifestiert sich die innere Sprunghaftigkeit von Scleranthus-geprägten Menschen auch äußerlich in vielen nervösen oder fahrigen Gesten. Man macht eine Menge überflüssiger Bewegungen. »Sei doch nicht so hibbelig«, sagt die Mutter zu ihrem Scleranthus-Kind. Manche Frauen, die Scleranthus brauchen, wechseln mehrmals am Tag ihre Garderobe, entsprechend ihrer wechselnden Stimmungslage.

Patienten im Scleranthus-Zustand wirken auf Ärzte irritierend, denn ihre Krankheitssymptome wandern im ganzen Körper hin und her. »Na, wo tut's denn heute

[15] siehe Seite 10.

weh?« fragt der Behandler und überlegt im stillen, ob es sich überhaupt lohnt, die neuen Symptome ernst zu nehmen.

Die fehlende innere Balance im Scleranthus-Zustand zeigt sich natürlich auch körperlich: in Gleichgewichtsstörungen, Reisekrankheiten, Innenohrbeschwerden, Lateralitätsstörungen oder Schilddrüsenstörungen. Die wechselhafte Stimmungslage manifestiert sich auch als Wechsel zwischen extremen Körperzuständen: Verstopfung und Durchfall, Fieber und Untertemperatur, Heißhunger und Appetitlosigkeit. Darum kann Scleranthus auch in der Schwangerschaft hilfreich sein.

Eine Hypothese besagt, daß die Veranlagung zum negativen Scleranthus-Zustand in den ersten zwei bis drei Lebensstunden eines Menschen entstehen kann, wenn er in einer chaotischen Umgebung mit zu vielen Eindrücken auf einmal konfrontiert wird. Wie ein Brennglas, das durch eine übermächtige Erschütterung feine Risse und Sprünge bekommen hat und so kein Licht mehr bündeln kann, ist die Persönlichkeit im Scleranthus-Zustand unfähig, Ordnung in ihre Impulse und Gedanken zu bringen, sie um einen Brennpunkt zu sammeln und zu einer gezielten und eindeutigen Entscheidung zu verdichten. Ihre Energie streunt ziellos und zuweilen bizarr zwischen verschiedenen Bewußtseinsfacetten hin und her.

Der Irrtum im Scleranthus-Zustand besteht in der Weigerung der Persönlichkeit, zu der Führung ihres Höheren Selbst eindeutig ja zu sagen. Darum fehlt ihr die innere Ausrichtung, die ihr Maß, Kraft und Richtung geben würde. Solange sie sich nicht eindeutig für den Weg ihrer Seele entschieden hat, gerät sie unter den Einfluß der verschiedensten Kräfte, sie wird zum Spielball irdischer Dualitäten und ist mal von dem einen, mal von dem anderen Pol angezogen. Dadurch vergeudet sie wertvolle Zeit und Energie und tritt entwicklungsmäßig auf der Stelle.

Im negativen Scleranthus-Zustand muß man alles tun, um gedanklich und auch körperlich in seine eigene Mitte zu kommen und seinen eigenen inneren Rhythmus zu finden. Der erste Schritt dazu wäre, bewußt anzustreben, nicht mehr so tief in alle Extreme seiner positiven und negativen Erfahrungen hineinzugehen, sondern sich innerlich auf einen goldenen Mittelweg einzustellen. Dabei sollte man sich so verhalten wie ein Seiltänzer auf dem Hochseil, der sich zunächst einmal sensibel auf seinen eigenen Bewegungsrhythmus einpegelt, um dann – die Füße fest auf dem Seil, den Blick konzentriert geradeaus gerichtet – leichtfüßig sein Ziel zu erreichen.

Diese Leichtigkeit, die aus großer innerer Kraft stammt, ist für Menschen im positiven Scleranthus-Zustand oft charakteristisch. Sie treffen ihre Entscheidungen mit traumwandlerischer Sicherheit genau im richtigen Moment. Und so wie ein Seiltänzer seinen Drahtseilakt immer weiter ausbaut, können auch Menschen im positiven Scleranthus-Zustand geistig immer weitere Möglichkeiten in ihr Leben integrieren, ohne dabei die Balance zu verlieren. Ihre innere Ruhe, ihre Eindeutigkeit und ihre entschlossene Haltung wirken sich auf nervöse Menschen in ihrer Umgebung positiv und beruhigend aus.

Scleranthus – Schlüsselsymptome

Unschlüssig, sprunghaft; innerlich unausgeglichen. Meinung und Stimmung wechseln von einem Moment zum anderen.

Reaktionen im blockierten Zustand

- man ist unentschlossen, innerlich ruhelos
- man ist gedanklich ständig zwischen zwei Möglichkeiten hin- und hergerissen, weil man beiden Seiten etwas abgewinnen kann
- Stimmungsschwankungen: Weinen und Lachen, himmelhochjauchzend – zu Tode betrübt
- man nimmt viele Impulse auf, hüpft gedanklich hin und her wie ein Grashüpfer
- wegen seiner wechselnden Entscheidungen wirkt man auf andere unzuverlässig und launenhaft
- Mangel an innerem Gleichmaß und innerer Balance, Nervenkrisen
- wenn man »Ja-oder-Nein-Fragen« beantworten muß, gerät man in Streß
- man ist unkonzentriert oder springt im Gespräch von Thema zu Thema
- wegen innerer Wankelmütigkeit ziehen sich Entscheidungen sehr lange hin, und man verpaßt privat und beruflich manche gute Gelegenheit
- man fragt bei einem inneren Konflikt andere nicht um Rat, sondern versucht selbst, zu einem Entschluß zu kommen
- oft zerfahrene und ruckartige Gesten
- körperliche Begleiterscheinungen der fehlenden energetischen Balance können u. a. sein: extremer Wechsel zwischen Aktivität und Apathie, körperliche Temperaturen steigen und fallen schnell, die Symptome wandern im ganzen Körper hin und her: Heute tut's hier weh, morgen woanders. Gleichgewichtsstörungen aller Art, Reisekrankheiten: Luft, Schiff, Auto, Wechsel zwischen extremem Heißhunger und Appetitlosigkeit, Wechsel zwischen Durchfall und Verstopfung, Schwangerschaftserbrechen und vieles mehr

> Sie brauchen die Blüte, wenn ein bis zwei Reaktionen in Ihrer jetzigen Situation ganz genau zutreffen.

Positives Potential

- Konzentrationskraft und Entschlossenheit
- durch guten Kontakt mit seinem Zentrum findet man seinen eigenen Rhythmus und hält seine innere Balance

- man trifft aus dem Moment heraus mit traumwandlerischer Sicherheit die richtigen Entscheidungen
- man ist vielseitig und flexibel, man kann immer mehr Möglichkeiten in sein Leben integrieren

Kraftformeln

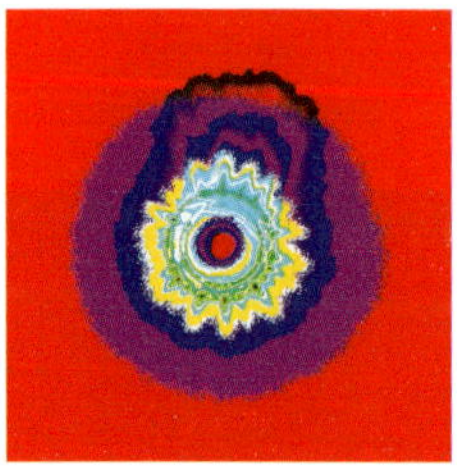

»ICH STEHE FEST.«

»ICH WEISS, WAS ICH WILL.«

»ICH ENTSCHEIDE MICH.«

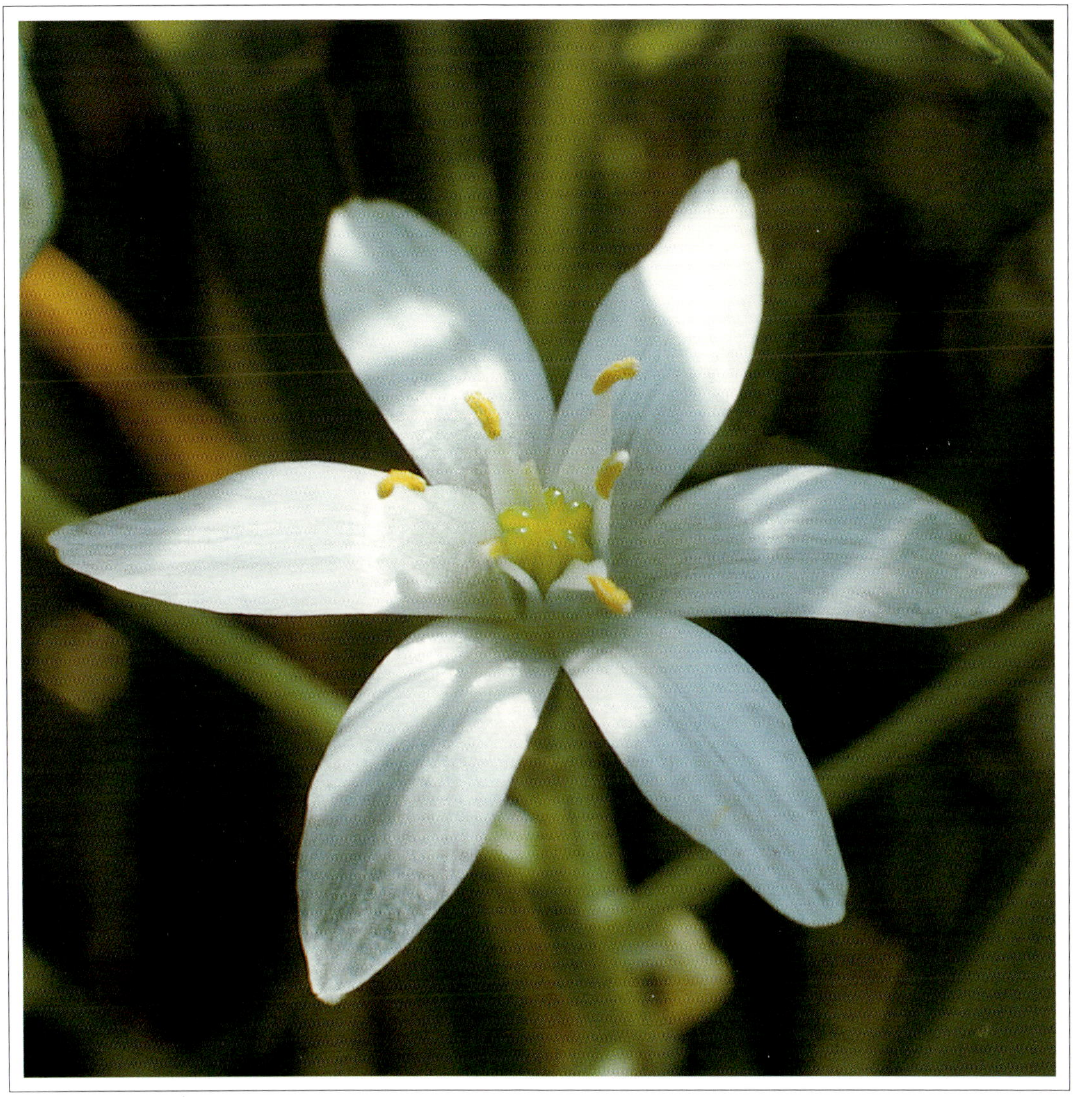

29. Star of Bethlehem – Die Trost-Blüte

Vom Schock … zur Reorientierung

Star of Bethlehem ist verbunden mit dem Seelenpotential der Erweckung und der Reorientierung. Im negativen Star of Bethlehem-Zustand ist ein Mensch geschockt und verharrt in einer Art innerer Betäubung.

Star of Bethlehem ist angezeigt bei allen Folgeerscheinungen von körperlichen, seelischen und geistigen Schocks, egal, ob so ein seelisches Trauma schon durch die Geburt entstand oder erst gestern durch Einklemmen des Zeigefingers in einer Tür.

Star of Bethlehem ist die wichtigste Blüte der Rescue-Kombination. Sie neutralisiert mögliche Nachwirkungen traumatischer Ereignisse und bringt so die Selbstheilungsmechanismen des Körpers schnell wieder in Gang.

Als Schock – hier nicht zu verwechseln mit dem gleichlautenden medizinischen Begriff – gilt dabei jedes Zuviel an Energieeinwirkung, das unser energetisches System nicht mehr verkraften kann und mit einer Verzerrung beantwortet – unabhängig davon, ob diese Verzerrung von der Persönlichkeit bewußt registriert wurde oder nicht. Im energetischen System bleibt so ein »Schock« in jedem Fall erhalten[16] und bewirkt eine gewisse Erstarrung oder Lähmung.

Fast jeder Mensch erlebt im Laufe seines Lebens seelische Traumen, die er nicht verkraften kann. Manche manifestieren sich sofort im physischen Körper: So wurden zum Beispiel einer Kosmetikerin telefonisch von heute auf morgen ihre Geschäftsräume gekündigt. Von Stund an konnte sie nicht mehr richtig hören, bis sie Star of Bethlehem bekam.

Eine Lehrerin mußte immer fluchtartig den Raum verlassen, wenn auf einer Party eine Flasche Sekt geöffnet wurde. Sie hatte als Studentin miterlebt, wie bei einer Semesterfeier ihrer Kommilitonin ein Sektkorken direkt ins Auge flog …

Andere Schocks manifestieren sich erst Monate oder Jahre später. Die Krankheit, z. B. ein Arthritisleiden, kann dann mit der auslösenden Ursache, z. B. einem Bombenerlebnis im Krieg, wenn überhaupt, dann erst nach längerem Forschen und oft nach längerer Einnahme von Star of Bethlehem in Zusammenhang gebracht werden.

Eine Mutter, deren 26jähriger Sohn plötzlich an den Folgen einer unentdeckten Krankheit starb, versteinerte gleichsam, als man ihr die Todesnachricht überbrachte. In den folgenden Wochen und Monaten wurde sie immer stiller, bis Star of Bethlehem sie wieder ins Leben zurückholte. Bach bezeichnete Star of Bethlehem als »Seelentröster« und »Schmerzbesänftiger«.

Seltener tritt der Star of Bethlehem-Zustand als echter Charakterzug in Erscheinung. Menschen, bei denen das so ist, wirken häufig sehr zart besaitet und etwas gedämpft. Oft sprechen sie mit leiser Stimme, die am Schluß der Sätze noch leiser nach unten abfällt. Sie bewegen sich langsam, speichern viel Wasser und haben manchmal einen feinen Hang zum Magischen und Mystischen.

Fragt man nach dem geistigen Irrtum im negativen Star of Bethlehem-Zustand, so liegt er in der inneren Weigerung der Persönlichkeit, Gefühlseindrücke zuzulassen und aktiv am Leben teilzunehmen.

Anstatt unter der Regie des Höheren Selbst die ihr zugedachte Rolle im Theater des Lebens zu spielen, zieht sich die Persönlichkeit von allem, was sie nicht fühlen

---

[16] Psychoneuroimmunologen sprechen hier sehr plastisch von einem »Fingerabdruck« im Immunsystem.

möchte, zurück, »macht dicht«, stellt sich gewissermaßen tot. Auf diese Weise sammelt sich viel Unverdautes an, das ihre feineren Systeme innerlich verschlackt, manchmal nahezu vergiftet und die Informationsübermittlung innerhalb der verschiedenen Energieebenen immer mühsamer macht. Die Folge: Schon bei der kleinsten energetischen Anforderung ist das System überfordert, wie gelähmt; immer weitere kleine Teilbereiche spielen nicht mehr richtig mit.

Star of Bethlehem erweckt die Persönlichkeit aus ihrem seelischen Dämmerschlaf und führt sie zu ihrem Höheren Selbst zurück. Es vitalisiert energetische Verbindungen, besonders im nervlichen Bereich. Rückstände können sich auflösen. Die Persönlichkeit integriert sich auf allen Ebenen, wird lebendiger und kann normale energetische Belastungen wieder verkraften. Sie fühlt eine große Lebendigkeit, geistige Klarheit und innere Kraft.

In der täglichen Praxis wird Star of Bethlehem manchmal, aber durchaus nicht immer schon am Anfang einer Therapie gebraucht. Man sollte an Star of Bethlehem denken, wenn die bisherige Blütenkombination nicht richtig anschlägt, weil ein nicht verarbeitetes seelisches Trauma den gesamten Therapieverlauf blockieren kann.

Bei der Mitbehandlung therapieresistenter psychosomatischer Krankheiten leistete Star of Bethlehem oft Verblüffendes, besonders wenn es regelmäßig über lange Zeiträume – oft Monate – eingenommen wurde. Sehr häufig wirkte Star of Bethlehem ausgleichend bei Spannungsgefühlen im Hals und nervösen Schluckbeschwerden, also bei »Schocks«, die einem im Halse steckengeblieben waren. Bei Phänomenen wie nicht hören, nicht sehen, nicht gehen, nicht anfassen können sollte man immer auch an Star of Bethlehem denken.

Menschen, die in ihrem Leben viele Betäubungsmittel genommen haben, profitieren oft von Star of Bethlehem, kombiniert mit Crab Apple.

Für Neugeborene empfiehlt sich Star of Bethlehem gegen den Schock der Nabelschnurdurchtrennung zusammen mit Walnut für das Ankommen in einer neuen Daseinsform. Diese Mischung kann man dem ersten Badewasser zusetzen.

Star of Bethlehem half manchmal Frauen, die unter besonders starken Menstruationsblutungen litten, denn jede Menstruation ist eine kleine Geburt, also, wenn man so will, ein Mini-Schock. Therapien, in denen seelische Traumen aufgearbeitet werden, wie z. B. Rebirthing, werden durch Star of Bethlehem gut unterstützt.

Ein wunderschönes Symbol für Star of Bethlehem ist das Märchen von Schneewittchen: Den Neid und Haß der Stiefmutter kann Schneewittchen nicht verkraften, es fällt in einen todesähnlichen Schlaf, aus dem es durch die Bewegung in die richtige Richtung erlöst wird: Der Prinz führt den Sarg zu seinem Schloß, auf dem Weg stolpert er, Schneewittchen erbricht das giftige Apfelstück und erwacht.

Star of Bethlehem – Schlüsselsymptome

Nachwirkungen von körperlichen, seelischen oder geistigen Schocks, egal ob weit zurückliegend oder erst kürzlich geschehen; »der Seelentröster und Schmerzbesänftiger«.

Reaktionen im blockierten Zustand

- die Unverfrorenheit mancher Mitmenschen verschlägt einem die Sprache
- man kann keinen Trost annehmen
- mögliche körperliche Begleiterscheinungen: Gefühllosigkeit, taumelnder Gang, belegte Stimme, Wasserstauungen
- unangenehme Gefühlserlebnisse klingen sehr lange nach
- man ist durch ein unangenehmes Erlebnis schockiert und traurig
- eine Hiobsbotschaft wirft einen um
- man kommt über eine kränkende Auseinandersetzung nicht hinweg
- man hat einen wunden Punkt im Leben, an den man nicht erinnert werden möchte
- man ist nach einem Unfall, einer Operation o. ä. seelisch nicht mehr wie früher
- man reagiert langsam, wie betäubt
- man läßt die Dinge zu nah an sich herankommen und kann sie dann nicht verkraften
- man hat immer wieder den gleichen Alptraum
- man bekommt seelisch und körperlich schnell blaue Flecken

Sie brauchen die Blüte, wenn ein bis zwei Reaktionen in Ihrer jetzigen Situation ganz genau zutreffen.

Positives Potential

- man ist stark beeindruckbar und fein empfindend – große seelische Anpassungsfähigkeit
- man hat gelernt, mit Gefühlseindrücken richtig umzugehen, und kann sie für seine persönliche Entwicklung nutzen
- man kann andere Menschen trösten

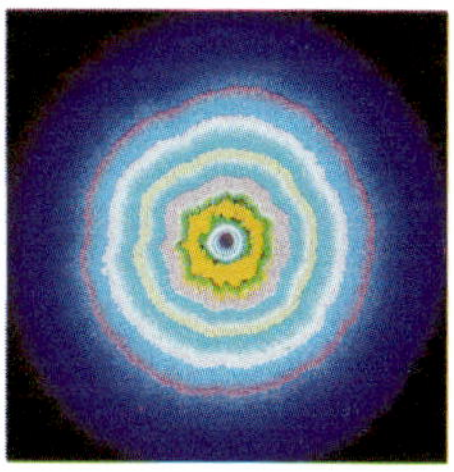

Kraftformeln

»ICH EMPFINDE.«

»ICH ATME.«

»ICH LEBE.«

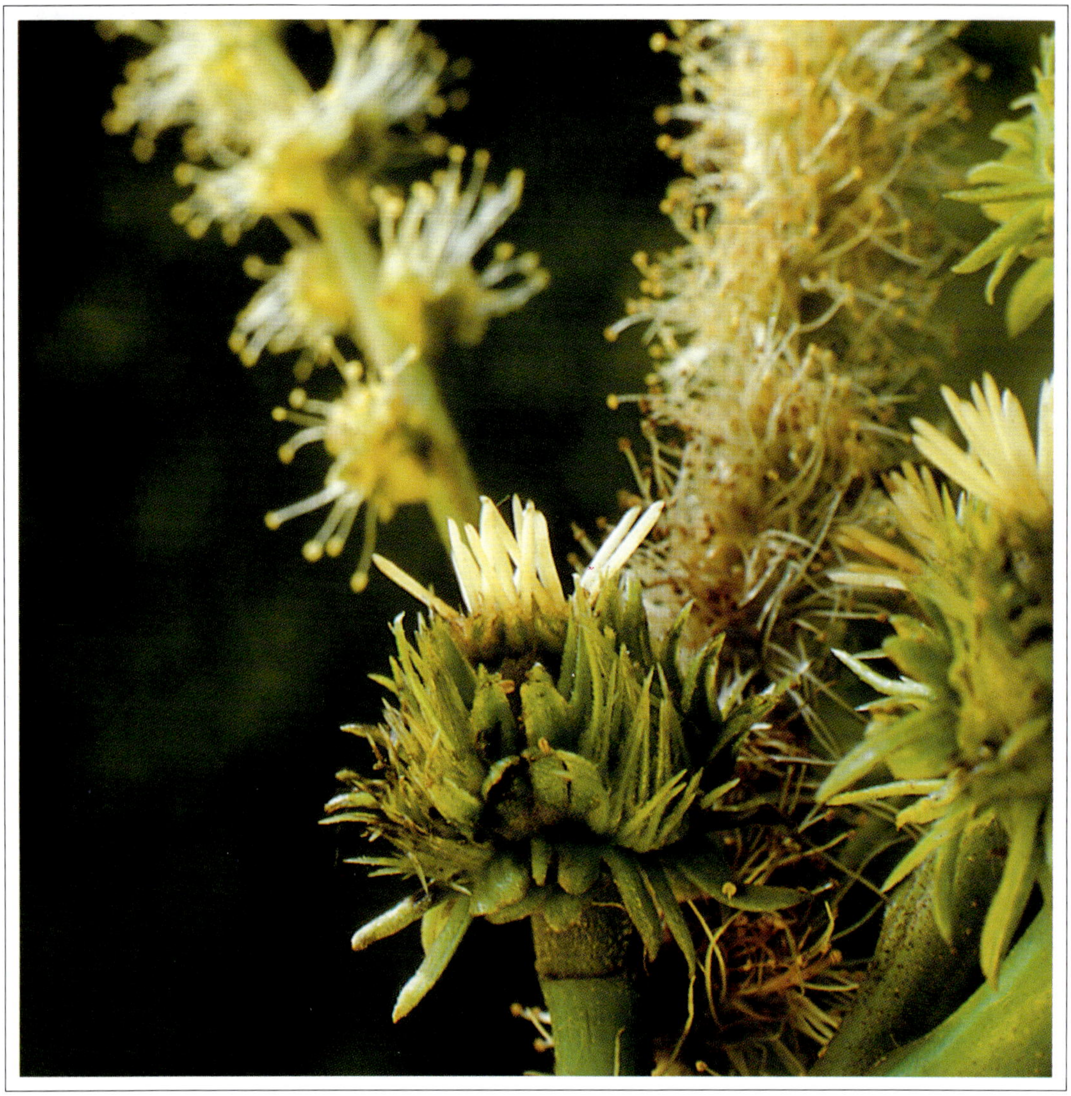

30. Sweet Chestnut – Die Erlösungs-Blüte

Durch die Nacht … zum Licht

Sweet Chestnut ist mit dem Prinzip der Erlösung verbunden. Im negativen Sweet Chestnut-Zustand ist ein Mensch an dem Punkt angelangt, an dem er davon überzeugt ist, daß es für ihn keine Hoffnung auf Hilfe mehr gibt.

Bach beschrieb Sweet Chestnut als die Blüte »für den qualvollen inneren Zustand, in dem die Existenz der Seele selbst bedroht zu sein scheint, für die hoffnungslose Verzweiflung derer, die glauben, die Grenzen ihrer Belastbarkeit erreicht zu haben«.

Von der Intensität des Leidens her gesehen, ist Sweet Chestnut wohl einer der stärksten negativen Seelenzustände. Er ist der Höhepunkt einer Krise. Nicht immer manifestiert er sich so dramatisch wie oben beschrieben, häufig vollzieht er sich auf inneren Ebenen, die dem Betroffenen weitgehend unbewußt bleiben.

Der negative Sweet Chestnut-Zustand ist der Moment, in dem die Persönlichkeit ganz allein, sozusagen mit dem Rücken zur Wand, steht, in dem sie sich vollkommen hilflos und schutzlos fühlt, wie ein Vogeljunges, das aus dem Nest gefallen ist. Man hängt zwischen Himmel und Erde im Nichts, wie ein Fallschirmspringer, der wieder und wieder vergeblich an der Reißleine gezogen hat. Man hat klaglos gekämpft und tapfer gehofft, aber nun ist man am Ende und steht mit leeren Händen da. Es gibt kein Gestern und kein Morgen mehr, sondern nur noch eine völlig leere, verzweifelte Gegenwart. Man weiß, daß es höchstens eine Frage von Stunden sein kann, bis die Sturmflut den Deich überschwemmen wird.

Der negative Sweet Chestnut-Zustand ist die Stunde der Wahrheit, die stärkste Konfrontation der Persönlichkeit mit sich selbst und zugleich ihr letzter – irrtümlicher – Versuch, sich gegen eine entscheidende innere Wandlung zu sperren und zu wehren. Es ist die Nacht, ohne die es nicht wieder Tag werden kann.

Die Intensität des Leidens scheint menschliches Fassungsvermögen zu übersteigen, die Grenzen der Belastbarkeit werden so weit wie möglich hinausgeschoben. Dies geschieht, damit alle alten fixierten Strukturen der Persönlichkeit aufgebrochen und aufgegeben werden können, um für neue Bewußtseinsdimensionen Raum zu schaffen. Der Leidensdruck wird so lange erhöht, bis ein Quantensprung in der Entwicklung möglich wird und der Mensch sich verwandelt erhebt wie der Phoenix aus der Asche.

Sweet Chestnut leitet immer entscheidende Entwicklungsschritte ein, wie z. B. das Beenden einer jahrelangen selbstzerstörerischen Partnerschaft oder die Aufgabe eines nicht wesensgemäßen Berufs. Oft steht der Sweet Chestnut-Zustand auch als Hüter der Schwelle am Beginn der wirklichen spirituellen Entwicklung. Der Mensch erfährt, was es heißt, einsam zu sein, und begreift, daß nur durch dieses totale Zurückgeworfenwerden auf sich selbst der Weg in eine andere Bewußtseinsebene frei wird. Er erkennt, daß ihm alles genommen wird, weil er mit leeren Händen gehen muß, um das Neue, das auf ihn zukommt, fassen zu können; daß er sich ganz aufgeben muß, um völlig neu geboren zu werden.

»Wenn die Not am größten, ist Gottes Hilfe am nächsten«, heißt es in einer Bibelstelle, die die Wirkung der Sweet Chestnut-Energie sehr gut beschreibt. Der positive Sweet Chestnut-Zustand ist die Fähigkeit, trotz katastrophaler äußerer Umstände zu vertrauen – der Moment, in dem Hilferufe erhört werden und Wunder geschehen können. Sweet Chestnut hilft, schmerzliche Wandlungsphasen zu durchlaufen, ohne sich dabei zu verlieren oder daran zu zerbrechen.

Menschen im negativen Sweet Chestnut-Zustand bemühen sich, ähnlich wie bei Agrimony, ihre innere Verzweiflung vor ihrer Umwelt zu verbergen. Und sie würden auch in Momenten tiefster Depression, im Gegensatz zu einem Cherry Plum-Zustand, nie auf Selbstmordgedanken kommen.

In der Praxis ist es darum nicht immer einfach, den negativen Sweet Chestnut-Zustand zu erkennen. Formulierungen wie »Ich bin in einem tiefen Loch« oder »Jetzt weiß ich wirklich nicht mehr, wie es weitergehen soll« sind Hinweise.

Typische Sweet Chestnut-Charaktere erleben oft extreme äußere Schicksale, oder sie fühlen anders und intensiver als ein Durchschnittsmensch. Manche wagen sich gedanklich immer wieder in Grenzbereiche vor.

Sweet Chestnut – Schlüsselsymptome

Tiefste Verzweiflung; man glaubt, die Grenze dessen, was ein Mensch ertragen kann, sei nun erreicht.

Reaktionen im blockierten Zustand

- man hat sich in eine extreme Situation hineinmanövriert, die man kaum ertragen kann
- man empfindet seine Lage als ausweglos und weiß nicht mehr weiter
- man weiß, daß man aus eigener Kraft nicht mehr weiter kommt
- man muß kapitulieren, will es aber noch nicht zugeben
- man sieht das Licht am Ende des Tunnels nicht mehr
- man hat das Gefühl, den äußersten Grad der Belastungsfähigkeit erreicht zu haben
- man faßt es nicht, daß ein Mensch soviel durchstehen muß, und glaubt, Gott habe einen vergessen
- tiefste Verzweiflung; man fühlt sich verloren, in hilfloser Leere und totaler Isolation
- tiefste Verzweiflung, extreme seelische Grenzsituation: »Die dunkle Nacht der Seele«

Sie brauchen die Blüte, wenn ein bis zwei Reaktionen in Ihrer jetzigen Situation ganz genau zutreffen.

Positives Potential

- man kann Krisen als Wandlungschancen begreifen und nutzen
- man kann extreme Situationen durchstehen, ohne »Schaden an seiner Seele zu nehmen«

- man weiß, daß es einen richtigen Zeitpunkt zum Handeln gibt und einen richtigen Zeitpunkt zum Geschehenlassen
- man kann im rechten Moment sagen: »Dein Wille geschehe«

Kraftformeln

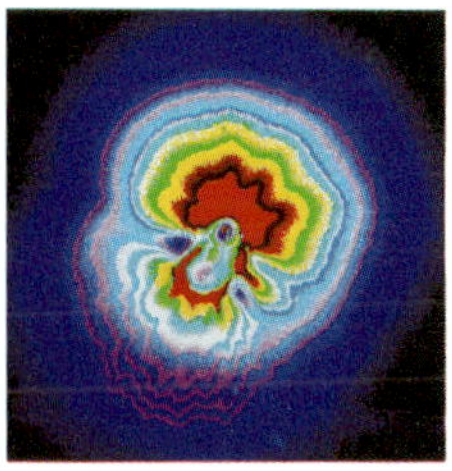

»ICH BLICKE AUF.«

»ICH WILLIGE EIN.«

»ICH LASSE GESCHEHEN.«

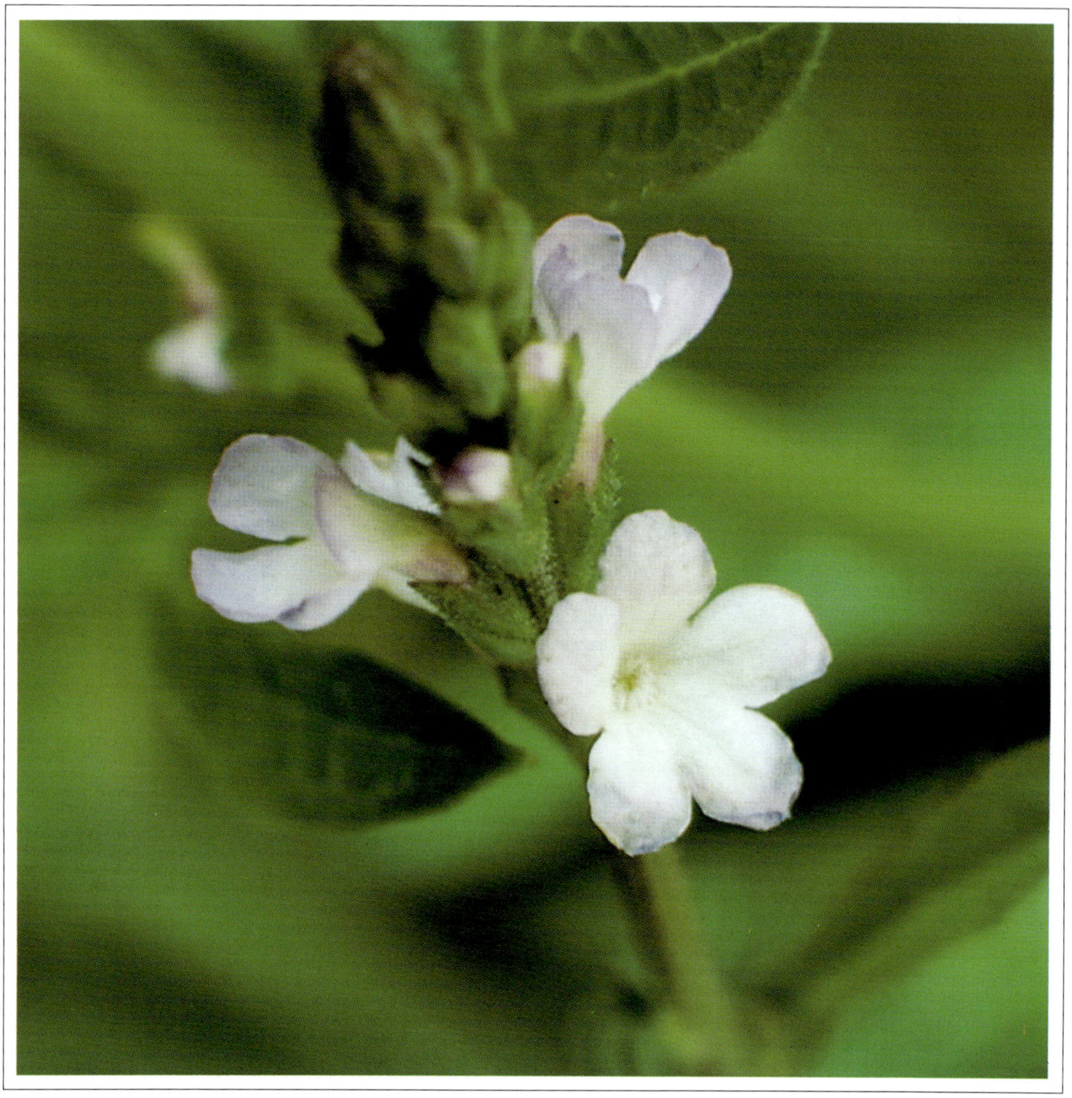

31. Vervain – Die Begeisterungs-Blüte

Vom Weltverbesserer … zum Fackelträger

Vervain ist verbunden mit dem Seelenpotential der Begeisterung. Im negativen Vervain-Zustand wird die Begeisterung übertrieben und die eigene Energie missionarisch vergeudet.

Auf einer Klassenreise ist der kleine Peter vom Lehrer dazu auserkoren worden, ihn immer an die Uhrzeit zu erinnern, damit das Reiseprogramm reibungslos ablaufen kann. Glühend vor Stolz über diese Auszeichnung, stürzt er sich mit Feuereifer in seine Aufgabe. Er steht mit dem Gedanken an die Uhrzeit auf, geht mit dem Gedanken daran ins Bett, und wenn er nachts aufwacht, überlegt er sofort, wie spät es wohl sein mag. Er möchte seine Aufgabe nicht nur hundertprozentig, sondern hundertfünfzigprozentig erfüllen und überschlägt sich dabei fast. Guckt ihn der Lehrer zufällig an, so platzt er schon mit der Uhrzeit heraus. Wenn seine Klassenkameraden trödeln, läuft er wie ein geölter Blitz hinter ihnen her und bittet sie flehentlich, doch etwas schneller zu machen, sie wüßten doch, wie wichtig es ist, pünktlich zu sein. Auf dieser Klassenreise findet der kleine Peter keine Erholung. Er ist innerlich immer im Einsatz und wird von seinen Klassenkameraden nur noch »die Uhr« genannt – die frühe Manifestation eines Vervain-Zustands.

In Vervain-betonten Menschen glüht eine innere Flamme, meistens eine positive Idee, von der sie ganz durchdrungen sind, und sie können nicht eher ruhen, bis sie ihre Umwelt auch von dieser Idee überzeugt haben. Vorsitzende von Wohlfahrtsverbänden oder Begründer von Gesundheitsvereinen, die ihr Privatleben, ihre Freizeit und ihre Nachtstunden für die »gute Sache« opfern und vor keiner Auseinandersetzung zurückschrecken, haben Vervain-Züge. Sie sind immer im Dienst und fühlen sich ihrer Mission verpflichtet. Jeden Menschen, mit dem sie es zu tun bekommen, versuchen sie für ihre gute Sache zu gewinnen, manchmal mit Erfolg – manchmal auch ohne. Letzteres liegt daran, daß sie im Eifer leicht des Guten zuviel tun, denn sie sind stets mehr die leidenschaftlichen Anwälte, die ihren Gesprächspartner selbstbewußt mit einem Trommelfeuer von Argumenten überschütten, als geschickte Diplomaten, die den anderen auch mal zum Zuge kommen lassen.

Durch diesen meistens unnötigen Übereinsatz von Willenskraft überziehen sie auf die Dauer ihr Kräftekonto. Sie sind nervös und angespannt und reagieren gereizt, wenn sie mit den Dingen nicht so vorankommen, wie sie es sich vorgestellt haben. Das veranlaßt sie, sich noch mehr zu engagieren, noch mehr aus sich herauszuholen. Sie gönnen sich tagsüber keine freie Minute mehr und nachts nur wenige Stunden Schlaf. Sie überschätzen ihre Vitalität und treiben immer mehr Raubbau an ihrer Gesundheit. Plötzlich »fangen sie sich einen Virus ein«, weil ihr Körper keine Abwehrkräfte mehr besitzt.

Im negativen Vervain-Zustand stehen Menschen so unter Strom, daß sie sich, selbst wenn sie wollten, körperlich kaum noch entspannen können. Ihre enormen Muskelspannungen erkennt man an ihrer ausgeprägten Mimik und an der Neigung, auch körperliche Tätigkeiten mit überstarkem Energieeinsatz auszuführen. Sie fassen zum Beispiel den Bleistift so fest an, daß er beinahe zerbricht, oder wenn sie eine Treppe hochkommen, hört es sich so an, als ob sie schwere Bergstiefel trügen.

Vervain-geprägte Menschen verströmen ihre Energie nach außen und möchten manchmal, im Gegensatz zu Rock Water, andere Menschen zu ihrem Glück zwingen. Es sind die inneren Revolutionäre, die in »gerechtem Zorn für eine gute Sache auf die Barrikaden gehen« und manchmal gar nicht merken, welche Lawine von Komplikationen sie damit in Gang setzen: Es sind die »geistigen Wanderprediger«, die Menschen mit Sendungsbewußtsein, die Menschen, die nie ihren Mund halten können, sondern bereit sind, für ihre Idee hinter Gitter zu gehen. Im Extremfall ist es auch der Student, der sich für seine Ideale mit Benzin übergießt und öffentlich verbrennt. Leider schaden diese Menschen damit ihrer guten Sache oft mehr, als sie ihr nützen, und werden entweder mit der Zeit belächelt oder als Fanatiker abgetan. Hier liegt die Tragik und der Irrtum im negativen Vervain-Zustand.

Im negativen Vervain-Zustand hat man den Ruf seiner Seele vernommen und will ihm folgen. Deshalb wird man zeitweise mit sehr viel positiver Energie überschwemmt, der die Persönlichkeit und ihr Körper noch nicht ganz gewachsen sind. Die Persönlichkeit bemüht sich, diese Energie zu nutzen, aber es fehlt ihr noch an Hintergrundwissen und an der nötigen Erfahrung im Umgang mit viel positiver Energie. Die Persönlichkeit ergreift diese Energie und versucht, nach ihren eigenen beschränkten Vorstellungen etwas damit zu »machen«, anstatt sie einfach durch sich arbeiten zu lassen. Sie versucht sozusagen, einen starken Wasserstrahl durch einen zu engen Schlauch zu pressen.

Jetzt muß die Persönlichkeit begreifen, daß ihr diese Energie nicht dazu gegeben worden ist, um sie nach eigenem Ermessen zu verschleudern, sondern daß sie lernen muß, gezielt und ökonomisch mit ihr umzugehen. Dazu gehört auch, daß sie ihren Körper, das Gefäß für diese Energie, pflegt und nicht gedankenlos ausbeutet. Sie muß auch erkennen, daß Druck immer Gegendruck erzeugt, daß man eine gute Idee nicht krampfhaft »zu verkaufen« braucht, sondern daß es weit überzeugender ist, wenn man diese Idee selbst verkörpert und andere Menschen sie entdecken läßt.

Im positiven Vervain-Zustand hat ein Mensch gelernt, seine göttliche Unrast zu meistern und seine Energie nicht übereifrig, sondern liebevoll und ganz gezielt einzusetzen. Er ist von seiner Aufgabe erfüllt, aber auch immer bereit, andere Meinungen zu hören und seinen Standpunkt zu revidieren, wenn es ihm nötig erscheint. Er denkt im größeren Bezugsrahmen. Ohne Mühe gelingt es ihm, andere durch sein inneres Feuer mitzureißen und zu begeistern.

In der Praxis ist Vervain bei jeder Art von aktiver Übertreibung angezeigt – immer dann, wenn man kein Maß finden und nicht aufhören kann, z. B. beim Essen, beim Arbeiten, beim Sex oder beim Sport.

Oft gewinnt man den Eindruck, daß ein Mensch im Vervain-Zustand durch dieses Übertreiben sich selbst immer wieder etwas beweisen muß oder an eine Grenze vorstoßen möchte. Aber auch wenn in einer Situation sehr viel Willenskraft aufgebracht werden muß, z. B. wenn man nach einem schweren Unfall wieder ganz neu gehen lernen muß, kann Vervain helfen, dabei das richtige Maß zu finden.

Vervain – Schlüsselsymptome

Im Übereifer, sich für eine gute Sache einzusetzen, treibt man Raubbau mit seinen Kräften; reizbar bis fanatisch.

Reaktionen im blockierten Zustand

- man ist von einer Idee begeistert und möchte andere Menschen mitreißen
- Ungerechtigkeiten können einen auf die Palme bringen
- man ist intensiv, überzentriert, man möchte alles hundertfünfzigprozentig machen
- man ist impulsiv, idealistisch bis missionarisch, innerlich aufgedreht, immer im Einsatz
- man sagt anderen im Übereifer, wie sie es machen sollen, handelt für sie mit, versucht sie zu ihrem Glück zu zwingen
- in dem Wunsch, die anderen zu bekehren, überrollt man sie förmlich mit seiner Energie, ermüdet sie dadurch und stößt sie ab
- man möchte auf keinen Fall krank werden, damit man in seinem Arbeitsschwung nicht aufgehalten wird
- Missionsdrang: Man meint genau zu wissen, was für den anderen gut ist
- man übertreibt, man überschlägt sich, wird fanatisch
- mutig nimmt man Risiken in Kauf, ist bereit, für seine Ziele Opfer zu bringen
- man zwingt sich mit einem enormen Energieaufwand dazu weiterzumachen, auch wenn die physischen Kräfte erschöpft sind
- man ist gereizt und nervös, »geht auf dem Zahnfleisch«, wenn die Dinge nicht so vorankommen, wie man möchte
- man hat Schwierigkeiten, das richtige Maß zu finden
- man kann kein Ende finden, muß immer übertreiben, beim Essen, beim Sex, beim Arbeiten, beim Sport …
- man ist innerlich so überdreht, daß man fast nicht mehr entspannen kann; oft sind Muskeln, Augen oder der Kopf extrem angespannt
- Kinder wollen abends nicht ins Bett, sind überaktiv

Sie brauchen die Blüte, wenn ein bis zwei Reaktionen in Ihrer jetzigen Situation ganz genau zutreffen.

Positives Potential

- man findet bei allen Tätigkeiten das richtige Maß
- man reagiert tolerant und gelassen
- man bekennt sich zu seinen Ideen, kann aber auch die Ideen seiner Mitmenschen respektieren und sachlich diskutieren
- man kann den anderen »nach seiner Fasson selig werden« lassen
- man setzt seine große Energie gezielt und behutsam für eine lohnende Aufgabe ein
- man kann andere ohne Mühe begeistern, inspirieren und mitreißen und zum bewußten Werkzeug einer höheren Idee werden

Kraftformeln

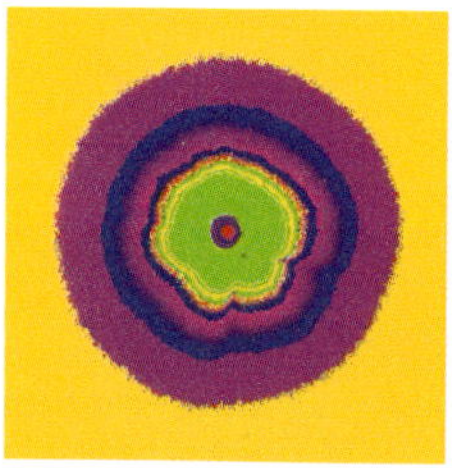

»ICH LASSE LOS.«

»ICH GEBE RAUM.«

»ICH ERKENNE DAS MASS.«

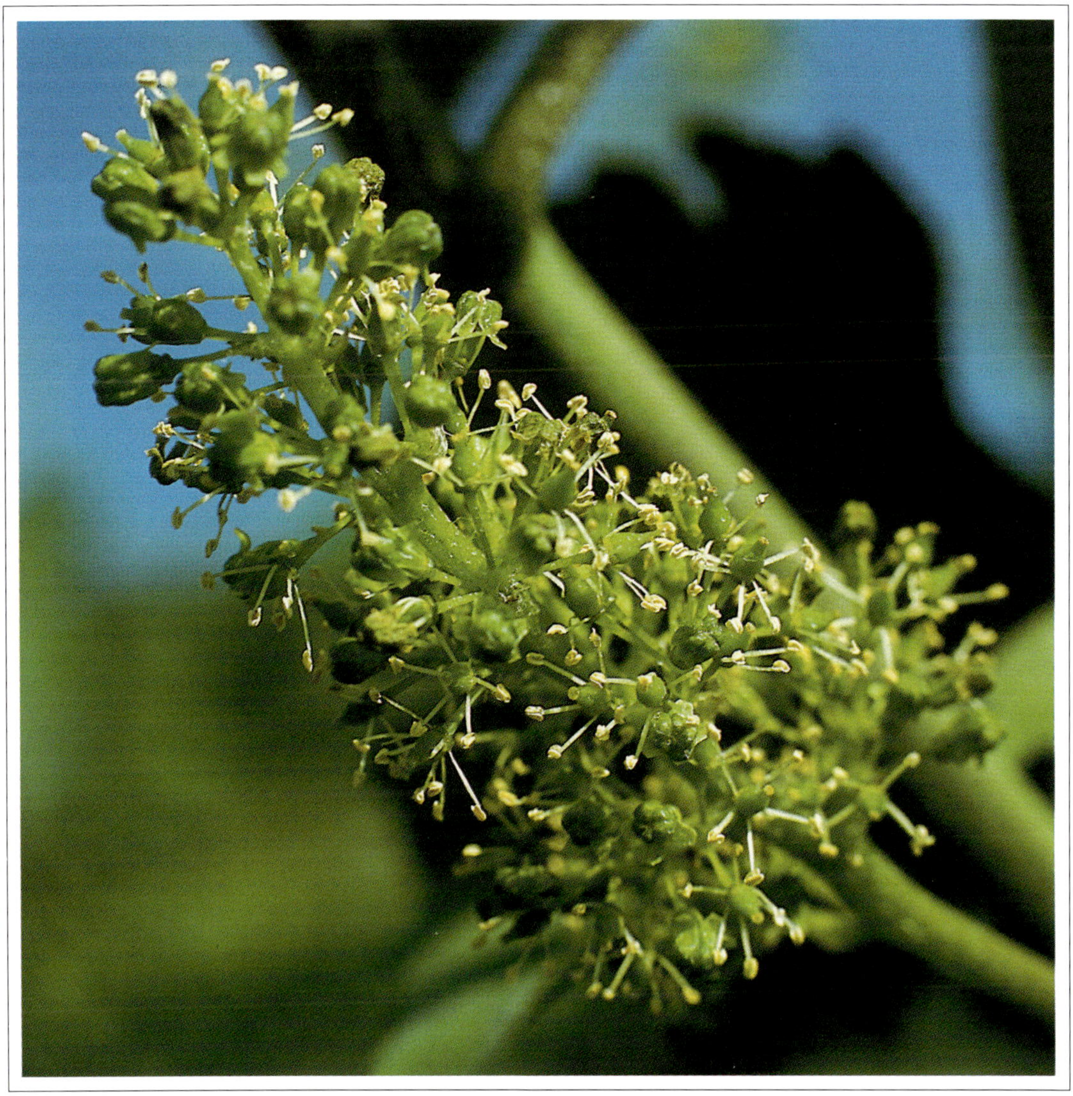

32. Vine – Die Autoritäts-Blüte

Führen … und sich führen lassen

Vine ist verbunden mit dem Seelenpotential der Autorität. Im negativen Vine-Zustand hat man ein gestörtes Verhältnis zum Autoritätsprinzip. Es wird entweder verdrängt oder überstrapaziert. Wer es verdrängt, wird leicht zum Opfer von Machtspielen; wer es überstrapaziert, muß sich um jeden Preis durchsetzen, agiert hartherzig und respektiert die Individualität seiner Mitmenschen nicht.

Vine ist eine sehr starke Energiequalität, die einem Menschen überdurchschnittliche Führungseigenschaften verleihen kann, aber zugleich an seine Persönlichkeitsentwicklung auch höchste Anforderungen stellt. Denn zu groß ist die Versuchung, sich von dieser vulkanartigen Kraft hypnotisieren zu lassen ...

Vine-geprägte Charaktere sind ehrgeizig und unübertroffen in Willenskraft und Geistesgegenwart. Sie finden aus jeder Krise einen Weg, haben immer die Zügel in der Hand. Sie bleiben die erfolgsgewohnten Sieger im Überlebenskampf. Das führt sie früher oder später zu der inneren Überzeugung einsamer Unfehlbarkeit. Dann glauben sie, daß sie anderen nur einen Gefallen damit tun, wenn sie ihnen sagen, wie etwas gemacht werden muß, und auch darauf bestehen, daß es so gemacht wird.

»Ich weiß gar nicht, was die Leute wollen, es ist doch nur zu ihrem Besten«, sagt der autoritäre Abteilungsleiter zu seinem Kollegen, der ihn diplomatisch auf seinen etwas zu militärischen Führungsstil hinweisen möchte; »die haben doch sowieso keine Ahnung«, schüttelt er den Kopf und geht zur Tagesordnung über. Wenn seine Abteilung beim nächsten Umsatzvergleich wieder am besten abschneidet, überlegt er sich, ob er nicht die Gelegenheit nutzen sollte, die Abteilung seines Kollegen auch unter seine Kontrolle zu bringen. Rücksicht, Fairneß? Lächerlich! »Im Geschäftsleben muß man auch über Leichen gehen!«

Bösewichte und Tyrannen der Weltgeschichte und Literatur, von Nero bis zu Katharina der Großen, verkörpern den negativen Vine-Zustand. Aber auch heute braucht man nur eine Illustrierte aufzuschlagen: Die Berichte über Diktaturen, Grausamkeit und Folter zeigen, daß die negative Vine-Energie in unverminderter Stärke auf unserem Planeten wütet.

Im negativen Vine-Zustand hat man das Gefühl für den anderen Menschen abgeschaltet und wird Opfer der eigenen starken Vorstellungsbilder: »Der Junge muß hart angefaßt werden!« sagt der Vater und nimmt in Kauf, daß sein Sohn statt Liebe nur noch Angst vor ihm empfindet. »Ihr sollt nicht denken, sondern genau das tun, was ich euch sage«, spricht die strenge Ballettmeisterin und schwingt ihr Stöckchen.

Unter den Menschen, die Vine brauchen, findet man erstaunlich viele Künstler, die hohe Sensibilität mit starkem persönlichem Ehrgeiz verbinden. Mit eisernem Willen zwingen sie sich täglich zum Üben, im Hintergrund die immerwährende Sorge um die Kondition, die Panik vor dem nächsten offiziellen Termin, die Angst vor Intrigen aus dem Kollegenkreis. Diese Angst, gepaart mit innerem Erfolgszwang, ist der grundlegende Konflikt vieler Menschen mit starkem Vine-Potential.

Die Persönlichkeit begeht hier den Irrtum, die ihr zufließenden gewaltigen Kräfte nur für begrenzte egoistische Ziele zu gebrauchen, anstatt sie in den Dienst eines höheren Plans zu stellen. »Was nützt es dir, wenn du ein Halbgott bist, solange du kein göttliches Wesen bist« diese Mahnung gilt besonders für Menschen mit starken Vine-Zügen.

Wenn man Vine einnimmt und sich seinem Höheren Selbst und den höheren Zielen seiner Seele öffnet, merkt man, wie man von der gleichen Kraft getragen wird, mit der man vorher alles kontrollieren wollte.

Man fühlt, wie sich Willenskraft mit Liebe und Macht mit Weisheit verbindet. Da man nicht mehr nur zum eigenen Vorteil, sondern im Sinne des größeren Ganzen handelt, fließt einem ganz von selbst immer mehr Kraft zu.

Man wird zum Instrument eines höheren Plans und dient mit seinem Handeln automatisch auch den Interessen seiner Mitmenschen. Deren bewußte oder unbewußte Anerkennung läßt positiven Vine-Charakteren immer neue Kräfte zuwachsen und verleiht ihnen eine natürliche Autorität, die ohne Herrscherallüren auskommt.

Im positiven Vine-Zustand hat man erkannt, daß die sogenannten starken Führungseigenschaften eigentlich nur in vorübergehenden Krisensituationen gefordert sind und daß man meistens, wie Friedrich der Große so schön sagte, nur »der erste Diener seines Staates« ist. Man erkennt es als seine Aufgabe, anderen Menschen dabei zu helfen, ihren eigenen Weg zu finden.

Wer sein angeborenes Vine-Potential nicht entfaltet und aktiv lebt, gerät früher oder später in Situationen, die ihn zur Auseinandersetzung mit dem Prinzip zwingen – er bekommt Probleme z. B. mit einem dominanten Partner, einer herrschsüchtigen Schwiegermutter oder einem tyrannischen Kind. Oder er gerät beruflich in eine Situation, in der er gezwungen wird, Führungseigenschaften zu entwickeln, anderen Anweisungen zu erteilen und sie zu kontrollieren. In solchen Fällen hilft die Einnahme von Vine bei der Entfaltung dieses Potentials.

Bei allen Erkrankungen mit zwanghaftem Charakter, z. B. bei Eßstörungen oder Multipler Sklerose, kann Vine eine wichtige Rolle in der individuellen Mischung spielen.

In der Praxis ergibt es sich oft, daß der Vine-Zustand mit einem anderen, scheinbar entgegengesetzten Zug zusammen auftritt, zum Beispiel mit Centaury. Der Konflikt in der Persönlichkeit kann dann z. B. darin bestehen, daß große Beeindruckbarkeit (Centaury) durch Willenskraft und Härte (Vine) kompensiert werden soll.

Vine – Schlüsselsymptome

Dominierend ehrgeizig; machtorientiert; »der kleine Tyrann«.

Reaktionen im blockierten Zustand

- man muß sich um jeden Preis behaupten, kann nicht klein beigeben
- man muß immer das letzte Wort haben
- man hat Probleme mit dem Gehorchen

- man hat Probleme damit, eine Führungsrolle auszufüllen, anderen zu sagen, was zu tun ist
- man übernimmt gern die Führung und spielt gern die Rolle des »Retters in der Not«
- man läuft Gefahr, seine großen Fähigkeiten für persönliche Machtziele zu mißbrauchen
- man setzt sich rücksichtslos über die Meinung anderer hinweg
- man zweifelt nicht eine Sekunde an seiner Überlegenheit, zwingt anderen seinen Willen auf
- man verspürt immer wieder den Drang, seine Kräfte zu messen und hierarchische Grenzen in Frage zu stellen
- man ist hart, mitleidslos, kennt kein schlechtes Gewissen
- man ist engstirnig, läßt nur die eigene Meinung gelten
- Kopf geht vor Herz
- man regiert, indem man anderen bewußt angst macht
- selbst auf dem Krankenbett sagt man dem Arzt, was er zu tun hat, und hält das Pflegepersonal auf Trab
- man diskutiert nicht, weil man sowieso immer recht hat
- Radfahrermentalität (nach oben buckeln, nach unten treten)
- Menschen, die das Machtspiel nicht mitspielen wollen, werden ignoriert
- man verträgt keinen Widerspruch
- man akzeptiert innerlich nur ganz wenige Menschen, nimmt die anderen nicht ernst
- Kinder verprügeln brutal ihre Spielkameraden
- alte Menschen beharren starrsinnig auf ihrem Willen

> Sie brauchen die Blüte, wenn ein bis zwei Reaktionen in Ihrer jetzigen Situation ganz genau zutreffen.

Positives Potential

- man akzeptiert die Ansprüche anderer und nimmt Rücksicht auf ihre Bedürfnisse
- man kann zwischen gesundem und übersteigertem Ehrgeiz unterscheiden

- man begreift seine Aufgabe als Rolle in einem Theaterstück auf der Lebensbühne, die man mit Menschlichkeit ausfüllen muß
- man hilft anderen, sich selbst zu helfen und ihren eigenen Weg zu finden
- der weise, verständnisvolle Führer, der natürliche Autorität besitzt

Kraftformeln

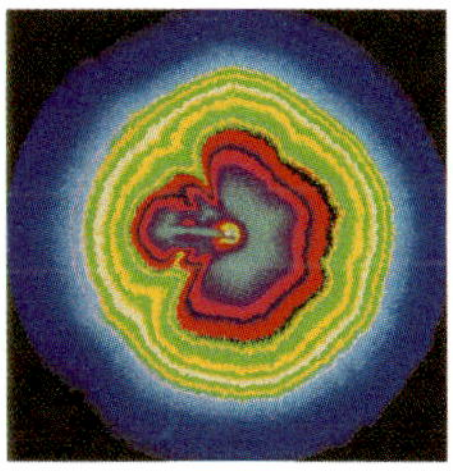

»ICH FÜHLE MICH EIN.«

»ICH RESPEKTIERE.«

»ICH WÜRDIGE UND UNTERSTÜTZE.«

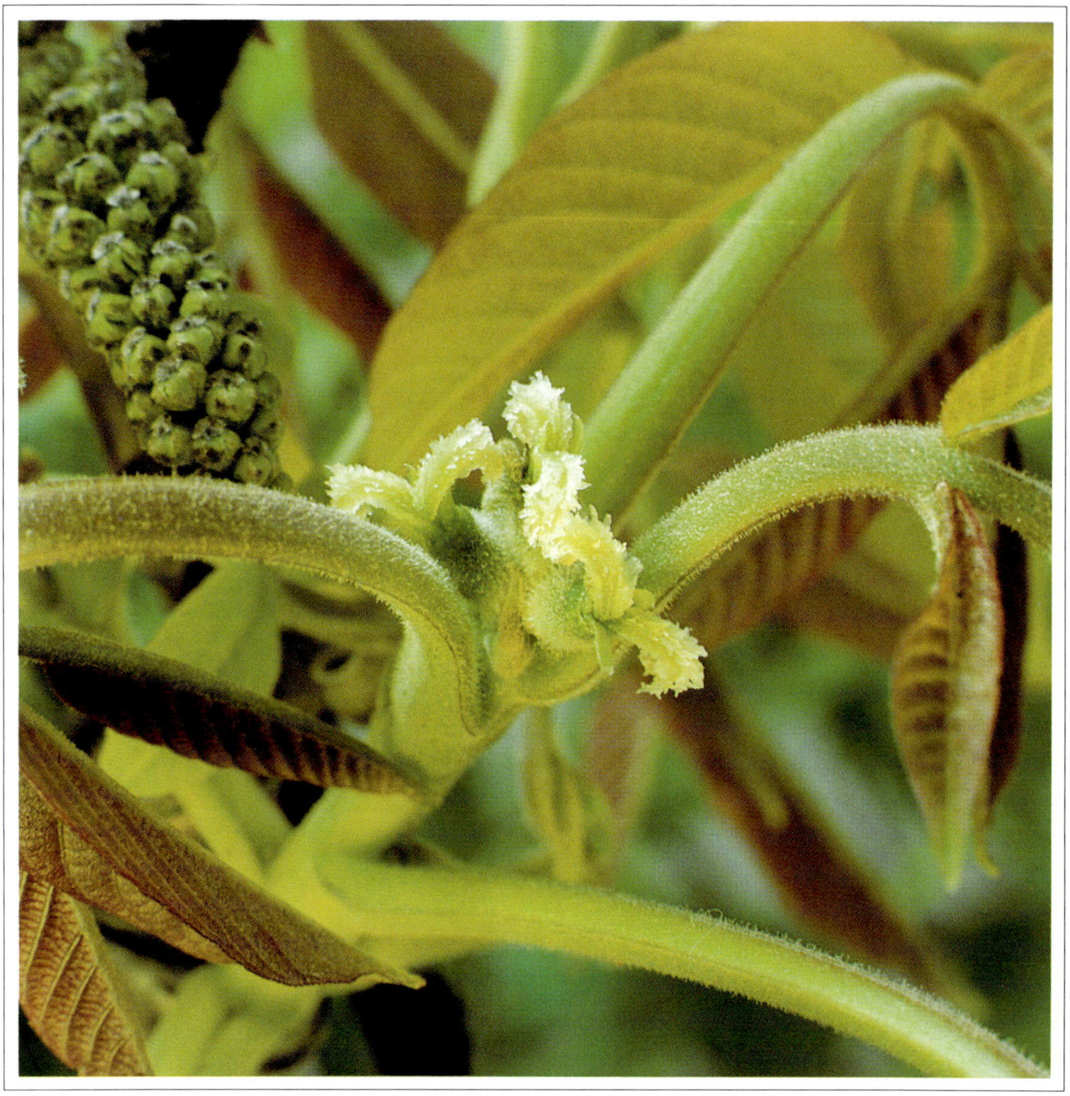

33. Walnut – Die Geburtshelferin

Von Beeinflussbarkeit ... zu innerer Festigkeit

Walnut ist verbunden mit den Seelenpotentialen der Unbefangenheit und des neuen Anfangs. Im negativen Walnut-Zustand fällt es einem schwer, einen neuen Schritt endgültig zu tun, weil man sich immer wieder von außen verunsichern läßt oder noch in unbewußten Verstrickungen der Vergangenheit befangen ist.

So wie der Walnußbaum von unseren Vorfahren als königlicher Baum verehrt wurde – bei den alten Römern war er dem Gott Jupiter geweiht –, nimmt auch die Blütenessenz Walnut unter den 38 Bach-Blüten eine wichtige Stellung ein, denn sie wird bevorzugt in Lebenssituationen gebraucht, in denen sich essentielle Veränderungen anbahnen. Solche Situationen können sein: Übertritt zu einem neuen Glauben, Eintritt in eine neue Partnerschaft, Wechsel in einen ganz anderen Beruf, Auswanderung in ein anderes Land.

Ebenso hilft Walnut aber auch, in kleineren oder großen biologischen Veränderungsphasen, die ja auch innere Umstimmungen mit sich bringen, welche neue Energiepotentiale freisetzen: z. B. in der Zahnungsphase, Pubertät, Schwangerschaft, Menopause oder im Endstadium einer schweren Krankheit.

Alle Veränderungssituationen sind durch vermehrten Streß und eine gesteigerte Labilität gekennzeichnet. In solchen Phasen, in denen man »noch nicht ganz draußen und noch nicht ganz drinnen« ist, neigen auch stabile Charaktere, die normalerweise genau wissen, was sie wollen, zur Wankelmütigkeit. Sie werden anfällig für die Einflüsterungen von Warnern und Skeptikern, sie fallen zurück in alte Gewohnheiten, sie verfangen sich in sentimentalen Gedankengängen oder konventionellen Vorstellungen, sie kommen über alte Familientraditionen nicht hinweg und laufen so Gefahr, von ihrer inneren Entscheidung wieder abzukommen.

Im negativen Walnut-Zustand sitzt man geistig in einem Boot, das einen über den Fluß bringen soll. Man sieht zwar schon ganz deutlich das gegenüberliegende Ufer, aber das Boot ist noch nicht völlig losgebunden. Es fehlt nur noch der letzte entscheidende Anstoß, das Kommando des Kapitäns zum Ablegen. Letzte Bande halten einen noch wie magisch in der Vergangenheit fest, vielleicht ein nicht eingelöstes Versprechen, eine ungeklärte Partnerbeziehung, vielleicht ein früher geschworener Berufseid. Bach bezeichnet Walnut deshalb auch als den *spellbreaker*, als die Blüte, die hilft, »einen Zauberspruch zu lösen«.

Bach schreibt über Walnut: »Es ist für alle, die sich entschieden haben, im Leben einen Schritt nach vorn zu tun, mit überholten Konventionen zu brechen, alte Grenzen und Beschränkungen hinter sich zu lassen und ganz neu anzufangen.« Dieser Abschied von alten Verbindungen, Gedanken und Gefühlen ist immer schmerzlich und manifestiert sich häufig auch im Körper.

Echte Walnut-Charaktere haben immer etwas Pionierhaftes an sich, sind häufig Vorkämpfer oder Vorausdenker. Es sind Menschen, die geistiges Neuland betreten. Sie haben festumrissene Lebensziele und gehen bei ihrer Verwirklichung eher unkonventionell vor. Aber ihre offene Grundeinstellung, der Druck der ständigen Außenseitersituation und der natürliche Widerstand der »trägen Massen« können sie vorübergehend in Gefahr bringen zu schwanken, den Umkehr-Appellen von konventionellen Zeitgenossen zu erliegen und von ihrem eigenen Kurs abzukommen. Sie können jedoch ihre Mission nur erfüllen, wenn sie geistig ungebunden sind. Darum müssen sie alles Wesensfremde abschütteln. Walnut[17] gibt ihnen die notwendige Standfestigkeit.

---

[17] Interessant ist die optische Ähnlichkeit zwischen der Walnuß-Frucht und dem Großhirn. In der Großhirnrinde werden nach heutiger Auffassung die bewußten Entscheidungen gefällt.

Soweit man im negativen Walnut-Zustand von einem Irrtum der Persönlichkeit sprechen kann, liegt dieser in einer zu schwachen oder verzögerten Reaktion auf die Impulse ihres Höheren Selbst. Man ist zwar seiner inneren Führung gegenüber offen, läßt sich aber geistig immer noch ablenken, anstatt sich völlig der Führung seines Höheren Selbst unterzuordnen. Man orientiert sich zeitweise immer noch an anderen Menschen und Ideen statt an der Aufgabenstellung der eigenen Seele.

Im positiven Walnut-Zustand hat man sich innerlich freigeschwommen und bricht zu neuen Horizonten auf. Man schreitet vorwärts in der Erfüllung seiner Lebensaufgabe, unbeeinflußt von äußeren Umständen und den Meinungen anderer Menschen. Edward Bach selbst war ein Beispiel für diesen positiven Walnut-Zustand. Er ließ in den letzten Jahren seines Lebens alles hinter sich: gesellschaftliche Anerkennung, wirtschaftliche Sicherheit, die Traditionen der orthodoxen Medizin, seine ganze berufliche Vergangenheit, um – belächelt von seinen ehemaligen Kollegen und unter bescheidensten wirtschaftlichen Verhältnissen – nur noch seiner inneren Berufung zu folgen.

Hier einige weitere Beispiele, in denen Walnut in Veränderungsphasen hilfreich sein kann – wie immer in Kombination mit anderen charakterspezifischen Blütenessenzen:

Nach einer Psychotherapie, in der völlig neue Persönlichkeitsanteile zugänglich wurden, die neue Entscheidungen ermöglichten; in Scheidungsverfahren: Die räumliche Trennung ist zwar vollzogen, aber etwas bindet einen noch an den Partner, seine negativen Gedanken können einen noch treffen; beim Eintritt in das Pensionsalter; bei einem freiwilligen Umzug ins Altersheim; nach einem Schlaganfall oder anderen Krankheiten, aus denen sich eine wesentliche Veränderung der Lebenssituation ergibt; während einer kieferchirurgischen Therapie; beim Erlernen einer neuen Fremdsprache.

Wegen der Beschreibung als »Blüte, die den Durchbruch schafft«, wird Walnut von manchen irrtümlich und vergeblich eingesetzt, um ein neues Ziel zu finden (dies wäre eher Wild Oat). Walnut kann nur dabei unterstützen, eine schon vorhandene Zielvorstellung zu realisieren.

Walnut – Schlüsselsymptome

Verunsicherung, Beeinflußbarkeit und Wankelmut – vor allem bei Übergängen in neue Lebensphasen.

Reaktionen im blockierten Zustand

- man hat klare Zielvorstellungen im Leben, weiß normalerweise genau, was man will, hat aber im Moment Schwierigkeiten, sich selbst treu zu bleiben
- man reagiert normalerweise sehr eigenständig, läßt sich aber durch Familien-

rücksichten, gesellschaftliche Konventionen, sentimentale Erinnerungen oder wohlmeinende Warnungen vorübergehend in seinen Entscheidungen verunsichern

- man hat eine wichtige Lebensentscheidung gefällt, es fehlt nur noch der letzte Schritt zur Verwirklichung
- man möchte alle Beschränkungen und Beeinflussungen endgültig hinter sich lassen, aber es gelingt noch nicht ganz
- man kann sich bei eigenen Lebensentscheidungen schwer dem Einfluß einer faszinierend starken Persönlichkeit entziehen: Vorbild, Partner, Lehrer usw.
- man ist durch ein unerwartetes äußeres Ereignis gezwungen, seine ganze Lebensplanung neu zu überdenken
- man möchte mit einer äußeren Veränderung endlich innerlich »ganz klarkommen«
- trotz neuer Entscheidungen fühlt man sich immer noch von einer alten Gewohnheit festgehalten
- man hat eine Partnerschaft beendet, fühlt sich aber trotz räumlicher Trennung weiterhin »im Bann« des Partners
- entscheidende Lebensveränderungen laufen ab: Heirat, Geburt, Berufswechsel, Umzug in eine andere Stadt, Scheidung, Pensionierung, Umzug in ein Altersheim o. ä.
- entscheidende biologische Wandlungsphasen stehen an: Pubertät, Schwangerschaft, Menopause, Krankheit im Endstadium

Sie brauchen die Blüte, wenn ein bis zwei Reaktionen in Ihrer jetzigen Situation ganz genau zutreffen.

Positives Potential

- der Pionier, der sich selbst treu bleibt
- man wagt das Neue
- man tut den entscheidenden Schritt
- man ist immun gegen äußere Einflüsse und offen für innere Eingebungen
- man »hat Charakter«
- man geht unbeirrt seinen Lebensweg

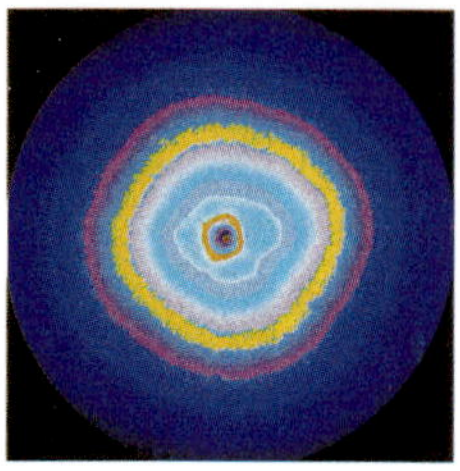

Kraftformeln

»ICH BIN MIR SICHER.«

»ICH BLEIBE MIR TREU.«

»ICH GEHE MEINEN WEG.«

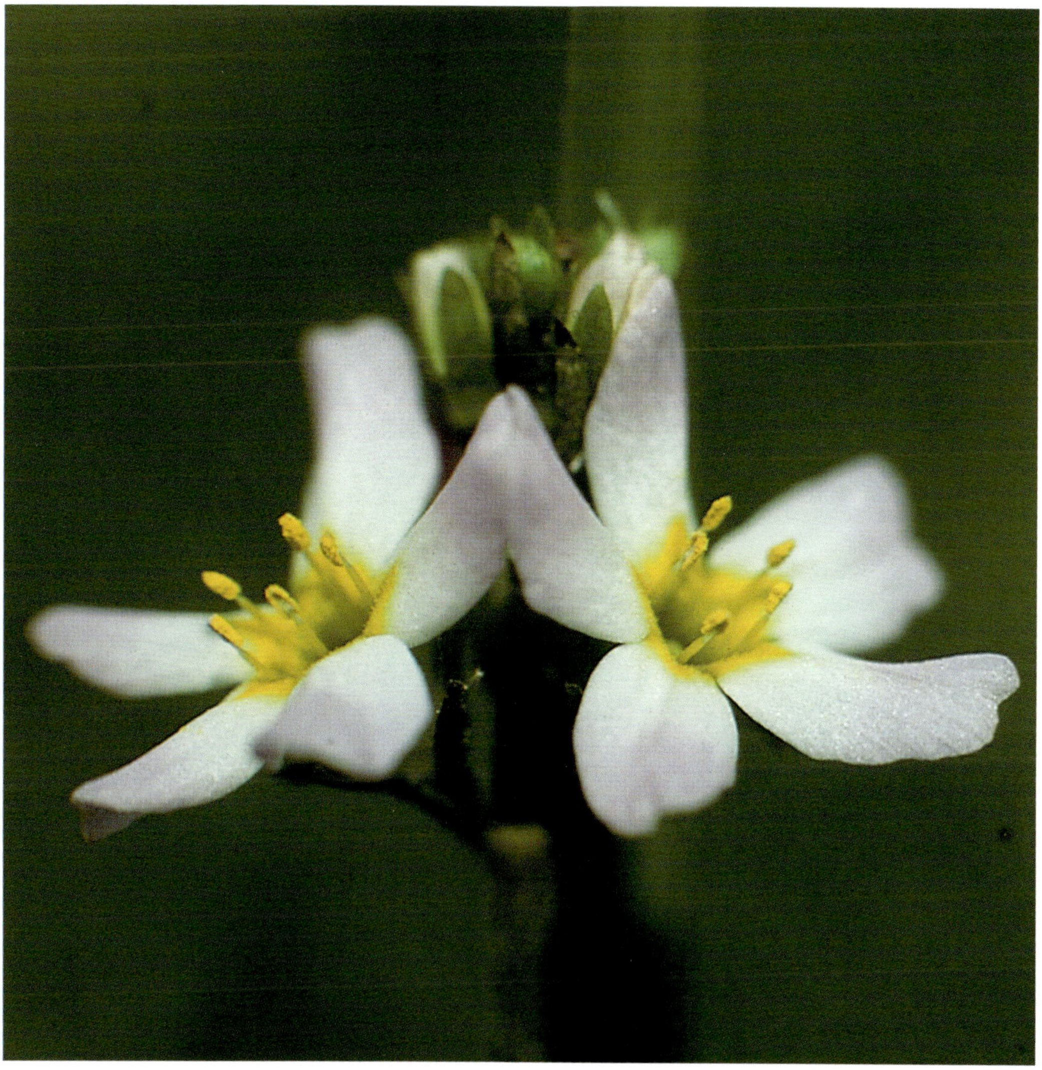

34. Water Violet – Die Kommunikations-Blüte

Von der Isolation ... zum Miteinander

Water Violet steht in Zusammenhang mit dem Seelenpotential der Kommunikation und mit den Qualitäten der Demut und der Weisheit. Im negativen Water Violet-Zustand kultiviert man seine Besonderheit und zieht sich in reserviertem Stolz zurück.

Die äußere Form der Sumpf-Wasserfeder gibt ihre innere Wesensenergie sehr gut wieder: zart, aber aufrecht; wobei der Teil, der dieser Pflanze ihre Stabilität gibt, die weitverzweigten Blätter, unter der Wasseroberfläche bleibt.

Echte Water Violet-Charaktere haben ihre Persönlichkeit meistens gut im Griff. Ihr Auftreten ist von unaufdringlicher Überlegenheit und ruhiger Souveränität. Das gibt ihnen in den Augen ihrer Umgebung oft eine Ausstrahlung von Unnahbarkeit und Unangreifbarkeit. Ein Water Violet-Typ scheint immer etwas Besonderes zu sein. Wie eine Siamkatze bewegt er sich mit anmutiger Würde lautlos durch den Raum und geht unbeeinflußt seiner eigenen Wege. Wer hat beim Anblick eines solchen Wesens nicht auch schon unwillkürlich gedacht: »So müßte man auch sein!« Aber Water Violet-Charaktere haben bei ihrer stark ausgeprägten Individualität auch ihre ganz speziellen Schwierigkeiten:

Da ist z. B. die vielbewunderte Yogalehrerin: Sie fühlt sich trotz ihrer Souveränität und Überlegenheit manchmal einsam und isoliert. An solchen Tagen fällt es ihr nicht leicht, von dem inneren Podest, auf das ihre Schüler sie gestellt haben, herabzusteigen und unbefangen auf sie zuzugehen. Da überschwengliche gefühlsbetonte Freundlichkeit nicht ihre Sache ist, sondern ihre Zuneigung mehr aus geistigen Quellen fließt, weiß sie manchmal nicht, wie weit sie innerlich gehen soll, und hält sich im Zweifelsfall zurück.

Obwohl Water Violet-Charaktere es anderen Menschen nicht leichtmachen, ihre ganz persönliche Bannmeile zu überschreiten, wird ihr Rat immer wieder gesucht, häufig genug versucht man, sie zum seelischen Mülleimer zu machen.

Wird die energetische Belastung durch wesensfremde Menschen aber zu groß, so kann es plötzlich passieren, daß Water Violet-Charaktere innerlich kopfschüttelnd konstatieren, daß sie anscheinend anders als die anderen sind, in ihre typischen Fehler Stolz und Überheblichkeit verfallen und sich unter ihren Schildkrötenpanzer zurückziehen. Dort darf sie keiner stören. Ebenso, wie sie sich prinzipiell nicht in die Angelegenheiten anderer einmischen, lehnen sie auch bei sich selbst, sogar wenn sie krank sind, Einmischung von dritter Seite ab. Sie machen ihre Probleme lieber mit sich selbst aus. Dabei wollen sie auch noch unter zwei Augen möglichst Haltung bewahren. Die dabei blockierte Energie kann längerfristig zu Spannungen und Steifheit in Rücken, Nacken oder Gelenken führen.

Menschen mit starken Water Violet-Zügen sind als Vorgesetzte äußerst geschätzt – nicht nur wegen ihrer gewissenhaften Arbeitsweise, sondern vor allem wegen ihrer Fähigkeit, in der Brandung der Mitarbeiter-Emotionen so etwas wie ein objektiver Ruhepol zu sein. Sie stehen fast immer über den Dingen, aber sie arbeiten und agieren lieber taktvoll und gelassen aus dem Hintergrund. Das einzige, was ihnen schwerfällt, ist, harte Entscheidungen zu treffen, denn sie haben immer die Situation aller Beteiligten im Blickfeld. Ein Water Violet-Chef wird, im Gegensatz zu Vine, einen Angestellten nie zu etwas zwingen. Aber wenn er ihn mit seinen Wünschen lange nicht erreicht, wird er sich innerlich von ihm zurückziehen.

Wenn man im negativen Water Violet-Zustand zu lange unter seinem seelischen Schildkrötenpanzer verharrt, tut man sich selbst keinen Gefallen, denn man isoliert sich von dem lebendigen Energieaustausch, ohne den auch der souveränste Mensch auf Dauer nicht leben kann. Die Persönlichkeit vertrocknet und erstarrt mehr und mehr – sowohl im Verhältnis zu ihrer Umgebung als auch im Verhältnis zu sich selbst. Ihr Irrtum ist, daß sie sich von der Führung ihres Höheren Selbst abgewandt hat und nicht erkennen will, daß ihr Besonderssein zugleich auch ihre Verpflichtung ist.

Anstatt sich in ihrer Andersartigkeit gegenüber anderen Menschen abzugrenzen, soll die Water Violet-Persönlichkeit vielmehr durch bewußten Energieaustausch anderen Menschen ihre Werte weitergeben und ein inspirierendes Vorbild sein.

Sehr hochgewachsene Menschen haben häufig Water Violet-Probleme; Water Violet-Männer erlebt man oft als Einzelgänger oder begabte Sonderlinge. Wählen Kinder in einer Spontanwahl Water Violet, so wollen sie sich aus einer konkreten Situation zurückziehen, z. B. dem Besuch des Kindergartens. Menschen mit starkem Water Violet-Potential setzen sich nie freiwillig in die erste Reihe. Lehrer und Menschen in Heilberufen geraten oft in Water Violet-Zustände. Wenn man als Behandler vorübergehend das Gefühl hat, keinen Kontakt mehr zu seinen Patienten zu finden, oder wenn man plötzlich das Bedürfnis verspürt, sich völlig zurückzuziehen, sollte man Water Violet einnehmen. Auch Lehrern hilft Water Violet, wenn sie das Bedürfnis nach innerem Rückzug verspüren, immer wieder offen auf ihre Schüler zuzugehen.

Wer gesellschaftlichen Anlässen wie Empfängen und Cocktailpartys ausweichen möchte, weil ihm beim Small talk nichts einfällt, wird ebenfalls von den Kommunikationsimpulsen von Water Violet profitieren.

Mehrfach wurde in Water Violet-Situationen ein Ekzem an der rechten Hand beobachtet – das ist die Hand, mit der man aktiv ins Leben greift –, das nach der Einnahme von Water Violet wieder verschwand.

Water Violet – Schlüsselsymptome

Innere Reserviertheit; stolze Zurückhaltung; isoliertes Überlegenheitsgefühl.

Reaktionen im blockierten Zustand

- man möchte sich aus einer bestimmten Situation oder Beziehung zurückziehen
- man fühlt sich isoliert und »außen vor«
- man handelt zeitweilig herablassend oder stolz
- man duldet nicht, daß sich andere in die eigenen persönlichen Angelegenheiten einmischen
- man macht alles mit sich selbst ab, belastet andere nicht mit seinen Schwierigkeiten

- weil man innerlich auf Distanz ist, wird man von anderen für eingebildet, überheblich oder arrogant gehalten
- es fällt einem schwer, von sich aus unbefangen auf die Menschen zuzugehen
- man möchte von seinem inneren Podest herunter, weiß aber nicht, wie
- man hat Schwierigkeiten, bei einem Party-Gespräch oder einer Diskussion »mitzumischen«
- man macht es anderen unbewußt schwer, seine innere Bannmeile zu überschreiten und in persönlichen Kontakt zu kommen
- man geht emotional geführten Auseinandersetzungen aus dem Wege, weil sie einen erschöpfen
- man kann nicht gut entspannen
- man weint selten, bemüht sich um innere Haltung
- man zieht sich auch räumlich zurück – *my home is my castle*

Sie brauchen die Blüte, wenn ein bis zwei Reaktionen in Ihrer jetzigen Situation ganz genau zutreffen.

Positives Potential

- man ist sich selbst genug und lebt nach der Devise: »Leben und leben lassen«
- man wahrt taktvoll Abstand, fühlt sich gleichwohl mit seinen Mitmenschen innerlich verbunden
- man ist gerne mit sich allein, kann aber auf den anderen zugehen, wenn die Situation es erfordert
- man agiert souverän und gewissenhaft, gern mehr im Hintergrund
- man ist für andere ein Vorbild eines ausgeglichenen, toleranten und innerlich unabhängigen Menschen

Kraftformeln

»ICH GEHÖRE DAZU.«

»ICH NEHME TEIL.«

»ICH ERLAUBE NÄHE.«

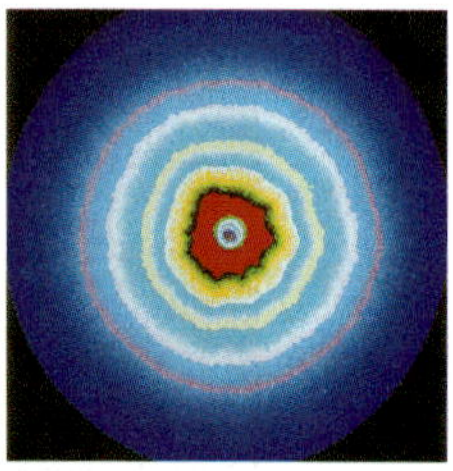

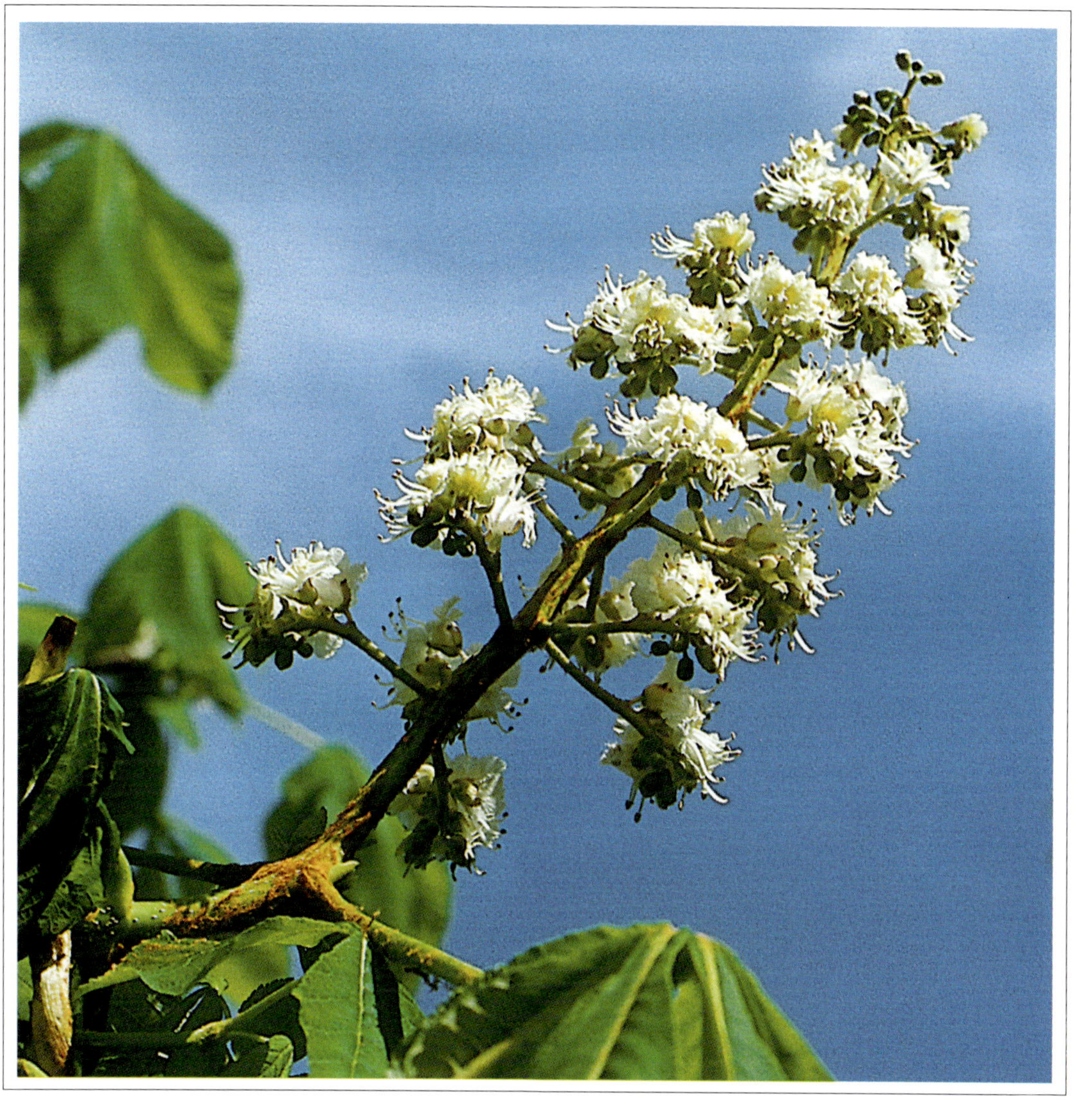

35. White Chestnut – Die Gedanken-Blüte

Vom Mentalkarussell … zur inneren Ruhe

White Chestnut ist verbunden mit den Seelenqualitäten der geistigen Ruhe und der Unterscheidungsfähigkeit. Im negativen White Chestnut-Zustand ist man Opfer ungeklärter Gedankenmuster und -impulse.

Wer kennt den Zustand nicht: Man hat Ärger im Beruf gehabt. Nach zweistündiger, hitziger Debatte scheint alles zufriedenstellend geregelt zu sein. Nun sitzt man abends in der Badewanne, um sich zu entspannen, aber die Debatte aus dem Geschäft geht weiter: Es fällt einem ein, was man alles noch hätte sagen müssen.

Immer wieder verteidigt man sich vor einem imaginären Betriebsrat. Wieder und wieder hört man die abfällige Bemerkung seines Geschäftspartners, von dem man doch so große Stücke gehalten hat. Das darf doch nicht wahr sein, daß er einen so enttäuscht. Ob man sich trennen soll? Aber was wird dann aus dem neuen großen Auftrag? Nicht jetzt daran denken, morgen früh kann man sich ja alles noch einmal ganz in Ruhe durch den Kopf gehen lassen, jetzt erst mal ins Bett und schlafen. Aber von Schlafen kann keine Rede sein. Im Bett rotiert das Gedankenkarussell weiter mit den gleichen Argumenten und Gegenargumenten. Wenn man den quälenden Gedankenapparat doch abstellen könnte, einfach stillegen, ja wenn ...

Menschen, die starke White Chestnut-Züge haben, erleben diesen Zustand nicht nur manchmal, sondern häufig. Viele haben sich so an ihre inneren Dialoge gewöhnt, daß sie sie fast für einen normalen Zustand halten.

Im negativen White Chestnut-Zustand ist man Opfer eines übermächtigen Kopfes, der die Vorherrschaft über alle anderen Persönlichkeitsebenen gewonnen hat. Menschen, die White Chestnut brauchen, erlebten in der Meditation ihren Kopf als eine völlig von sich abgetrennte Energieeinheit.

»Ich bewege mich gedanklich wie ein Hamster im Laufrad und komme dabei keinen Schritt weiter«, sagte ein Mann im White Chestnut-Zustand. »Meine Gedanken sind geistige Ohrwürmer, die einfach nicht verschwinden wollen. Sie beherrschen mich völlig.« – »Neulich wäre ich vor lauter innerlichem Diskutieren beinahe gegen einen Laternenpfahl gelaufen.« – »Mein Kopf ist so voll von innerem Geplapper, daß ich im Büro keinen klaren Gedanken mehr fassen kann.« So weitere typische Äußerungen von Menschen im negativen White Chestnut-Zustand.

Nicht wenige von ihnen leiden an chronischem Stirnkopfschmerz, besonders über den Augen. Viele haben Einschlafstörungen oder werden früh um vier von Gedanken aus dem Schlaf gerissen, die sich nicht wegschicken lassen, sondern wie hartnäckige Vertreter immer wieder zur Hintertür hereinkommen. Die starke mentale Spannung zeigt sich oft auch im Gesicht. Menschen im White Chestnut-Zustand mahlen, ähnlich wie Vervain, häufig unbewußt mit dem Unterkiefer.

Philip Chancellor schreibt sehr treffend: »Im Gegensatz zum Clematis-Zustand, in dem man aus der Realität freiwillig in die Welt seiner Gedanken entflieht, gäbe man im White Chestnut-Zustand alles darum, seiner Gedankenwelt zu entkommen, um mit klarem, kühlem Kopf ausschließlich in der Realität zu sein.«

Es gibt verschiedene Hypothesen über die Entstehung des negativen White Chestnut-Zustandes. Bach selbst sagte, er trete auf, wenn das Interesse der Persönlichkeit an der gegenwärtigen Situation nicht stark genug sei, um ihren Geist vollständig in Anspruch zu nehmen. In solchen Momenten scheinen sich nicht ausreichend geklärte Gedankenzyklen ins Bewußtsein zu drängen, in der Hoffnung, endlich befriedigend eingeordnet werden zu können.

Man hat den Eindruck, daß im negativen White Chestnut-Zustand Selektionsprozesse auf geistig-seelischer Ebene fehlerhaft ablaufen. Möglicherweise hat die Persönlichkeit auf der Mentalebene kein konstruktives Entscheidungsraster dafür entwickelt, welche Gedankenimpulse von ihrem System angenommen und welche zurückgewiesen werden sollen. Sie nimmt gierig alles auf, was kommt, und sieht sich mit einem Wust von Gedankenimpulsen konfrontiert, die sie nicht mehr kontrollieren kann.

Die Gedankenimpulse flattern im Bewußtsein umher wie viele kleine Stichwortzettel auf einem unaufgeräumten Schreibtisch, die die Sicht auf die wirklich wichtige Akte verdecken. Der Schreibtischinhaber ist auf der Mentalebene so überreizt, daß es ihm sehr schwer fällt, Ordnung auf seinem Schreibtisch zu schaffen, Wichtiges von weniger Wichtigem, Vorrangiges von Nachrangigem zu trennen.

Die Abkehr der Persönlichkeit von der Führung ihres Höheren Selbst zeigt sich im negativen White Chestnut-Zustand in den Folgen ihrer egozentrischen mentalen Gier. Da die innere Führung und Ausrichtung auf ein übergeordnetes Ordnungsprinzip fehlt, spielt die Persönlichkeit auf ihrer mentalen Ebene mit zuviel Gedankenmaterial herum, das unverdaut den Denkapparat belastet. Sobald sie sich wieder unter die Führung ihres Höheren Selbst stellt, werden alle mentalen Impulse automatisch nach den Kriterien ihres Lebensplans selektiert. Alle unpassenden Gedankenmuster können fallengelassen werden. Eine konstruktive Denktätigkeit ist wieder möglich.

Im positiven White Chestnut-Zustand kann die Persönlichkeit jeden destruktiven Gedankenimpuls wie einen D-Zug auf freier Strecke an sich vorbeirauschen lassen, ohne in Versuchung zu geraten einzusteigen. Ihr Geisteszustand ist von Ruhe und Frieden geprägt. Aus dem klaren See ihres Bewußtseins tauchen die gewünschten Antworten und Problemlösungen von selbst auf. Menschen im positiven White Chestnut-Zustand können ihre starken mentalen Fähigkeiten konstruktiv nutzen.

Eine Neigung zu White Chestnut-Zuständen entwickeln Menschen, die als kleines Kind gar keine oder zuwenig Ansprache hatten. Der fehlende Gesprächspartner mußte in der Vorstellung erschaffen werden. Aus diesem Grund ist es für Menschen im White Chestnut-Zustand auch so hilfreich, wenn man ausgiebig mit ihnen spricht.

Bei der Behandlung von Sprachstörungen, besonders des Stotterns, hat die Kombination von White Chestnut und Vervain Erfolg gebracht.

Eine weitere interessante Erfahrung zum Ausprobieren ist, White Chestnut nicht nur dann einzunehmen, wenn man zu viele Gedanken hat, sondern auch dann, wenn sie vor einem zu fliehen scheinen und man sich wünscht, daß die richtigen auftauchen mögen, z. B. als Konzentrationshilfe bei einer schriftlichen Arbeit.

White Chestnut – Schlüsselsymptome

Bestimmte Gedanken kreisen unaufhörlich im Kopf, man wird sie nicht wieder los; innere Selbstgespräche und Dialoge.

Reaktionen im blockierten Zustand

- unerwünschte Gedanken oder Bilder drängen sich unaufhörlich ins Bewußtsein, und man kann sie nicht abstellen
- eine Sorge oder ein Ereignis läßt einen nicht los, nagt am Gemüt
- man denkt wieder und wieder, »was man hätte sagen sollen« oder »was man sagen müßte«
- es ist, als bliebe eine Schallplatte immer wieder an derselben Stelle hängen
- man tritt gedanklich ergebnislos auf der Stelle, fühlt sich wie ein Hamster im Laufrad
- unaufhörliches inneres Geplapper, Zwangsdenken, Echohalle im Kopf
- man bearbeitet gedanklich wieder und wieder die gleichen Probleme, ohne zu einer Lösung zu kommen
- unkontrollierte Überaktivität des Denkapparates, daher im Alltag unkonzentriert, man hört z. B. nicht mehr, daß man angesprochen wird
- man denkt nicht mehr selbst, sondern man »wird gedacht«
- man ist wegen des quälenden Gedankenzudrangs schlaflos, besonders in den frühen Morgenstunden
- wegen mentaler Spannung u. U. Zähneknirschen, Mahlen mit dem Unterkiefer, Spannungsgefühl um Stirn und Augen

> Sie brauchen die Blüte, wenn ein bis zwei Reaktionen in Ihrer jetzigen Situation ganz genau zutreffen.

Positives Potential

- man verfügt über ein leistungsfähiges Denkvermögen und macht gezielt von ihm Gebrauch
- man kann sich gut konzentrieren, mit seiner Gedankenkraft konstruktiv arbeiten
- durch die Ausrichtung auf die innere Führung klären und ordnen sich die Gedankenimpulse
- man kann aus der inneren Ruhe Problemlösungen und Einfälle wie von selbst auftauchen lassen

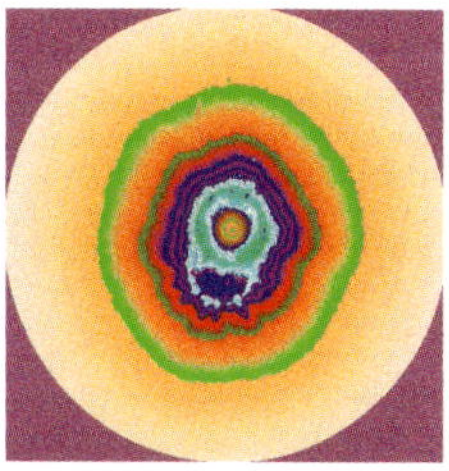

Kraftformeln

»ICH FÜHLE DIE STILLE.«

»ICH FÜHLE MICH KLAR.«

»ICH LENKE MEIN DENKEN.«

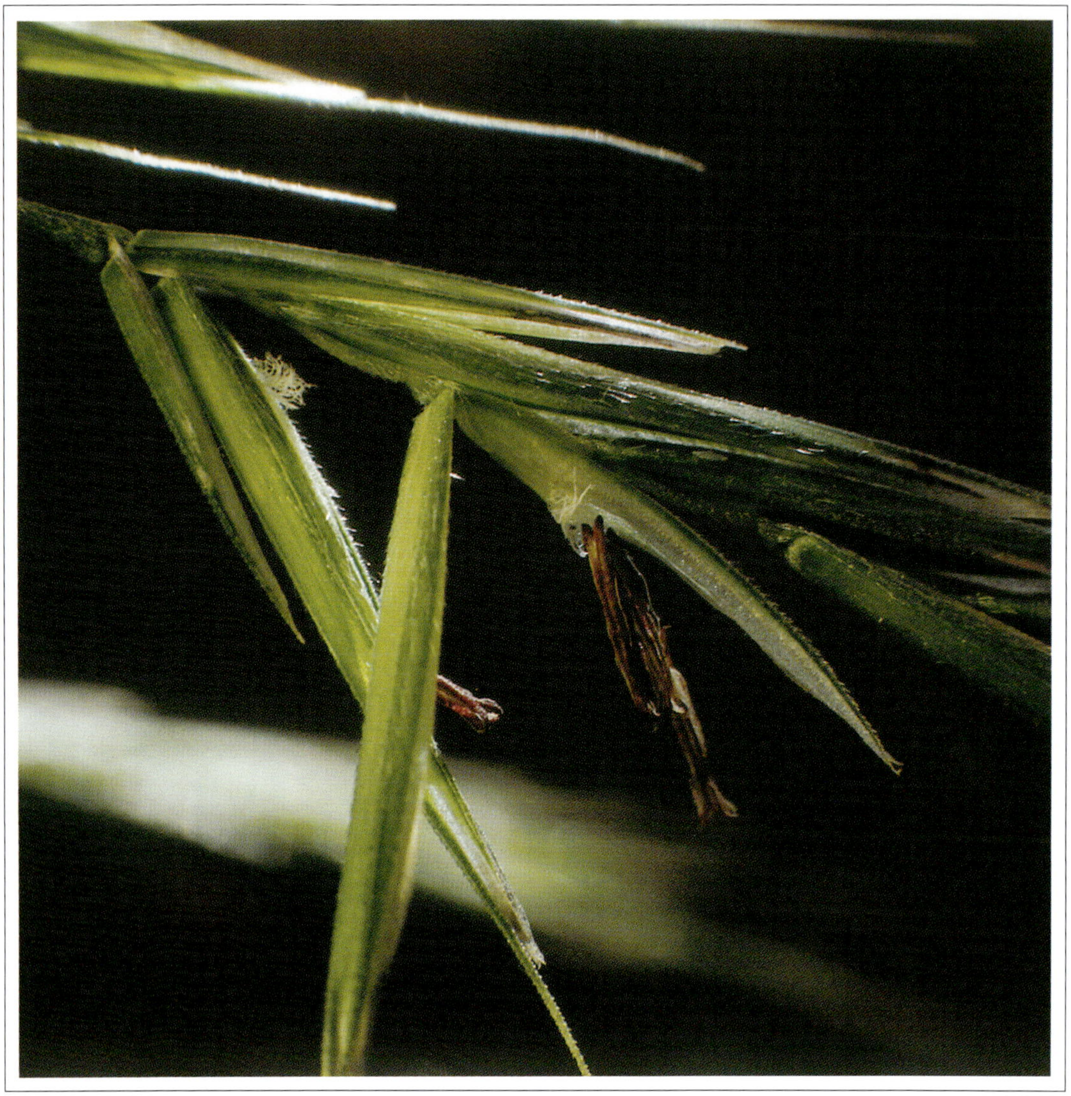

36. Wild Oat – Die Berufungs-Blüte

Vom Suchen ... zum Finden

Wild Oat ist mit dem Seelenpotential der Berufung verbunden. Im negativen Wild Oat-Zustand weiß man nicht, wozu man eigentlich berufen ist, und fühlt sich deshalb im tiefsten Inneren unerfüllt und unzufrieden.

Stellen Sie sich vor, Sie sind drei Jahre alt und kommen mit Ihrer Mutter zum ersten Mal in ein großes Spielzeuggeschäft. Die verlockende bunte Fülle überwältigt Sie, und Sie wissen gar nicht, wohin Sie zuerst schauen sollen ... Dies ist ein Grundgefühl im Wild Oat-Zustand.

Wild Oat-Charaktere zeigen sich oft schon in der Jugend. Typische Wild Oat-Kinder gehören selten einer festen Clique an. Sie sind überall und nirgends so richtig dabei. Sie sind meistens vielseitig begabt und brauchen sich nicht besonders anzustrengen, um etwas zu schaffen. Vieles fällt ihnen leicht. Trotzdem sind sie ehrgeizig und möchten etwas Besonderes leisten. Sie haben aber nur eine unklare Vorstellung davon, was das Besondere sein könnte. Gleichzeitig möchten Menschen im Wild Oat-Zustand auch das Leben genießen, und zwar auf eine eher unkonventionelle Weise. Sie wollen nicht mit dem Strom schwimmen, sondern ihr Lebensschiff in eine eigene Richtung steuern. Nur den Namen des Hafens kennen sie leider noch nicht. Darum finden Wild Oat-Charaktere auch nicht leicht ihren Platz in der Gesellschaft. Sie legen sich innerlich nicht gern fest. Es kann ihnen passieren, daß sie durch ihre unbestimmte Geisteshaltung in Kreise geraten, die nicht ihrem seelisch-geistigen Niveau entsprechen, was sie dann zusätzlich frustriert.

Wild Oat-betonten Menschen bietet das Leben immer wieder neue Chancen. Sie fangen viel an, haben oft mehrere Berufe, die sie meist recht erfolgreich ausüben, aber es fehlt ihnen stets die letzte innere Gewißheit, um sich endgültig und ausschließlich für etwas entscheiden zu können. Im Gegenteil, nach einer gewissen Zeit wird die Aufgabe, an der man eben noch so viel Freude gehabt hat, uninteressant, und die Kollegen, unter denen man sich wohl gefühlt hat, werden innerlich als langweilig bekrittelt. So reißt man das, was man sich aufgebaut hat, selbst wieder ein, um dann die nächste Chance aufzugreifen, die nun die große Befriedigung bringen soll.

Als Mensch, dem diese Züge fremd sind, könnte man meinen, daß dieser Zustand schöpferischer Ruhelosigkeit sehr stimulierend sei, aber auf die Dauer ist das Gegenteil der Fall, Menschen im Wild-Oat-Zustand fühlen innerlich, wie trotz aller ihrer Talente und Aktivitäten das Leben an ihnen vorbeigleitet. Es bekümmert sie, daß sie nie aus vollem Herzen ja sagen und sich nie wirklich an den Früchten ihres Tuns erfreuen können.

Menschen mit Wild Oat-Zügen sind geistig »ewige Junggesellen«, immer auf der Suche und nie am Ziel. Tatsächlich läßt sich der negative Wild Oat-Zustand auch als ein nie abgeschlossener geistiger Pubertätszustand begreifen. Man hat viele Grillen im Kopf, Vorstellungen darüber, was man alles noch möchte und müßte. Man ist immer noch dabei, sich geistig die Hörner abzustoßen.[18]

Man verpulvert seine Energie in alle Richtungen, anstatt sie unter der Führung seines Höheren Selbst zu bündeln, damit sie optimal wirksam werden kann.

Das Mißverständnis im Wild Oat-Zustand liegt in einer zu großen Eigenwilligkeit und Selbstbezogenheit der Persönlichkeit, die in blindem Eifer immer wieder ihre Ziele und Entscheidungskriterien in der Außenwelt sucht, anstatt zu erkennen,

[18] Der Ausdruck *to sow one's wild oats* bedeutet im volkstümlichen Englisch »sich die Hörner abstoßen.«

daß sie nur ihrer inneren Führung zu folgen braucht, um die Entscheidung in sich selbst zu finden, wo sie schon längst getroffen worden ist.

Menschen im Wild Oat-Zustand müssen üben, mehr in die Tiefe als in die Breite zu leben. Sie werden feststellen, daß das Leben dann nicht – wie befürchtet – langweiliger wird, sondern im Gegenteil ungeahnte neue Erfahrungen bietet. Auch sollten sie sich bei jeder Entscheidung die Frage nach dem inneren Warum, nach den Motiven ihres Tuns stellen. Denn sie müssen erkennen, daß es nicht darum geht, etwas »Besonderes« zu machen, sondern das in der jeweiligen Situation »Richtige« zu tun, und zwar so vollständig und gut wie möglich. Denn jede Tat ist ein notwendiger Beitrag zu einem größeren sinnvollen Geschehen, und jede Fähigkeit wird im Rahmen dieses größeren Geschehens gebraucht.

Wenn man Wild Oat einnimmt, fühlt man, wie man allmählich innerlich ruhiger, klarer und sicherer wird. Nach und nach merkt man genauer, was man eigentlich möchte, man handelt immer mehr intuitiv statt impulsiv. Man kann seine vielseitigen Fähigkeiten einem höheren Ziel unterordnen und läßt sich auch durch noch so verlockende neue Möglichkeiten nicht wieder von seinem roten Faden abbringen. Das Leben bleibt abwechslungsreich, wird aber erfüllter und glücklicher.

Psychologisch betrachtet kann ein Wild-Oat-Zustand dadurch entstehen, daß Eltern die Einzigartigkeit und Besonderheit eines Kindes nicht erkennen und anerkennen. Die ausgebliebene Bestätigung wird nun vom Kind durch entsprechende Aktivitäten im Außen gesucht.

In der Praxis kommt Wild Oat zum Einsatz, wenn es um Visionssuche und berufliche Neuorientierung geht. In der männlichen Midlife-crisis hilft Wild Oat, überholte, unangemessene Verhaltensmuster zu erkennen und fallenzulassen – und erleichtert die geistige Neuorientierung.

Wild Oat – Schlüsselsymptome

Unbestimmtheit in den Zielvorstellungen; Unzufriedenheit, weil man seine Lebensaufgabe nicht findet.

Reaktionen im blockierten Zustand

- man hat unklare Zielvorstellungen, kann seine Richtung im Leben nicht finden. Das führt zu Unzufriedenheit, Frustration oder Langeweile
- man ist ehrgeizig, möchte etwas Besonderes leisten, weiß aber nicht genau, was
- es drängt einen immer wieder zu neuen Projekten
- man probiert vieles aus, aber nichts bringt wirkliche Befriedigung
- man fühlt trotz vieler Möglichkeiten keine Neigung zu einem bestimmten Beruf, dieses »In-der-Luft-Hängen« macht verzagt

- man ist niedergeschlagen, weil die Dinge bei einem selbst nicht so klar sind wie bei anderen Menschen
- man zersplittert seine Kräfte, tanzt auf zu vielen Hochzeiten
- man will sich innerlich nicht festlegen, manövriert sich dadurch immer wieder in unbefriedigende Situationen hinein
- man lebt in unpassenden beruflichen oder privaten Verhältnissen
- man springt zwischen verschiedenen Tätigkeiten und Themen hin und her, im Beruf, im Haushalt, im Gespräch

Sie brauchen die Blüte, wenn ein bis zwei Reaktionen in Ihrer jetzigen Situation ganz genau zutreffen.

Positives Potential

- man erkennt seine Einzigartigkeit
- man findet seine Vision und zieht die passenden Möglichkeiten zur Verwirklichung an
- man hat die Fähigkeit, mehrere Tätigkeiten erfolgreich nebeneinander auszuüben, und kann diese in eine übergeordnete Zielsetzung einbringen
- man erkennt seine Berufung und kann ihr folgen

Kraftformeln

»ICH SEHE DEN SINN.«

»ICH VERFOLGE MEIN ZIEL.«

»ICH BIN ERFÜLLT.«

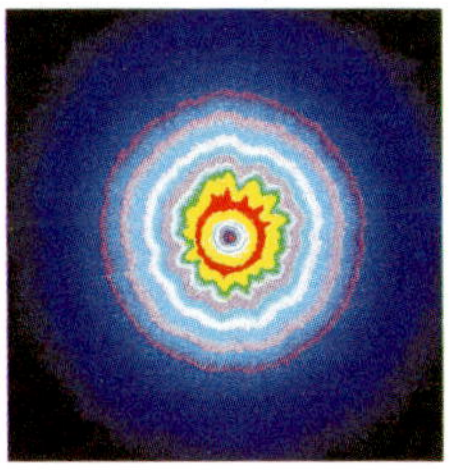

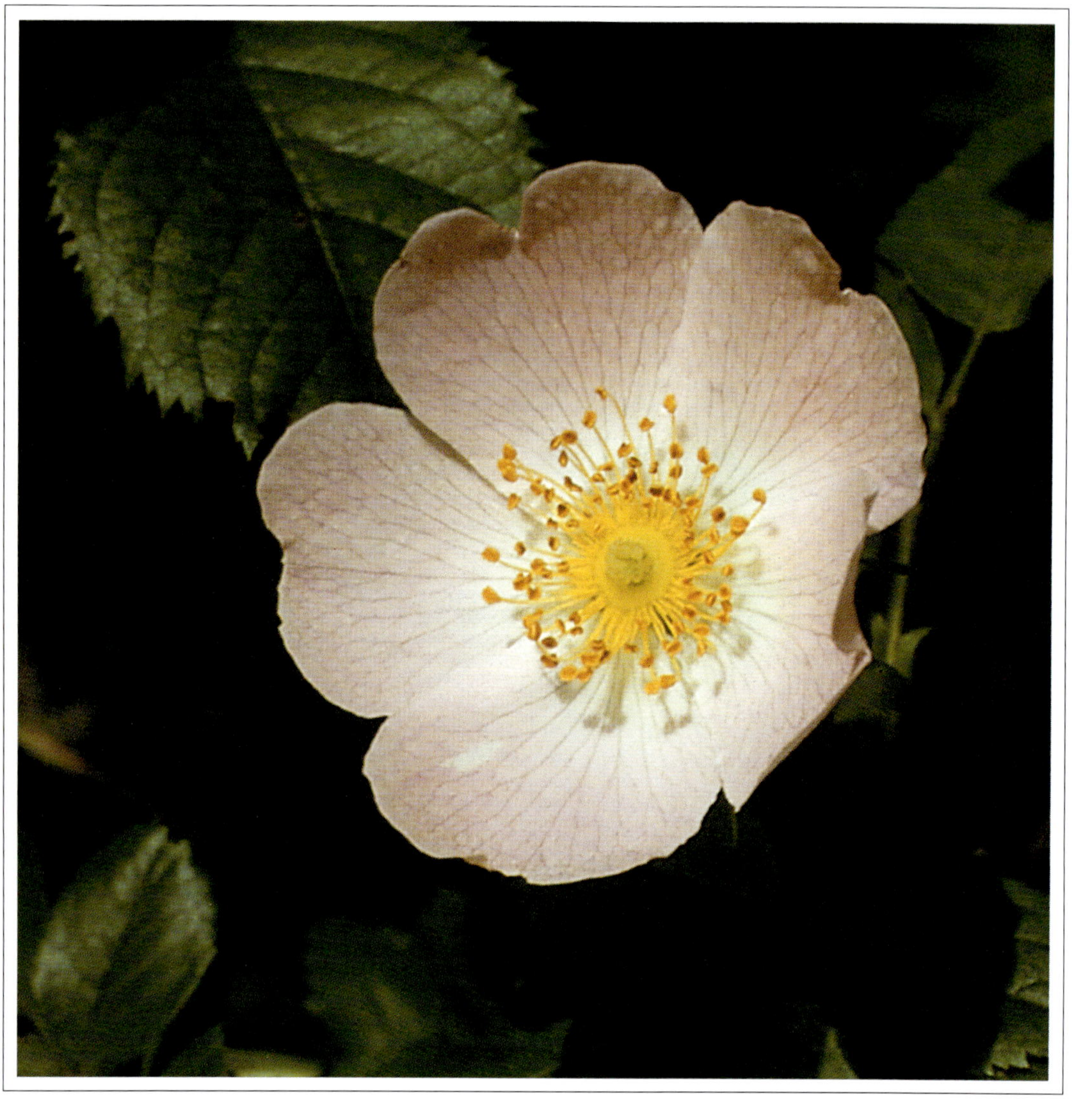

37. Wild Rose – Die Blüte der Lebenslust

Vom Sich-Aufgeben … zur Hingabe

Wild Rose ist verbunden mit den Seelenpotentialen der Hingabe an das Leben und der Lebenslust. Im negativen Wild Rose-Zustand wird das Prinzip der Hingabe falsch verstanden und negativ gelebt.

Anstatt sich freudig seiner Lebensaufgabe hinzugeben, hat man sich im Wild Rose-Zustand fixierten, negativen Erwartungshaltungen ergeben. Dieses Mißverständnis stammt häufig aus den ersten Lebenstagen, z. B. wenn die eigene Geburt sehr lange gedauert hat oder wenn man als Frühgeburt zunächst wochenlang im Brutkasten lag. In solchen Situationen glaubt das Wesen, die Entscheidung zum Leben sei ein Irrtum gewesen, das Leben sei eigentlich schon wieder zu Ende. Dieser Irrtum bewirkt eine totale Aufgabe der Eigeninitiative, eine apathische Resignation gegenüber dem inneren und äußeren Leben.

Eine Patientin mit chronisch niedrigem Blutdruck berichtet, daß sie in den letzten Kriegstagen in Dresden zur Welt gekommen sei, in einer Bombennacht, als die Stadt in Schutt und Asche fiel und Tausende Menschen ihr Leben verloren.

Ein Baby, das stundenlang vergeblich nach seiner Mutter weint, hört irgendwann einmal auf, darauf zu hoffen, daß die Mutter noch kommt und es erlöst. Es ergibt sich in dem Gefühl grenzenloser Verlassenheit und totaler Leere seinem Schicksal. Das Interesse am Leben schwindet. Was bleibt, ist ein energieloses Dahinvegetieren.

Menschen, die Wild Rose brauchen, erscheinen häufig wie schon halb gestorben, wie Pflanzen, die saftlos vor sich hin kümmern. Über Depressionen sind sie längst hinaus. Wie lebenslänglich Verurteilte haben sie kapituliert und sich dumpf mit ihrem Schicksal abgefunden. Sie glauben, daß die Umstände unabänderlich sind, ihre chronische Krankheit, ihre festgefahrene Ehe oder ihr unbefriedigender Beruf. Auf die Idee, daß es auch für sie noch einmal etwas anderes geben könnte, kommen sie gar nicht mehr. »Das liegt bei uns in der Familie!« »Damit muß ich eben leben!« »Für mich ist es sowieso gelaufen!« Solche und ähnliche, mit ausdrucksloser Stimme vorgetragene Sätze kann ihre Umwelt meistens nicht nachempfinden, weil die äußeren Umstände gar nicht immer so negativ sind.

Menschen im Wild Rose-Zustand sind langweilige, darum anstrengende und kräftezehrende Gesellschafter, denn ihre apathische Teilnahmslosigkeit wirkt bedrückend auf die gesamte Atmosphäre.

Man hat den Wild Rose-Zustand auch als »seelische Anämie« bezeichnet, weil das betroffene Wesen aufgrund vieler hindernder Mentalprogramme nicht fähig ist, die Lebensenergie aus dem Kosmos anzufordern, aufzunehmen und für sich umzusetzen.

Nicht immer ist der Wild Rose-Zustand so offensichtlich wie in den hier beschriebenen Beispielen. Läuft er auf subtileren Ebenen ab, so kann sich kompensatorisch ein Vervain-Zustand mit einer Art von verzweifelter Aktivität einstellen, wie man sie zuweilen bei sogenannten erfolgreichen Managern erleben kann.

Den Wild Rose-Zustand bei sich selbst zu erkennen fällt häufig sehr schwer. Denn als eines der energieschwächsten Bach-Blütenmuster ist es meistens durch stärker wahrnehmbare, gegensteuernde Reaktionsmuster eingefärbt wie z. B. Vervain, Oak, Rock Water oder Vine.

Wer Wild Rose einnimmt, fühlt allmählich seine Lebensgeister wieder erwachen und fängt an, neu zu leben. Erlöst kann er sich von Tag zu Tag mehr und mehr dem Leben hingeben. Von immer mehr Lebensenergie durchflutet, kann er endlich all die großen und kleinen Reichtümer des Lebens mit freudiger Erwartung und lebendigem Interesse annehmen, ja, in sich einströmen lassen.

Wild Rose ist häufig ein Langzeitmittel, hat sich aber auch bei vorübergehenden energielosen Zuständen als hilfreich erwiesen, zum Beispiel nach Schwächung der Lebenskraft durch zu starke sexuelle Verausgabung oder durch eine Chemotherapie. Wählen Kinder in einer Spontanwahl Wild Rose, so sollte man es in die Mischung geben, selbst wenn man als Außenstehender diese Wahl nicht nachvollziehen kann.

Wild Rose – Schlüsselsymptome

Teilnahmslosigkeit, Apathie, Resignation, innere Kapitulation.

Reaktionen im blockierten Zustand

- man findet sich fatalistisch mit allem ab
- man nimmt sich selbst nicht mehr wichtig
- man hat innerlich resigniert, obwohl die äußeren Umstände gar nicht so negativ sind
- Totalverlust von Lebensfreude und innerer Motivation
- man unternimmt keinerlei Anstrengungen mehr, in seinem Leben etwas zum Positiven zu verändern
- man fügt sich in sein Schicksal, z. B. in eine unglückliche Ehe, einen unbefriedigenden Beruf, eine chronische Krankheit o. ä.
- man glaubt, daß man erblich negativ belastet sei
- unterschwellige Traurigkeit
- man fühlt sich chronisch gelangweilt, gleichgültig und innerlich leer
- man beklagt sich nicht über seinen Zustand, da man ihn für normal hält
- man ist schlaff, völlig energielos, vegetiert apathisch vor sich hin
- man spricht mit monotoner, matter Stimme

Sie brauchen die Blüte, wenn ein bis zwei Reaktionen in Ihrer jetzigen Situation ganz genau zutreffen.

Positives Potential

- man sagt ja zum Leben
- man entfaltet Initiative

- man findet sein Dasein spannend und interessant
- man lebt im Gefühl innerer Freiheit und Vitalität
- man gibt sich voller Lust dem Leben hin

Kraftformeln

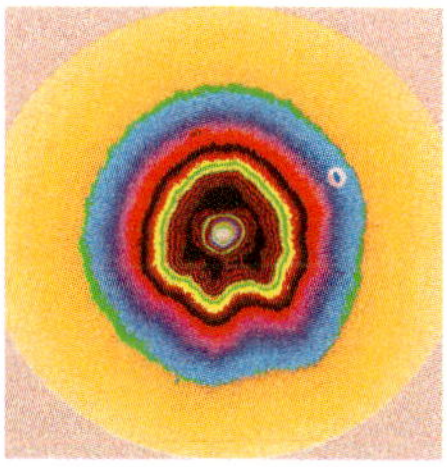

»ICH WILL LEBEN.«

»ICH FORDERE LEBEN.«

»ICH ERGREIFE MEINE LEBENSCHANCE.«

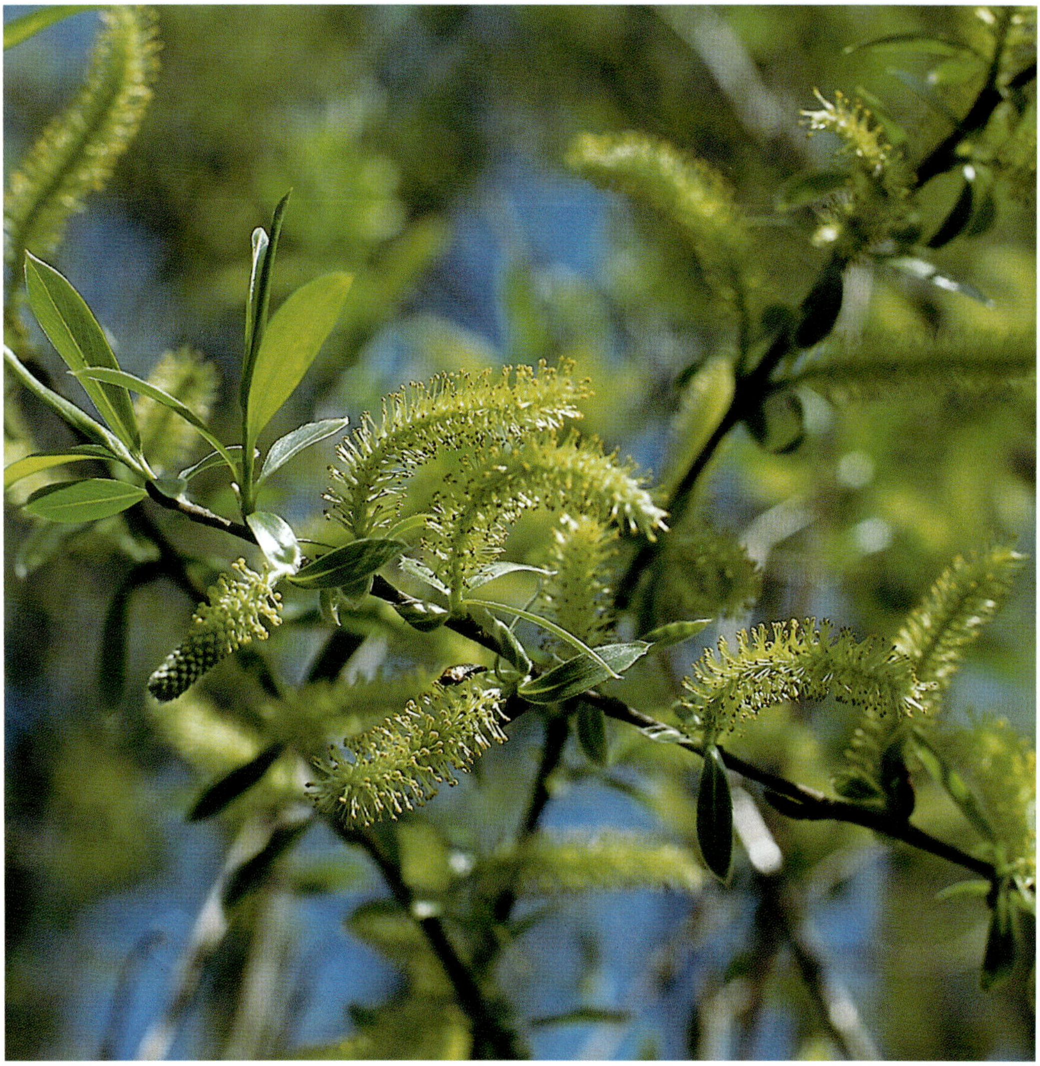

38. Willow – Die Schicksals-Blüte

Vom Schicksalsgroll … zur Selbstverantwortung

Willow steht im Zusammenhang mit der Seelenqualität der Eigenverantwortlichkeit. Im negativen Willow-Zustand sucht man die Schuld nur in der Außenwelt und denkt häufig negativ.

In negativen Willow-Tagen hadert man mit seinem Schicksal und grollt ihm innerlich, daß es einen so schlecht behandelt. Man kann auch gar nicht verstehen, daß andere Leute so fröhlich und unbeschwert sein können; man nimmt es ihnen förmlich übel und ist versucht, ihnen die gute Laune zu verderben. Solche Tage, an denen man mit sich selbst so gar nicht im reinen ist, hat jeder. Sie sind der Ausdruck des vorübergehenden negativen Willow-Zustandes.

Auch der negative Willow-Zustand kann chronisch werden und sich dann destruktiv auf den Menschen und seine ganze Umgebung auswirken. So wie ein fauler Apfel im Korb alle gesunden Äpfel früher oder später infiziert, wirkt sich auch ein Mensch im chronisch negativen Willow-Zustand als Miesmacher und Spielverderber ansteckend auf seine Umgebung aus.

Im negativen Willow-Zustand fühlt man sich als armes Hascherl, als Opfer eines bösen Schicksals, das es immer wieder auf einen abgesehen hat. »Womit habe ich das nur verdient? Wie kann das Leben nur so ungerecht sein!« ruft man klagend und kommt gar nicht darauf, sich auch einmal nach Ursache und Wirkung zu fragen.

Willow ist ein Zustand, in dem der Mensch seine Enttäuschungen und seinen inneren Groll sehr stark nach außen projiziert. Man findet ihn naturgemäß häufiger bei Menschen, die ihre Lebensmitte überschritten haben und unbewußt erkennen, wie wenige von ihren Idealvorstellungen und Hoffnungen sich verwirklicht haben.

Der Abteilungsleiter, dem ein ehemaliger Mitarbeiter als Geschäftsführer vor die Nase gesetzt wird, fühlt sich von ihm überfahren und geringschätzig behandelt. »Na, wo er nun was Besseres ist, kann er sich das ja leisten«, sagt er mit herabgezogenen Mundwinkeln und verhärmtem Gesichtsausdruck.

»Wenn meine Eltern nicht soviel Geld fürs Reisen ausgegeben hätten, sondern mich lieber davon hätten studieren lassen, stünde ich heute beruflich viel besser da!«

Chronische Willow-Charaktere muffeln vor sich hin und haben sich mit einer unsichtbaren Mauer von Negativität umgeben.

Willow-betonte Charaktere können ihren inneren Groll auf einen Menschen oder eine Situation jahrelang im Herzen tragen, ohne ihn je auf den Tisch zu legen und offen auszusprechen. So bleibt die Schwiegermutter, die es ihrer Schwiegertochter innerlich verübelt, daß sie mit ihrem jungen Ehemann eine eigene Wohnung bezogen hat, formell zwar höflich, aber das Verhältnis ist unterschwellig gespannt. Daß sie ihrer Schwiegertochter nie wirklich offen entgegenkommt, daß sie sie im Gespräch mit ihrem Sohn stets ganz unauffällig kritisiert und innerlich heruntermacht, ist ihre jahrelange stille Rache, die sich auch in regelmäßigen Rheumaanfällen niederschlägt.

Menschen im negativen Willow-Zustand sind wie ein Vulkan, der vor sich hin schwelt und ätzende Rauchschwaden ausstößt, ohne daß es je zu einem Ausbruch kommt.

Daß die Schwiegertochter aber ihrer rheumakranken Schwiegermutter die Einkäufe erledigt und die Gardinen wäscht, ist eine Selbstverständlichkeit, die natürlich keiner weiteren Erwähnung oder Dankesbezeugung bedarf. Denn Willow-Typen sind groß im Fordern, wollen aber nicht geben. Das befremdet auf die Dauer alle, die ihnen freundlich und in hilfreicher Absicht entgegenkommen. Allmählich stellen sie ihre Bemühungen ein und ziehen sich zurück.

So wird ein chronischer Willow-Typ langsam immer einsamer und verbitterter und zieht sich seinerseits mehr und mehr aus dem Leben zurück. Wenn er früher gern kegeln gegangen ist, wird er jetzt seltener gehen, weil »der neue Wirt so unfreundlich zu ihm ist«. Wenn man früher gern ins Theater gegangen ist, bleibt man jetzt zu Hause, weil »die neuen Stücke entweder zu seicht oder zu negativ sind«. Wie man es auch dreht und wendet, im negativen Willow-Zustand fällt einem nur noch die negative Seite des Lebens ins Auge. Typische Aussage eines auf dem Wege der Besserung befindlichen Willow-Patienten: »Es geht mir zwar schon besser, aber längst nicht so gut, wie es scheint!« Es sieht so aus, als wolle man sich selbst bremsen, irgendwelche positiven Gefühle in sich hochkommen zu lassen.

Im Willow-Zustand ist man »Opfer« und hat damit die Generalausrede vor sich selbst, keine Verantwortung für sein Schicksal übernehmen zu können. Man deutet beharrlich mit dem Zeigefinger auf die Außenwelt und weigert sich strikt, die Zusammenhänge zwischen den äußeren Ereignissen und seinen eigenen Gedanken zur Kenntnis zu nehmen oder auch nur in Erwägung zu ziehen.

Was ist das Mißverständnis im negativen Willow-Zustand? Es liegt auch hier in der Weigerung der Persönlichkeit, die Führung ihrer Seele zu akzeptieren. Im Willow-Zustand ist man besonders mit den Ergebnissen der Führung nicht einverstanden, weil man den Lebenserfolg nicht nach dem inneren Erleben, sondern vorwiegend nach materiellen Kriterien beurteilt. Daß man z. B. die tolle Figur nicht halten konnte, den Ehrendoktortitel nicht bekommen hat, sich das Haus im Grünen nicht leisten konnte, ist das nicht Grund genug, seinem Höheren Selbst und seinem Schicksal zu grollen? Doch mit diesem enttäuschten Hadern ist es nicht genug, die Persönlichkeit versucht auch, alle weiteren Führungsversuche ihres Höheren Selbst durch negatives »Mauern« abzublocken. Statt mit der inneren Führung zusammenzuarbeiten, setzt sie ihr passiven Widerstand entgegen. So schadet sie nicht nur sich selbst, sondern vergiftet auch ihre gesamte Umgebung und verstößt damit gegen die größere Einheit.

In einem hartnäckigen negativen Willow-Zustand muß man als erstes lernen, seine eigene Verbitterung, seine eigene Negativität zu akzeptieren. Als zweites sollte man erkennen, daß jeder grollende Gedanke ein weiterer energetischer Baustein für die wachsende Mauer der Negativität ist, welche die eigene Sonne mehr und mehr verdunkelt. Denn jedes äußere Erleben ist die Folge einer inneren Gedankenprojektion, und jeder Mensch lebt in einer irgendwann einmal von ihm selbst gedachten und erschaffenen Welt. Wer sich als Opfer fühlt, muß früher oder später Opfer werden.

Wo viel Schatten ist, ist auch viel Licht. Um aus einem negativen Willow-Zustand herauszukommen, muß man bewußt üben, den Blick für die lichte Seite seiner Erlebnisse zu schärfen. Der Weidenbaum gilt nicht nur als Symbol der Trauer, sondern ist auch ein Sinnbild für unendliche Erkenntnis und nie versiegende Weisheit, weil man ihm zu jeder Zeit Zweige abschneiden kann, die immer wieder nachwachsen.

Im positiven Willow-Zustand erkennt man, daß man nicht Opfer, sondern Baumeister seines Schicksals ist und daß man unendlich viele Möglichkeiten hat, eine positive Zukunft konstruktiv zu gestalten. Deshalb strahlen Menschen, die ihren negativen Willow-Zustand überwunden haben, Glauben, Ruhe und Gewißheit aus: Denn sie wissen nun, daß es jeder selbst in der Hand hat, seines Unglückes oder Glückes Schmied zu sein.

Eine psychologische Wurzel des Willow-Zustandes liegt in dem Alter, in dem Kinder sich und ihre Umwelt noch als Einheit erleben, noch nicht zwischen Ursache und Wirkung unterscheiden können. Das Kind wird davor gewarnt, den heißen Topf anzufassen, tut es trotzdem und verbrennt sich die Finger. Jetzt ist der Topf der »böse Topf«, weil er ihm weh getan hat.

Im Laufe der geistigen Entwicklung gerät man leicht in einen Willow-Zustand, wenn schon viel Negatives bewußt wird, aber die Persönlichkeit noch zu schwach ist, es zu integrieren. Man projiziert den inneren Ärger über sich selbst dann erst mal auf die Außenwelt, entwickelt starke Vorurteile und zeigt sich wenig kooperativ.

Bei Kranken, die von Arzt zu Arzt, von Heilpraktiker zu Heilpraktiker gehen, findet man häufig den Willow-Zustand mit Vine kombiniert.

Zur Einübung des positiven Willow-Potentials ist es ratsam, sich bewußt mit den Gesetzen von Ursache und Wirkung auseinanderzusetzen – und sich darüber hinaus einer Initiative anzuschließen, die ein konstruktives Ziel verfolgt, z. B. Nachbarschaftshilfe, Gründung einer Wandergruppe, Aufbau eines Spielplatzes …

Willow – Schlüsselsymptome

Innerer Groll; Verbitterung; »Opfer des Schicksals«.

Reaktionen im blockierten Zustand

- man fühlt sich zurückgesetzt, einer Situation hilflos ausgeliefert
- man erlebt sich als machtlos
- verbitterte Lebenshaltung, man grollt seinem Schicksal und fühlt sich ungerecht behandelt
- man fühlt sich für seine Lage nicht verantwortlich; schuld sind die Umstände oder andere
- man glaubt, der eigene Einsatz im Leben würde vom Schicksal nicht anerkannt

- man glaubt, das Leben habe einem vieles vorenthalten, worauf man ein Anrecht gehabt hätte
- man »fordert« vom Schicksal, ist aber nicht bereit, selbst etwas dafür zu tun
- man nimmt Hilfe von anderen als selbstverständlich entgegen
- man reagiert vorwurfsvoll oder verteidigend und wirkt häufig als Miesmacher oder Spielverderber
- man versucht, die gute Stimmung und den Optimismus anderer herunterzuziehen
- man sitzt innerlich in der Schmollecke, spielt die »beleidigte Leberwurst«, zieht sich immer mehr aus dem Leben zurück
- man hegt giftige und vorwurfsvolle Gedanken aus innerer Verbitterung
- man schwelt in stiller Wut vor sich hin, explodiert aber nicht
- man weigert sich innerlich, die eigene Negativität zu akzeptieren; deshalb kann sich nichts ändern
- man gibt bei Genesung von einer Krankheit nur widerwillig zu, daß es einem besser geht

Sie brauchen die Blüte, wenn ein bis zwei Reaktionen in Ihrer jetzigen Situation ganz genau zutreffen.

Positives Potential

- man nimmt sein Leben aktiv in die Hand
- man denkt konstruktiv und kann den Verlauf der Ereignisse beeinflussen
- man übernimmt Verantwortung für sein Schicksal
- man weiß, daß man nach dem Gesetz »wie innen – so außen« Positives oder Negatives anziehen kann, und arbeitet bewußt mit diesem Prinzip

Kraftformeln

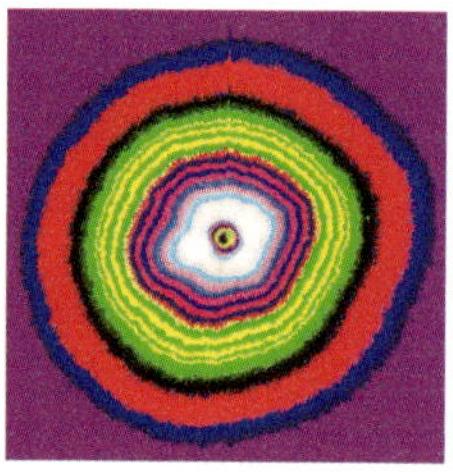

»ICH HABE DIE MACHT.«

»ICH HABE DIE KRAFT.«

»ICH ÜBERNEHME DIE VERANTWORTUNG.«

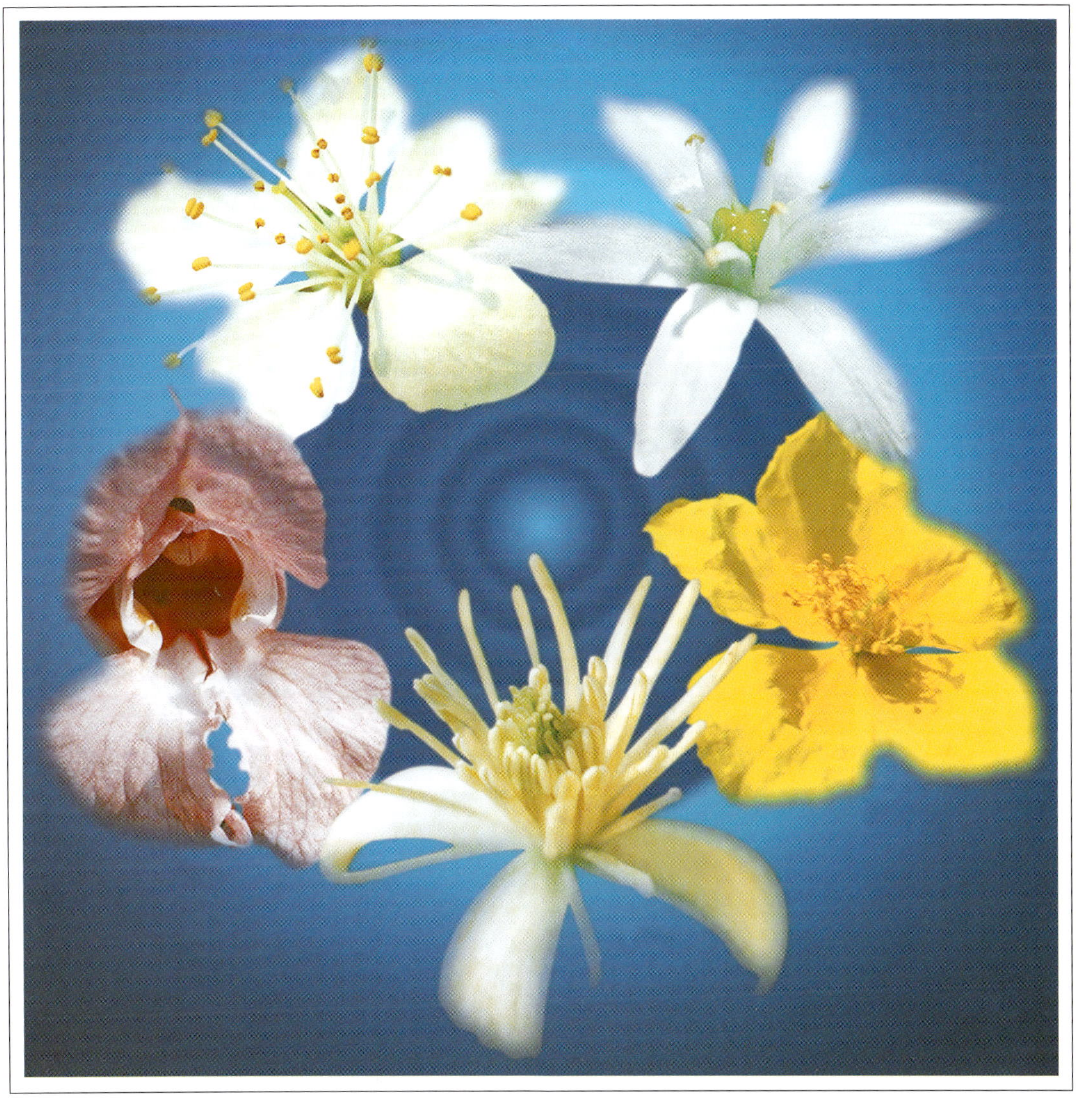

39. Rescue – Erste Hilfe- oder Notfall-Tropfen

Mit dieser Blütenkombination rettete Bach 1930 einem Fischer das Leben. Seither hat Rescue unzähligen Menschen auf der Welt in Not- oder Streßsituationen sofort spürbare Entspannung und Zuversicht gebracht, oft auch indirekt das Leben gerettet. Immer mehr Rettungsmannschaften haben es in ihrer Standardausrüstung.

Rescue wirkt bei jedem Persönlichkeitstyp. Denn mit dieser Blütenzusammenstellung erfaßte Bach ein übergeordnetes archetypisches Reaktionsmuster, in dem sich die gesamte Struktur der Persönlichkeit verformt und die Verbindung zum physischen Körper in Frage gestellt ist.

Auch hier war Bach seiner Zeit voraus und nahm die Ergebnisse heutiger Streßforschung vorweg. Als Reaktion in einer Ausnahmesituation erkannte Bach das Zusammenspiel der folgenden fünf Verhaltensmuster:

Totstellreflex, z. B. Ohnmacht	Star of Bethlehem
Nervliche Übererregung, z. B. Panikreaktion	Rock Rose
Überschießende Handlungsimpulse	Impatiens
Angst vor Kontrollverlust, z. B. Zittern	Cherry Plum
Tendenz zur Verleugnung, Traumverlorenheit	Clematis

Die Einnahme von Rescue sorgt innerhalb von etwa einer Minute für eine sofortige Aktivierung der körperlichen Selbstheilungsmechanismen. Es bewirkt eine emotionale Stabilisierung, eine psycho-physische Entspannung und schafft damit die besten Voraussetzungen für eine eventuell nötig werdende körperliche Behandlung. Rescue ersetzt jedoch keine medizinische Notfallbehandlung!

Die Worte Notfall oder Schock sind in diesem Zusammenhang umfassender zu verstehen als gleichlautende medizinische Begriffe. *Shocking* ist im Englischen alles, was unser energetisches System erschüttert. Es gibt Menschen, die bereits durch ein lautes Türknallen oder das Lesen eines unfreundlichen Briefes aus dem Gleichgewicht geraten. Andere sind »erst« nach einem Sturz im Treppenhaus oder einem Autounfall erschüttert.

Rescue-Creme: Für kleine körperliche Schocks wie Verbrennungen, Verstauchungen, Schnitte und plötzliche Hautausschläge wird Rescue auch als Salbe hergestellt. Diese hat sich auch bei der Narbenbehandlung und beim Wundliegen *(Dekubitus)* bettlägeriger Menschen bewährt. Sie enthält außer den fünf Rescue-Blüten zusätzlich Crab Apple.

Hier einige grundsätzliche Situationen, in denen Rescue helfen kann:

- wenn man seelisch durcheinander ist, z. B. nach einem Familienkrach
- wenn einem etwas Unangenehmes bevorsteht, z. B. ein Bewerbungsgespräch oder ein öffentlicher Auftritt
- wenn man einen Schreck bekommen hat, z. B. nach einem Insektenstich oder einem Herzanfall
- wenn man in einer streßgeladenen Atmosphäre arbeiten muß, z. B. an einem Abfertigungsschalter am Flughafen

Wichtige Hinweise zur Anwendung von Rescue:

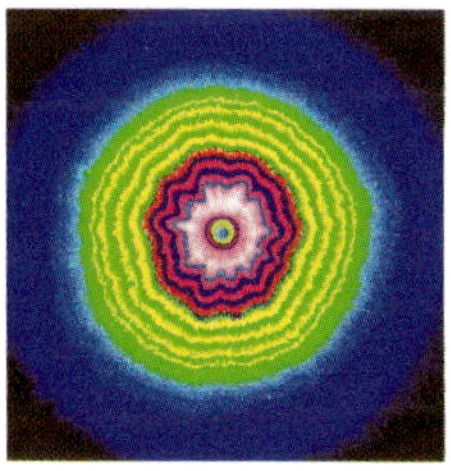

- Rescue ersetzt keine Bach-Blütentherapie, sondern ist bestenfalls eine Vorstufe dazu. Menschen, die immer wieder zu den Notfalltropfen greifen, sollten sich mit den fünf einzelnen Blütenkonzepten tiefer beschäftigen. Sicher gehören zwei oder drei davon zu ihren persönlichen Basismitteln, die besser in individuelle Mischungen eingebaut werden sollten.
- Die Notfalltropfen können neben einer individuellen Blütentherapie immer wieder unregelmäßig eingenommen werden.
- Rescue ist zur vorübergehenden Einnahme, aber nicht zum Dauergebrauch gedacht. Manche Menschen brauchen es öfter, andere seltener. Was für den einen nur eine lästige Angelegenheit ist, z. B. ein Zahnarztbesuch, kann beim anderen durchaus einen Angstanfall auslösen, also eine Rescue-Situation sein.
- Rescue kann auch äußerlich angewendet werden in Form von Umschlägen, Wickeln, Kompressen u. ä.
- Angaben über die Zubereitung und Dosierung finden Sie in Kapitel 9.
- Mit viel Erfolg wird Rescue auch zur Behandlung von Tieren und Pflanzen eingesetzt (siehe Seite 287 und 374).
- Mit Rescue können heftige Erstreaktionen gemildert werden (siehe Seite 272)
- Tip aus einer Arztpraxis: »Wenn Patienten in einer Krisensituation so außer sich sind, daß sie nicht fähig sind, den Fragebogen auszufüllen oder über ihre Gefühle zu sprechen, lassen wir sie zwei Tage lang nur Rescue einnehmen und vereinbaren für den dritten Tag einen neuen Gesprächstermin.«
- Mit Rescue-Tropfen lassen sich Periodeschmerzen, Gallenkoliken, Absencen, epileptische Anfälle, Migräneanfälle u. ä. verhindern, wenn sie rechtzeitig in der psychischen Vorlaufphase, also beim Auftreten der ersten »Gefühlssignale«, eingenommen werden. Später, wenn die körperlichen Symptome schon ablaufen, kann Rescue nichts mehr dagegen ausrichten. Es kann dann nur noch helfen, das körperliche Geschehen mit mehr seelischem Abstand zu ertragen.

Die persönliche Notfallmischung

Die Zusammenstellung einer persönlichen Notfallmischung hat sich als erster Schritt vor einer individuellen Blütentherapie vielfach bewährt. Die Anfertigung einer solchen Mischung ist jedoch nur dann sinnvoll, wenn eine persönliche Streßsituation immer wieder durch ein spezifisches Reaktionsmuster ausgelöst wird. Wenn man etwa bei Eifersucht (Holly) immer wieder außer sich (Rescue) gerät, wäre die persönliche Notfallmischung Rescue und Holly. Wird die Streßsituation immer wieder von Schuldgefühlen begleitet, wäre die persönliche Notfallmischung Rescue und Pine. Wenn eine Streßsituation immer wieder ein Versagensgefühl auslöst, wäre die persönliche Notfallmischung Rescue, Larch und Willow, usw.

Mehr Informationen zu diesem Kapitel finden Sie im »ABC« unter den *kursiv* gesetzten Stichwörtern

- Kann man *Pflanzen* mit Rescue behandeln?
- Kann man *Tiere* mit Rescue behandeln?
- Können *alte Menschen* Rescue regelmäßig einnehmen?
- Kann man die Notfalltropfen auch mit *Schmerzmitteln* kombinieren?
- Kann man Rescue auch *vorbeugend einnehmen*?
- Kann *Rescue auch Bestandteil einer Einnahmemischung* sein?
- Wie wendet man *Rescue-Creme* an?
- Welches sind die häufigsten *Rescue-Anwendungsgebiete*?

Kapitel 7

So finden Sie die richtigen Bach-Blüten

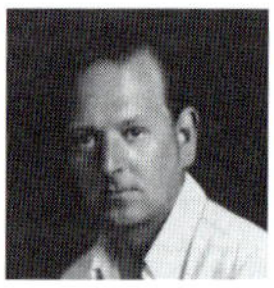

»Für die Anwendung der Blütenessenzen sind keine wissenschaftlichen Erkenntnisse erforderlich. Wer den größten Nutzen aus dieser göttlichen Gabe ziehen will, muß sie in ihrer Ursprünglichkeit rein erhalten, frei von Theorie und wissenschaftlicher Erwägung – denn alles in der Natur ist einfach.«

Wer zum ersten Mal die Beschreibung der 38 Bach-Blüten gelesen hat, meint erfahrungsgemäß, entweder alle Blüten zu benötigen, was für eine gute Selbstwahrnehmung spricht. Oder er weiß sofort genau, welche Blüte welcher Freund, welches Familienmitglied oder der Hund braucht, was eine gute Beobachtungsgabe zeigt. Wie kommt es zu diesem Phänomen?

Bach bezeichnet die von ihm definierten Seelenzustände als »Charakterschwächen der menschlichen Natur«. Wir sprechen heute von negativen archetypischen Reaktionsmustern. Das heißt, es handelt sich um ein Repertoire von Verhaltensmustern, wie z. B. hassen, resignieren, beschönigen, das im kollektiven Unterbewußtsein existiert und schon immer von Menschen benutzt wurde, unabhängig von Rasse, Zeitalter und Kulturkreis. Diese Verhaltensmuster entsprechen den Möglichkeiten typischer seelischer Grunderlebnisse der menschlichen Natur und finden sich deshalb auch in Märchen, Mythen und Sprichwörtern aller Völker wieder. Große Dichter und Seelenforscher aller Zeiten haben diese Verhaltensmuster beschrieben oder dramatisiert: in ihrer positiven Form als Tugend, z. B. Mut, und in ihrer negativen Form als Laster oder Mangel, z. B. Angst. Wir benutzen dieses Verhaltensrepertoire täglich, meistens ohne es zu bemerken. Deshalb sind uns diese Zustände beim Lesen unmittelbar vertraut.

Je nach Zeitalter und herrschendem Zeitgeist stellen sich nun diese Reaktionsmuster in immer wieder neuen Facetten und Schattierungen[19] dar, z. B. als Angst vor der Pest im Mittelalter oder Angst vor Aids in unserer Zeit. Ein extremer Rock Water-Zustand äußerte sich zur Zeit Bachs vielleicht als Prüderie, heute aber als selbstkasteiender Fitneßzwang – es bleibt jedoch ein Rock Water-Zustand: Wichtige vitale Bedürfnisse werden unterdrückt.

Das Studium der in seinen Grundprinzipien einfachen, in seiner Manifestation aber unendlich vielfältigen und differenzierten menschlichen Natur ist die ebenso spannende wie unerläßliche Voraussetzung, um die richtige Blütenwahl für sich und andere zu treffen.

[19] Dem Mißverständnis dieses Umstands liegt die Argumentation vieler Beschreiber von neuen Blütenessenzen zugrunde, die eine zeitgemäße Schattierung häufig als eine neue Eigenschaft der menschlichen Natur bezeichnen.

Bach sagt, die richtige Diagnose wird im Gespräch gestellt, durch Intuition, Beobachtung und Einfühlung in den anderen Menschen. Deshalb ist die Kenntnis der 38 Reaktionsmuster eine Voraussetzung, um die niemand herumkommt und die sich keinesfalls durch Messungen aller Art, Kartenziehen, Muskeltests u. ä. ersetzen läßt (siehe auch unter *Weitere Diagnosemethoden* im »ABC«, Seite 380).

Um die Original Bach-Blütentherapie im Sinne ihres Erfinders seriös zu erlernen und anzuwenden, sind folgende Schritte notwendig:

- Machen Sie sich mit den Blütenbeschreibungen vertraut.
- Beobachten und erkennen Sie eigene typische Reaktionsmuster.
- Studieren Sie die »menschliche Natur« in Ihrer täglichen Umgebung, in der Kunst, Literatur etc.
- Sammeln Sie eigene Einnahmeerfahrungen.

1. Machen Sie sich mit den Blütenbeschreibungen vertraut

Wie man sich dieses erste Wissen aneignet, ist individuell sehr unterschiedlich. Wer gern systematisch vorgeht, wird zuerst die 38 Zusatzbegriffe auswendig lernen, z. B. Agrimony – die Ehrlichkeits-Blüte.

Am häufigsten und natürlichsten ist es, sich zunächst mit denjenigen Blüten näher zu beschäftigen, von denen man sich beim Durchblättern dieses Buches zuallererst angesprochen fühlt. Dies sind erfahrungsgemäß eigene *Basisblüten* (siehe Seite 369 im »ABC«), d. h., sie harmonisieren Verhaltensmuster, die tief in Ihrer Charakterstruktur verankert sind. Mit diesen Blüten sollten Sie sich zuerst auseinandersetzen.[20] Nach und nach werden dann immer weitere Blütenkonzepte für Sie interessant werden.

2. Beobachten und erkennen Sie eigene typische Reaktionsmuster

Blicken Sie auf Ihren Lebenslauf zurück, und stellen Sie fest, in welcher Phase welcher seelische Zustand im Vordergrund stand. Wie verhielten Sie sich beispielsweise als Schulkind? Agrimony-artig, das heißt nach außen fröhlich, aber »wie´s drinnen aussah, ging niemand was an«? Oder waren Sie – Clematis – »mit den Gedanken immer ganz woanders«?

[20] Eine vertiefte Analyse der einzelnen Blütenzustände im Zusammenhang mit der eigenen Persönlichkeit ermöglicht später das Arbeitsbuch Scheffer: *Schlüssel zur Seele* (siehe Literaturverzeichnis).

Denken Sie an vergangene Krisensituationen, und rufen Sie sich das damalige seelische Echo wieder ins Gedächtnis. Vielleicht sind Sie als Kleinkind fast ertrunken – Star of Bethlehem – und seither wasserscheu – Mimulus. Der Schock von damals sitzt unter Umständen noch heute in Ihrem Energiesystem und kann jetzt endlich aufgelöst werden.

Beobachten Sie Ihre Reaktionen, wenn Sie sehr müde sind, sich in einer Krisensituation befinden oder eine schwierige Entscheidung treffen müssen. Bei solchen Gelegenheiten erlebt man seine eigene Persönlichkeit mit ihren Schwächen und behindernden Charakterzügen unmittelbar, ohne Beschönigung und intellektuelle Rechtfertigungsmöglichkeiten.

Geben Sie auch acht, wie andere Menschen auf Sie reagieren, wie Ihre Umwelt Ihre eigenen Reaktionsmuster widerspiegelt. Was wirft man Ihnen immer wieder vor? Hält man Sie für zu kritisch, zu gutmütig, zu ungeduldig?

Wenn Sie sich ganz sicher sind, daß eine Blüte für Sie überhaupt nicht in Frage kommt, trifft diese erfahrungsgemäß einen blinden Fleck und wird später besonders wichtig für Sie.

Und zu guter Letzt fragen Sie sich auch, welche Eigenschaften Sie bei anderen Menschen besonders schätzen oder als störend empfinden. Sind es möglicherweise Züge, die Sie an sich selbst nicht wahrnehmen können oder möchten?

3. Studieren Sie die »menschliche Natur«

Die menschliche Natur zeigt sich Ihnen überall: in Ihrer täglichen Umgebung, in Kunst und Literatur. Welche Reaktionsmuster benutzt Ihre Tochter, wenn Sie Ihnen etwas Unangenehmes mitteilen muß? Macht sie Ihnen Vorwürfe (Willow), oder versucht sie, die Situation zu verharmlosen (Agrimony)?

Lernen Sie die Bach-Blüten spielerisch kennen. Lassen Sie einmal die Stars unserer Fernsehabende Revue passieren, und überlegen Sie sich, welche Bach-Blütenessenzen sie wohl benötigen könnten. Nehmen wir beispielsweise Special Agent Scully, die Partnerin von Mulder in der Kultserie *Akte X*. Wider bessere Erfahrungen läßt sie sich zu Beginn jedes neuen Falles zunächst durch ihren medizinisch geschulten Intellekt von der richtigen Fährte abbringen. Sie hat zwar schon unzählige Male erlebt, wie Dinge, die weder meßbar noch greifbar waren, ihre Wirkungen entfalten konnten; glauben kann sie trotzdem nicht daran. Vermutlich könnte ihr Beech helfen, ihre überkritische Grundhaltung loszulassen und mit mehr Einfühlungsvermögen auch auf jene Phänomene zuzugehen, die sich zunächst ihrem Verständnis entziehen. Weil sie gleichzeitig auch noch ständig versucht, ihren Partner Mulder zu gängeln und ihm ihre Meinungen zu oktroyieren, und ihn – oftmals kontraproduktiv – zu den nächsten Ermittlungsschritten antreibt, braucht sie zusätzlich Chicory und Impatiens.

Oder beschäftigen Sie sich mit Märchenfiguren. Aschenputtel ist beispielsweise ein Centaury-Typ; sie wird von ihrer ganzen Familie ausgenutzt und ist nicht willensstark genug, sich dagegen aufzulehnen. Weil sie sich dabei aber nicht als »armes Opfer« fühlt, braucht sie nicht gleichzeitig auch noch Willow. Als sie schließlich den Prinzen heiratet, haben ihre beiden Schwestern sicher ein paar Tropfen Holly gegen Haß und Eifersucht nötig.

Auch die Klassiker der Literatur bieten eine unerschöpfliche Fundgrube für Diagnosen. Was würden Sie Hamlet verordnen? Als wichtigstes Mittel Scleranthus gegen seine Unentschiedenheit (»Sein oder nicht sein«); außerdem Mustard gegen seine tiefe Melancholie und Cherry Plum gegen seine Wahnideen und Selbstmordgedanken. Und was ist mit Faust? Ein klarer Fall für Wild Oat gegen seine innere Unzufriedenheit und Sinnsuche. Mit fest umrissenenen Zielvorstellungen und einer Lebensaufgabe vor seinem inneren Auge hätte er seine Seele ganz sicher nicht an Mephisto verkauft.

Noch mehr Einfühlungsvermögen verlangt das Erkennen archetypischer Seelenzustände in der bildenden Kunst. Beispielsweise spiegeln viele Bilder von Edvard Munch den Mustard-Zustand wider. Aber auch Porträts bekannter Persönlichkeiten eröffnen gute Schulungsmöglichkeiten.

4. Sammeln Sie erste Einnahmeerfahrungen

Die ersten Einnahmeerfahrungen sammeln viele Menschen beim Arzt, Heilpraktiker oder Therapeuten, der ihnen in einer Krise mit einer Bach-Blütenmischung geholfen hat. Andere haben die Blüten durch einen Freund oder eine Freundin kennengelernt.

Wer sich erst durch das Lesen dieses Buches zur Bach-Blüteneinnahme angeregt fühlt, sollte einen typischen Anfängerfehler vermeiden, nämlich einige Blüten auszuprobieren, zu denen man sich besonders hingezogen fühlt. Diese gehören wahrscheinlich zu den eigenen Basisblüten. Sinnvoll ist ihre Einnahme aber nur dann, wenn diese negativen Reaktionsmuster *momentan* tatsächlich ein akutes Problem darstellen, z. B. wenn ein generell zur Unentschlossenheit neigender Mensch zur Zeit ein akutes Entscheidungsproblem zwischen zwei Stellenangeboten hat. Eine in einer akuten seelischen Krisensituation gut gewählte Blütenmischung zeigt schon in wenigen Tagen oder sogar Stunden Wirkung. Dieser Erfolg motiviert dann zu weiteren Schritten.

Für die Selbsterfahrung mit den Bach-Blüten gibt es verschiedene Möglichkeiten und Arbeitsebenen.

A *Harmonisierung einer akuten seelischen Krisensituation*

Eine solche Krisensituation kann sein: Angst vor einem Klassentreffen, Spannungen mit einer Kollegin am Arbeitsplatz, Schulprobleme des Kindes usw.

Das ist die häufigste und wichtigste Form der Selbstbehandlung. Auf dieser Ebene sollte man als Anfänger beginnen, denn bei sorgfältiger Blütenwahl kann man hier auch ohne einen Gesprächspartner schnell zum Erfolg kommen.

Wenn Sie auf dieser Ebene arbeiten, nutzen Sie als Hilfsmittel den Situationsfragebogen (Seite 357). Zusätzliche Anregungen liefern die Rezeptbausteine (Seite 331) und die sogenannte *Spontanwahl* (Seite 377).

Um die Endauswahl zu treffen, lesen Sie jede der ermittelten Blüten im entsprechenden Kapitel nach, und seien Sie sich dabei bewußt, daß Sie die betreffende Blüte *jetzt* brauchen, wenn auch nur eines oder zwei der genannten Reaktionsmuster ganz genau Ihren derzeitigen Zustand treffen (Seite 58 f.).

Wenn Sie sich zwischen zwei Blüten nicht entscheiden können, benutzen Sie die Referenztabelle in Kapitel 10 (Seite 328).

B *Harmonisierung von Charakterschwächen*

Eingefleischte negative Verhaltensmuster liegen der Persönlichkeitsentwicklung oder spirituellen Entfaltung immer wieder als Stolpersteine im Wege. Dazu gehören chronische Minderwertigkeitsgefühle, allgemeine Entscheidungsunfähigkeit, übertriebene Ängstlichkeit, aber auch alle Arten von Übertreibungen, wie exzessives Arbeiten, Essen, Trinken oder Rauchen.

Diese Selbsterfahrung sollte man nicht ohne einen erfahrenen Gesprächspartner beginnen. Dies kann je nach Charakter des Problems ein im Umgang mit Bach-Blüten erfahrener Freund oder Therapeut sein.

Auch ein chronisches Problem läßt sich am besten bearbeiten, wenn es akut auftritt. Ein jahrelang bestehendes Vaterproblem kann z. B. kurz vor einem Familientreffen akut werden. Als Hilfsmittel nutzen Sie den gesamten Doppelfragebogen (Seite 353).

C *Die begleitende Behandlung akuter oder chronischer Krankheiten*

Zur seelischen Mitbehandlung einer akuten Erkrankung, z. B. eines Beinbruchs, gehen Sie grundsätzlich vor wie auf Ebene A. Fragen Sie sich: *»Wie reagiere ich jetzt seelisch auf die Krankheitssituation?«* Ungeduldig? Ängstlich? Oder …?

Über die Mitbehandlung einer chronischen Krankheit wie Psoriasis, Asthma o. ä. sollte nach Möglichkeit der behandelnde Arzt, Heilpraktiker oder Psychologe informiert sein. Zur Blütenauswahl benützen Sie den gesamten Doppelfragebogen.

5. Möglichkeiten und Grenzen der Selbstbehandlung

Bei der Selbstbehandlung hat es sich bewährt, folgende Regeln zu beachten:

Fünf goldene Regeln für die Eigentherapie

1. Nehmen Sie die Blüten nur, wenn Sie wirklich das Gefühl haben, seelische Unterstützung in einer bestehenden Krisensituation zu brauchen.

   Blütenenergien sind Geschenke der Natur – mißbrauchen Sie sie nicht als Experimentierstoffe oder Seelenkosmetik.

2. Bestimmen Sie die Blüten nur nach Ihren *akut bestehenden, bewußt erkennbaren* negativen Seelenzuständen.

   Dazu sind keine tiefschürfenden psychologischen Analysen oder esoterischen Gedankenspiele erforderlich. Zu bearbeitende Probleme sind offenkundig und faßbar. Tiefer liegende Seelenzustände treten durch die fortlaufende Blütenaufnahme nach dem Zwiebelschalenprinzip langsam von selbst ins Bewußtsein, wenn der passende Zeitpunkt zur Konfrontation und Bearbeitung gekommen ist.

3. Treffen Sie die Endauswahl als eine bewußte, selbstverantwortliche Entscheidung.

   Ganz gleich, auf welchem Wege Sie zu Ihrer Blütenauswahl gekommen sind – durch Selbstbeobachtung und das Studium der Blütenkonzepte oder durch nonverbale Methoden wie Pendeln, Kinesiologie, Spontanwahl, elektronische Meßmethoden o.ä. –, Sie sollten diese Informationen bewußt überprüfen. Das kann durch Nachlesen und/oder Diskussion mit dem Gesprächspartner geschehen. Fragen Sie stets: Haben diese Blüten wirklich mit dem *jetzt* bestehenden Problem zu tun? Alle Blüten, mit denen Sie *zur Zeit* nichts anfangen können, sollten nicht eingenommen, sondern für eine spätere Neubetrachtung zurückgestellt werden.

   Wer dieser Anregung nicht folgt und mit allen möglichen Blüten gleichzeitig »experimentiert«, berührt viele unterschiedliche Problemkreise, packt aber kein Problem richtig an. Eine derartige Mischung zeigt erfahrungsgemäß keine nachhaltige Wirkung und löst keine Entwicklungsschritte aus.

4. Setzen Sie sich mit der Kombination der Blütenkonzepte bewußt auseinander.

   Das erleichtert es Ihnen, mit der Zeit den psychologischen Zusammenhang zwischen den einzelnen seelischen Zuständen zu erkennen. Eine treffende Mischung harmonisiert erfahrungsgemäß die Prägung einer ganz bestimmten, fehlverarbeiteten seelischen Situation, als deren Folge man in vergleichbaren Situationen immer wieder ähnlich reagiert.

Beispiel: Ausgangssituation für eine Mischung Olive, Centaury, Red Chestnut war die übertriebene Fürsorge für die eigene Mutter (Red Chestnut). Man traute sich nicht, ihr eine Bitte abzuschlagen (Centaury), und hat sich dadurch zu stark verausgabt (Olive). Dies passiert nun in ähnlichen Situationen mit Freunden, Kollegen etc. immer wieder.

5. Erkennen Sie, wann Sie das Gespräch mit einem erfahrenen Bach-Blütenberater oder Therapeuten suchen sollten oder müssen.

   Erfahrungsgemäß zeigen die ersten zwei selbstverordneten Mischungen spürbare Ergebnisse. Aber dann geht es nicht mehr so recht voran.

   Das ist verständlich: Die akuten Seelenzustände sind nun wieder im Gleichgewicht. Jetzt geht es ans »Eingemachte« – und hier ist die Selbstwahrnehmung naturgemäß getrübt. Man ist an einem blinden Fleck angekommen. Das Gespräch mit einem außenstehenden Experten schafft in so einer Situation wieder Abstand und vermittelt neue Blickpunkte. Es hat sich bewährt, hier auch abwechselnd vorzugehen, eine oder zwei Blütenmischungen selbst zu erarbeiten und zwischendurch das Gespräch mit einem außenstehenden Experten zu suchen.

Es sei an dieser Stelle noch einmal darauf hingewiesen, daß die Bach-Blütentherapie keine fachgerechte psychotherapeutische oder medizinische Behandlung ersetzen kann.

Aus langjähriger Erfahrung

- Beginnen Sie Ihre Eigentherapie mit einem akuten, überschaubaren Problem, z. B. der Angst vor einem Klassentreffen. Probleme, hinter denen mehr steckt, z. B. der bevorstehende Besuch der Mutter und damit verbundene Schuldgefühle aufgrund einer seit der Jugend bestehenden schwierigen Mutterbeziehung, sollte man als Anfänger nur dann aufgreifen, wenn man einen einschlägig ausgebildeten Therapeuten im Hintergrund hat.
- Erwarten Sie keine Wunder über Nacht oder die gleiche Reaktion, die Sie von anderen gehört haben. Die Tatsache, daß Sie nicht als erste Reaktion auf Ihre Blütenmischung geträumt haben, zeigt nicht, daß Ihre Mischung nicht gestimmt hat (Seite 272). Jedes Problem ist anders, und jeder Mensch reagiert anders.
- In einer akuten seelischen Überforderungssituation, in der der Dialog mit Ihrer inneren Führung abgebrochen ist, hilft Rescue, wieder den Anschluß zu finden.
- Führen Sie täglich ein kleines Reaktionsprotokoll über wahrgenommene Veränderungen Ihrer Gefühle (siehe auch Seite 375).

Die positiven Veränderungen durch die Blüteneinnahme geschehen oft so unmerklich, daß der harmonische Zustand sehr schnell für selbstverständlich oder normal gehalten wird, was logisch ist, denn jede Blütenmischung bringt uns ja unserer wahren Persönlichkeit näher. Im Laufe der Einnahmeperiode kommt es oft zu Träumen, neuen Einfällen oder Erkenntnissen, die man festhalten sollte. Oder es wird die nächste tiefere oder ältere gefühlsmäßige Schicht des betreffenden Problems sichtbar, an der man mit der Folgemischung weiterarbeiten kann. Das Reaktionsprotokoll hilft, diese Entwicklung bewußter zu verfolgen. Mit seiner Hilfe können Sie die Blütenimpulse optimal nutzen und schaffen eine Arbeitsgrundlage für die Bestimmung späterer Mischungen.

Weitere Informationen zu diesem Thema finden Sie im »ABC« unter den *kursiv* gesetzten Stichwörtern

Kann man *alle 38 Blüten* in einer Mischung einnehmen?

Ist die *vorbeugende Einnahme* bestimmter Blüten möglich?

Wie viele Blüten soll man kombinieren?

Kann man die Blüten nach ihrem *positiven Potential* auswählen?

Was sind *Typmittel* oder *Basisblüten*?

Wie steht es um die *Verträglichkeit der Bach-Blüten untereinander*?

Welche Möglichkeiten bietet die *Spontanwahl*?

Ist die Einnahme einer *Einzelblüte* oder einer Mischung wirksamer?

Was sind *Standardmischungen*?

Was passiert, wenn man *falsch verordnete Bach-Blüten* nimmt?

Was ist ein *Reaktionsprotokoll*?

Kann man Bach-Blüten *heimlich verabreichen*?

Welche Vor- und Nachteile haben *weitere Diagnosemethoden*?

Gibt es *richtige* und *falsche* Mischungen?

Woran erkennt man einen *qualifizierten Bach-Blütenbehandler*?

Kapitel 8

So können Sie Ihren Mitmenschen mit Bach-Blüten helfen

Hat man die positive Wirkung der Bach-Blüten etwa ein Jahr lang an sich selbst erfahren, so kann man ins Auge fassen, auch seinen Mitmenschen damit zu helfen. Bach verstand darunter Dienst am Nächsten im besten Sinne des Wortes: das heißt für Angehörige, Freunde und Kollegen – also Menschen, die man gut kennt.[21]

Drängen Sie Ihre Dienste nicht auf. Sprechen Sie von den Möglichkeiten der Bach-Blütentherapie, und warten Sie ab, ob Ihr Gesprächspartner von diesen Möglichkeiten Gebrauch machen möchte. Das mag Ihnen schwerfallen, wenn Sie genau sehen, wie sehr eine Bach-Blütenmischung Ihrer Freundin oder Kollegin helfen würde, die gerade eine akute seelische Krisensituation durchlebt, z. B. nach dem Tod des Ehemannes oder bei eskalierenden Problemen am Arbeitsplatz. Doch warten Sie ab. Wenn die Initiative nämlich von der inneren Führung Ihres Gesprächspartners ausgeht, wird die Mischung sehr viel wirksamer sein (Heal-thy-self-Prinzip).[22]

Oft liefert eine Mischung unter Freunden den ersten entscheidenden Impuls, die Krisenbewältigung aus eigener Kraft anzugehen; in vielen Fällen verhilft eine erste Mischung aus dem Freundeskreis auch zu der Erkenntnis, daß für dieses Problem professionelle medizinische oder psychotherapeutische Hilfe gesucht werden muß. Oftmals lernen Ihre Freunde im Laufe der Zeit aber auch selbst, die Bach-Blüten als Werkzeug zur Selbsthilfe zu gebrauchen, und Sie haben Gesprächspartner für zukünftige Bach-Blütensitzungen gewonnen.

Um sicherzugehen, daß man seinem Gegenüber tatsächlich helfen kann und mit der Sorge um andere nicht nur eigene Defizite kompensiert, sollte man sich in einer stillen Stunde zunächst einmal nach den eigenen Motiven fragen: »Warum will ich anderen eigentlich helfen?«, »Ist es wirklich der Dienst am Nächsten, oder was bewegt mich noch?«, »Stehen dahinter vielleicht der Wunsch nach Einflußnahme, die Suche nach mehr Kontakten oder gar materielle Interessen?«.

Je mehr diese und ähnliche begrenzende persönliche Motive, von denen kein Mensch völlig frei sein kann, im Vordergrund stehen, desto geringer werden zwangsläufig die Erfolge sein. Denn in solchen Fällen wird das Handeln nicht vom Höheren Selbst nach geistigen Gesetzen gelenkt.

Interessant kann auch die Frage sein, warum der andere ausgerechnet mit mir das Gespräch sucht. Kommt er freiwillig, oder wurde er geschickt? Sucht er wirklich

[21] Die gewerbsmäßige Behandlung Dritter, also fremder Personen, mit Bach-Blüten unterliegt in Deutschland, Österreich und der Schweiz unterschiedlichen gesetzlichen Vorschriften.

[22] Dies gilt nicht für die Verabreichung von Notfalltropfen und für Mischungen für Kinder.

Unterstützungen in einem Veränderungsprozeß, oder braucht er nur eine Klagemauer? Betrachtet er das Ganze vielleicht auch nur als eine Art Gesellschaftsspiel?

Je klarer wir dies erkennen, desto leichter wird uns die Entscheidung fallen, Hilfe zur Selbsthilfe anzubieten oder auch freundlich abzulehnen oder gleich einen ausgebildeten Therapeuten zu empfehlen.

- Die Arbeit an der eigenen Entwicklung und Entfaltung sollte immer an erster Stelle stehen. Denn, wie Bach sinngemäß sagte: »Das größte Geschenk, das man einem anderen machen kann, ist, selbst glücklich und voller Hoffnung zu sein, denn so zieht man ihn aus seiner Niedergeschlagenheit empor.« Mit anderen Worten: Durch die eigene harmonische Schwingung harmonisiert sich auch die Frequenz des anderen – sogar schon ohne jede Blüteneinnahme.

Wichtigste Diagnoseprinzipien in der Bach-Blütentherapie:

Körperliche[23] Zustände werden als solche nicht beachtet oder interpretiert. Vielmehr geht es nur um die Beobachtung der *seelischen Verfassung* des Gesprächspartners.

Die Auswahl der Blüten geschieht im *Gespräch*, durch *Einfühlung* in die seelische Situation des anderen Menschen und das *intuitive Erkennen* seiner derzeitigen negativen Seelenzustände.

Bei diesem Prozeß, sagt Bach, soll man seiner *Intuition vertrauen*, also jener Fähigkeit, in der Verstandesanalyse und gefühlshaftes Erfassen blitzartig zusammenwirken.

1. Innere Vorbereitung

Vergegenwärtigen Sie sich vor jedem Gespräch:

Hier geht es um mehr als nur darum, ein Negativgefühl »abzustellen«

- Jeder von uns ist mit Hilfe seiner inneren Führung bewußt oder unbewußt auf der Suche nach seiner göttlichen Bestimmung, auf der Reise zu sich selbst.
- In einer seelischen Krise oder Sackgasse hat man den Anschluß an seine innere Führung verloren.
- Die tiefere geistige Ursache dafür ist das Fehlverständnis geistiger Gesetze oder ewiger Wahrheiten.

[23] Nach der Organsprache interpretiert, wurden z. B. Herzprobleme zu Holly führen. Entscheidend ist aber nur: Wie reagiert mein Gegenüber seelisch auf seine Herzprobleme? Resigniert? Verzweifelt? Ungeduldig? Und was hinderte ihn oder sie bisher daran, anders mit eigenen Herzensangelegenheiten umzugehen?

- Als Gesprächspartner bin ich ein Mitreisender, der sich mit seinen Reisegefährten gemeinsam auf die Suche nach dem geistigen Ausweg aus dieser Sackgasse aufmacht.
- Die von Bach definierten negativen Reaktionsmuster liefern Hinweise darauf, in welchem Bereich das Fehlverständnis liegen könnte. Man kann erkennen, wie dem Gesetz der Einheit oder dem Gesetz der inneren Führung zuwidergehandelt wird.
- Aber die gleichen Reaktionsmuster zeigen auch, welche positiven Qualitäten und seelischen Potentiale in uns schlummern, Fähigkeiten, die wir momentan nicht nutzen können, weil wir sie durch unser Fehlverständnis selbst blockieren.
- Das wichtigste Ziel jedes Bach-Blütengespräches ist es, dem Gesprächspartner zu der Einsicht zu verhelfen, daß es in seiner – und zwar ausschließlich in seiner – Hand liegt, das Ruder herumzuwerfen, sich neu zu orientieren.
- Er muß die Zuversicht bekommen, daß dieser Schritt jetzt möglich ist und daß die Blütenimpulse ihn dabei energetisch unterstützen.
- Voraussetzung dafür ist seine Bereitschaft, die Selbstverantwortung für sein eigenes einmaliges Leben jetzt wirklich zu übernehmen.
- Fragen Sie ihn, ob er gewillt ist, seine Ausflüchte vor sich selbst zu erkennen und aufzugeben, seine inneren Widerstände fallenzulassen und sich jetzt voll auf das Abenteuer seines eigenen Lebens einzulassen.
- Diese Grundvoraussetzung jeder echten Heilung, diese innere Haltung, kann man überzeugend nur so vermitteln, wie man sie selbst verinnerlicht hat und sie in seinem täglichen Leben umsetzt. Sie teilt sich dem Gesprächspartner unmittelbar, telepathisch, mit. Ja, sie beeinflußt sogar die energetische Wirkung der erarbeiteten Bach-Blütenmischung.
- Suchen Sie die Verbindung mit der inneren Führung Ihres Gesprächspartners, denken, fragen und urteilen Sie mit der Kraft der Nächstenliebe, die aus dem Herzen kommt – und nicht aus dem Kopf. So können typische Gesprächsfehler wie moralische Bewertungen, intellektuelle Interpretationen, Missionieren, Projektion eigener Vorstellungen, innerlich Recht-behalten-Wollen, gar nicht erst entstehen.
- Wenn Sie sich vor jedem Gespräch mit Ihrer inneren Führung oder Ihrem Höheren Selbst verbinden, wird es leicht möglich werden, die seelischen Irrtümer Ihres Gesprächspartners von einer sehr konstruktiven Warte aus zu betrachten und ihm mit Freude dabei zu helfen, aus seiner seelischen Sackgasse in das Licht der Erkenntnis zurückzufinden.
- Seien Sie nicht enttäuscht, wenn das nicht gleich so gelingt, wie Sie es sich erhofft haben. Jedes Gespräch ist ein gemeinsamer Schritt in die richtige Richtung und für beide eine wertvolle geistige und menschliche Erfahrung.

Der erste Eindruck

Wenn ein Mensch den Raum betritt, vermittelt er oft einen ersten Eindruck, der Botschaften für die intuitive Blütenwahl enthält. Registrieren Sie Ihre Wahrnehmung, und ermitteln Sie im Gespräch, ob vielleicht eine der aufgeführten Blüten angezeigt ist.

Bitte beachten Sie: Diese Blütenangaben sind Assoziationshilfen und keine Rezeptbausteine.

Wie wirkt mein Gesprächspartner auf mich? Wie erlebe ich ihn? Wie nehme ich ihn wahr?

- *schüchtern, empfindlich, sensibel:* Mimulus, Aspen, Centaury, Crab Apple
- *verhalten, gedämpft:* Honeysuckle, Gorse, Wild Rose
- *unkonzentriert:* Clematis, Chestnut Bud
- *schwer faßbar:* Centaury, Clematis, Cherry Plum, Agrimony
- *nicht ansprechbar, abwesend:* Star of Bethlehem, Mustard, Cherry Plum, Clematis
- *apathisch, teilnahmslos, initiativelos:* Star of Bethlehem, Mustard, Wild Rose, Olive
- *schwach:* Wild Rose, Centaury, Olive
- *mutlos, resigniert:* Elm, Gentian, Mustard, Gorse, Wild Rose
- *deprimiert:* Gentian, Mustard, Gorse
- *verkrampft:* Vine, Rock Water, Agrimony, Impatiens, Vervain, Star of Bethlehem
- *gehemmt:* Water Violet, Larch, Cherry Plum, Star of Bethlehem, Mimulus
- *gestreßt, nervös:* Rock Rose, Agrimony, Impatiens, Scleranthus, Crab Apple, Cherry Plum
- *ungeduldig, hektisch, innerlich getrieben:* Impatiens, Vervain, Chestnut Bud
- *aggressiv, gereizt:* Holly, Impatiens, Vine
- *überfordert:* Elm, Olive, Centaury, Star of Bethlehem
- *unter Druck stehend:* Cherry Plum, Impatiens, White Chestnut
- *selbstbezogen:* Heather, Rock Water, Water Violet
- *als starke Persönlichkeit:* Chicory, Holly, Vine
- *stolz, arrogant:* Water Violet, Vine
- *fordernd, zielstrebig:* Vine, Vervain, Chicory
- *aufdringlich:* Vervain, Heather
- *starr:* Rock Water, Star of Bethlehem

2. Die Struktur des Bach-Blütengesprächs

Weil das Gespräch mit einem vertrauten Menschen informeller abläuft als in einer therapeutischen Praxis[24], ist es um so wichtiger, eine Art von Gesprächsstruktur vor seinem inneren Auge zu haben, weil man als Nichtprofi sonst wichtige Gesprächselemente übersehen könnte.

Ein effektives Bach-Blütengespräch sollte folgende Elemente enthalten:

1. Klärung der Gesprächsbedingungen
2. Was ist die unmittelbare Vorgeschichte, und was sind die Begleitumstände der jetzigen Krise?
3. Sondierung des Problems und erste Bach-Blütenauswahl
4. Endauswahl der Bach-Blütenmischung
5. Besprechung der positiven Prinzipien der Bach-Blütenmischung, Motivation und Aufforderung zum Handeln.

Klärung der Gesprächsbedingungen

Am besten schon vorher, eventuell auch telefonisch, sollte abgeklärt werden: Was weiß der Gesprächspartner über die Bach-Blütentherapie? Was erwartet er von Ihnen, bzw. von der Bach-Blütenmischung? Sucht er wirklich Unterstützung in einem Veränderungsprozeß, oder will er nur »Dampf ablassen« (für letzteres ist kein Bach-Blütengespräch nötig).

Welche Freunde, Angehörigen wissen von dem Gespräch? Wie lange wollen wir uns Zeit nehmen? Das Gesprächsergebnis ist erfahrungsgemäß gut, wenn man einen Zeitrahmen von einer knappen Stunde vereinbart: Gespräche mit *open end* lassen oft nicht die notwendige Konzentration aufkommen.

Was ist die unmittelbare Vorgeschichte, und was sind die Begleitumstände der jetzigen Krise?

Wodurch wurde sie unmittelbar ausgelöst? Wer ist unmittelbar beteiligt? Befindet sich Ihr Gesprächspartner in medizinischer, psychologischer oder gar in psychiatrischer Behandlung? (Solche Fakten werden gerade im Freundeskreis gern verschwiegen.) In vielen Fällen kann es sehr wichtig sein, daß der Berufstherapeut weiß, daß Ihr Gesprächspartner neben seinen Medikamenten auch Bach-Blüten einnehmen möchte. Oder weigert sich Ihr Gesprächspartner, zu einem Berufstherapeuten zu gehen? In einer akuten körperlichen oder psychischen Krise ist es Ihre Verantwortung, darauf zu dringen. In einem solchen Fall sollten Sie ihm nur die Notfalltropfen empfehlen und seine nächsten Angehörigen verständigen.

---

[24] Siehe dazu auch: Mechthild Scheffer: *Original Bach-Blütentherapie. Lehrbuch für die Arzt- und Naturheilpraxis*. Neckarsulm [5]1996.

Sondierung des Problems und erste Bach-Blütenauswahl

Nochmals zur Erinnerung: *Es geht hier in erster Linie um Beobachtung und nicht um Analyse.* Wie wirkt Ihr Gesprächspartner: gedämpft, unter Druck stehend, deprimiert? Notieren Sie diese ersten intuitiven Eindrücke.

Das wichtigste Beobachtungsprinzip beschäftigt sich mit der Frage:

- *Wie reagiert mein Gesprächspartner seelisch auf sein Problem?* Welche Gefühlsmuster läßt er erkennen? Dabei notieren Sie die Blüten, die Ihnen in den Sinn kommen, sofort.

- *Beobachten Sie mit allen Sinnen.*

  Wie spricht Ihr Gesprächspartner? Welche Formulierungen wählt er? Berichtet er eilig, langsam oder zögernd? Spricht er sehr überzeugt (Vervain) oder autoritär (Vine)? Erzählt er mit leiser, ängstlicher Stimme (Mimulus)? Sagt er: »Ich habe die Hoffnung aufgegeben, daß …« (Gorse) oder »Es macht mich ganz ungeduldig, daß …« (Impatiens)?

  Viel von der seelischen Verfassung eines Menschen verrät auch seine Körpersprache. Wie ist seine Haltung: locker oder verspannt (Rock Water)? Rutscht er unruhig auf dem Stuhl hin und her (Impatiens)? Wie geht er? Wirkt sein Lächeln echt oder aufgesetzt (Agrimony)? Hat er angespannte Grübelfalten (White Chestnut)? Wo wird offensichtlich Energie blockiert oder im Übermaß verausgabt?

  Erfahrungsgemäß sprechen Menschen, die uns ins Vertrauen ziehen, jenes Problem, das sie aktuell am stärksten beschäftigt, bereits in den ersten fünf bis sechs Sätzen an. Nach einiger Erfahrung wird es Ihnen gelingen, bereits in dieser Phase drei bis vier der benötigten Blüten herauszufinden.

  Mißtrauische Menschen kommen oft erst ganz am Schluß oder nach Abschluß des Gesprächs auf das Wesentliche zu sprechen.

- *Wenn Sie meinen, etwas nicht ganz verstanden zu haben, fragen Sie so lange nach, bis Ihnen dieser Gefühlszustand ganz klar ist.* Das ist besonders dann angebracht, wenn Ihr Gesprächspartner viel in Konjunktiven (»Ich müßte wohl …«) oder Verallgemeinerungen (»Man sollte …«) spricht oder sich in Vermutungen ergeht wie »Ich nehme an, daß mein Mann …«. Hier nachzufragen ist nicht indiskret, sondern hilft Ihrem Gesprächspartner, sein Problem selbst klarer zu erkennen und gezielter nach einer Lösung zu suchen. Wenn Sie fragen, geben Sie dem anderen aber genügend Zeit zum Antworten. Auch wenn eine kleine Pause eintritt, schießen Sie nicht aus Unsicherheit gleich mit der nächsten Frage hinterher.

  Machen Sie sich Notizen, achten Sie aber darauf, daß der Redefluß und das Zuhören nicht darunter leiden.

- *Erst wenn die Schilderung der aktuellen Gefühle nicht aufschlußreich genug ist, fragen Sie nach den Hintergründen.* Die Mehrzahl aller Krisen beruht letztlich auf ungelösten Konflikten mit Eltern und anderen Bezugspersonen, unverarbeiteten Erlebnissen und Schicksalsschlägen oder auch auf problematischen Weltanschauungen. Achten Sie aber darauf, dabei die Beobachtungsebene nicht zu verlassen und nicht in Bewertungen wie »Das finde ich nicht gut!« und Interpretationen wie »Das hat sicher mit Ihrer Mutter zu tun« zu verfallen.

  Fragen Sie etwa: Sind ähnliche Krisen schon früher aufgetreten? Mit welchen Reaktionsmustern wurden sie damals bewältigt? Durch Nachgeben (Centaury)? Wie ging die Krise schließlich zu Ende? Blieben Sie als Opfer zurück (Willow)?

  Damit steigen Sie automatisch tiefer in die Lebensgeschichte ein: Gibt es etwas, was Ihr Gegenüber seelisch oder körperlich noch nicht verkraftet hat und was in die jetzige Krise hineinspielt, z. B. Enttäuschung in der Liebe, Mißerfolg im Beruf o. ä.?

  Oder kommt in nächster Zeit ein Ereignis auf ihn zu, vor dem er sich mehr fürchtet, als er sich bisher eingestanden hat, z. B. Berufswechsel, Scheidung, Operation, Umzug?

- *Kommen Sie immer wieder in die Gegenwart zurück,* und stellen Sie fest, welche damaligen Reaktionsmuster in der heutigen Situation wieder zum Stolperstein geworden sind. Vielleicht stellt sich heraus, daß das damalige Problem die Gegenwart noch sehr stark belastet. Dann sollte Ihr Gesprächspartner psychotherapeutische Hilfe in Anspruch nehmen.

- *Prüfen Sie nun die in Frage kommenden Blütenmuster,* indem Sie direkt nachfragen: »Ängstigt Sie das?« (Mimulus); »Macht Sie das wütend?« (Holly).

  Sie können auch mehrere Fragen zu einem Thema stellen, um Reaktionsmuster stärker herauszuarbeiten:

  »Wie fühlen Sie sich, wenn Sie in einem Team arbeiten müssen? Ängstlich?« (Mimulus). »Arbeiten Sie lieber für sich?« (Water Violet). »Die anderen sind Ihnen meistens zu langsam?« (Impatiens). »Versuchen Sie das Team unter Ihre Kontrolle zu bekommen?« (Vine). »Sind Sie am Ende immer der Dumme, an dem alles hängenbleibt?« (Centaury). »Benutzen Sie die Teampartner als willkommene Zuschauer für Ihre private Show?« (Heather).

- *Widerstehen Sie aber der Versuchung, für Ihren Gesprächspartner selbst die Lösung finden zu wollen.* Das ist nicht Ihre Aufgabe: »Heile dich selbst«. Geben Sie ihm Hilfe zur Selbsthilfe, und lassen Sie ihn seine eigene Lösung finden oder seinen Irrtum erkennen.

Nun haben Sie sicher eine Reihe von Bach-Blüten gefunden. Wenn noch nötig, wäre jetzt der richtige Zeitpunkt, abrundend zusätzliche nonverbale Diagnosemethoden einzusetzen, z. B. eine rasche Spontanwahl. Dadurch können Sie vielleicht noch auf einen Aspekt kommen, den Sie bisher übersehen haben. Aber auch ein neu aufgetauchtes Blütenkonzept muß genau besprochen werden. Ist es z. B. White Chestnut, so ist zu fragen: »Bereitet Ihnen diese Situation dauernd Kopfzerbrechen, so daß Sie nachts nicht mehr gut schlafen können, oder ist es nur ein kurzfristiges Reaktionsmuster, z. B. weil die Parkuhr abzulaufen droht?« Nur im ersten Fall sollte White Chestnut in die Blütenmischung aufgenommen werden.

Endauswahl der Bach-Blütenmischung

Klären Sie nun die in Frage kommenden Blütenkonzepte mit Ihrem Gesprächspartner unter dem Gesichtspunkt: Ist dieser Zustand in der jetzigen Krisensituation so akut, daß wir die Blüte in die Mischung aufnehmen möchten? Vergewissern Sie sich durch Nachlesen der Blütensymptome.

Wenn Sie sich zwischen zwei Blüten nicht klar entscheiden können, ziehen Sie die Blütenvergleiche in Kapitel 10 zu Rate.

Hüten Sie sich davor, Ihrem Partner gegen seinen Willen eine Blüte aufzudrängen, selbst wenn Sie sicher sind, daß die Blüte seinen Zustand genau trifft. Es ist seine Mischung und sein Prozeß. Notieren Sie sich diese Blüte aber für ein nächstes Gespräch.

Damit kommen Sie zum letzten, vielleicht wichtigsten Teil des Gesprächs.

Besprechung der positiven Prinzipien der Bach-Blütenmischung – Motivation und Aufforderung zum Handeln.

Oft kann ein Gesprächspartner eine negatives Blütenkonzept nicht annehmen. Sei es, daß Sie es nicht mit den richtigen Worten vermitteln konnten[25], sei es, daß das ganze Gespräch zu sehr ins Negative und Selbstanklagende abgerutscht ist. Sagt Ihr Gesprächspartner: »Ich wußte gar nicht, daß ich so schlecht bin«, dann ist das Gespräch ganz sicher in die falsche Richtung gegangen. Am Ende eines gutgeführten Gespräches sollte ein positiver Aha-Effekt erkennbar sein, eine freudige Erwartung der Potentiale, die man sich nun mit Hilfe der Bach-Blüten zugänglich machen wird.

Gehen Sie diese Blütenmischung nun noch einmal Blüte für Blüte durch und klären Sie, in welcher Beziehung jede einzelne Blüte die Krisenbewältigung unterstützen wird.

Fordern Sie den Gesprächspartner abschließend auf, sofort aktiv damit zu beginnen, mit den Impulsen der Blüten zu arbeiten. Beispiel: »Beech, die Toleranz-Blüte, und Larch, die Blüte des Selbstvertrauens, wird dich darin unterstützen, deine beruflichen Leistungen und die deiner Kollegen weniger vergleichend und

[25] Erinnern Sie sich: Ein Zustand muß nicht immer so auftreten, wie er im Buch beschrieben wird, sondern kann durch die Kombination mit den anderen gleichzeitig auftretenden Zuständen ganz anders erlebt werden.

abwertend zu begutachten. Achte einmal darauf, wie du übermorgen reagierst, wenn dein Kollege dir den nächsten Kontrollbericht auf den Tisch legt. Vielleicht kannst du das Ergebnis dann schon mit mehr Gelassenheit und Objektivität kommentieren?«

Bitten Sie Ihren Gesprächspartner auch, für sich selbst und für eventuelle spätere Gespräche ein kleines Reaktionsprotokoll anzufertigen.

3. Die Nachbereitung des Bach-Blütengesprächs

Innerhalb der nächsten drei Wochen der Einnahme sollte eine Gelegenheit gegeben sein, miteinander zu sprechen. Es ist möglich, daß Mißverständnisse zurückgeblieben oder neue Fragen aufgetaucht sind. Jedenfalls sollten Sie nach drei Wochen wieder zusammenkommen, um die Erfahrung mit dieser Mischung auszutauschen. Vielleicht hat die Mischung schon die gewünschte Wirkung gezeigt, und der Gesprächspartner war fähig, seine Krise selbst zu meistern. Freuen Sie sich gemeinsam darüber.

Vielleicht bittet er sie aber um weitere Hilfestellung. Besprechen Sie mit ihm die aufgetretenen Veränderungen. Welche Zustände sind nicht mehr vorhanden? Welche Blüten sind weiterhin angezeigt? Sind nun vielleicht Blüten aktuell, die sich im ersten Gespräch abzuzeichnen begannen? Welche negativen seelischen Zustände sind neu aufgetreten? Besprechen Sie wiederum gründlich, welche Modifikation der Mischung Sie nun aus welchen Gründen vorschlagen würden. Dies ist ein weiterer wertvoller Schritt in Richtung Hilfe zur Selbsthilfe.

Manchmal offenbart sich im zweiten oder dritten Gespräch, daß das Problem umfangreicher ist und tiefer liegt, als Sie beide anfangs vermutet hatten. Jetzt ist es Ihre Verantwortung, Ihren Gesprächspartner darin zu unterstützen, sich in psychotherapeutische Behandlung zu begeben.

Kapitel 9

Praxis der Original Bach-Blütentherapie

1. Zubereitung, Dosierung, Einnahme

Wenn Sie die passenden Blüten für sich ausgewählt haben, gibt es verschiedene Möglichkeiten der Zubereitung, Dosierung und Einnahme.

Die beiden klassischen Zubereitungsmethoden:

Die Wasserglasmethode

Sie ist besonders geeignet für akute, stark ausgeprägte Zustände und für eine kurzfristige, tageweise Einnahme. Empfehlenswert ist sie auch zu Beginn einer Bach-Blütentherapie.

Man gibt täglich morgens aus jeder der ausgewählten Konzentratfläschchen oder Stockbottles zwei Tropfen, von Rescue vier Tropfen, in ein größeres gefülltes Wasserglas und trinkt es in kleinen Schlucken (jeder Schluck ist ein Energieimpuls), über den Tag verteilt, leer. In sehr akuten Zuständen sollte man mehrere Gläser im Abstand von einer halben Stunde leertrinken, so lange, bis der harmonisierungsbedürftige Zustand abgeklungen ist.

Wer viel unterwegs ist, verwendet statt einem Wasserglas eine Viertelliterflasche stilles Mineralwasser.

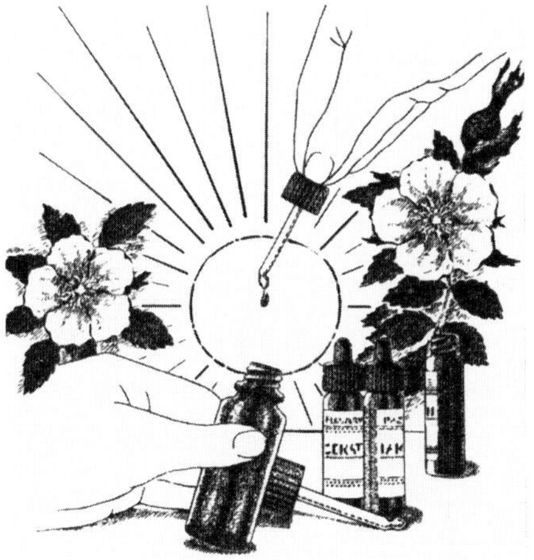

Die Einnahmeflasche

Sie ist besonders geeignet für die längerfristige Behandlung chronischer Seelenzustände und Probleme.

In ein Medizinfläschchen mit Tropfpipette oder Tropfvorrichtung, das zu ca. 75 Prozent mit Wasser und zu 25 Prozent mit Alkohol gefüllt wurde, geben Sie aus jedem der ausgewählten Konzentratfläschchen einen Tropfen pro zehn Milliliter Alkohol-Wasser-Gemisch. Von Rescue die doppelte Menge, also zwei Tropfen pro zehn Milliliter, aus der Stockbottle nehmen. Anzahl der Blüten: Siehe Seite 380.

Dunkle Medizinfläschchen bekommt man in der Apotheke in Größen zwischen zehn und 50 Milliliter. Es empfiehlt sich für Erwachsene eine Größe von 30 und für Kinder zehn oder 20 Milliliter.

Wer außer Haus arbeitet, bereitet sich praktischerweise zwei Fläschchen zu und deponiert das eine am Arbeitsplatz, das andere zu Hause im Bad.

Eigene Einnahmeflaschen können auch für die Folgemischung weiterverwendet werden. Gründliches heißes Auswaschen genügt. Bei der Weiterverwendung für andere Personen empfiehlt es sich, die Flasche auszukochen oder zu sterilisieren.

Welches Wasser als Trägersubstanz?

Bach empfahl Quellwasser und meinte damit im weitesten Sinne »gesundes Wasser aus natürlichen Quellen«. Das wäre heute in etwa vergleichbar mit Wasser aus dem eigenen Brunnen oder auch sehr gutem Leitungswasser. Das englische Bach Centre empfiehlt Volvic oder andere kohlensäurefreie Mineralwässer.

Wasser aus berühmten Heilquellen ist wegen seiner starken Eigenschwingung nicht neutral genug und daher weniger empfehlenswert. Ebenfalls nicht geeignet ist wegen seiner mangelnden »Imprägnierungsfähigkeit« entmineralisiertes oder destilliertes Wasser. Noch umstritten als Trägersubstanz ist auch die Verwendung von levitiertem oder anderweitig manipuliertem Wasser.

Welche Rolle spielt der Alkohol?

Alkohol dient nur der Konservierung des Wassers. Empfehlenswert ist Kognak bzw. Weinbrand, den auch die Konzentrate selbst enthalten, oder ein anderer klarer Brand unter 50 Prozent Alkoholgehalt.

Für Kinder oder Alkoholkranke können Einnahmeflaschen bei gleicher Wirkung ohne Alkohol angesetzt werden.

Manche Schnapsgegner verwenden Himbeeressig zur Konservierung.

Andere Anwendungsformen

Die unverdünnte Einnahme aus der Stockbottle hat eine starke Sofortwirkung, die jedoch erfahrungsgemäß schneller wieder abklingt.

Erst die Mischung mit Wasser bewirkt eine länger anhaltende Wirkung: Offensichtlich ist das Wasser als Trägersubstanz notwendig, um die energetischen Impulse der Blüten zu speichern und damit »haltbarer« zu machen.

Umschläge / Auflagen

Bei der Mitbehandlung von körperlichen Krankheiten besteht oft das Bedürfnis, zusätzlich zur Einnahme der Tropfen die Mischung auch lokal aufzutragen: z. B. auf Hautausschlägen, Drüsenschwellungen, nach Hörsturz u. ä.

Dosierung: Geben Sie ca. sechs Tropfen aus der Einnahmeflasche in ein Halblitergefäß mit Wasser.

Umschläge mit Rescue: Geben Sie mindestens sechs Tropfen aus der Stockbottle in ein Halblitergefäß mit Wasser.

Bäder

Abendliche Bäder mit Bach-Blüten haben sich bewährt bei Erschöpfung, zur Entspannung oder bei dem »Vorgefühl«, krank zu werden.

Dosierung: Hier gibt es verschiedene Erfahrungen. Wir empfehlen maximal fünf Tropfen aus jeder gewählten Konzentratflasche oder zehn Tropfen aus der Rescue-Stockbottle auf ein Vollbad.

Bach-Blüten in Cremes oder Lotionen

siehe Umschläge / Auflagen

Aufbewahrung der Bach-Blütenkonzentrate

Sets und Stockbottles können ähnlich wie homöopathische Mittel bei Zimmertemperatur lichtgeschützt im Schrank aufbewahrt werden. Bach-Blütenkonzentrate sind energetisch stabiler als homöopathische Hochpotenzen, sie können also Schütteln, feines Schwingen u. ä. vertragen.

Haltbarkeit

- Die *Stockbottles* sind nach wie vor unbegrenzt haltbar, obwohl aus arzneimittelrechtlichen Gründen heute auf den Packungen ein Haltbarkeitsdatum angegeben wird.
- Rescue-Creme hält sich wie herkömmliche medizinische oder kosmetische Salben viele Monate.
- Einnahmeflaschen sind so lange haltbar wie das als Trägersubstanz verwendete Alkohol-Wasser-Gemisch: drei bis vier Wochen.
- Ist eine längerfristige Einnahme gewünscht, so sollte der Alkoholanteil auf mindestens 50 Prozent erhöht werden. Das gilt besonders für eine Rescue-Einnahmeflasche.
- Alte Mischungen sind trotz Trübung des Wassers energetisch immer noch genauso wirksam. Deshalb sollte man sie nie wegschütten, sondern wieder der Natur zuführen: im Garten, als Blumengießwasser oder eigenes Badewasser.
- Falls die Einnahmemischung ohne konservierenden Alkohol zubereitet wird, verkürzt sich ihre Haltbarkeit auf die Haltbarkeit des Wassers. Daher empfiehlt es sich z. B. im Sommer, ein nur mit Wasser zubereitetes Einnahmefläschchen im Kühlschrank aufzubewahren.

Hinweise für Dosierung und Einnahme

Dosierung[26]

Die Dosierung kann, im Gegensatz zu homöopathischen Mitteln, bei Bach-Blüten gefahrlos individuell gehandhabt werden. Die klassische Standarddosierung beträgt bei der Wasserglasmethode: täglich zwei Tropfen pro Stockbottle im Wasserglas, aus der Einnahmeflasche: viermal täglich vier Tropfen direkt auf die Zunge.

Höhere Dosierung

Zu Beginn einer Bach-Blütentherapie hat man häufig das Bedürfnis, die Mischung wesentlich öfter einzunehmen, z. B. mehrere Wassergläser oder bis zu 15 Mal täglich vier Tropfen aus der Einnahmeflasche. Diesem intuitiven Bedürfnis nachzugeben ist empfehlenswert. Das bringt oft den Durchbruch in der Therapie. Erfahrungsgemäß kehrt man nach etwa sieben Tagen von selbst zur Standarddosierung zurück.

Niedrigere Dosierung

Wenige Menschen haben intuitiv das Bedürfnis, die Tropfen seltener einzunehmen. Wer aus Erfahrung weiß, daß er von homöopathischen oder naturheilkundlichen Mitteln weniger verträgt als andere Menschen, sollte auch mit den Bach-Blüten vorsichtig beginnen und langsam steigern von einem Tropfen bis zu dreimal drei Tropfen täglich.

Dosierung für Kinder

Kinder geben erfahrungsgemäß selbst sehr deutlich zu erkennen, ob sie die Standarddosierung überschreiten oder unterschreiten wollen. Die Eltern sollten sich genau danach richten.

Dosierung von Rescue

Aus der Stockbottle gibt man vier Tropfen in ein kleines Wasserglas mit Wasser oder einem anderen Getränk (Saft, Tee, Bier) und läßt innerhalb von etwa zehn Minuten diese Mischung in kleinen Schlückchen trinken. Wenn der gewünschte Effekt noch nicht erzielt ist, ein zweites Glas zubereiten.

Ist keine Flüssigkeit verfügbar, kann man Rescue auch direkt aus der Stockbottle auf Lippen, Zahnfleisch, Schläfen, Handgelenke oder Ellenbeugen, in die Herzregion oder auf die Schilddrüse träufeln.

---

[26] Auf diesem Gebiet wurden mittlerweile unterschiedliche Empfehlungen ausgesprochen und Erfahrungen gemacht, die Bachs Mengenangaben teils erheblich überschreiten, teils erheblich unterschreiten. Es empfiehlt sich in jedem Fall, von den klassischen Bach-Dosierungsvorschriften ausgehend, selbst herauszufinden, welche Dosierungsform das beste Ergebnis bringt.

Aus der Einnahmeflasche träufelt man nach Bedarf mehrere Tropfen direkt auf die Zunge.

Erprobte Einnahmezeiten

- ein paar Minuten nach dem Zähneputzen
- mittags zwischen 12 und 13 Uhr
- nachmittags zwischen 14 und 18 Uhr
- abends vor dem Einschlafen

Zur vollen Entfaltung der Wirkung sollen die Tropfen spätestens zehn Minuten vor und frühestens 25 Minuten nach einer Mahlzeit genommen und vor dem Herunterschlucken einen Moment lang im Mund behalten werden.

Einnahmedauer

- In akuten Krisen empfiehlt sich die kurzfristige Einnahme nach der Wasserglasmethode: etwa ein bis vier Tage lang. Die Zusammenstellung sollte zwischendurch je nach Zustand modifiziert werden.
- Längerfristige Behandlung chronischer Reaktionsmuster: 18 bis 28 Tage pro Mischung.
- Langzeitmischungen, z. B. für alte Menschen: fünf bis acht Wochen pro Mischung.

Gesamtdauer einer Bach-Blütentherapie siehe Seite 371.

Einnahme von Rescue

- In akuten Krisen: mehrmals am Tag.
- Während einer krisenhaften Dauerbelastung, z. B. wenn man zusätzlich zum eigenen Arbeitspensum den gesamten Aufgabenbereich eines Kollegen übernehmen muß, täglich nach Bedarf, auch über längere Zeit.
- Bei alten Menschen: Siehe Seite 285.

Wie läßt sich die Bach-Blütentherapie mit anderen Therapien kombinieren?

Grundsätzlich ist eine Kombination sehr gut möglich, denn die Bach-Blütentherapie wirkt ja auf einer anderen Ebene als alle anderen medikamentösen Therapien. Da sie den Menschen mehr in seine Mitte bringt, konstruktiv beeinflußt und motiviert, wird die Wirksamkeit der anderen Therapien meistens gesteigert. Ja, in vielen Fällen wird der Mensch durch Bach-Blütentherapie erstmals therapiefähig: Er erkennt, daß er etwas für sich tun muß und kann sich auch dazu aufraffen, den ersten Schritt zu tun, z. B. zu einer Psychotherapie, zu einer Kur oder auch zu einer Operation ja zu sagen.

Besonders effektiv sind die beiden ersten der folgenden Therapiekombinationen:

Bach-Blütentherapie und Psychotherapie

Erfahrene Psychologen berichten übereinstimmend: Die Psychotherapie unter Einfluß von Bach-Blüten kommt besser in Gang und schneller auf den Punkt, und Widerstände können müheloser überwunden werden. Nach Abschluß der Therapie hat der Klient ein zusätzliches Werkzeug in der Hand, mit dem er selbstverantwortlich weiterarbeiten kann.

Bach-Blüten und naturheilkundliche oder manuelle Ausleitungsverfahren

Z. B. Fasten, F.-X.-Mayr-Kuren, Kneipp-Kuren, Darmsanierungen und Körpertherapien wie z. B. die Akupunkt-Massage nach Penzel.

Diese Therapieformen ergänzen sich gut, weil die Bach-Blüten auf der Seelenebene bewirken, was die anderen auf der Körperebene erreichen.

Bach-Blüten und schulmedizinische Therapien

Naturheilkundliche und schulmedizinische Therapien verlaufen bei gleichzeitiger Blüteneinnahme erfahrungsgemäß effektiver und schneller. »Schwere« Medikamente, wie z. B. Cortison, Betablocker, Antibiotika und Psychopharmaka, konnten in Absprache mit den behandelnden Therapeuten deutlich reduziert, teilweise sogar ganz abgesetzt werden. Im Zusammenhang mit solchen Medikamenten wirken die Bach-Blüten oft langsamer und gedämpfter. Vor eigenmächtigem Absetzen derartiger Medikamente sei allerdings ausdrücklich gewarnt.

Wenn man nicht weiß, ob es sich lohnt, neben einer anderen medikamentösen Therapie die Bach-Blüten einzusetzen, sollte man in einschlägigen Situationen einige Versuche mit Rescue machen. Wenn man eine – und sei es auch noch so bescheidene – Wirkung spürt, werden auch die anderen Bach-Blüten greifen.

Bach-Blüten und sonstige Therapien

Bach-Blütentherapie und Therapien, in denen auf feinere Energieebenen eingewirkt wird, z. B. Akupunktur, Hochpotenzhomöopathie, Chakrenmassage oder Pränataltherapie, können eine sehr gute Kombination sein. Es ist aber zu empfehlen, daß beide Therapien vom selben Behandler durchgeführt werden oder zumindest in Absprache erfolgen. Sonst kann es gelegentlich zu Überstimulationen kommen, die sich allerdings durch Rescue meistens wieder ins Gleichgewicht bringen lassen. Hochpotenzhomöopathie und Bach-Blütentherapie sind günstiger abwechselnd anzuwenden.

Weitere Informationen zu diesem Thema finden Sie im »ABC« unter den *kursiv* gesetzten Stichwörtern

Sollte man *Bach-Blüten als Spray* verwenden?

Wann sind *Bach-Blüten als Globuli* sinnvoll?

Kann man *Bach-Blütenmischungen auch am Körper* tragen?

Ist es sinnvoll, *Bach-Blütenmischungen nachts ans Bett* zu stellen?

Wären Bach-Blüten in *homöopathischer Potenzierung* noch wirkungsvoller?

Beeinträchtigen *Kaffee*, Alkohol und Nikotin die Wirkung der Bach-Blüten?

Ist eine *Überdosierung* bei Bach-Blüten möglich?

2. Verlaufsformen und typische Reaktionen

»Was passiert, wenn ich meine erste Bach-Blütenmischung einnehme?« – »Was kann ich erwarten, womit muß ich rechnen?« Diese Fragen sind nicht allgemein zu beantworten, denn jeder Mensch reagiert seiner Charakterstruktur gemäß auf die Bach-Blütenenergien: der eine zögernd und langsam, ein anderer entschieden und schnell.

Auch ist es ein Unterschied, ob man sich in einer ganz akuten Seelenkrise (Ebene A) befindet oder eher einen chronischen Seelenzustand (Ebene B) harmonisieren möchte: Je akuter die Situation, desto schneller wird die Wirkung der Bach-Blüten spürbar. Je unbefangener man bleibt und je weniger feste Vorstellungen man sich über die zu erwartende Wirkung macht, desto mehr Freiheit gibt man seiner inneren Führung, neue Impulse zu setzen und wirksame Änderungen in Gang zu bringen.

Absicht und Intensität in einem Bach-Blütengespräch sind entscheidende Katalysatoren für den Wirkungsgrad einer Bach-Blütenmischung. So erklärt sich, daß Mischungen, die man nebenbei, quasi als Experiment oder lockeres »Gesellschaftsspiel«, ermittelt hat, weniger intensiv wirken, weil bei der Auswahl kein klares geistiges Postulat bzw. kein aufrichtiger tiefer Wunsch dahinterstand.

Eine gutgewählte Mischung zündet bei der ersten Einnahme: Sie schafft so etwas wie einen neuen Funkkontakt zwischen zwei Gesprächspartnern, die lange nicht miteinander gesprochen hatten. Sehr sensible Menschen erleben diesen Moment oft unmittelbar:

»Ich hatte das Gefühl, es würde ein Schalter umgelegt.«

»Ich mußte einen ganz tiefen Atemzug tun.«

»Plötzlich wurde alles heller in mir.«

»Ein angenehmer Schauer durchrieselte mich.«

»Schon nach dem ersten Schluck schmerzte eine alte Verletzungsnarbe am Unterschenkel, die ich seit 15 Jahren nicht mehr bemerkt hatte – als ob sie neu durchblutet würde.«

Die beiden klassischen Verlaufsmuster

Die Bach-Blüten setzen Harmonisierungsimpulse, die unterschiedlich verarbeitet werden können:

Eine akute Krisensituation (z. B. eine schwere Auseinandersetzung mit einem erwachsenen Sohn) wird entschärft. Der Gefühlswirrwarr löst sich auf. Man kann wieder klarer denken und hat plötzlich neue Zuversicht, wie man das Problem anpacken könnte.

In einer Krise mit starkem chronischem Anteil (z. B. ein wenig selbstbewußter Mensch hat seine Arbeitsstelle verloren, was sein Selbstbewußtsein noch mehr untergräbt) kann man zwei verschiedene Reaktionsmuster beobachten:

Beginn mit Aufwärtstrend

Die erste Mischung wird als positiv erlebt. Man kommt aus dem »Loch«, kann vielleicht seit Jahren zum ersten Mal wieder durchschlafen, fühlt sich überraschend zuversichtlich, hat Selbstvertrauen. Diese Reaktion gewährt die innere Führung sozusagen als Ermutigung, um zu zeigen, wie man eigentlich sein könnte, wie man vom Lebensplan her gedacht ist. Dieses positive Erlebnis schafft die innere Bereitschaft, eine Veränderung zuzulassen.

Ungefähr drei Wochen später, häufig nach Beendigung der ersten Einnahmemischung, kommt es jedoch zu einer subjektiven »Verschlechterung« des Befindens. Nun beginnt eine Phase, in der die seelische und körperliche Verfassung starken Schwankungen unterliegt. Während dieser Zeit findet die eigentliche Auseinandersetzung mit den negativen seelischen Reaktionsmustern statt. Diese Zustände werden immer bewußter erlebt und schließlich im Auf und Ab überwunden, so daß sich das Befinden nach zwei bis drei weiteren Mischungen auf einem positiven Niveau stabilisiert.

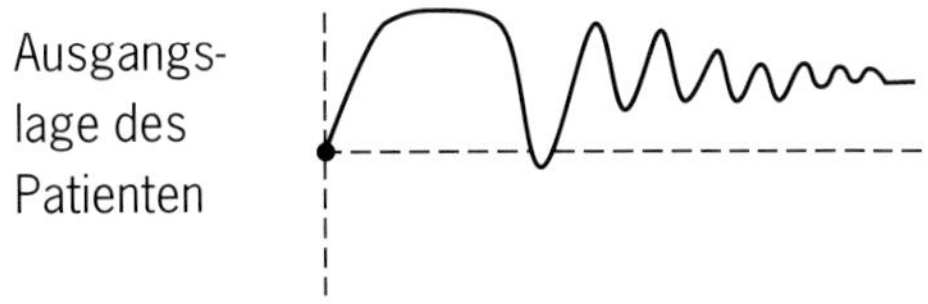

Verlaufsmöglichkeit 1

Beginn mit Aufwärtstrend

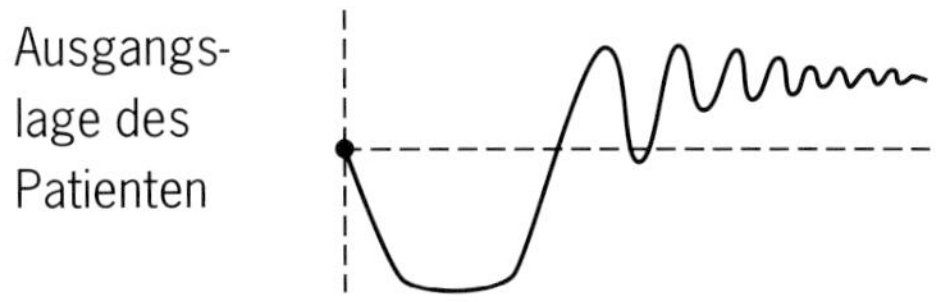

Verlaufsmöglichkeit 2

Beginn mit Abwärtstrend

Beginn mit Abwärtstrend

Das zweite typische Reaktionsmuster wird besonders dann beobachtet, wenn die seelische Krise auch mit körperlichen Beschwerden einhergeht.

Kurz nach der ersten Einnahme hat man das Gefühl: Jetzt wird alles noch schlimmer. Es kommt zu einer Intensivierung der Negativgefühle und der körperlichen Symptome. Dies sind keine Nebenwirkungen, sondern Heilreaktionen, vergleichbar mit einer homöopathischen Erstreaktion.

Man stelle sich vor, ein Glied, das taub oder gelähmt war, wird plötzlich von Leben durchströmt. Ein schmerzlicher Gedanke, den man vielleicht jahrelang auf Eis gelegt hatte, tritt plötzlich voll ins Bewußtsein. Jede Erweiterung des Bewußtseins ruft eine Gegenreaktion im Unterbewußtsein hervor. So wie bei einer körperlichen Heilkrise körperliche Stoffwechselschlacken ausgeschwemmt werden, kommen bei einer seelischen Heilkrise die »seelischen« Stoffwechselschlacken ins Bewußtsein, um dann, wie Bach sagt, »hinwegzuschmelzen wie Schnee an der Sonne«.

Ins Bewußtsein steigt aber nie mehr, als unser »Seelenorganismus« zur Zeit verarbeiten kann. Unter dem Einfluß der Blütenimpulse enthüllen sich zeitgerecht genau jene Probleme, die nach dem Lebensplan jetzt erkannt werden sollen und jetzt auch lösbar sind. So wird nach dem Zwiebelschalenprinzip eine Blockade nach der anderen überwunden, wobei man immer weiter in die Vergangenheit zurückkommt, nicht selten bis hin zu den traumatischen Erlebnissen der Kindheit.

Es ist sehr wichtig, diese subjektiv als Verschlechterung erlebte Phase als positiven seelischen Heilungsprozeß zu begreifen. Meist dauert dieser Negativzustand nur wenige Tage an und wandelt sich dann, nicht selten abrupt, zum Positiven. Das Befinden unterliegt dann noch für einige Zeit kleinen wellenförmigen Schwankungen, bis die Stabilisierung eintritt.

Häufige Reaktionen

Empfehlung zum Umgang mit Erstreaktionen:

Schrittweise Herabsetzung der Einnahmehäufigkeit, bis notfalls auf einmal täglich einen Tropfen; eventuell gleichzeitig kurzfristige Einnahme von Rescue nach der Wasserglasmethode.

Oder (die heroischere Variante): Steigerung der Einnahmehäufigkeit, je nach Bedürfnis auf bis zu 15 Mal täglich fünf Tropfen. Auf diese Weise wird die Erstreaktionsphase sehr schnell durchlaufen.

Es hat sich nicht bewährt, die Einnahme ganz zu unterbrechen, um einen vermeintlich günstigeren Zeitpunkt abzuwarten. Die Erfahrung zeigt vielmehr, daß bei späterer erneuter Einnahme der Blütenmischung alle Symptome wieder auftraten, die am Tage der Unterbrechung bestanden hatten.

Was man in den ersten drei Tagen erleben kann

Grundsätzlich sollte man jede Reaktion annehmen und das ausgelöste Gefühl bewußt erleben bzw. dem entstandenen Bedürfnis nachgeben. Diese Reaktion hat ja die Aufgabe, das energetische Gleichgewicht wiederherzustellen. Häufig beobachtete Reaktionen sind:

- Befreiungsgefühl, Freudegefühl, Leichtigkeitsgefühl, Erhebungsgefühl als Ausdruck der neuen Verbindung zum Höheren Selbst oder der inneren Führung.
- Steigerung der Aktivität im Alltag: Man packt etwas an, was man lange vor sich hergeschoben hatte.
- Erhöhter Bewegungsbedarf, Bedürfnis nach Natur.
- Innere Unruhe, Reizbarkeit, Schwindelgefühle als Ausdruck der innerseelischen Auseinandersetzung.
- Verstärktes Ruhe- und Schlafbedürfnis, besonders bei Personen, die sonst weniger Schlaf brauchen: Die innere Arbeit verbraucht viel Energie, die vorübergehend im Außen fehlt.
- Wunsch nach Reinigung: Duschen, Fasten.
- Körperliche Reinigungsaktionen wie z. B. Schnupfen, Durchfall, Harnflut, Lymphknotenschwellungen, plötzliche Hautausschläge.
- Abneigung gegen Reizstoffe wie Kaffee, Nikotin, Alkohol.

Mit verstärkten Reaktionen kann man rechnen bei gleichzeitig durchgeführten Fastenkuren und bei Therapien, in denen auf feinere Energieebenen eingewirkt wird. Hier empfiehlt sich eine geringere Tropfenanzahl und seltenere Tropfeneinnahme.

Beobachtungen nach längerer Blüteneinnahme

- Das Gesicht verändert sich, der Augenausdruck wird weicher, seelenvoller.
- Man hat eine vitalere, positivere Ausstrahlung.
- Man wird vorübergehend sensibler, nimmt Witterungsumschwünge stärker und eigene Stimmungsschwankungen bewußter wahr.
- Extremes Eß- und Trinkverhalten normalisiert sich.
- Menschen der Umgebung bemerken eine positive Verhaltensänderung oft eher als man selbst: »Meine Frau sagt, ich würde nicht mehr so schnell gereizt reagieren!«
- Das Beziehungsklima entspannt sich.

Erkenntnisse durch Träume

Bei dieser vielleicht interessantesten Reaktion auf die Bach-Blüteneinnahme wird das Wirken der inneren Führung besonders deutlich: Über die Hälfte aller Menschen, die eine gut ausgewählte Blütenmischung einnehmen, reagieren in den ersten beiden Nächten mit einem symbolischen Traum. Die Auswertung Hunderter solcher Traumberichte zeigt einige immer wiederkehrende Muster:

- Ein grundlegender persönlicher Konflikt wird symbolisch dargestellt, z. B.: Man sucht im Traum den Weg zum Bahnhof und findet ihn nicht.
- Ein innerer Reinigungsprozeß findet bildhaften Ausdruck, z. B.: Man träumt, daß im Keller viele Waschmaschinen die eigene Wäsche waschen.
- Ein blockierter Persönlichkeitsanteil gelangt zur symbolischen Entfaltung, z. B.: Man entdeckt im Traum ein noch nie benutztes Zimmer in seinem eigenen Haus.

Die Beobachtung dieser Traumsymbolsprache ermöglicht eine Verlaufskontrolle des Bewußtseinsbildungsprozesses im frühesten Stadium. Die Träume geben nicht nur Hinweise darauf, wie man zur Zeit mit einem Bach-Blütenthema umgeht, sondern zeigen auch, in welcher Richtung die Lösung angestrebt werden sollte.

Bekanntlich träumt jeder Mensch, aber längst nicht jeder weiß morgens noch, was er geträumt hat. Es wäre ein Fehlschluß zu glauben, man hätte die falsche Blütenmischung, nur weil man sich an keinen Traum erinnern kann.

Wenn man keine Wirkung spürt

Therapieblockaden können verschiedene Ursachen haben: Die nächstliegende Möglichkeit ist, daß die Blüten unzutreffend ausgewählt und / oder zu selten eingenommen wurden.

Es kann auch sein, daß die Ursachen der seelischen Negativzustände schwerpunktmäßig auf einer anderen Ebene liegen, z. B. lassen sich durch hormonelle Umstellungen bedingte Stimmungsschwankungen in den Wechseljahren nicht immer allein durch Bach-Blüten harmonisieren.

Häufig hat man ganz einfach eine unrealistische Erwartung und hofft, mit Hilfe der Bach-Blüten in kurzer Zeit zu einem völlig neuen Menschen zu werden. Doch gerade bei der Behandlung alter chronischer Gefühlsmuster muß man Geduld aufbringen.

Manche Menschen handeln auch in der Annahme »Viel hilft viel« und unterziehen sich gleichzeitig mehreren verschiedenen Therapien, lassen sich aber auf keine richtig ein. So kann es zu keinem befriedigenden Ergebnis kommen.

Vielleicht findet man auch keinen »Draht« zu den Bach-Blüten, weil man von dritter Seite zu dieser Therapie überredet wurde. Dann kann es sinnvoll sein, die Behandlung vorerst abzubrechen und sie erst dann fortzusetzen, wenn man selbst das Bedürfnis danach verspürt.

Häufig kommt es zu einem Stillstand, wenn man durch die Therapie einem wesentlichen Problem sehr nahe gekommen ist, an dem man unbewußt festhält. Die Transformation des betreffenden Reaktionsmusters würde möglicherweise eine einschneidende Veränderung, z. B. die Trennung von einem Partner oder einen Berufswechsel, erfordern, zu der man aber zu diesem Zeitpunkt innerlich noch nicht bereit ist, weil man noch nicht genügend seelische Kraft dafür hat. Auch hier sollte man erwägen, die Therapie zu unterbrechen, bis man fühlt, daß man über das nötige innere Kräftepotential verfügt, um diesen Entwicklungsschritt einzuleiten.

Schließlich können Stagnationsphasen in einer Bach-Blütentherapie auch immer wieder vorkommen, weil man auf unbewußter Ebene selbst den Fortgang der Therapie blockiert. In solchen Momenten kommt man an die Grenzen der Selbstbehandlung. Was ist zu tun? Versuchen Sie da nicht gegen Ihre eigenen Widerstände, sondern mit ihnen zu arbeiten. Welche Gefühlsqualität hat die Unzufriedenheit, die Sie gegenwärtig empfinden? Herrscht Ungeduld vor (Impatiens), sind Sie entmutigt, und zweifeln Sie an der Wirksamkeit der Blüten (Gentian), oder wissen Sie nicht, in welcher Richtung es weitergehen soll (Wild Oat)? Dies sind nur einige Beispiele, die als Anregung dienen mögen. Nehmen Sie Ihre akute Gefühlssituation als Ausgangspunkt für eine neue Blütenmischung. Sollten Sie sich über Ihre Gefühle nicht klarwerden können, suchen Sie das Gespräch.

Lesen Sie weitere Informationen zu diesem Thema im »ABC« unter den *kursiv* gesetzten Stichwörtern:

Wie lange dauert es, bis sich die *erste Wirkung* zeigt?

Gesamtdauer einer Bach-Blütentherapie?

Woher weiß ich, wann ich *aufhören* kann?

Muß ich die eigenen negativen Reaktionsmuster ganz *bewußt erkennen*, damit die Blüten besser wirken?

Muß es immer zu *Erstreaktionen* kommen? Haben Kinder auch *Erstreaktionen*?

Lassen sich Bach-Blüten mit anderen Medikamenten *kombinieren*?

Kann ein *Allergiker* Bach-Blüten nehmen?

Kann *Gewöhnung* eintreten?

Wie groß ist bei Bach-Blüten der *Placeboeffekt*?

Gibt es Menschen, die *keine Reaktion* auf Bach-Blüten zeigen?

Soll man eine *nicht mehr benötigte Mischung* aufbrauchen?

Beeinträchtigt die *Röntgenkontrolle* am Flughafen die Wirkung meiner Bach-Blütenmischung?

3. Erfahrungen aus verschiedenen Anwendungsgebieten

In einigen Bereichen hat die Bach-Blütentherapie besonders schnell Fuß gefaßt: Das gilt vor allem für die Behandlung von Kindern und Haustieren, die in den verschiedensten Ratgebern erklärt wird.

Andere erfolgversprechende Einsatzgebiete für die Original Bach-Blütentherapie harren noch ihrer Entdeckung durch die entsprechenden Fachkreise.[27] So könnte man die Blüten noch viel gezielter zur seelischen Gesundheitsvorsorge im Kindesalter einsetzen. Vereinzelte Projekte, wie z. B. die Behandlung von verhaltensgestörten Kindergartenkindern oder die Behandlung von Lernstörungen im Schulalter, zeigen ganz erstaunliche Erfolge. Die Projekte verliefen nicht zuletzt deshalb so erfolgreich, weil die Initiatoren eine gute Ausbildung und viel Erfahrung sowohl in ihrem eigenen Fachbereich als auch auf dem Gebiet der Blütentherapie aufweisen konnten. Mit großem Nutzen könnten die Bach-Blüten auch stärker auf dem Gebiet der Rehabilitation Verwendung finden, z. B. in der Nachsorge für Krebs- und Herzinfarktpatienten.

Noch zögernd hält die Blütentherapie Einzug in Wohnheime für psychisch Kranke oder Institutionen der Suchtentzugsbehandlung. Hier wartet in Zukunft ein segensreiches Betätigungsfeld.

Im Bereich der Sozialarbeit hat sich eine Unterstützung durch Bach-Blüten sehr bewährt, und zwar für Helfer und Betroffene. Vereinzelte, sehr positive Erfahrungen gibt es auch in Strafvollzugsanstalten.

Die begleitende Behandlung von körperlichen Krankheiten

Grundsätzlich ist die Mitbehandlung jeder körperlichen Krankheit[28] durch die Bach-Blütentherapie möglich und empfehlenswert. In jedem Fall lassen sich die durch die Krankheit hervorgerufenen negativen Seelenzustände positiv beeinflussen und/oder Stockungen im noch möglichen Heilverlauf verhindern. Unter günstigeren Umständen gelingt es, den hinter der Krankheit liegenden geistigen Irrtum zu erkennen und dadurch die echte Heilung einzuleiten: »Warum breche ich mir gerade an dem Tag, an dem ich umziehen wollte, meine rechte Hand? Welche Botschaft steckt hinter meinen immer wiederkehrenden Migräneanfällen, Psoriasisschüben etc.?« Bücher über die Organsprache, zum Beispiel die Werke von Ruediger Dahlke, haben unser Bewußtsein für diese Zusammenhänge geschärft.

[27] Die gesetzlichen Möglichkeiten dazu sind in den deutschsprachigen Ländern verschieden. Die Institute für Bach-Blütentherapie bieten verschiedene Schulungen für Spezialgruppen an.

[28] Das gilt für leichtere bis schwerste Erkrankungen, wie immer wiederkehrende Erkältung, Neurodermitis, Asthma, Heuschnupfen, Migräne, Akne, Psoriasis, Allergien, Blutdruckanomalien, Magen-Darm-Störungen, Multiple Sklerose, Alzheimer, Krebs und Aids.

In bezug auf die Bach-Blütentherapie wurde allerdings die Erfahrung gemacht, daß sich über die von Bach selbst gemachten Angaben[29] hinaus keine allgemeinverbindlichen Zusammenhänge zwischen bestimmten körperlichen Symptomen und speziellen Blütenkonzepten herstellen lassen: Nicht jeder Herzkranke braucht als wichtigstes Mittel Holly, nicht jeder Nierenkranke braucht zuerst Mimulus.

Für die Ermittlung der jeweils richtigen Bach-Blütenmischung zur Begleitung einer körperlichen Krankheit ist auch hier wieder die Frage zu stellen: Wie reagiere ich persönlich jetzt auf meine Krankheit? Verursachen mir z. B. meine Herzbeschwerden Schuldgefühle (Pine), habe ich Angst, es könnte chronisch werden (Mimulus)? Werde ich an meine herzkranke Mutter erinnert (Honeysuckle)?

An zweiter Stelle stellt sich dann die Frage: Was gewinne oder vermeide ich immer wieder durch meine Herzbeschwerden? Erreiche ich, daß meine Familie sich ständig um mich kümmern muß (Heather)? Verhindere ich einen Wohnungswechsel, weil ich als Herzkranker die damit verbundenen Belastungen nicht verkraften könnte (Mimulus, Walnut)?

Solche Zusammenhänge lassen sich meistens nur mit Hilfe eines erfahrenen Therapeuten herausfinden. Oft wurden diese Verhaltensmuster originalgetreu von den Eltern übernommen und erfordern eine umfangreichere Psychotherapie.

Bach-Blütenbegleitung bei akuten Krankheiten

Im Vorstadium von akuten Krankheiten, etwa wenn eine Grippe im Anzug ist, hilft Rescue, abends in einem heißen Getränk eingenommen, sich über Nacht so zu stabilisieren, daß das Immunsystem mit dem Erreger fertig wird.

Während akuter Krankheiten lohnt es sich oft nicht, ein Mischungsfläschchen herzustellen. Vielmehr besteht, wenn man zu Hause ist, die ideale Gelegenheit, aufkommende Gemütszustände mit wechselnden Blüten nach der Wasserglasmethode zu begleiten: Zu Beginn fühlt man sich vielleicht schutzlos und möchte verwöhnt werden (Heather, Willow); am nächsten Tag kommt die Angst, daß etwas Schlimmes dahinterstecken könnte (Aspen, Mimulus). Nach Eintritt der Besserung kommt es nun zur Ungeduld (Impatiens) usw.

Bach-Blütenbegleitung bei chronischen Krankheiten

Bei der Mitbehandlung chronischer Krankheiten können die Bach-Blüten, mit der nötigen Geduld eingesetzt, wahre Wunder vollbringen, womit jedoch nicht gesagt ist, daß in jedem Fall alle körperlichen Symptome verschwinden.

Um dabei Erstreaktionen zu vermeiden, ist hier besonders wichtig, in kleinen Schritten vorzugehen. Nur das, was jeweils als Negativzustand erkennbar ist, sollte in der Mischung erfaßt werden. Menschen, die schon lange viele Medikamente einnehmen, klagen z. B. am Anfang oft über Müdigkeit (Olive), Benommenheit

[29] Siehe *Heile Dich selbst*, dort Kapitel 8.

(Clematis), haben resigniert (Gorse) oder fühlen sich als Opfer des Schicksals (Willow).

Erst wenn nach zwei bis drei Mischungen die Hoffnung wieder angefacht worden ist und der Betroffene wieder die Motivation und Kraft hat, an sich zu arbeiten, werden die individuellen geistigen Krankheitsursachen im Gespräch zugänglich. Oft offenbart sich dann z. B. der fehlgeleitete Drang, Schuld abzutragen (Pine), oder eine Unschlüssigkeit, ob man die Herausforderung des Lebens überhaupt annehmen soll oder nicht (Scleranthus).

In der Folge werden häufig sechs bis acht Wochen lang gleiche oder sehr ähnliche Blütenkombinationen gebraucht. Auch sollte man immer wieder mit kleinen Rückfällen rechnen, die aber kontinuierlich seltener werden und schwächer ausfallen.

Notwendige Medikamente lassen sich im Laufe der Zeit stark reduzieren oder sogar ganz absetzen (nach Rücksprache mit den medizinischen Behandlern!). Es ist jedoch nicht sinnvoll, das Absetzen von bestimmten Medikamenten erzwingen zu wollen. Wenn es möglich ist, ergibt sich das mit der Zeit von selbst.

Die Bach-Blütentherapie hat ihr Ziel erreicht, wenn Sätze fallen wie: »Ich bin ein anderer Mensch geworden«, »Ich stehe viel fester im Leben«, »Ich kann mit meiner chronischen Krankheitsbelastung anders umgehen« oder »Ich habe den Sinn meiner Krankheit erkannt«.

Etwa noch bestehende körperliche Restsymptome lassen sich nun mit anderen Therapieformen besser lindern oder ausheilen.

Bach-Blüten in der Rehabilitation

Nach einer schweren Operation zur Abwendung einer lebensbedrohenden Krankheit gelangt fast jeder Mensch, zumindest vorübergehend, zu Einsichten. Er faßt neue, schicksalswendende Vorsätze. Für die anschließende Rehabilitationsphase ist eine unterstützende Bach-Blütentherapie besonders wertvoll. Die richtig gewählte Blütenmischung kann bewirken, daß die gefaßten Vorsätze festgehalten und, soweit realistisch, später auch in die Tat umgesetzt werden können. Die Chance für ein »neues« Leben kann dadurch steigen.

Die Bach-Blüten bei unheilbar Kranken und Sterbenden

Bei unheilbar Kranken und Sterbenden haben die Bach-Blüten schon viel Segensreiches bewirkt. Durch den seelischen und körperlichen Kräfteverfall treten typische disharmonische Reaktionsmuster sehr deutlich hervor, und darum fällt es nicht schwer, die passenden Blüten zu erkennen. Weigert sich der Betroffene jedoch, die Mischung einzunehmen, sollte man nicht darauf dringen. Viel sinnvoller ist es, in solchen Fällen dem Kranken nur Rescue einzugeben und als Pflegender die betreffende Blütenmischung selber einzunehmen.

Die seelische Wechselbeziehung zwischen einem Schwerstkranken und seinen Angehörigen ist so intensiv, daß sich die harmonisierende Wirkung der selbst eingenommenen Bach-Blütenmischung unmittelbar auf ihn überträgt. Dies gilt besonders für die gutgemeinte Verabreichung von Walnut, Honeysuckle und Red Chestnut. Hier sollte man sich jedoch folgende Fragen ehrlich beantworten: »Ist nicht gerade diese Verabreichung eigentlich eine Anmaßung?« – »Wer hat in Wahrheit diese Gefühlszustände? Ist es wirklich der Kranke?« – »Bin nicht vielmehr ich es, der in dieser Situation nicht loslassen kann?«

Unumstritten ist die harmonisierende Wirkung von Rescue bei der Sterbebegleitung. Selbst Kranken auf der Intensivstation kann man mit einer Rescue-Mischung die Stirn, den Puls oder die Fußsohlen bestreichen.

Für den Einsatz der Bach-Blüten, besonders von Rescue, ist es buchstäblich nie zu spät. Immer wieder wird berichtet, daß Kranke, die noch in den letzten Lebenstagen Bach-Blüten bekamen, diese Tage »menschenwürdiger« und harmonischer verbringen durften und meistens friedlich hinübergeschlafen sind.

Bach-Blüten für Kinder

Im fünften Kapitel von *Heile Dich selbst* beschreibt Bach die wahre Beziehung zwischen Eltern und Kindern: »Richtig verstanden ist die Elternschaft eines unserer größten göttlichen Privilegien. Elternschaft bedeutet, einer jungen Seele die Möglichkeit zu geben, um ihrer Entwicklung willen in einem physischen Körper auf diesen Planeten zu kommen. Es bedeutet weiterhin, dieser Seele in den ersten Lebensjahren alle nur mögliche geistige, seelische und körperliche Führung und Fürsorge zu ermöglichen.«

Die Grundlagen zu den meisten späteren psychischen Störungen werden in den ersten sieben Lebensjahren gelegt. Daher können viele körperliche und seelische Störungen im späteren Leben verhindert werden, wenn man ein Kind – wenn nötig – vom ersten Lebenstag an mit Bach-Blüten begleitet. Auch körperliche Störungen wie Bauch- und Kopfschmerzen sind nach Meinung führender Kinderärzte zu 80 Prozent seelisch bedingt und werden heute leider oft mit zu »schweren Geschützen«, z. B. mit Psychopharmaka, behandelt. Eltern, die die Bach-Blüten für ihre Kinder entdeckt haben, wollen sie nicht mehr missen. Die Erfahrung mit den sanften, natürlichen Heilungsimpulsen der Bach-Blüten sind so erfreulich, daß auf diesem Gebiet inzwischen eine Fülle von Ratgeberliteratur verfügbar ist. Deshalb seien an dieser Stelle nur die wesentlichsten Grundsätze und Erfahrungen im Überblick aufgeführt:

Bach-Blüten für Säuglinge und Kleinkinder

Rescue und Walnut oder Star of Bethlehem und Walnut im ersten Badewasser helfen Mutter und Kind, die Mühen der Geburt abzustreifen und im neuen Daseinszustand richtig anzukommen. Diese Maßnahme hat sich tausendfach bewährt.

Im Säuglingsalter sind Mutter und Kind noch symbiotisch verbunden und brauchen naturgemäß die gleichen Blüten. Solange gestillt wird, werden die Blütenimpulse vom Säugling mit der Muttermilch aufgenommen.

Außer Rescue bei großer Aufregung brauchen Säuglinge und Babys in der Regel keine eigene Bach-Blütenmischung. Um so sinnvoller ist die Blüteneinnahme für alle Personen, die das Familienklima prägen, in dem sich der Säugling wohl fühlen soll. Dazu gehören nicht nur die z. B. nervöse Mutter oder der im Berufsstreß angespannte Vater, sondern auch die übereifrigen »miterziehenden« Großmütter, Tanten, älteren Geschwister usw.

Wenn dann im Kleinkindalter die individuellen Charakterzüge stärker hervortreten, können akut und kurzfristig auch eigene Bach-Blütenmischungen gebraucht werden.

Hier ist die Spontanwahl von großer Treffsicherheit. Eine Kinderärztin berichtet: *»Ich breite die Fläschchen auf einer Decke aus und lasse das Baby dazwischen herumkrabbeln und beobachte, mit welchen Fläschchen es spielt. Neulich ergriff ein Baby das Fläschchen Impatiens und wollte es nicht mehr hergeben. Die sichtlich verblüffte Mutter erzählte, daß sie seit Wochen täglich mit Ungeduld darauf warte, daß ihre Tochter endlich zu laufen anfinge ...«*

Für Kleinkinder reicht meist eine Zehn-Milliliter-Einnahmeflasche ohne Alkoholkonservierung. Man beginnt zunächst mit der normalen Dosierung und muß dabei genau beobachten, wie oft, in welcher Anzahl und bis wann die Tropfen gern genommen werden. Entsprechend sollte man die Dosierung verändern. Erstreaktionen dürfte es bei Babys und Kleinkindern nicht geben, da ja nur akute Zustände behandelt werden. Wenn sich der negative Gemütszustand bei einem Baby trotz gut gewählter Bach-Blütenmischung nicht verändert, wird er durch ein anderes Mitglied des Familiensystems immer wieder ausgelöst und muß bei diesem Familienmitglied behandelt werden.

Kinder bis zur Vorpubertät

Kinder brauchen die Bach-Blüten, ähnlich wie Erwachsene, grundsätzlich in drei verschiedenen Situationen:

- Als seelische Gesundheitsvorsorge:
  Die kleine agile, geistig stets wache Katrin kommt beispielsweise eines Tages ungewöhnlich müde, einsilbig und geistesabwesend von der Schule nach Hause. Oma sagt: »Mal sehen, was sie für eine Krankheit ausbrütet.« Diese Feststellung sollte man nicht im Raum stehen lassen, sondern Katrin gleich ein paar Tropfen Clematis eingeben und beobachten, wie sie vom Zustand des »Nicht-ganz-da-Seins« wieder zu ihrer normalen Wachheit und Agilität zurückfindet. Eine körperliche Krankheit braucht nun vielleicht gar nicht »ausgebrütet« zu werden, und wenn sie dennoch auftritt, verläuft sie meist kürzer und leichter als bei ihren Schulkameraden.

- Zur Überwindung seelischer Krisensituationen:
  Dabei kann es sich um Eifersucht auf ein neues Geschwisterchen, Panik vor Geistererscheinungen nach einem Fernsehfilm, Angst vor dem ersten Schultag, Widerstand gegen die Schularbeiten o.ä. handeln. Bei einer richtig gewählten Blütenmischung sollte schon innerhalb der ersten 24 Stunden ein deutlicher Ansatz zur Harmonisierung erkennbar sein. Deshalb empfiehlt sich, für Kinder nur Zehn- oder 20-Milliliter-Fläschchen zuzubereiten bzw. die Wasserglasmethode anzuwenden.
- Zur Mitbehandlung von chronischen Krankheitserscheinungen:
  Bei Störungen und Krankheiten wie Asthma, Bettnässen oder chronischen Ekzemen kann es nur zu einem Dauererfolg kommen, wenn auch mindestens eine Person im Familiensystem zusätzlich Bach-Blüten einnimmt. Erfahrungsgemäß tritt beim Kind zwar eine vorübergehende Besserung ein, verschwindet aber in dem Moment wieder, wenn sich das Klima im gesamten Familiensystem verschlechtert.

Wenn man mit seinem Kind zu einem Therapeuten geht, empfiehlt es sich, die Beschwerden des Kindes mit dem Therapeuten unter vier Augen zu besprechen. Das anschließende Gespräch und die Blütenauswahl sollte der Therapeut allerdings mit dem Kind allein durchführen.

Wo Kinderärzte Bach-Blüten besonders häufig einsetzen:

Schlafstörungen

Ängste

Eß- und Verdauungsstörungen

Kopfschmerzen und Migräne

Allgemeine Infektanfälligkeit

Ekzeme

Allergien

Asthma bronchiale

Neurodermitis

Bettnässen

Schwierigkeiten beim Zahnen

Aggressivität

Schulschwierigkeiten

Legasthenie

Stottern

hyperkinetisches Syndrom (psychoorganisches Syndrom)

Bewährte Empfehlungen

Je jünger das Kind ist, desto lohnender ist es, bei der Zusammensetzung der richtigen Bach-Blütenmischung die *Spontanwahl* (»ABC« Seite 377) zu Hilfe zu nehmen.

Die gewählten Blüten sollten in altersgerechter Form soweit möglich mit dem Kind besprochen werden. Es ist sehr wichtig, daß ein Kind die Blüten nicht als Beruhigungstropfen für jedes seelische Wehwehchen kennenlernt, sondern als Verbündete betrachtet, die ihm dabei helfen, etwas Eigenes zu entwickeln oder zu stärken. Viele Kinder bezeichnen ihre Mischung von sich aus als »meine Tapferkeitstropfen« oder »meine Geduldstropfen«; so werden Autonomie und Selbstverantwortung gefördert. Man sollte Kindern auch freistellen, die Blüten einzunehmen oder nicht, denn Kinder nehmen Bach-Blüten sehr gerne ein, wenn sie sie wirklich brauchen. Da sie ihrem Höheren Selbst oder ihrer Seele noch näher sind als wir Erwachsene und weniger mentale Widerstände aufgebaut haben, reagieren sie nicht nur schnell, sondern auch seismografisch genau auf die Blütenenergien. Als Erwachsener steht man oft staunend vor diesen Reaktionen.

Von folgender Erfahrung wird in ähnlicher Form immer wieder berichtet:

Ein Vierjähriger kommt vom Spielplatz extra nach Hause, um seine Mutter daran zu erinnern, daß es Zeit ist, seine Tropfen einzunehmen. Zwei Tage später lehnt er entschieden ab, die Tropfen weiter zu nehmen, da er registriert hat, daß das seelische Gleichgewicht inzwischen wiederhergestellt worden ist.

Oder: *Eine Mutter verwechselt beim Verabreichen der Tropfen versehentlich die Fläschchen der Geschwister. Der kleine Sohn weigert sich massiv, diese Tropfen einzunehmen, und schreit wie am Spieß, bis die Mutter die Verwechslung bemerkt. Seine eigenen Tropfen nimmt er dann widerstandslos ein.*

Man sollte Kinder also nicht dazu zu überreden versuchen, Bach-Blüten einzunehmen, weil alle in der Familie jetzt ihre Mischung bekommen, oder sie dazu nötigen, ihre alte Mischung aufzubrauchen.

Bach-Blüten und Pubertät

Im beginnenden Selbstfindungsprozeß können die Bach-Blüten helfen, die oft heftigen Stimmungsschwankungen auszugleichen. Allerdings werden die Eltern dann meistens nicht mehr als »Behandler« akzeptiert und sind tatsächlich auch nicht dazu geeignet, denn sie sind meistens Teil der seelischen Konfliktsituation des jungen Menschen und daher nicht zu einer objektiven Sicht der Dinge in der Lage. Hat man den Eindruck, daß die seelische Problematik schwerwiegender ist, so sollte man den Besuch bei einem neutralen fachkundigen Behandler oder psychologisch geschulten Therapeuten anregen. Oft greifen junge Menschen nach anfänglicher Ablehnung die Gedanken Edward Bachs von selbst begeistert auf. Man sollte ihnen Zeit lassen, die Bach-Blüten selbst für sich zu entdecken.

Die Familienmischung

Erfahrungen mit der Spontanwahl bei Kindern zeigen, daß vielfach die Bach-Blütenkonzepte gewählt werden, die neben dem derzeitigen Gefühlszustand des Kindes auch Brennpunkte der familiären Schwierigkeiten widerspiegeln.

Da eine Familie auch als System verstanden werden kann, in dem immer alle Mitglieder aufeinander reagieren, ist es häufig sinnvoll, andere Familienmitglieder oder die gesamte Familie ebenfalls mit Bach-Blüten zu behandeln. Weil die Zeit zur Erstellung einer jeweils individuellen Blütenmischung für Eltern und Geschwister nicht immer gegeben ist, hat sich in akuten Krisen das Zusammenstellen einer sogenannten Familienmischung vielfach bewährt. Hier werden im Gespräch, unterstützt durch die Spontanwahl, die bei allen Familienmitgliedern übereinstimmenden Blütenkonzepte ermittelt. Diese werden in einer Blütenkombination zusammengefaßt, die nun von allen Familienmitgliedern eingenommen wird. Mit dieser nicht ganz klassischen Form der Bach-Blütentherapie hat man in familientherapeutischen Institutionen gute Erfahrungen gemacht.

Weitere Informationen zu den folgenden Themen finden Sie im »ABC« unter den *kursiv* gesetzten Stichwörtern:

Können Kinder mit Bach-Blüten *manipuliert* werden?

Ist es sinnvoll, Kindern *ständig* Bach-Blüten zu geben, damit sie es später im Leben leichter haben?

Kann der *Alkoholgehalt* in den Konzentraten für Babys schädlich sein?

Bach-Blüten im weiblichen Lebenszyklus, bei Schwangerschaft und Geburt

Frauen Bach-Blüten zu empfehlen hieße Eulen nach Athen tragen: Mindestens 75 Prozent aller Teilnehmer eines Bach-Blütenseminars sind Frauen, und Mütter sind die treibende Kraft bei der Bach-Blüteneinnahme in der Familie. Die bekannte deutschsprachige Matriarchatsforscherin Heide Göttner-Abendroth vermutet sogar, daß Bach seine Inspirationen aus Quellen empfing, die in eine Zeit zurückreichen, in der die Heilkunst noch vollkommen in den Händen weiser Frauen lag. Interessanterweise gehörten die Hebammen zu den ersten Gruppen, welche die Bach-Blütentherapie für sich entdeckten. Der natürliche, sanfte, auf Beobachtung und Selbstregulation beruhende Therapieansatz der Bach-Blütentherapie kommt dem weiblichen Denken und Fühlen sehr entgegen; dieser Vorzug wird allmählich auch von der schulmedizinischen Frauenheilkunde erkannt. In den gynäkologischen Stationen vieler Krankenhäuser bis hin zur Universitätsklinik wird Rescue regelmäßig bei der Geburtshilfe eingesetzt.

In welchen anderen Situationen hat sich eine fachgerechte Bach-Blütentherapie besonders bewährt? Hier eine knappe Übersicht:

- Bei prämenstruellen Störungen (PMS-Syndrom): als Begleitbehandlung; wichtige Blütenkonzepte sind hier Rock Water und Pine.
- Bei Libidostörungen von Frau und Mann: begleitend zur Psychotherapie.

- Bei unerfülltem Kinderwunsch, wenn körperliche Ursachen ausgeschlossen wurden: Hier spielt häufig Walnut in der Mischung eine Rolle.
- Bei Neigung zur Fehlgeburt, wenn auf der seelischen Ebene eine innere Unschlüssigkeit besteht, ob die Schwangerschaft tatsächlich erwünscht ist: Scleranthus und Water Violet werden häufig eingesetzt.
- Nach Schwangerschaftsabbruch oder Fehlgeburt: Star of Bethlehem, Red Chestnut, Pine und Mustard, in die individuelle Mischung eingebaut, sind Blüten, die hier weiterhelfen können.
- Während der Schwangerschaft zur Stabilisierung von Mutter und Kind: Zu dieser Zeit die richtigen Blüten zu finden ist nicht immer leicht, denn die Gefühle wechseln schnell, und auch die seelische Verfassung des Ungeborenen spielt schon eine wichtige Rolle. Hier ist Selbstbehandlung mittels Spontanwahl und Wasserglasmethode mehr zu empfehlen als die Zubereitung längerfristiger Mischungen.
- Zur Geburtsvorbereitung und Geburtsbegleitung: Am besten bewährt hat sich eine persönliche Notfallmischung (siehe Seite 241), die bei Wehenstillstand häufig mit Erfolg direkt auf den Bauch geträufelt wird.
- Im Wochenbett: Oft werden Olive und Mustard in der Mischung gebraucht.
- Zum Abstillen: Red Chestnut und Walnut haben sich in Mischungen bewährt.
- Im Klimakterium von Frau und Mann: Hier geht es neben der Behandlung von Stimmungsschwankungen (z. B. Honeysuckle, Scleranthus, Mustard) vor allem um eine geistige Neuorientierung für die kommende Phase des Lebensplans. Individuelle negative Reaktionsmuster treten jetzt besonders deutlich hervor und bieten gute Ansatzpunkte für eine gezielte Bach-Blütentherapie mit psychotherapeutischer Unterstützung.
- Nach einer Krebsoperation wird eine völlige seelische Neuorientierung unerläßlich: In dieser belastenden Lebenssituation können Bach-Blüten wie Centaury, Agrimony und Holly entscheidend helfen, im wahrsten Sinne des Wortes das »Tor zu einem neuen Leben« zu öffnen.

Was man bei der Behandlung von alten Menschen wissen sollte

Betagte Menschen klagen oft darüber, daß sie nervlich viel empfindlicher, dünnhäutiger geworden seien. Deshalb können die subtilen Bach-Blütenenergien gerade ihnen eine große Hilfe sein.

Es verwundert nicht, daß aufgeschlossene alte Menschen häufig überraschend schnell auf eine Bach-Blütenmischung ansprechen. Ja, es ist oft ergreifend mitzuerleben, wie z. B. jahrelange Familienfehden oder Erbauseinandersetzungen unter Bach-Blüteneinnahme das langersehnte positive Ende finden oder wie eine Alterskrankheit oder Behinderung gelassener und friedvoller ertragen werden kann.

Genauso verständlich ist aber auch, daß verschlossene und verbitterte alte Menschen mit schweren chronischen Krankheiten nur sehr langsam auf die Blütenimpulse reagieren:

Manche alte Menschen wehren sich regelrecht gegen wechselnde Bach-Blütenmischungen, verlangen aber immer wieder nach Rescue oder ihrer persönlichen Notfallmischung. Diesen Wunsch sollte man unbedingt respektieren, denn er zeigt, daß die seelischen Kraftreserven gerade noch dazu ausreichen, um den Alltag zu bewältigen, jedoch nicht mehr, um ungelöste Konflikte der Vergangenheit aufzuarbeiten.

Einem hochbetagten Familienmitglied ist oft mehr geholfen, wenn man die Tropfen, die man ihm gern geben würde, konsequent selbst einnimmt (siehe Seite 280).

Solange ein schwerkranker, alter Mensch zu erkennen gibt, daß er Bach-Blüten einnehmen möchte, sollte man sie ihm nicht vorenthalten, auch wenn man selbst keine Wirkung beobachten kann. Würde er diese Wirkung nicht spüren, würde er sicher nicht danach verlangen.

Auch in Alterskliniken und Seniorenheimen hat man mit Bach-Blüten sehr gute Erfahrungen gemacht. Die Gabe von Schlafmitteln und Psychopharmaka kann in der Regel deutlich reduziert werden.

Bach-Blütentherapie bei Suchtkranken, Behinderten und Psychiatriepatienten[30]

Auf allen drei Gebieten hat die Bach-Blütentherapie in der Hand entsprechend ausgebildeter Therapeuten in den letzten zehn Jahren Wunderbares geleistet. Mitarbeitern in der Psychiatrie, der Suchtberatung und in Behinderteneinrichtungen kann man eine Zusatzausbildung in der Original Bach-Blütentherapie wärmstens empfehlen.

Der entscheidende Erfolgsfaktor auf diesen komplexen und schwierigen Gebieten ist oft die Mitbehandlung der sozialen Umwelt des Patienten. Die Einbeziehung der sogenannten Co-Abhängigen in die Therapie kann gar nicht hoch genug bewertet werden. Unvergeßlich ist der Brief eines Drogenabhängigen, in dem er schrieb: »Seit meine Eltern die Bach-Blüten einnehmen, kann ich mit meiner Krankheit viel besser umgehen.«

Angehörigen-Selbsthilfegruppen sollten die Botschaft von Dr. Bach zur Kenntnis nehmen, eigene Abhängigkeiten erkennen und damit eine neue positive Veränderungschance ergreifen.

---

[30] Ausführlichere Angaben und Fälle siehe: Scheffer, *Original Bach-Blütentherapie, Lehrbuch für die Arzt- und Naturheilpraxis.* Neckarsulm [5]1996.

Suchtkranke: Vor allem bei schwer Alkohol[31]- oder Drogenabhängigen scheinen die Impulse der Bach-Blütentherapie anfänglich ins Leere zu gehen, die Behandler brauchen viel Geduld. Oft kann man zuerst nur den Angehörigen mit einer Bach-Blütentherapie helfen, aus dem Wechsel zwischen übertriebener Aufopferung und Resignation bzw. ihrer Vorwurfshaltung herauszukommen. In einem zweiten Schritt kann der Suchtkranke dazu gebracht werden, sein Selbstzerstörungsprogramm ernsthaft zu hinterfragen. Nun können die Bach-Blüten die positiven Motivationsschritte entscheidend unterstützen und stabilisieren.

Geistig Behinderte: Es gibt umfangreiche Erfahrungen, nach denen es bei Mitbehandlung der Eltern von geistig Behinderten nach zwölf bis 16 Monaten zu erstaunlichen Entwicklungsschritten kam, z. B.: Eine seit 20 Jahren bettlägerige Patientin geht wieder allein auf die Toilette und kann am Tisch gefüttert werden. Die Auswahl der Blütenmischung verlangt viel Empathie und Intuition, da oft nicht einmal die Spontanwahl möglich ist. Hier bleiben neben der Befragung der Betreuer oft nur andere nonverbale Methoden die einzige Möglichkeit der Blütenauswahl.

Psychiatriepatienten, Menschen mit Depressionen, Angststörungen, Eßstörungen oder dem Borderline-Syndrom können, wenn sie wollen, von der Bach-Blütentherapie viel profitieren. Gerade hier kommt es auf ein Miteinander von chemischer, psychotherapeutischer und energetischer Behandlung an. In der Hand erfahrener Behandler können Bach-Blüten bei der grundlegenden Weichenstellung der Behandlung, bei Krisen und in der Rehabilitationsphase hilfreich sein, da sie die tiefsten menschlichen Bedürfnisse (Höheres Selbst) mit einbeziehen. Vor allem Kindern und Jugendlichen konnte die Bach-Blütentherapie, insbesondere bei Mitbehandlung der Eltern, oft den Weg in die Psychiatrie ersparen.

Bach-Blüten können neben jeder Art von Psychopharmaka eingenommen werden.

Vor Selbstexperimenten in diesem Zusammenhang sei jedoch ausdrücklich gewarnt.

Bach-Blütentherapie für Haustiere

Man sagt, Tiere sind Seelenwesen und ihren Empfindungen und Gefühlen viel unmittelbarer ausgeliefert als der Mensch. Die Frage drängt sich auf, ob ein Tier Schmerzen und Krankheiten nicht in noch stärkerem Maße erleidet als ein Mensch.

[31] Bei Alkoholikern die Mischung ohne Alkoholkonservierung ansetzen. Die Einnahmetropfen eventuell in ein eisgekühltes Getränk geben bzw. auf die Schläfe oder in die Ellenbeuge einreiben. In der homöopathischen Apotheke kann man die Einnahmemischung auch als Globuli herstellen lassen. Diese müssen jedoch umgehend verbraucht werden, denn sie verlieren innerhalb weniger Wochen ihre Wirksamkeit.

Gerade bei Tieren, so bestätigt auch die tägliche Erfahrung vieler Tierärzte und Tierheilpraktiker, besteht ein sehr enger Zusammenhang zwischen seelischen Disharmonien und organischen Störungen. Der von Edward Bach formulierte Grundsatz »Behandle den Menschen, nicht die Krankheit« darf in seinem Sinne erweitert werden: »Behandle nicht die Krankheit, sondern das Tier.«

Die Bach-Blütenkonzentrate helfen, seelische Fehlhaltungen zu harmonisieren. Die Praxis hat gezeigt, daß Tiere oft besonders rasch auf die positiven Impulse der Bach-Blüten reagieren, so daß eine Harmonisierung häufig innerhalb kurzer Zeit erreicht ist. So kann z. B. ein scheues und ängstliches Tier mit Hilfe der Bach-Blüte Mimulus in wenigen Tagen seine Furchtsamkeit überwinden und Mut und Vertrauen entwickeln.

Die Therapiedauer ist deutlich kürzer als beim Menschen, die Harmonisierung hält meist an. Im Gegensatz zum Menschen hat das Tier allerdings nicht die Chance, bewußt an der Überwindung seiner seelischen Fehlhaltungen mitzuarbeiten. Zuchtbedingte »Charakterfehler« lassen sich mit Hilfe der Bach-Blüten nur begrenzt beeinflussen, oft nur während der Zeit der Verabreichung. Häufig erweisen sich solche Verhaltensstörungen sogar als therapieresistent.

Wer seinem Tier mit Bach-Blütenkonzentraten helfen möchte, sollte trotzdem immer abklären, ob das veränderte Verhalten organische Ursachen hat. Die Bach-Blütentherapie will und kann eine notwendige ärztliche oder tierärztliche Behandlung nicht ersetzen.

Tierbehandler und Tierhalter berichten über gute Erfolge mit Bach-Blüten, vor allem bei akuten psychischen Störungen (z. B. Ängste, Aggressivität), Verhaltensstörungen (z. B. Unsauberkeit, Eingliederungsprobleme), bei Notfällen aller Art und als seelische Unterstützung in schwierigen Situationen (z. B. Arztbesuch, Geburt). Wenn die Bach-Blütentherapie bei Tieren zur Mitbehandlung chronischer organischer Erkrankungen (z. B. chronischer Durchfall, Ekzeme oder Haarausfall) eingesetzt wird, sind die Erfolgsaussichten unterschiedlich.

Zeigt ein Tier scheinbar unerklärliche seelische Verhaltensänderungen, kann die Beobachtung seines Umfeldes häufig Aufschluß über die Ursache der Störungen geben.

Ein Haustier steht in vielfältigen Beziehungen zu seiner Umgebung, dem Tierhalter, anderen Familienmitgliedern, anderen Tieren usw. Oft spiegelt sein Verhalten Konflikte wider, die sich gerade in seiner unmittelbaren Umwelt abspielen, z. B. Partnerschaftsprobleme in der Familie oder ein Kummer des Besitzers. Was der Tierhalter als Untugend empfinden mag, kann ein seelischer Hilfeschrei des Tieres sein, das sich nicht anders zu äußern vermag. Dies läßt sich dauerhaft korrigieren, wenn sich die verursachenden Faktoren verändern.

Erfahrene Tierbehandler versuchen daher immer, ein genaues Bild vom Umfeld des Tieres zu gewinnen. Besonders wichtig ist das Verhältnis zwischen Tier und

Bezugsperson. Ähnlich wie in der Beziehung von Mutter und Kind entsteht eine Art gemeinsames Energiefeld, das sehr sensibel auf Veränderungen reagiert. Daher lassen sich chronische Störungen beim Tier mit Hilfe von Bach-Blüten oft nur dann dauerhaft positiv beeinflussen, wenn sich gleichzeitig auch der Tierhalter einer Bach-Blütentherapie unterzieht.

Wie der Alltag mancher Tierheilpraxis deutlich macht, sind sich die Menschen ihrer Verantwortung gegenüber den Tieren nicht immer bewußt. Was eigentlich selbstverständlich sein sollte – z. B. artgerechte Tierhaltung und Versorgung – , wird oft aus Unwissenheit, Nachlässigkeit oder vermeintlicher Tierliebe mißachtet. Jeder Haustierhalter sollte als erstes sicherstellen, daß das Tier seiner Art entsprechend möglichst natürliche Lebensbedingungen (ausreichend Auslauf, ausgewogene Ernährung usw.) erhält. Wer hier unsicher ist, sollte sich einschlägig beraten lassen. Mit den Bach-Blütenkonzentraten können keine Schäden behoben werden, die durch eine nicht artgerechte Haltung entstanden sind.

Verantwortungsbewußte Tierhalter achten auch sorgfältig darauf, ihr Tier bei Sport oder Arbeit nicht zu überfordern. So verhindern sie, daß das Tier zunächst mit charakterlicher Unausgeglichenheit, später vielleicht sogar mit einer körperlichen Krankheit reagiert. Bach-Blüten sollten aber nicht in dem falschen Ehrgeiz verabreicht werden, die Leistungsfähigkeit und Belastbarkeit eines Tieres zu steigern. Vielmehr will die Bach-Blütentherapie dazu beitragen, das Dasein der Tiere in der heutigen Zeit harmonischer, »tierwürdiger« und damit lebenswerter zu machen.

Wie erkenne ich die richtigen Bach-Blüten für mein Tier?

Wie beim Menschen, so geht man auch bei Tieren von dem akuten negativen Gemütszustand aus. Natürlich können Sie Ihre Katze nicht fragen, wie sie sich gerade fühlt. Jedoch zeigen Tiere neben gewissen Art- oder Rassemerkmalen meist einen recht individuellen Charakter, den man nur genau beobachten muß. Abweichungen vom Normalverhalten werden dann schnell offensichtlich.

Reagiert das Tier ängstlich oder eher wild und ungestüm, »einzelgängerisch«? Zeigt es sich nervös, zurückhaltend oder aggressiv usw.?

Meist werden Sie sich für eine Kombination mehrerer Blütenkonzentrate entscheiden, da die seelischen Symptome des Tieres auf verschiedene Bach-Blüten hinweisen. Die Erfahrungen von Tierbehandlern zeigen, daß zwei bis vier Blüten in der Regel ausreichen. Verabreichen Sie die Bach-Blüten nur dann, wenn das Tier tatsächlich erkennbar negative Verhaltens- und Gemütssymptome zeigt.

Falls Sie mit der so gewählten Mischung nicht den gewünschten Erfolg erzielen, hat es sich bewährt, die Blütenkombination nach der eigenen derzeitigen seelischen Situation auszuwählen. Prüfen Sie sich also selbst: Überlegen Sie, welche Gefühlszustände bei Ihnen selbst und damit zur Zeit auch im alltäglichen Umfeld des Tieres vorherrschen. Auf diese Weise helfen Sie nicht nur Ihrem Tier, sondern erfahren möglicherweise auch etwas Neues und Interessantes über sich selbst.

Zubereitung, Dosierung und Verabreichung der Original Bach-Blütenkonzentrate

Die Bach-Blütenkonzentrate werden für Tiere – wie bei der Zubereitung für Menschen – auf Einnahmestärke verdünnt.

Bei Tieren gibt es keine Standarddosierung für Bach-Blüten, die Häufigkeit der täglichen Gaben wird individuell dem einzelnen Tier angepaßt. Aus der Praxis von Tierbehandlern haben sich jedoch mittlerweile einige Erfahrungswerte ergeben, die als Orientierungshilfe dienen können.

- Kleintiere: Ausgewachsene Kleintiere erhalten täglich viermal vier Tropfen aus der Einnahmeflasche. Bei neugeborenen Kleintieren beträgt eine Dosis jeweils ein bis zwei Tropfen, bei jungen Tieren in den ersten Lebenswochen zwei bis drei Tropfen.
- Großtiere: Ausgewachsenen Großtieren gibt man täglich viermal zehn Tropfen aus der Einnahmeflasche. Neugeborene Großtiere erhalten pro Dosis vier bis fünf Tropfen, junge Großtiere in den ersten Lebenswochen jeweils fünf bis sechs Tropfen.

Für die Verabreichung der Bach-Blüten-Einnahmemischung gibt es ebenfalls keine festen Vorschriften. Achten Sie jedoch immer sorgfältig darauf, dabei jeden Zwang und Streß für das Tier zu vermeiden. Hier einige Empfehlungen aus der Behandlerpraxis:

Bei Kleintieren hat es sich bewährt, die Tropfen aus der Einnahmeflasche mit Hilfe einer Pipette direkt auf die Zunge zu geben. Am besten nimmt man das Tier dazu auf den Schoß, redet ihm gut zu und streichelt es liebevoll.

Man kann auch versuchen, die Tropfen unter das Futter zu mischen oder ins Trinkwasser zu geben. Bei Katzen funktioniert diese Methode erfahrungsgemäß weniger gut, da sie sehr heikel sind und ihr Futter dann mitunter ablehnen.

Man kann die Tropfen dem Tier auch auf die Nase oder auf die Pfoten träufeln, es wird sich dann säubern wollen und dabei die Tropfen ablecken.

Großtieren verabreicht man die Tropfen aus der Einnahmeflasche mit dem Plastiklöffel direkt auf die Zunge oder auf das Zahnfleisch. Bewährt hat sich auch, die Tropfen auf Obst oder Brot zu träufeln, sie werden dann meist problemlos aufgenommen.

Falls ein Tier die Einnahme völlig verweigert – was in der Praxis sehr selten vorkommt – , hat es sich bewährt, mehrmals täglich einige Tropfen unter liebevollem Streicheln und gutem Zureden ins Fell zu geben und auf der Haut im Stirnbereich zu verteilen. Man unternimmt dann nach ein bis zwei Tagen einen erneuten Versuch, wobei die meisten Tiere die Bach-Blüten dann bereitwillig annehmen.

Verabreichung von Rescue direkt aus der Stockbottle

Je nach Größe des Tieres sind zwei bis zehn Tropfen in das Trinkwasser oder Futter zu geben.

Kapitel 10

Ähnlichkeiten und Unterschiede zwischen verschiedenen Bach-Blüten – Referenztabelle

Die nachfolgenden Unterschiede zwischen den Bach-Blüten sind vor allem als Hilfestellung für das Diagnosegespräch gedacht. Die von 1 bis 127 gelisteten Unterschiede zeigen auf, unter welchem *Aspekt* die Blüten leicht verwechselt werden können, und beschreiben, woran man erkennt oder wie man erfragen kann, welche Blüte für die Situation treffender ist. Die Beschreibungen *gelten vor allem für chronische Zustände.* Seinen akuten Zustand wird der Gesprächspartner oft nicht so klar beschreiben können.

Die Zusammenstellung beruht auf zwanzigjähriger Beobachtung in der Praxis, versucht psychologische Unterschiede aufzuzeigen und wird in vielen Fällen eine gute Hilfestellung sein. Sie erhebt aber keinen Anspruch auf Vollständigkeit, da man die Blütenkonzepte auch noch unter weiteren Aspekten vergleichen könnte.

1. So benutzen Sie die Referenztabelle auf Seite 328/29

Suchen Sie die beiden Blüten, die Sie vergleichen wollen, eine auf der senkrechten, die andere auf der waagrechten Linie. Im Schnittpunkt beider verlängerter Linien finden Sie die Zahl mit dem betreffenden Blütenvergleich, z. B. »1. Agrimony oder Centaury?«.

Formulieren Sie aus diesen Informationen je eine Frage, die Sie Ihrem Gesprächspartner stellen können, z. B.:

»Wenn Sie nachgeben, geben Sie dann nach um Streit zu vermeiden, um des lieben Friedens willen? Oder ist es vielmehr so, daß Sie gar nicht merken, daß Sie schon wieder nachgegeben haben, weil Sie einfach gutmütig sind und nicht nein sagen können?«

Beantwortet Ihr Gesprächspartner für die jetzige Situation beide Fragen mit einem Ja, so gehören beide Blüten in die aktuelle Mischung. Sie werden feststellen, daß dies nicht selten der Fall ist.

1. Agrimony oder Centaury? Beide neigen dazu nachzugeben.

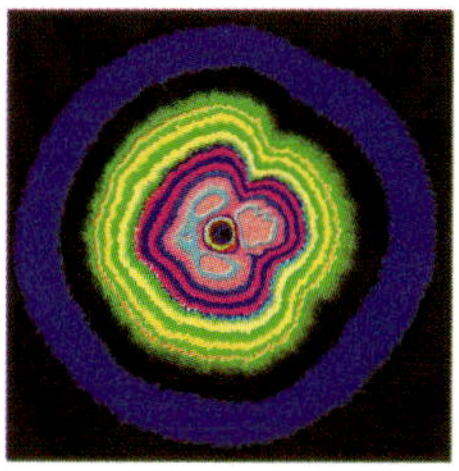

AGRIMONY:
Man würde gern anders handeln, gibt aber lieber nach, um Mißstimmungen zu vermeiden.

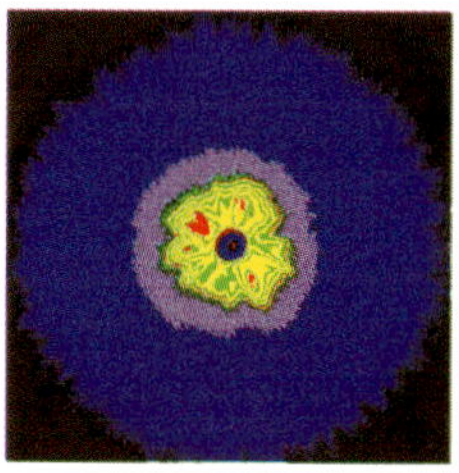

CENTAURY:
Man gibt nach, oft ohne es überhaupt als Nachgeben zu empfinden, weil man zu weich ist und nicht nein sagen kann.

2. Agrimony oder Cerato? Beide richten sich gern nach anerkannten Verhaltensregeln und tun das, was »in« ist.

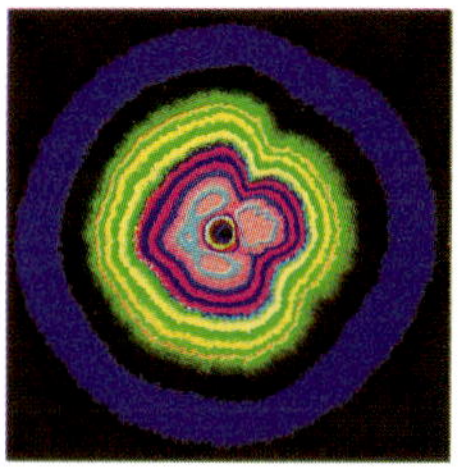

AGRIMONY:
Man benutzt dieses Verhalten als Maske, um seine wirklichen Gefühle dahinter zu verbergen.

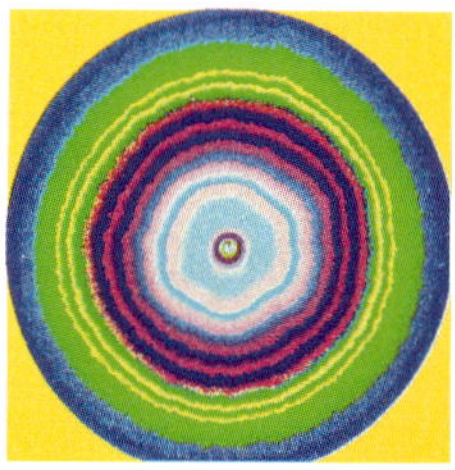

CERATO:
Die Verhaltensregel gibt Sicherheit, da man seiner eigenen Meinung nicht vertraut oder keine hat.

3. Agrimony oder Cherry Plum? Beide wollen ihre Gefühle nicht zeigen.

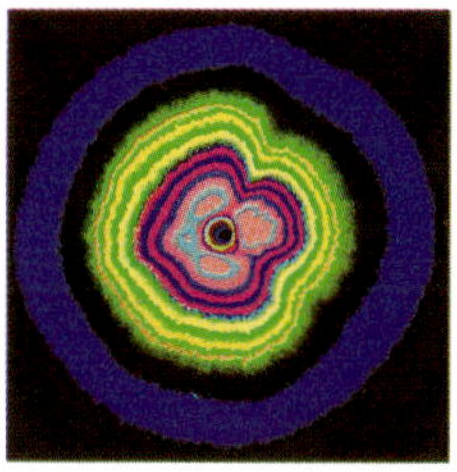

AGRIMONY:
Man möchte Streitigkeiten oder Mißstimmungen mit anderen Menschen vermeiden; wirkt nervös.

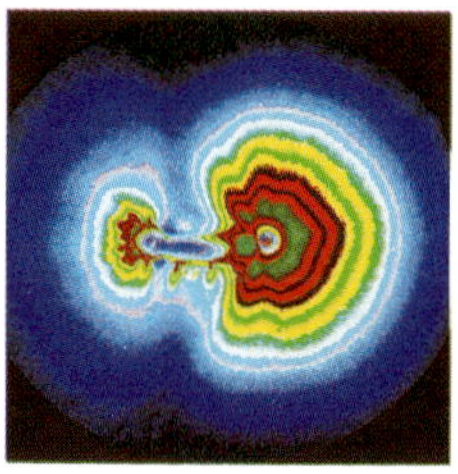

CHERRY PLUM:
Man hat Angst, die eigenen verdrängten Gefühle selbst anzuschauen, weil man fürchtet, sie könnten sich unkontrolliert entladen; wirkt gestaut.

4. Agrimony oder Heather? Beiden Zuständen liegt eine hohe seelische Bedürftigkeit zugrunde, die sich auch in starkem Redefluß äußern kann.

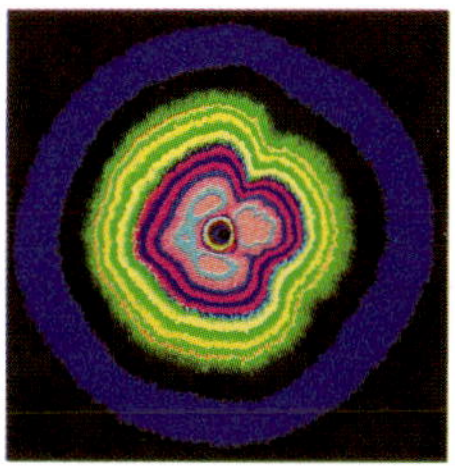

AGRIMONY:
Man will beschwichtigen, überspielen oder von etwas ablenken.

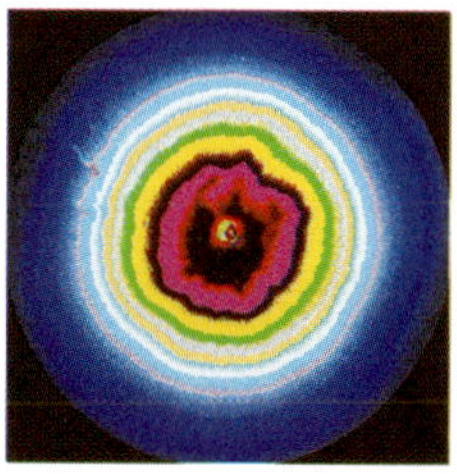

HEATHER:
Man sucht durch ständiges Reden über seine Probleme Zuwendung und Hilfe, die man aber nicht annehmen kann. Dem Gesprächspartner raubt es den Atem.

5. Agrimony oder Mimulus? Beide können sich schüchtern und zögerlich verhalten.

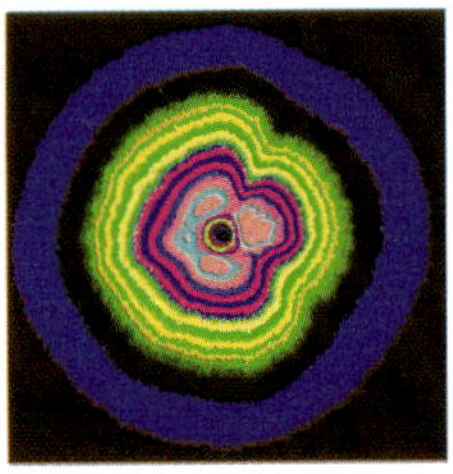

AGRIMONY:
Man möchte keine Konflikte oder Auseinandersetzungen heraufbeschwören.

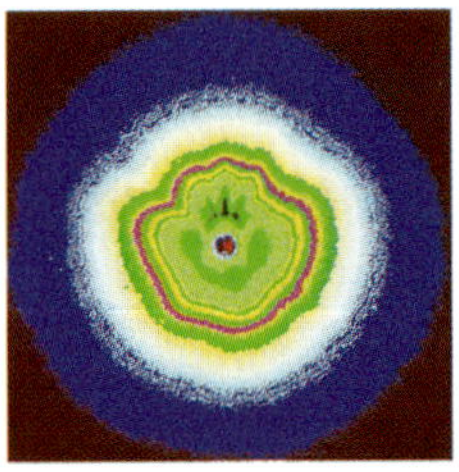

MIMULUS:
Aus angeborener Vorsicht und Empfindlichkeit handelt man erst, wenn es unbedingt sein muß.

6. Agrimony oder Star of Bethlehem? Beide zeigen kein echtes Gefühl.

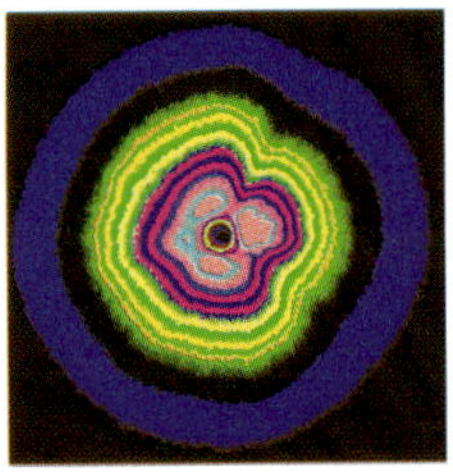

AGRIMONY:
Man will nicht.

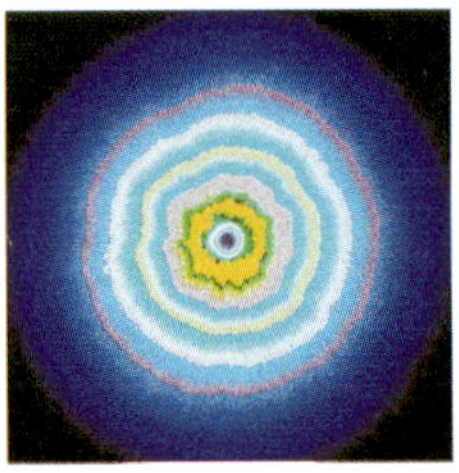

STAR OF BETHLEHEM:
Man kann nicht, weil man durch ein Erlebnis noch wie »unter Schock steht«.

7. Aspen oder Clematis? Beide können im Gespräch den Eindruck machen, nicht richtig zuzuhören oder mit etwas anderem beschäftigt zu sein.

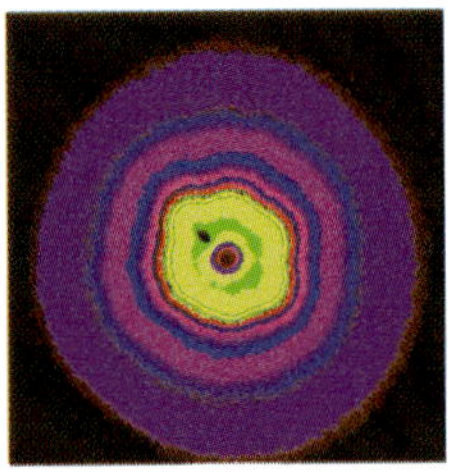

ASPEN:
Man hat innerlich alle Antennen ausgefahren, um vermeintliche Bedrohungen zu orten, von denen man nicht weiß, woher sie kommen, z. B. Strahlen, Geister etc.

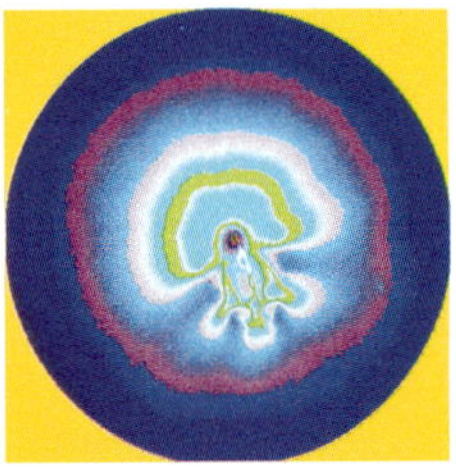

CLEMATIS:
Man ist geistig ausgestiegen, befindet sich offensichtlich in einer anderen Welt, z. B. an seinem Urlaubsort oder bei einem ungelösten Problem.

8. Aspen oder Mimulus? Beide haben Angst.

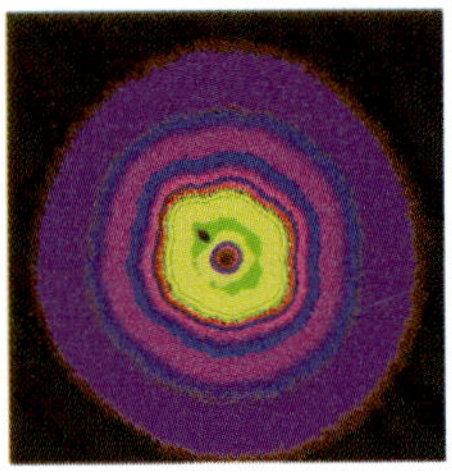

ASPEN:
Man kann nicht genau sagen, wovor man Angst hat. Es ist eher ein unheimliches Gefühl, das einen beschleicht oder in einem aufsteigt.

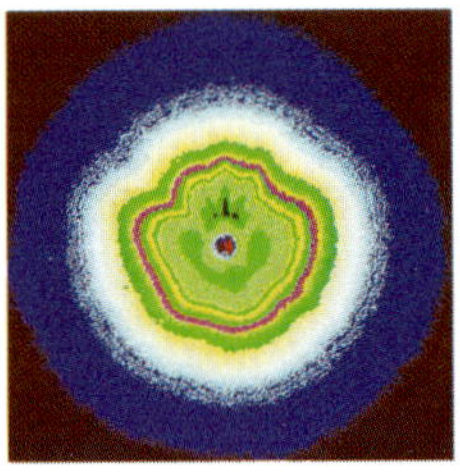

MIMULUS:
Man kann genau angeben, wovor man sich fürchtet, z. B. vor einem Hund, einem Zahnarztbesuch, einer Prüfung usw.

9. Aspen oder Red Chestnut? Beide können sich nicht gut abgrenzen.

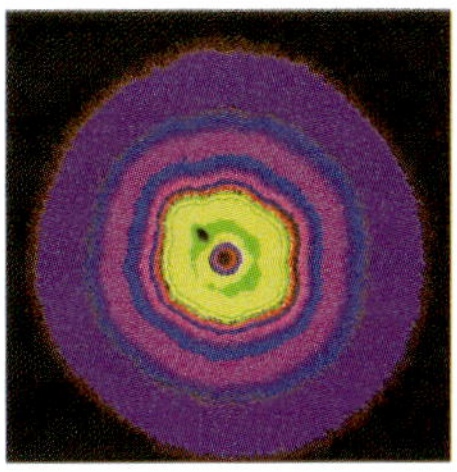

ASPEN:
Man ist zu offen gegenüber Einflüssen und Impulsen, die nicht hinterfragt werden, z. B. die streßgeladene Atmosphäre in Kaufhäusern.

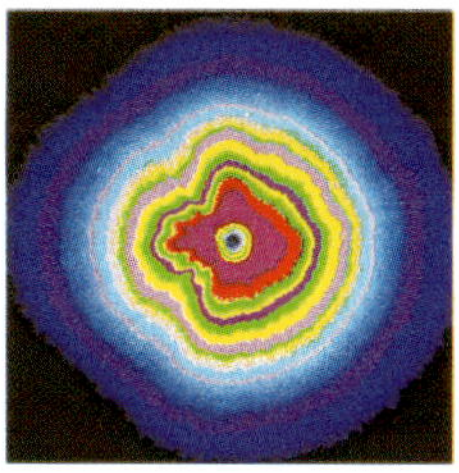

RED CHESTNUT:
Starke Projektionskraft. Man nimmt seine eigenen Bedürfnisse oder Gefühle über eine andere Person wahr, von der man sich seelisch noch nicht abgenabelt hat.

10. Aspen oder Rock Rose? Beide haben Angst.

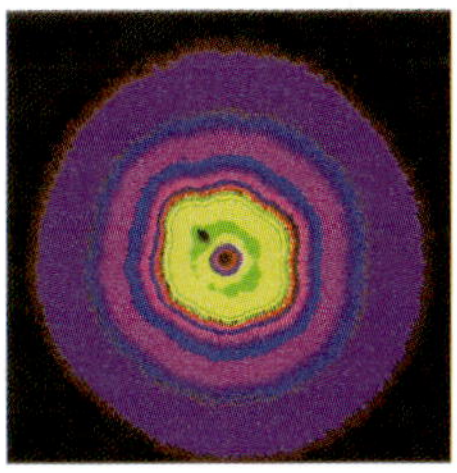

ASPEN:
Die Angst schleicht sich an, umgibt einen, z. B. wie in einem Gruselfilm.

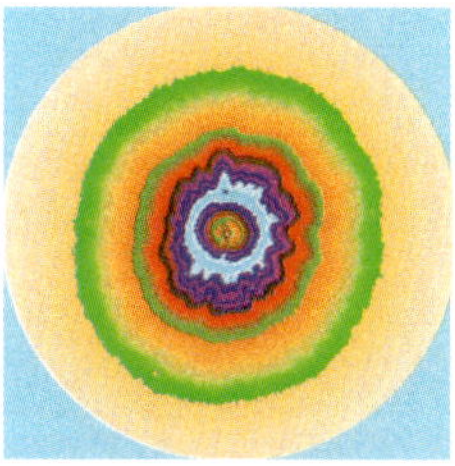

ROCK ROSE:
Die Angst ist akut und wird als lebensbedrohlich in jeder Zelle des Körpers erlebt, z. B. Panik während eines schweren Gewitters.

11. Beech oder Agrimony? Beide verdrängen eigene Bedürfnisse und Empfindungen.

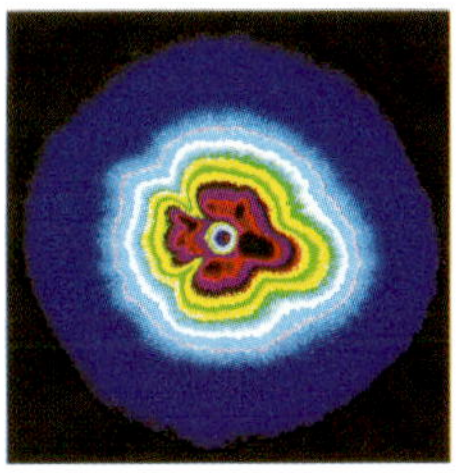

BEECH:
Man kritisiert Dinge, die man bei sich verdrängt hat, an anderen: Z. B. ein Geiziger beklagt sich über die Sparsamkeit des Partners.

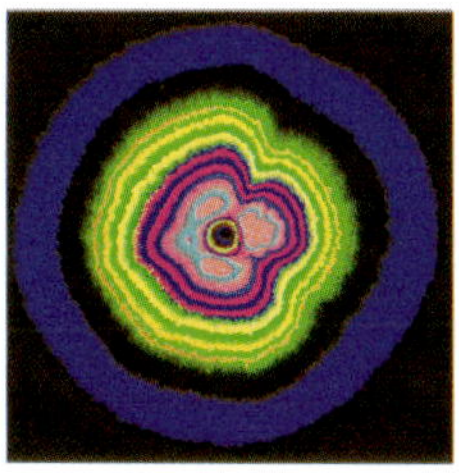

AGRIMONY:
Man lenkt sich und andere von dem Problem ab, indem man z. B. versucht, es ins Humoristische zu ziehen: »Wer den Pfennig nicht ehrt, ist des Talers nicht wert.«

12. Beech oder Centaury? Beide vertreten oft ihre eigene Meinung nicht.

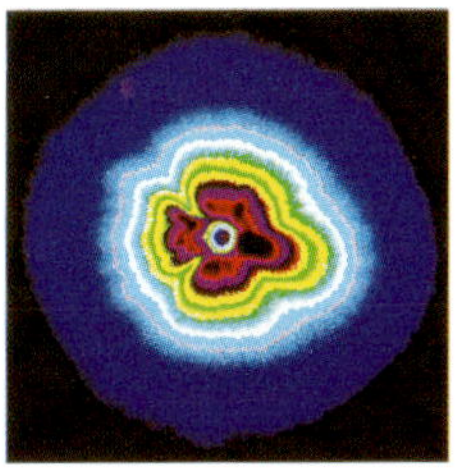

BEECH:
Man versucht seinen eigenen kritischen Gedanken durch übertriebene Toleranz gegenzusteuern. Man kritisiert gar nicht mehr, »alles ist gut« (introvertierter Beech-Zustand).

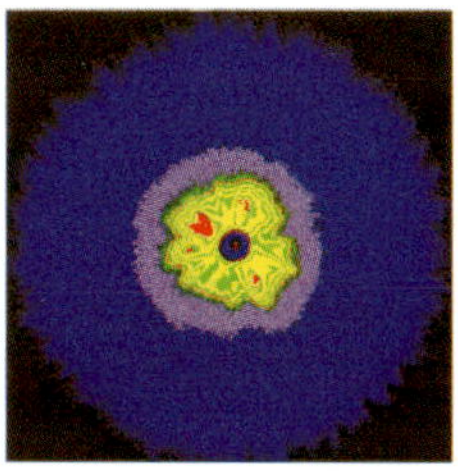

CENTAURY:
In Anwesenheit stärkerer Persönlichkeiten (z. B. Vine) wird die eigene Meinung überlagert, nicht mehr wahrgenommen und nicht mehr geäußert.

13. Beech oder Rock Water? Beide neigen zu idealen Vorstellungen davon, »wie etwas sein müßte«.

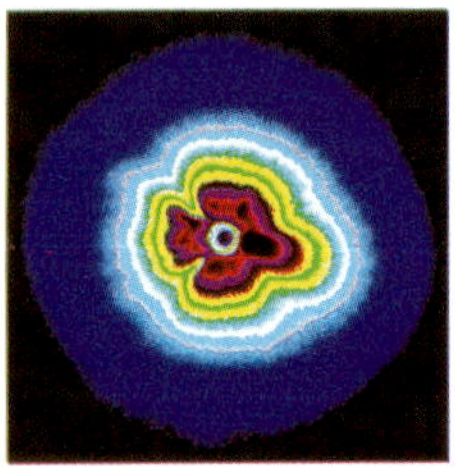

BEECH:
Kritisiert und beklagt die Mängel: »Der Lärm ruiniert das Nervensystem.«

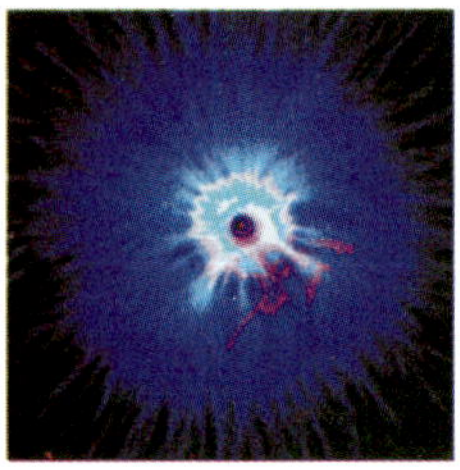

ROCK WATER:
Kritisiert nicht ungefragt, sondern zimmert sich ein eigenes ideales Weltbild und versucht es eisern in die Tat umzusetzen. Er unterzieht sich z. B. einem strengen Yoga-Programm zur Nervenstärkung, von dem er auch bei Zeitmangel nicht abweicht.

14. Beech oder Vervain? Beide haben zeitweilig Probleme mit der Toleranz.

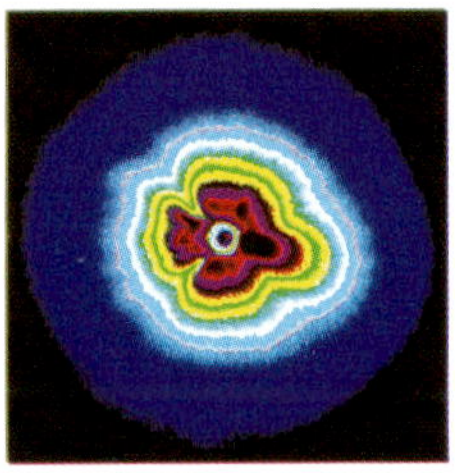

BEECH:
Man erträgt es nicht, Fehler wahrzunehmen. Die Kritik ist ein Abgrenzungsversuch.

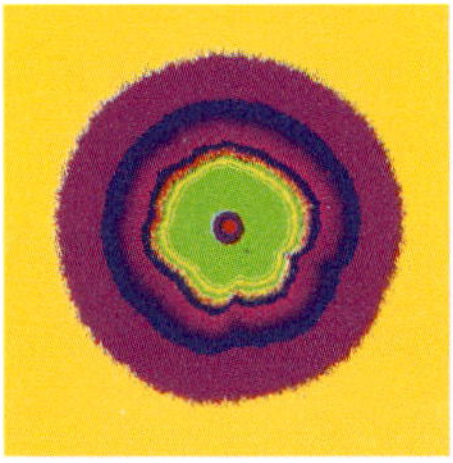

VERVAIN:
Man erträgt es nicht, wenn die eigenen gutgemeinten Ideen und Vorschläge bei anderen nicht ankommen, und versucht es dann mit noch größerer Intensität.
Diese Überzeugungsschlachten dienen auch dazu, sich immer wieder selbst der eigenen Auffassung zu versichern.

15. Beech oder Vine? Beide nehmen wenig Rücksicht auf die Gefühle ihrer Mitmenschen.

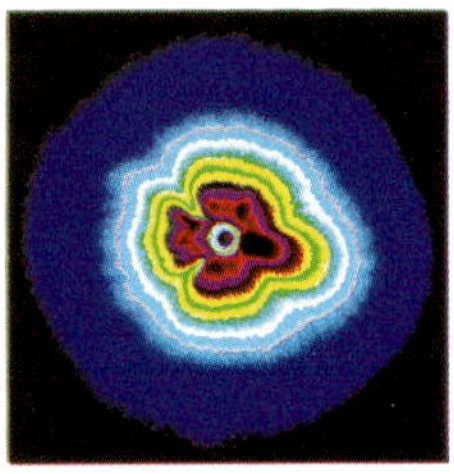

BEECH:
Eigene und fremde Gefühle werden oft als lästig erlebt, darum will man sich nicht in die Gefühlsumstände anderer Personen hineinversetzen, sondern urteilt oft rational.

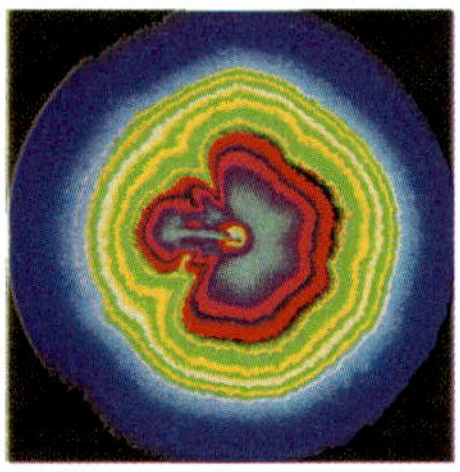

VINE:
Vor dem eigenen unbedingten Dominanzbedürfnis tritt das Mitgefühl für den anderen Menschen zurück. Nur die Erfüllung der eigenen Bedürfnisse, die eigene Existenz ist wichtig.

16. Centaury oder Cerato? Beide haben Schwierigkeiten mit der Selbstdefinition und Selbstbehauptung.

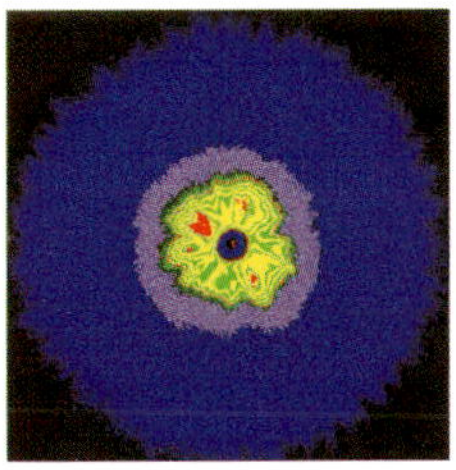

CENTAURY:
Um anerkannt zu werden und aus einer angeborenen Hilfsbereitschaft heraus, läßt man sich von anderen für deren Interessen einspannen und vernachlässigt den eigenen Lebensplan. »Man hat ein weiches Herz.«

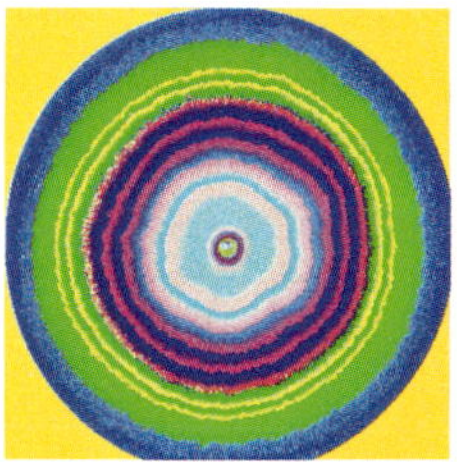

CERATO:
In der Kindheit wurde die intuitive Entwicklung unterdrückt und verkümmerte. Man zweifelt deshalb eigene intuitive Impulse grundsätzlich an und sucht statt dessen die Orientierung im Außen. Man läßt sich leicht verunsichern, wirkt auf andere unter Umständen wie ein unmündiges Kind.

Beide Zustände treten häufig auch kombiniert auf.

17. Centaury oder Clematis? Beide können im Gespräch schwer faßbar sein.

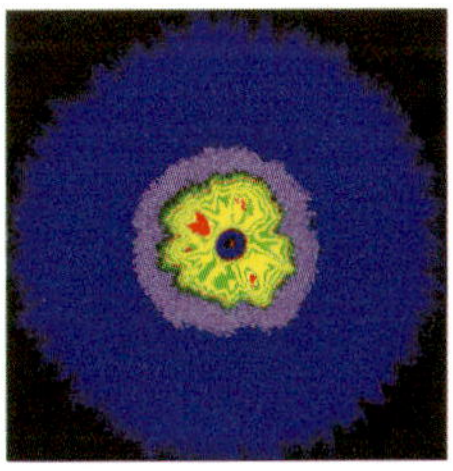

CENTAURY:
Weil der Wille schwach entwickelt ist und keine klaren Bedürfnisse artikuliert werden.

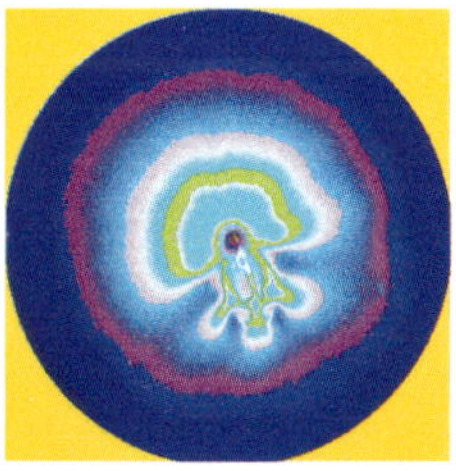

CLEMATIS:
Weil sich das Gegenüber durch Flucht in eine andere gedankliche Welt der unliebsamen Auseinandersetzung mit den realen Tatsachen entzieht.

18. Centaury oder Gentian? Beide können schnell aufgeben.

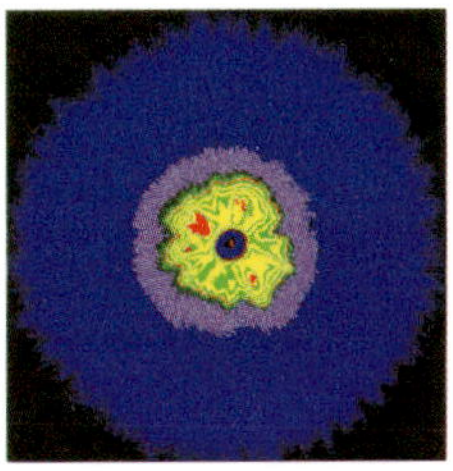

CENTAURY:
Weil der eigene Wille zum Durchhalten nicht stark genug ist.

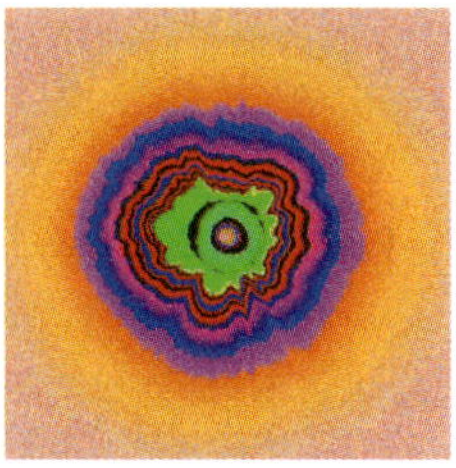

GENTIAN:
Weil man aus mangelndem Grundvertrauen bei kleinsten Rückschlägen entmutigt ist und an der Richtigkeit seiner Entscheidung zweifelt.

19. Centaury oder Larch? Beide können zu bescheiden und zu nachgiebig reagieren.

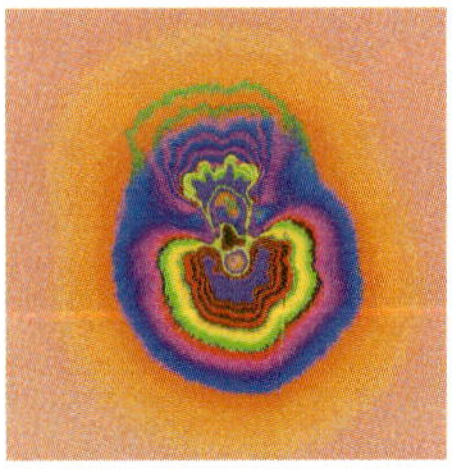

LARCH:
Weil es an Selbstvertrauen fehlt.

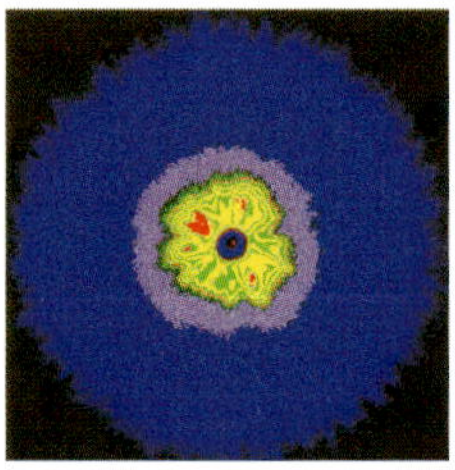

CENTAURY:
Weil es an Selbstbestimmung fehlt.

20. Centaury oder Olive? Beide können über Schwäche oder Entkräftung klagen.

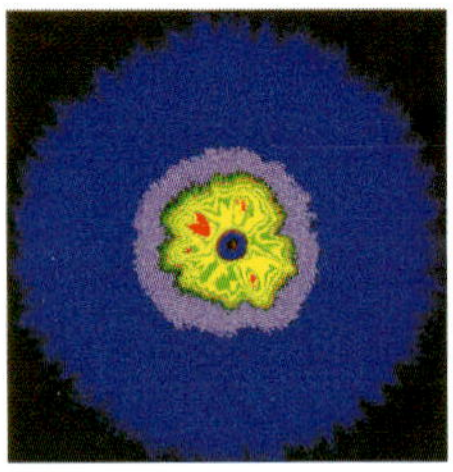

CENTAURY:
In dem Wunsch, anderen zu helfen, werden die eigenen Kräfte, oft unbewußt, überstrapaziert.

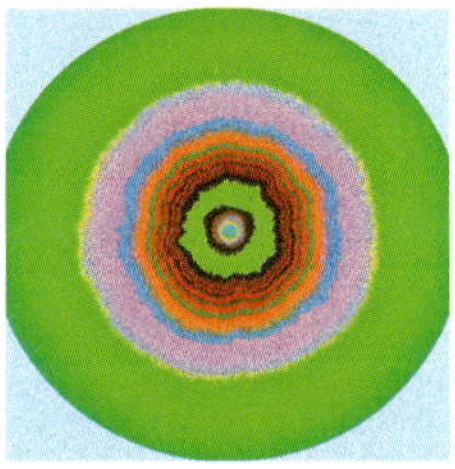

OLIVE:
Nach körperlicher und / oder seelischer Dauerbelastung sind »die Batterien« leer. Man scheut und fürchtet jeden weiteren Kraftaufwand.

21. Centaury oder Walnut? Beide zeigen Probleme bei der Selbstverwirklichung.

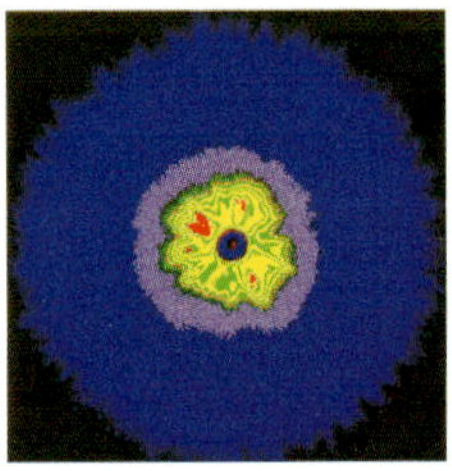

CENTAURY:
Man kann nicht nein sagen und läßt sich fremdbestimmen; muß den eigenen Willen stärker entwickeln.

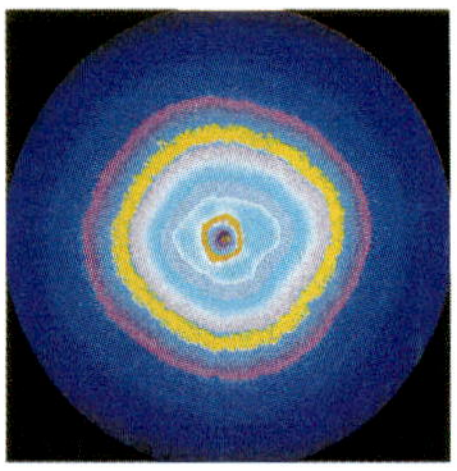

WALNUT:
Man läßt sich in Neuorientierungsphasen in innerlich bereits getroffenen Entscheidungen durch Beeinflussung von dritter Seite wieder verunsichern; muß lernen, sich selbst treu zu bleiben.

22. Cerato oder Larch? Beide können zögern, Dinge in Angriff zu nehmen.

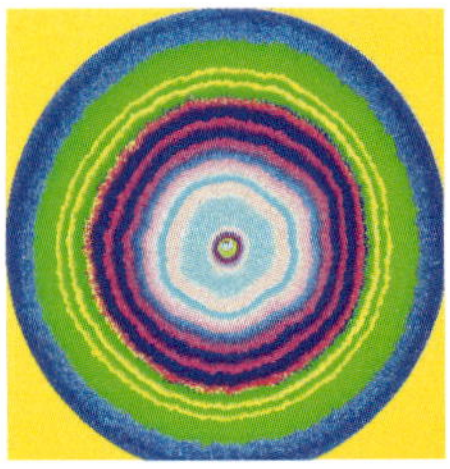

CERATO:
Weil man kein Vertrauen in die eigene Entscheidung hat und fürchtet, einen Fehler zu machen.

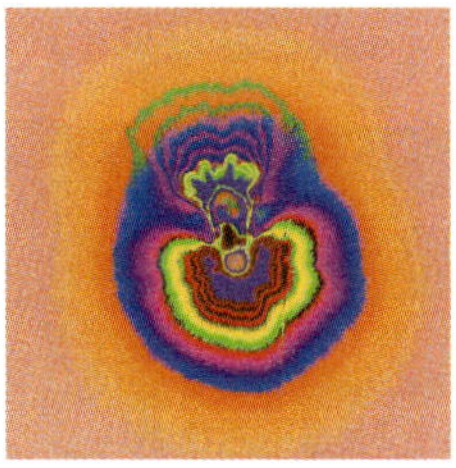

LARCH:
Weil man fürchtet, der Aufgabe nicht gewachsen zu sein.

23. Cerato oder Scleranthus? Beide fallen in Entscheidungsfragen immer wieder um.

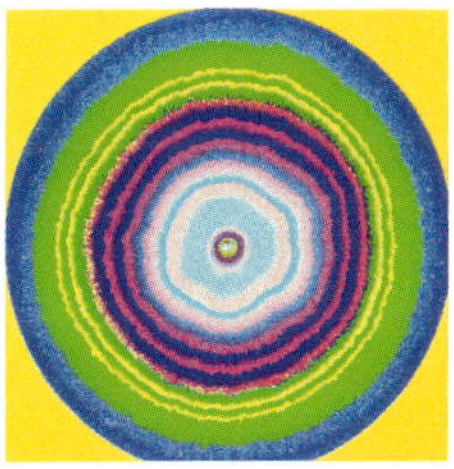

CERATO:
Weil man immer noch weitere Ratschläge von Außenstehenden einholt, die sich naturgemäß auch widersprechen.

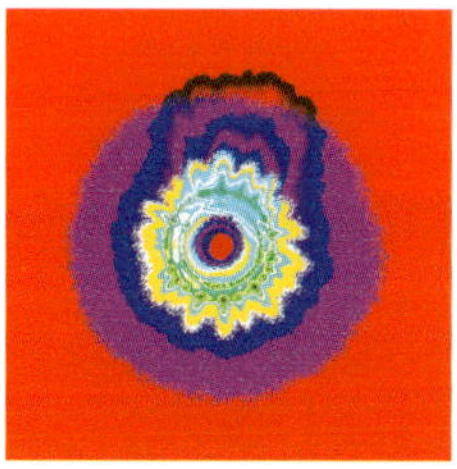

SCLERANTHUS:
Weil man geistig immer wieder zwischen zwei Alternativen hin und her schwankt. Man versucht, sich im Alleingang zu einer Alternative durchzuringen, fragt andere nicht um Rat.

24. Cerato oder Wild Oat? Beide haben Probleme mit der inneren Orientierung.

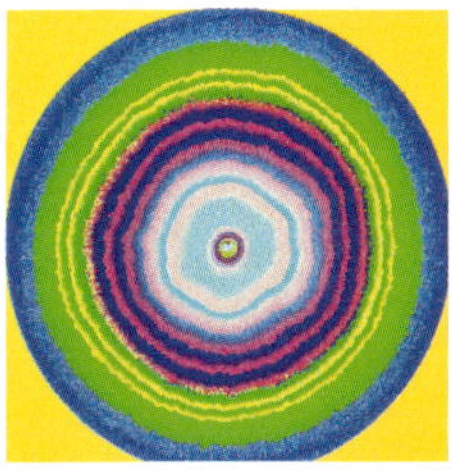

CERATO:
Man zweifelt an seiner inneren Stimme, verwirft seine intuitive Eingebung immer wieder.

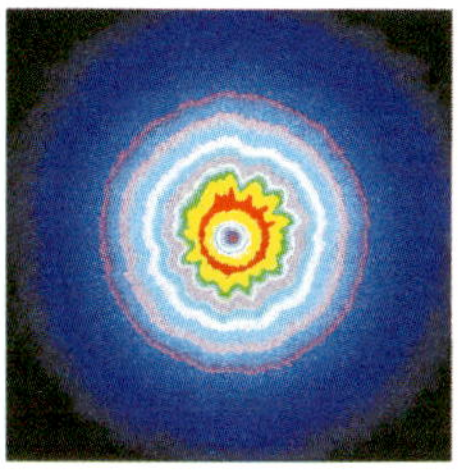

WILD OAT:
Man will das Besondere, kann es aber nicht klar definieren; probiert darum vieles aus, ohne echte Befriedigung.

25. Cherry Plum oder Aspen? Beide können in extremen Stadien den Eindruck erwecken, unter einer zwanghaften Beeinflussung zu stehen.

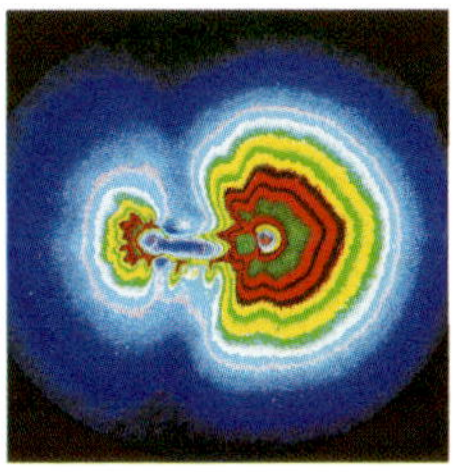

CHERRY PLUM:
Man versucht aktiv, das Gefühlschaos zu beherrschen.

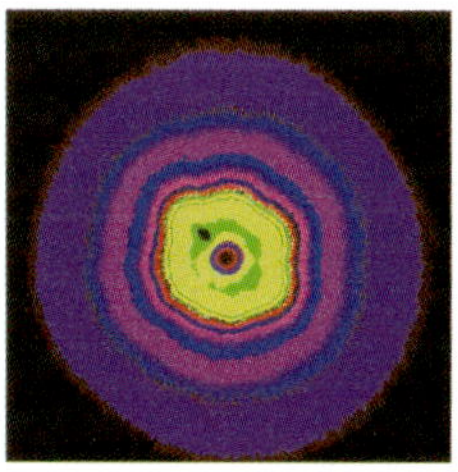

ASPEN:
Man kann die vermeintliche Bedrohung nicht greifen, leidet passiv.

26. Cherry Plum oder Holly? Beide können unter starkem Gefühlsdruck stehen.

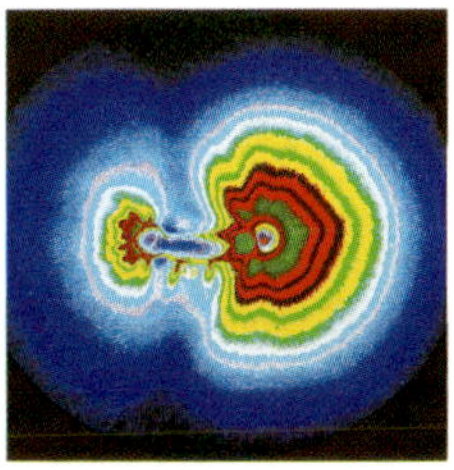

CHERRY PLUM:
Man wirkt oft unnatürlich ruhig oder zwanghaft um Beherrschung bemüht. Entgleist zu spät, oft aus nichtigem Anlaß.

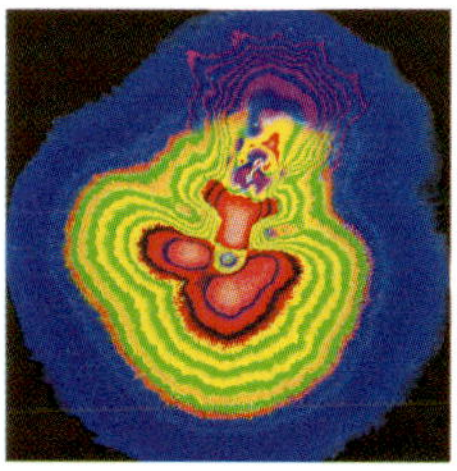

HOLLY:
Man äußert seine Mißgefühle schnell, läßt aggressiv Dampf ab, in Form von Wut, Ärger oder Jähzorn. Oder man zieht sich mißtrauisch zurück, verhält sich barsch oder ablehnend.

27. Cherry Plum oder Impatiens? Beide erwecken den Eindruck, unter Druck zu stehen.

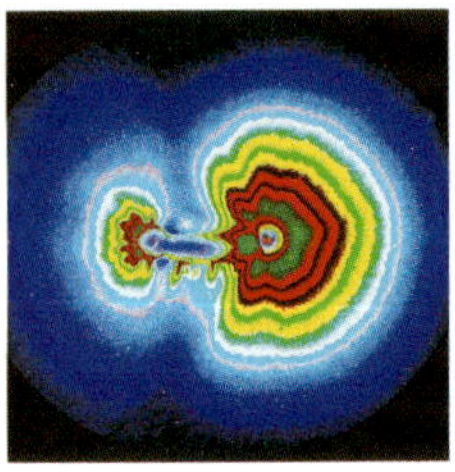

CHERRY PLUM:
Man ringt um Selbstbeherrschung, unterdrückt den Gefühlsausdruck: »Es tickt eine Zeitbombe«.

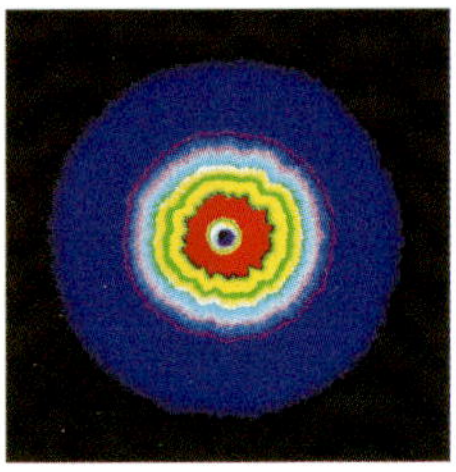

IMPATIENS:
Man steht, teils konstitutionsbedingt, unter Zeitdruck, wirkt gehetzt, wie ein »Sprinter am Start«.

Beide sind in den Notfalltropfen enthalten.

28. Cherry Plum oder Sweet Chestnut? Beide treten oft extrem auf, manchmal kurz hintereinander.

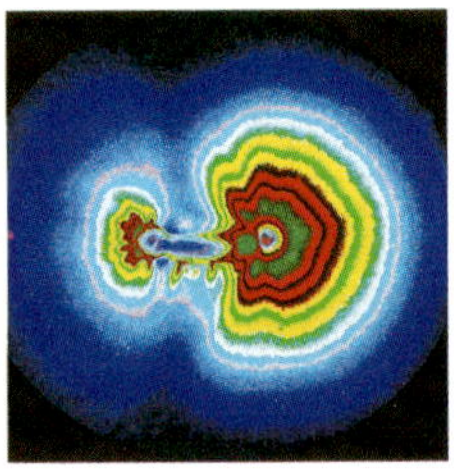

CHERRY PLUM:
Man hat Angst, von seinen eigenen Gefühlen überrollt zu werden.

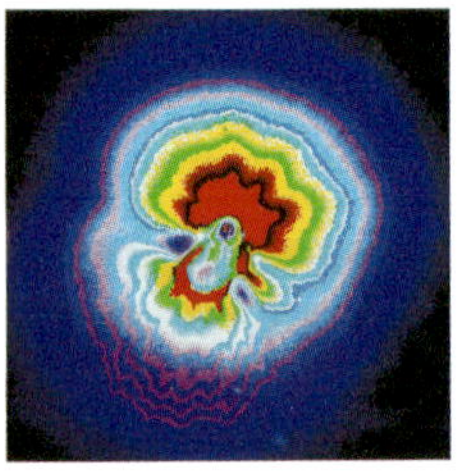

SWEET CHESTNUT:
Man erkennt die Ausweglosigkeit einer Situation, verzweifelt, befürchtet das Schlimmste und glaubt daran zu zerbrechen.

29. Chestnut Bud oder Cerato? Beide wirken in den Augen der Mitmenschen oft naiv oder dumm.

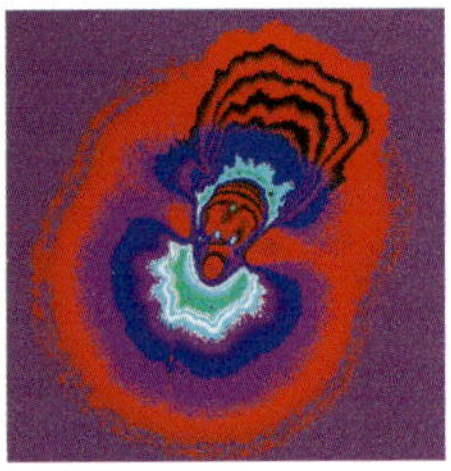

CHESTNUT BUD:
Man macht immer wieder die gleichen Fehler, weil man die Erfahrung nicht gründlich genug verarbeiten kann. Oft erziehungs- oder konstitutionsbedingte Lernschwäche.

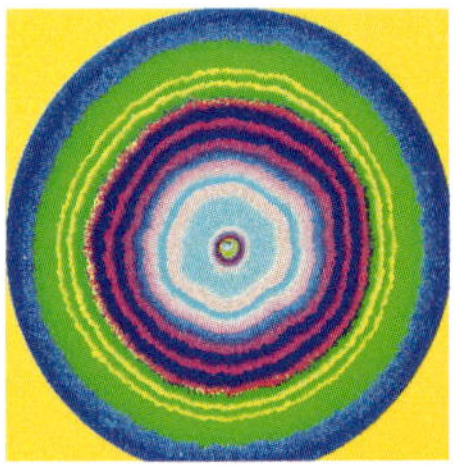

CERATO:
Man stellt immer wieder die gleichen Fragen an verschiedene Leute und glaubt – erfolglos –, Probleme allein auf der Verstandesebene lösen zu müssen.

30. Chestnut Bud oder Clematis? Beide klagen häufig über Konzentrationsstörungen.

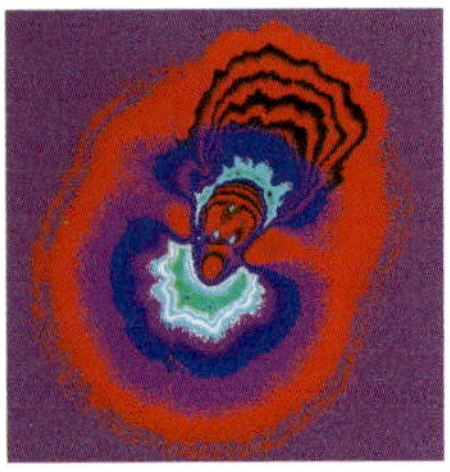

CHESTNUT BUD:
Weil die Gedanken vorauseilen, gelingt es nicht, sich voll auf das jetzt zu lösende Problem zu konzentrieren.

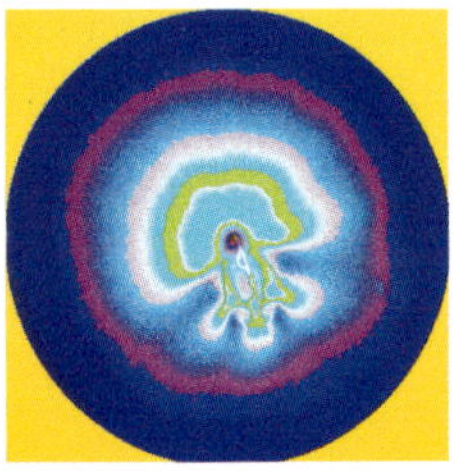

CLEMATIS:
Ein großer Teil des Aufmerksamkeitspotentials ist auf einer anderen Ebene gebunden. Es steht zuwenig Energie für die Gegenwartsbewältigung zur Verfügung.

31. Chestnut Bud oder Gentian? Beide zeigen immer wieder Stockungen in ihrer Aktivitätsentfaltung.

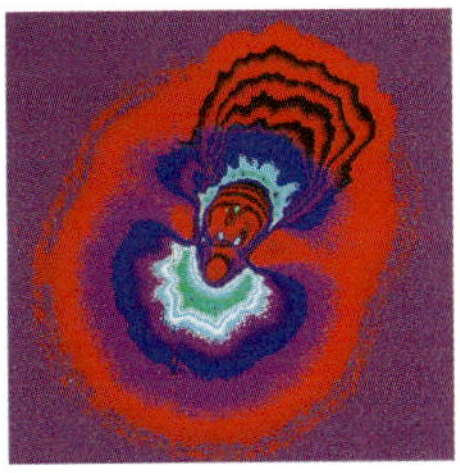

CHESTNUT BUD:
Man verfällt an gleicher Stelle immer wieder in dieselbe automatische Reaktion, z. B. bei Auseinandersetzungen um das Geld entsteht plötzlich eine Leere im Kopf.

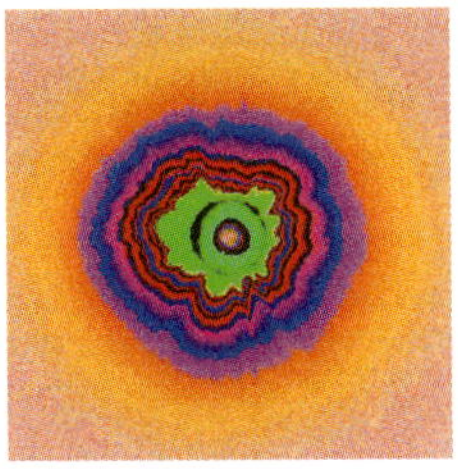

GENTIAN:
Man läßt sich von unerwarteten Schwierigkeiten oder gefühlsmäßigen Enttäuschungen so niederdrücken, daß man dazu neigt aufzugeben und sich seelisch wieder aufrappeln muß, bevor man weitermachen kann.

32. Chestnut Bud oder Impatiens? Beide klagen häufig über innere Getriebenheit.

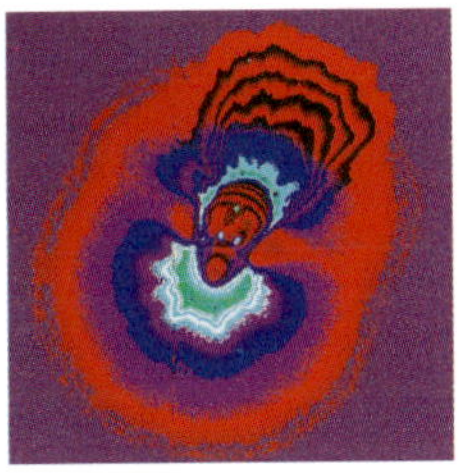

CHESTNUT BUD:
Man neigt dazu, den zweiten vor dem ersten Schritt zu tun, und stolpert dabei geistig über seine eigenen Füße.

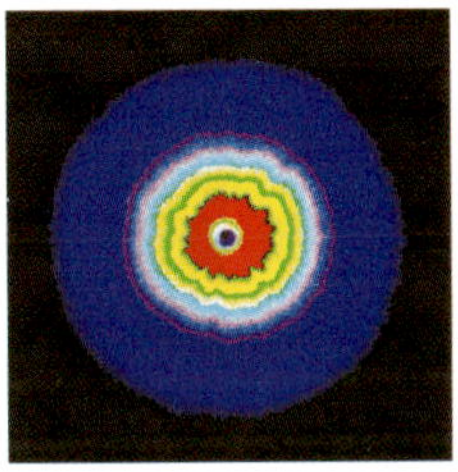

IMPATIENS:
Man rast durch sein Leben, weil man auf keinen Fall Zeit verlieren möchte.

33. Chestnut Bud oder Scleranthus? Beide zeichnen sich durch wechselnde Verhaltensrichtungen aus.

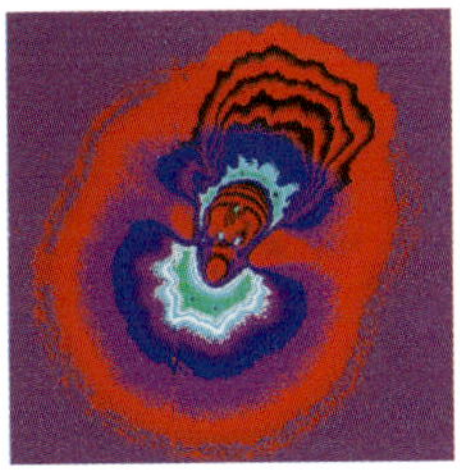

CHESTNUT BUD:
Zeigt ein Stop and Go zwischen Lernschritten und Stagnationsphasen.

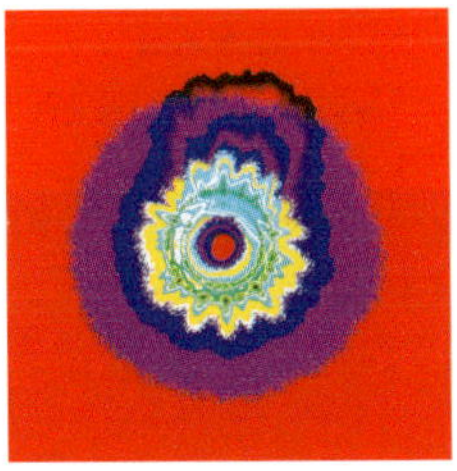

SCLERANTHUS:
Zeigt ein Auf und Ab oder Hin- und Hergerissensein zwischen zwei oft gegenläufigen Reaktionsmustern, z. B. himmelhoch jauchzend – zu Tode betrübt.

34. Chestnut Bud oder Wild Oat? Beide klagen darüber, im Leben nicht wirklich vorwärtszukommen.

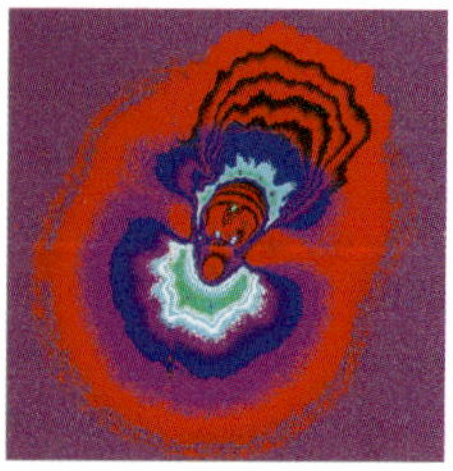

CHESTNUT BUD:
Weil man Erfahrungen nicht tief genug verarbeiten kann und oft wiederholen muß.

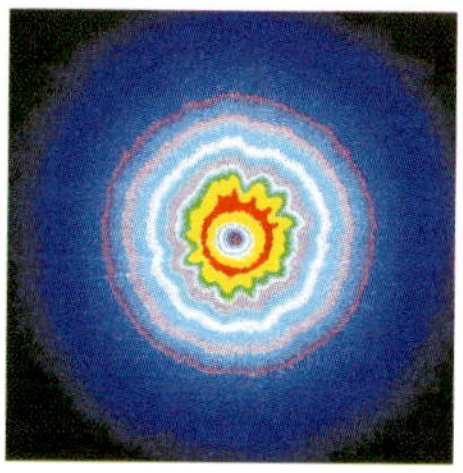

WILD OAT:
Weil man trotz mehrerer vielversprechender Ansätze bisher nicht herausfinden konnte, wo die eigentliche Berufung liegt, und seine Kräfte auf Nebenschauplätzen vergeudet.

35. Chestnut Bud oder Wild Rose? Diese Alternative ist zu erwägen, wenn die Einnahme von Chestnut Bud bisher nicht den gewünschten Erfolg gebracht hat.

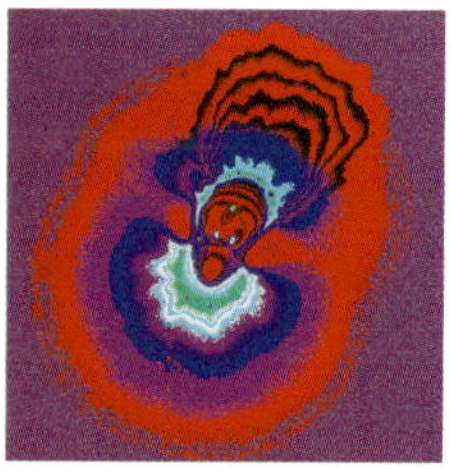

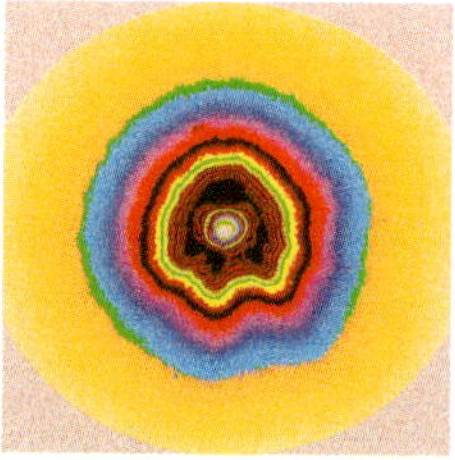

Wild Rose könnte einen möglicherweise der Lernschwäche zugrundeliegenden mangelnden Lebenswillen wieder anfachen. Mehrere Wochen lang einnehmen.

36. Chicory oder Red Chestnut? Beide kümmern sich viel um andere bzw. nehmen sehr viel Anteil am Schicksal anderer Menschen.

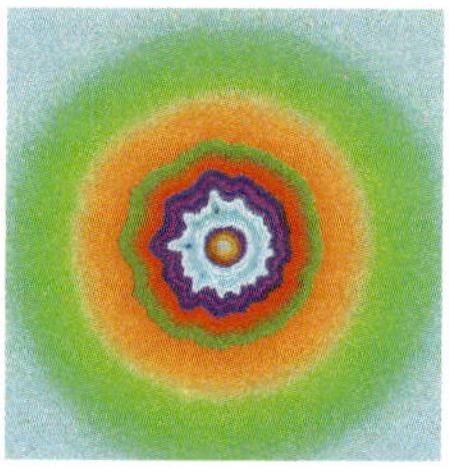

CHICORY:
Man will sich unentbehrlich machen, oft aufgrund uneingestandener Verlustängste. Man gibt, um zu bekommen; greift unter Umständen zu stark in den Lebensplan der anderen Menschen ein.

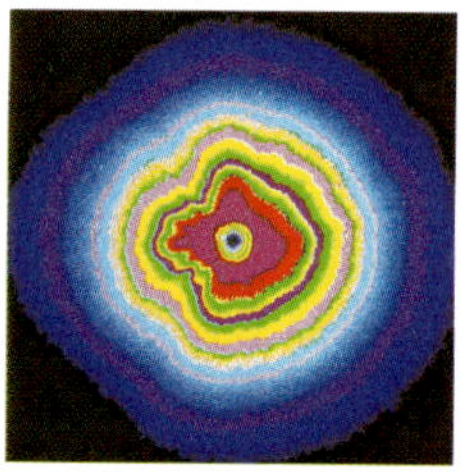

RED CHESTNUT:
Man neigt zur Verschmelzung mit einer anderen Person, fühlt deren Bedürfnisse unter Umständen stärker als die eigenen bzw. projiziert seine eigenen Ängste und Bedürfnisse auf die andere Person.

37. Chicory oder Vervain? Beide glauben zu wissen, was für einen anderen Menschen gut bzw. verbesserungswürdig ist, und wollen ihn in diesem Sinne überzeugen.

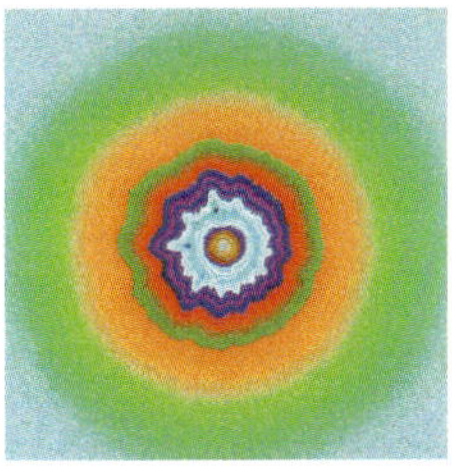

CHICORY:
Man verbindet damit die oft unbewußte Absicht, dafür in irgendeiner Form belohnt zu werden.

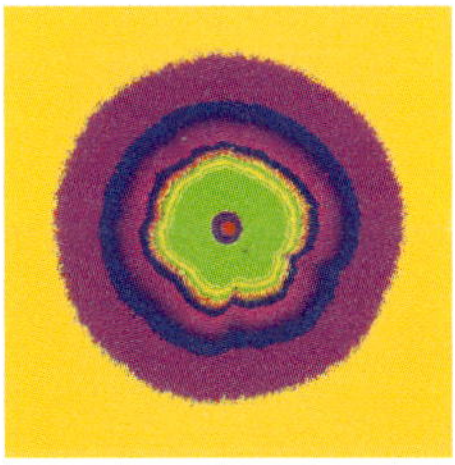

VERVAIN:
Man fühlt sich als Missionar, kämpft für seine gute Sache. Die persönliche Anerkennung spielt eine untergeordnete Rolle.

38. Chicory oder Vine? Beide wollen andere Menschen in ihrem Sinne beeinflussen oder zu einer Handlung veranlassen.

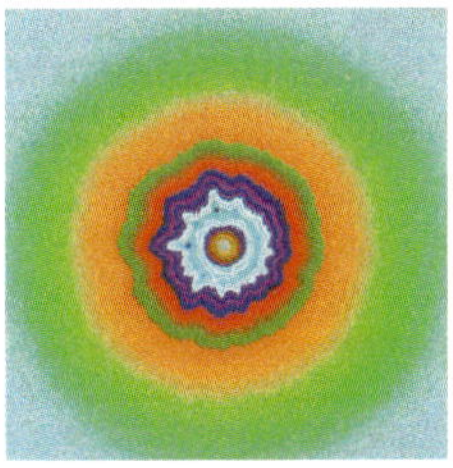

CHICORY:
Man setzt den anderen »diplomatisch« unter Zugzwang, macht ihm z. B. ein größeres Geschenk, um im nachhinein einen Gefallen zu erbitten.

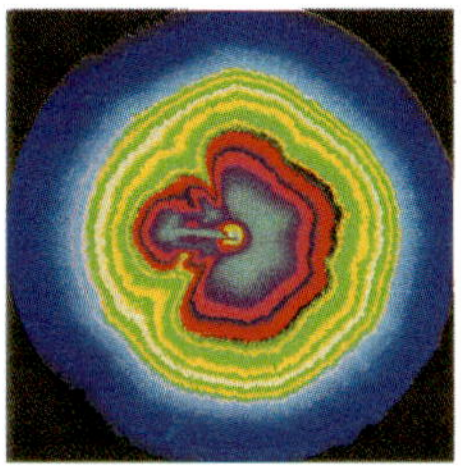

VINE:
Man äußert seine Wünsche direkt und erwartet, daß sie erfüllt werden.

39. Chicory oder Willow? Beide neigen zeitweise dazu, sich benachteiligt oder betrogen zu fühlen.

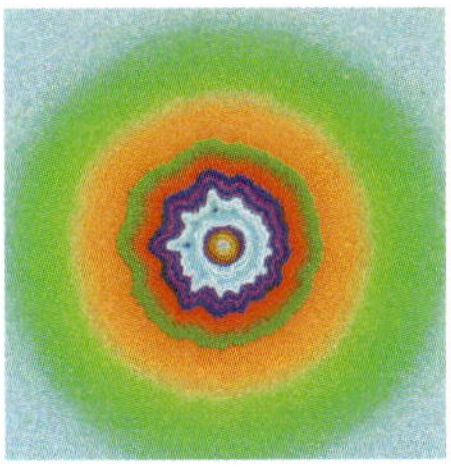

CHICORY:
Weil man für seine (oft in dem Ausmaß nicht erwünschten) Hilfeleistungen nicht die gebührende Anerkennung bekommen hat: »Die Rechnung ist nicht aufgegangen.«

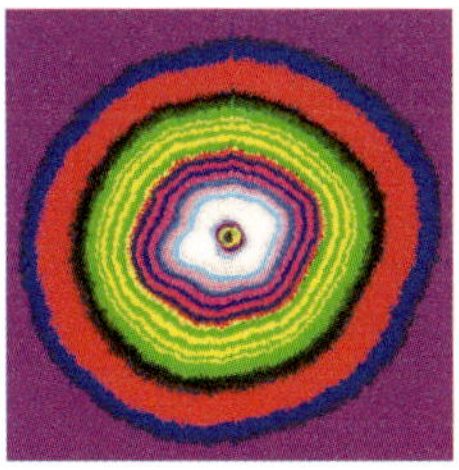

WILLOW:
Weil man vom Schicksal nur Gutes erwartet und enttäuscht ist, wenn es anders kommt. Man ist nicht bereit oder fähig, seinen Eigenanteil an dem Geschehen zu sehen. Die Selbstverantwortung muß entwickelt werden.

40. Clematis oder Honeysuckle? Beide aktivieren zuwenig Energie zur Bewältigung ihrer gegenwärtigen Probleme.

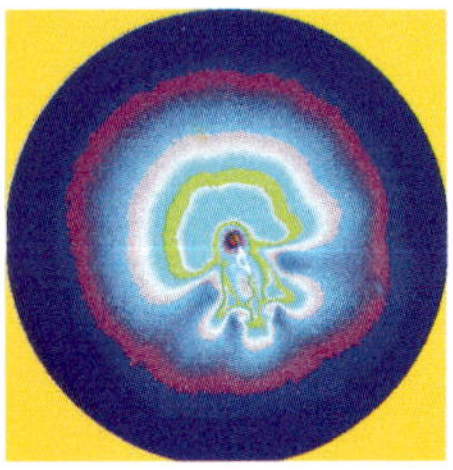

CLEMATIS:
Man flüchtet aus der realen Situation in eine spekulative Zukunftsvision oder selbsterschaffene Traumwelt. Stimmungslage: abwesend, uninteressiert.

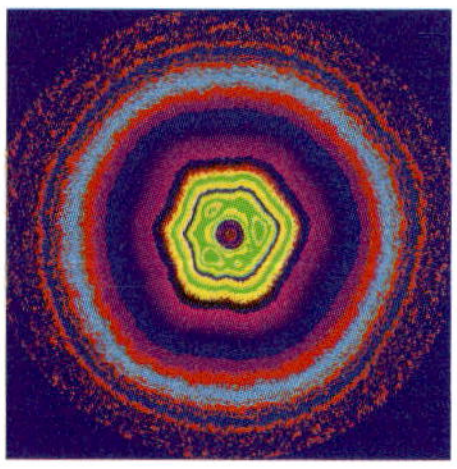

HONEYSUCKLE:
Man mißt die unbefriedigende gegenwärtige Situation an vergangenen glücklichen Tagen und hält sich daran fest. Stimmungslage: wehmütig.

41. Clematis oder Mustard? Beide wirken zeitweise nicht ansprechbar.

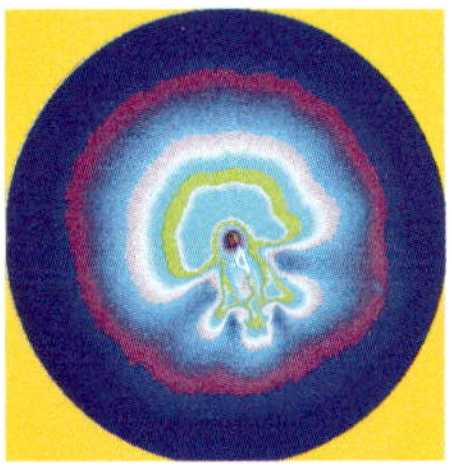

CLEMATIS:
Man ist in seiner eigenen Welt und möchte dort nicht gestört werden.

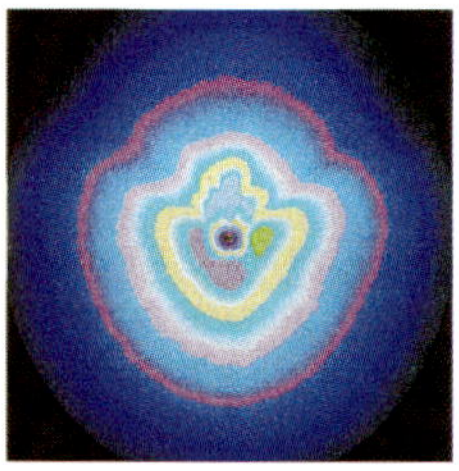

MUSTARD:
Man ist in ein Schwermutsloch versunken und dort nicht mehr erreichbar.

42. Clematis oder Star of Bethlehem? Beide wirken zeitweise geistig abwesend.

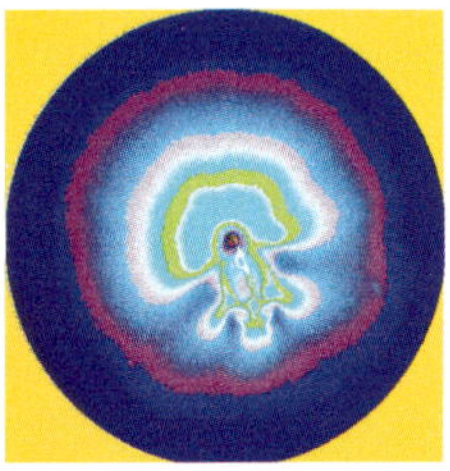

CLEMATIS:
Man verweilt »aktiv« auf einer anderen Wahrnehmungsebene, z. B. in einem Tagtraum.

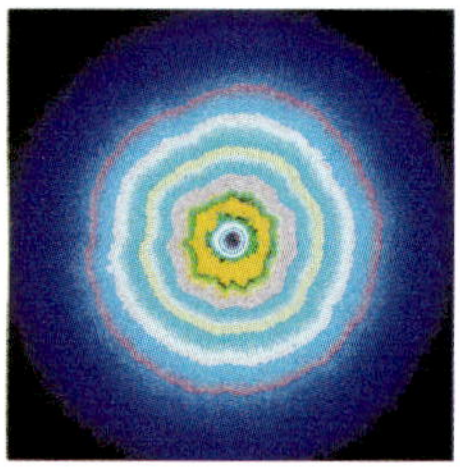

STAR OF BETHLEHEM:
Man ist durch eine seelische Erschütterung innerlich noch wie betäubt, kann nicht reagieren.

43. Clematis oder Wild Rose? Beide scheinen wenig Interesse an einer aktiven Veränderung ihrer jetzigen Lebenssituation zu haben.

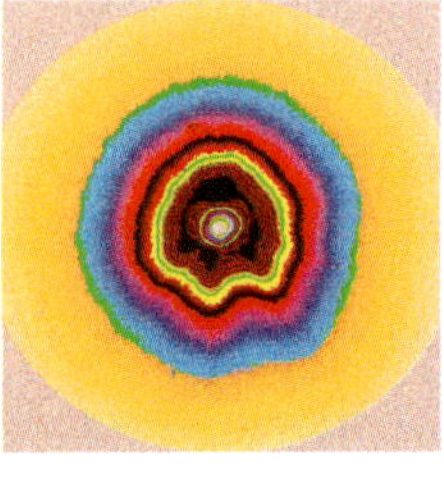

WILD ROSE:
Aufgrund schwachen Lebenswillens. Man läßt vieles einfach geschehen.

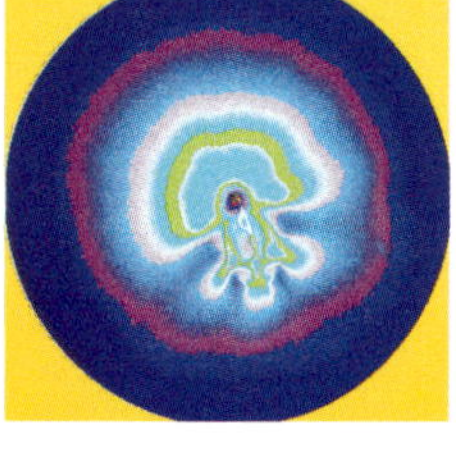

CLEMATIS:
Aufgrund schwachen Realitätsbewußtseins. Man spekuliert lieber über das, was sein könnte, als sich dem zu stellen, was ist.

44. Crab Apple oder Pine? Beide Zustände treffen sich häufig in dem Gefühl einer selbstverschuldeten körperlichen oder seelischen »Verunreinigung«.

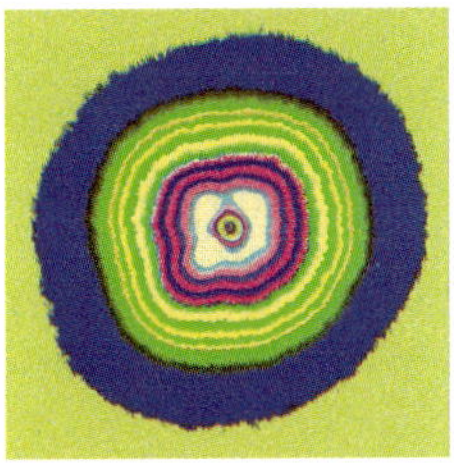

CRAB APPLE:
Man fühlt sich verunreinigt und möchte »den Schmutz« so schnell wie möglich wieder loswerden.

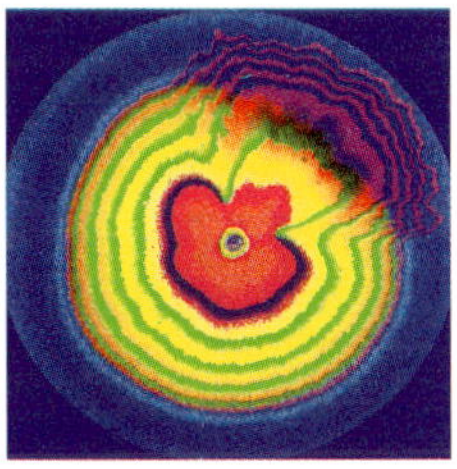

PINE:
Man wirft sich diese moralische Entgleisung vor, belastet und entwertet sich.

Die Kombination beider Blüten ist oft hilfreich.

45. Crab Apple oder Rock Water? Beide ähneln sich in ihrem oft zwanghaften Verhältnis zur eigenen Körperlichkeit.

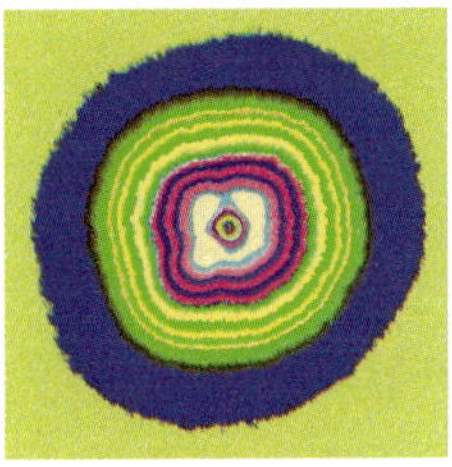

CRAB APPLE:
Man ekelt sich vor seinem eigenen Körper, z. B. seinem eigenen Schweiß, duscht mehrfach am Tag.

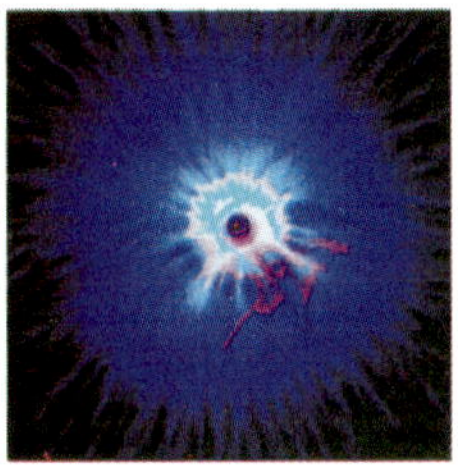

ROCK WATER:
Man will »störende Triebe« durch Selbstdisziplin »meistern«.

46. Elm oder Gentian? Beide können mutlos, deprimiert erscheinen, aufgeben wollen.

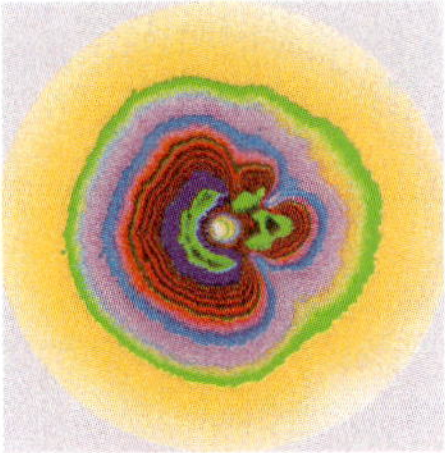

ELM:
In einer vorübergehenden Leistungskrise, hervorgerufen durch andauernde Selbstüberforderung, hat man sich kräftemäßig übernommen.

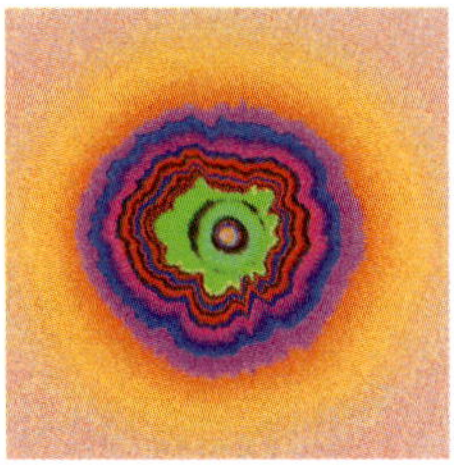

GENTIAN:
Ein unerwarteter Widerstand oder eine Enttäuschung rufen zu schnell das Gefühl der Entmutigung hervor. Man fühlt sich in seiner latenten negativen Erwartungshaltung bestätigt.

47. Elm oder Hornbeam? Beide glauben, daß sie eine vor ihnen liegende Aufgabe nicht bewältigen können.

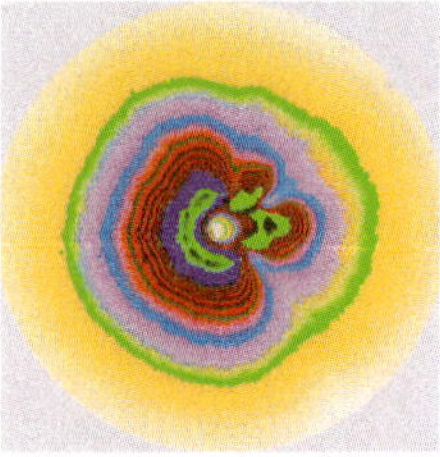

ELM:
Vorübergehender Zustand. Man glaubt, der Verantwortung nicht gewachsen zu sein. Oft ist die gleiche Aufgabe früher mehrfach mit Erfolg gemeistert worden, z. B. eine Projektpräsentation. Hier wird die Aufgabe überbewertet.

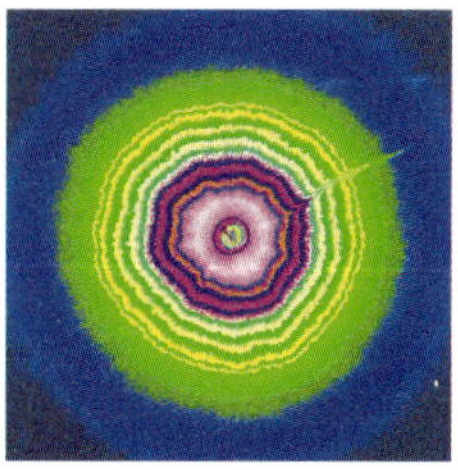

HORNBEAM:
Man glaubt besonders morgens, man hätte zuwenig Spannkraft, die vor einem liegenden Alltagspflichten – oft Routinetätigkeiten – zu bewältigen. Abends stellt sich heraus, daß man fast alles gut geschafft hat. Aber am nächsten Morgen ist das alte Gefühl wieder da. Hier wird die Aufgabe unterbewertet, ist lästige Pflicht.

48. Elm oder Larch? Beide fürchten zu versagen.

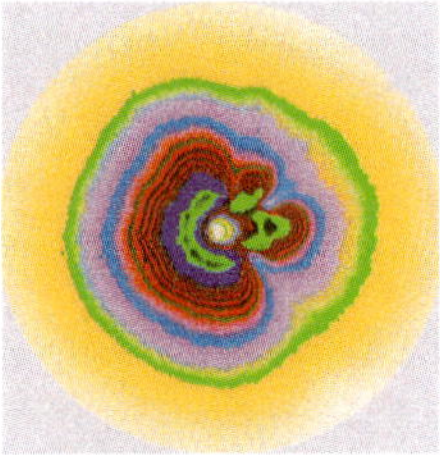

ELM:
In einer vorübergehenden Situation und wider besseres Wissen. Man hat ähnliche Aufgaben schon mit Erfolg gemeistert.

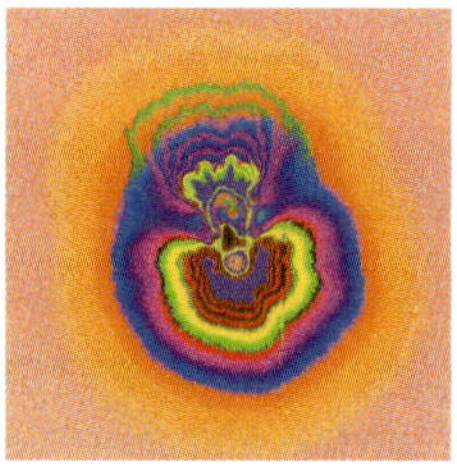

LARCH:
Man glaubt grundsätzlich, daß man weniger fähig ist als andere. Echte Minderwertigkeitskomplexe durch ständigen Vergleich mit »Erfolgreichen«.

49. Elm oder Olive? Beide haben sich überfordert.

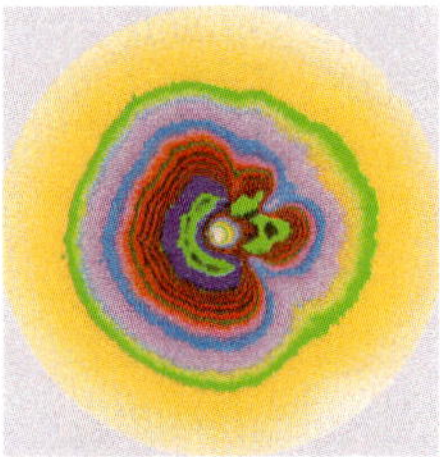

ELM:
Weil man sich mit seinen Aufgaben überidentifiziert. Häufiger Fehler: nicht delegieren können.

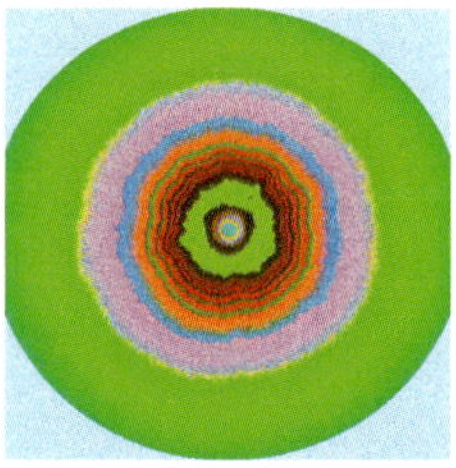

OLIVE:
Infolge starker körperlicher und seelischer Verausgabung fühlt man sich weiteren Anforderungen nicht mehr gewachsen und ist körperlich und seelisch erholungsbedürftig.

50. Gentian oder Larch? Beide geben vorzeitig auf.

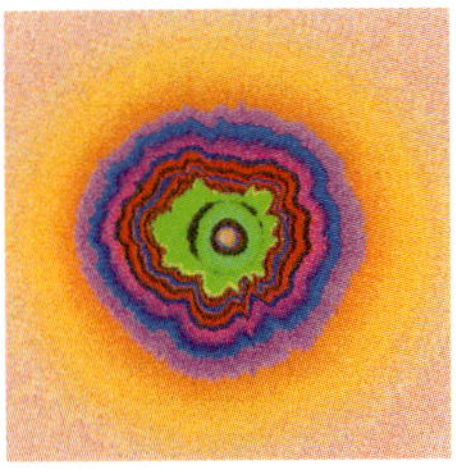

GENTIAN:
Aus einer pessimistischen Grundhaltung heraus geht einem bei Schwierigkeiten seelisch »schnell die Puste aus«.

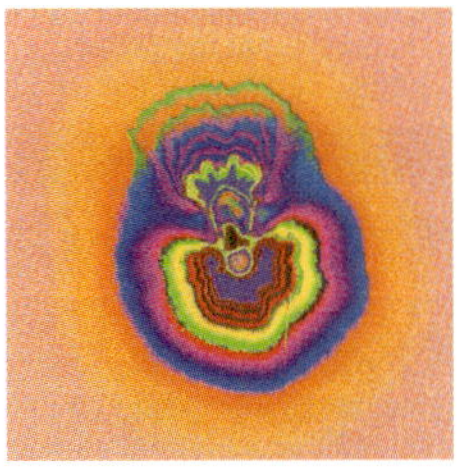

LARCH:
Man hält sich für unfähig und gibt sozusagen schon auf, bevor man überhaupt recht begonnen hat.

51. Gentian oder Mustard? Beide können depressives Verhalten zeigen.

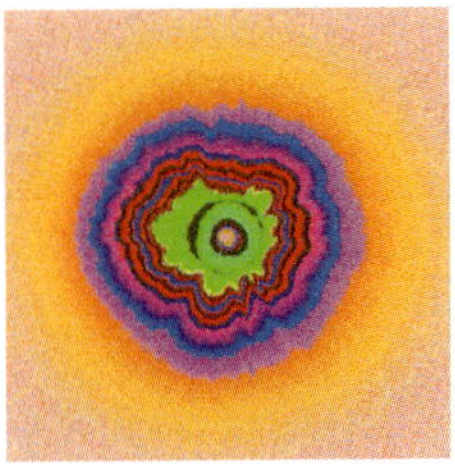

GENTIAN:
Ein konkreter Auslöser ist bekannt, z.B. Enttäuschungen, Schicksalsschläge. In schwacher Ausprägung: pessimistisch skeptische Haltung.

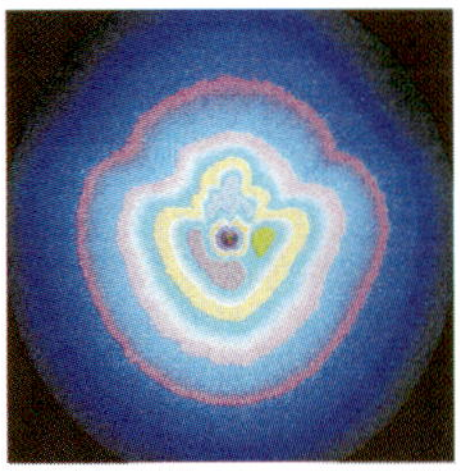

MUSTARD:
Ein konkreter Auslöser ist für den Betroffenen nicht faßbar. Der Zustand kommt und geht ohne Vorankündigung und Begründung. In schwacher Ausprägung: unerklärliche innere Schwere oder Antriebsschwäche.

52. Elm oder Gorse? Auch Elm kann in akutem Zustand resigniert erscheinen. Aber:

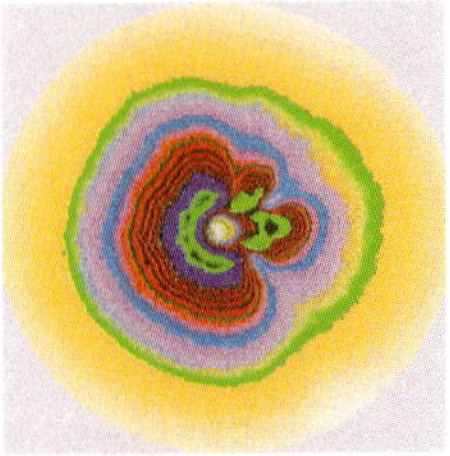

ELM:
Man hat nur Momente der Resignation, bis sich die Perspektive wieder zurechtgerückt hat, man fühlt sich z.B. in einer Krise alt und verbraucht; nach einer kleinen Erholung ist man wieder normal leistungsfähig.

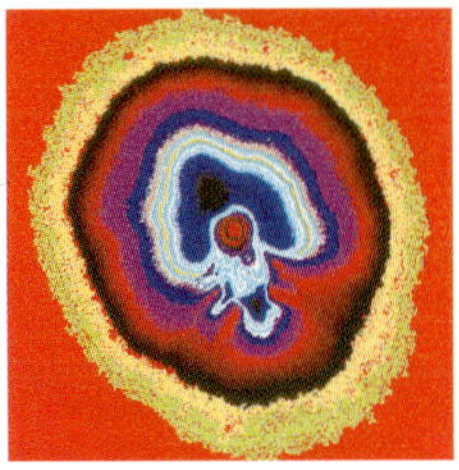

GORSE:
Man gibt die Hoffnung auf Besserung oder Veränderung einer Situation eigentlich auf.

53. Gorse oder Gentian? Beide erwarten nichts Gutes.

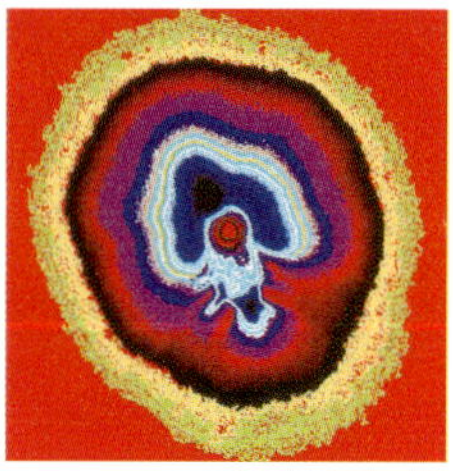

GORSE:
Weil man sich nicht vorstellen kann, wie eine positive Veränderung zustande kommen könnte, z. B. Besserung einer chronischen Krankheit.

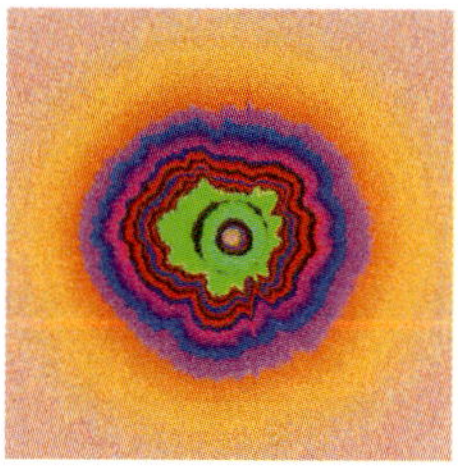

GENTIAN:
Weil man grundsätzlich von einer negativen Entwicklung ausgeht, oft um sich dadurch Enttäuschungen zu ersparen.

54. Gorse oder Mustard? Beide sind oft eine Belastung für ihre Mitmenschen.

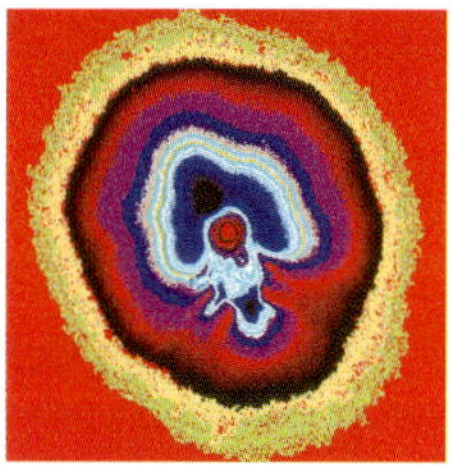

GORSE:
Weil sie sich innerlich fallengelassen haben.

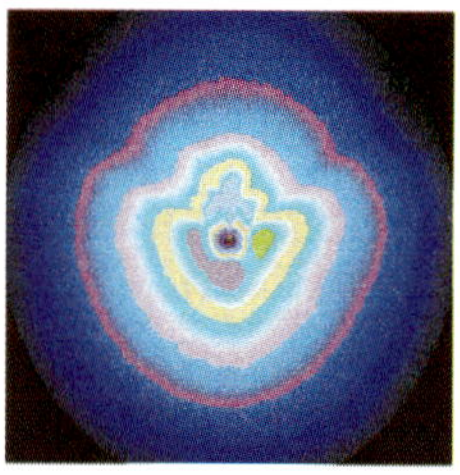

MUSTARD:
Weil sie in ihrer Schwermut persönlich nicht mehr erreichbar sind.

55. Gorse oder Sweet Chestnut? Beiden erscheint der eigene Zustand hoffnungslos.

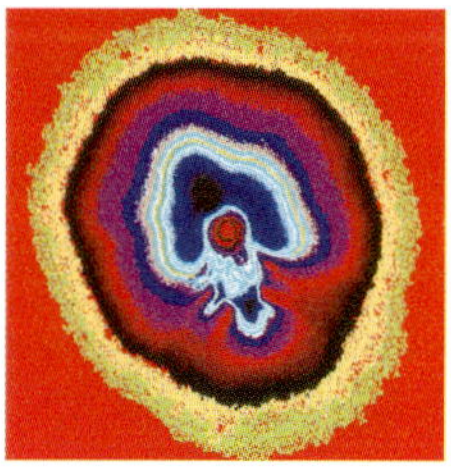

GORSE:
Man hat resigniert, weil man sich keine andere Möglichkeit vorstellen kann; der Zustand droht chronisch zu werden.

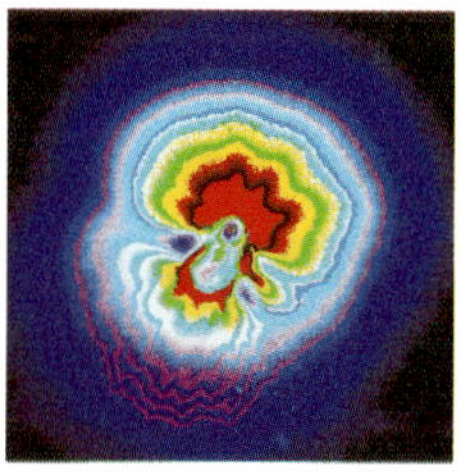

SWEET CHESTNUT:
Akute Hoffnungslosigkeit mit tiefster Verzweiflung, weil man keinen Ausweg mehr sieht.

56. Gorse oder Wild Rose? Beide haben offensichtlich resigniert.

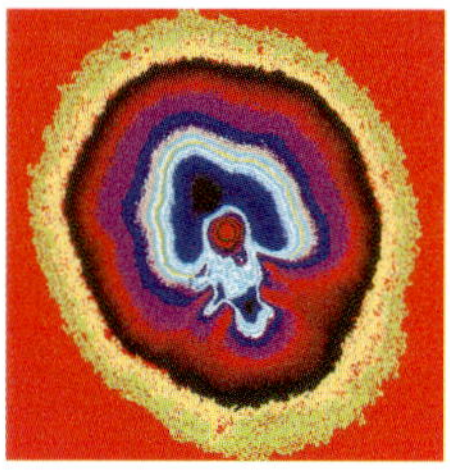

GORSE:
Man weiß, warum man resigniert hat, und läßt sich u. U. noch einmal motivieren, etwas zu versuchen.

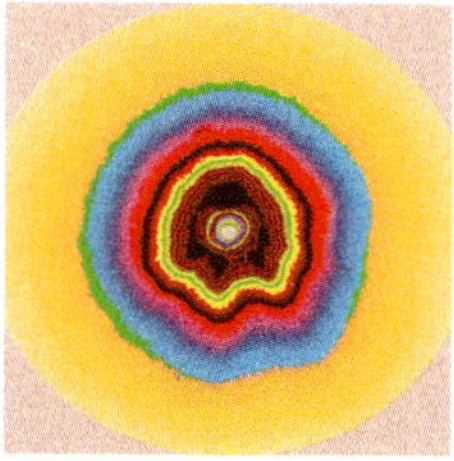

WILD ROSE:
Noch tiefer liegende, oft unbewußte Lebensverweigerung, die den Menschen auf bestimmten Ebenen seelisch abschalten läßt.

57. Gorse oder Willow? Beide sehen sich häufig in der Rolle des Opfers.

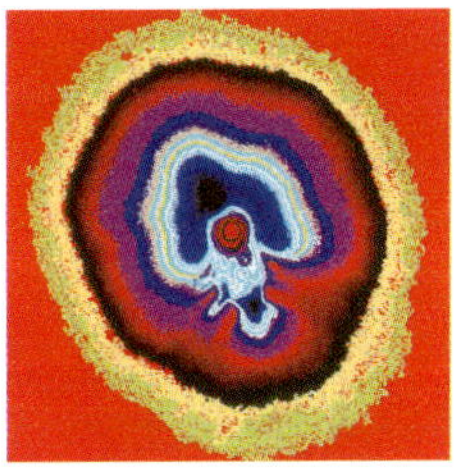

GORSE:
Man ist überzeugt davon, daß man sich mit einer nachteiligen schicksalhaften Situation abfinden muß, »resigniert still«.

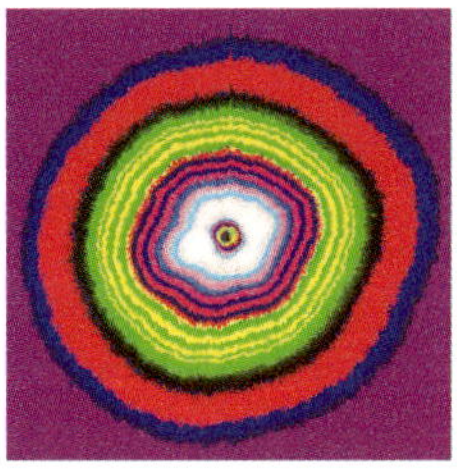

WILLOW:
Man hadert mit dem Schicksal, das so ungerecht ist, sucht Schuldige und ist verbittert.

58. Heather oder Chicory? Beide zeigen eine starke seelische Bedürftigkeit.

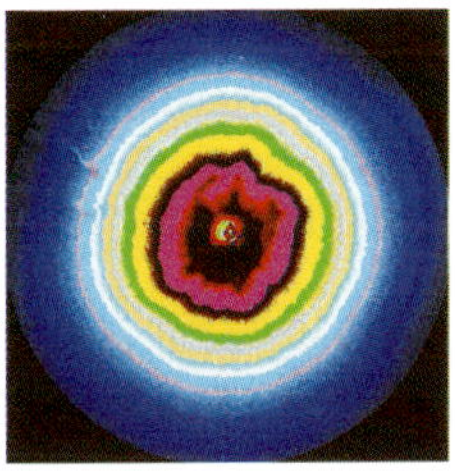

HEATHER:
Man braucht die Umwelt als Spiegel und Daseinsbeweis: »das bedürftige Kleinkind«. Selbstbezogen, man kann nicht *geben*, sondern *nimmt* die Energie des Gesprächspartners.

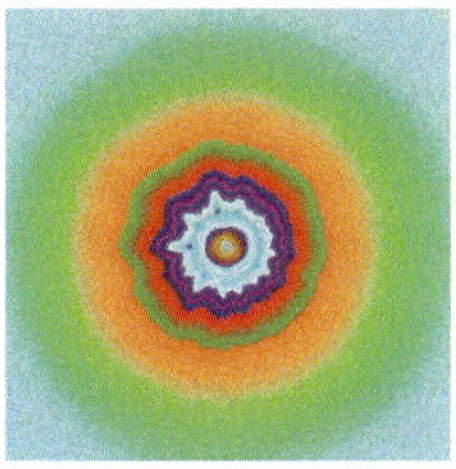

CHICORY:
Man braucht die Umwelt als Bühne, um durch die Aktivität für andere Personen eigene Bedürfnisse zu erfüllen. Man gibt, um zu bekommen.

59. Heather oder Mimulus? Der introvertierte Heather-Zustand kann dem Mimulus-Zustand ähneln. Beide strahlen eine selbstbezogene Besorgtheit aus.

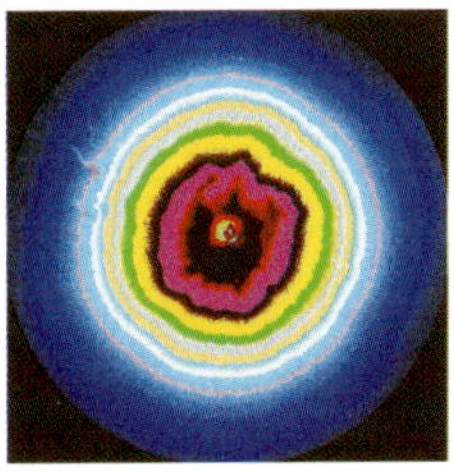

HEATHER:
Man beschreibt bereitwillig seine Befürchtungen, wenn man darauf angesprochen wird.

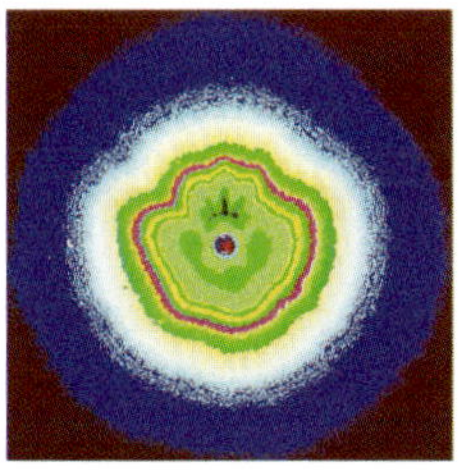

MIMULUS:
Man spricht eher ungern und zögernd über seine Befürchtungen.

60. Heather oder Vervain? Beide können aufdringlich wirken.

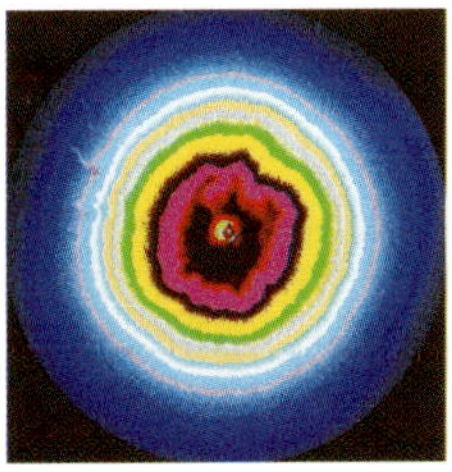

HEATHER:
Man spricht ausschließlich über sich und die eigenen Angelegenheiten.

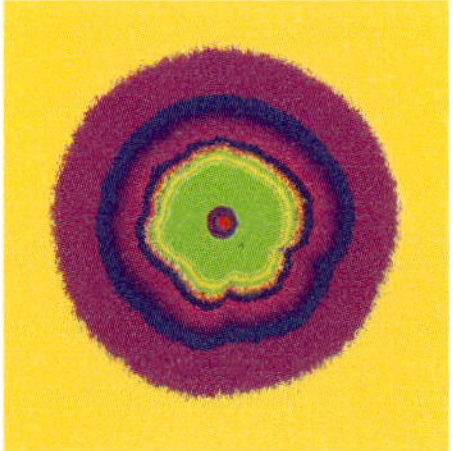

VERVAIN:
Man spricht eindringlich über eine »gute Sache«, will andere dazu bekehren.

61. Holly oder Chicory? Beide sind in ihren Gefühlen verletzt oder enttäuscht worden.

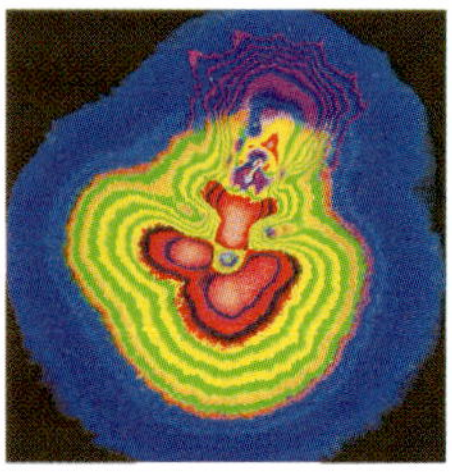

HOLLY:
Weil die eigenen positiven Gefühlsäußerungen in der Vergangenheit oft nicht beachtet oder mißverstanden wurden, reagiert man heute gefühlsmäßig irritiert, gereizt, mißtrauisch oder rachsüchtig.

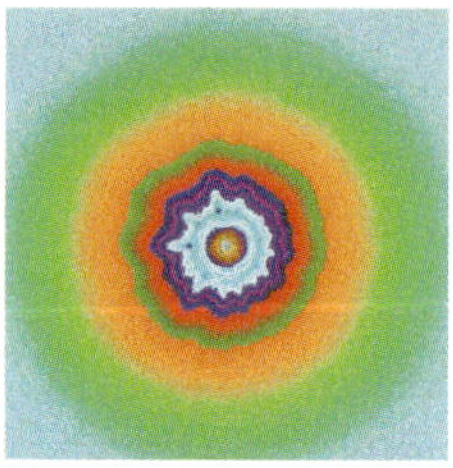

CHICORY:
Weil man in der Vergangenheit nicht genügend Zuwendung und Entfaltungsmöglichkeiten bekam, »handelt« man jetzt mit seiner Zuwendung. Man investiert, gibt um zu bekommen.

62. Holly oder Impatiens? Beide können heftig oder überschießend reagieren.

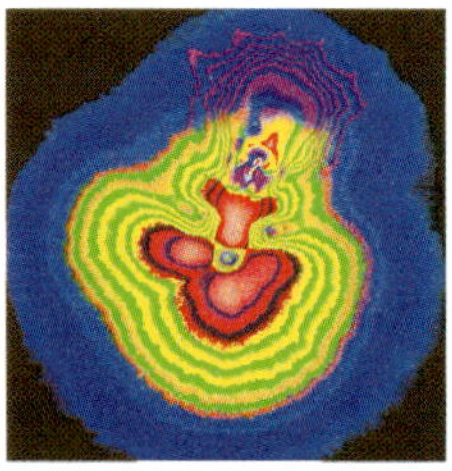

HOLLY:
Man kann aus Ärger oder Wut zornig bis jähzornig werden, beruhigt sich zwar wieder – aber der Ärger besteht latent weiter.

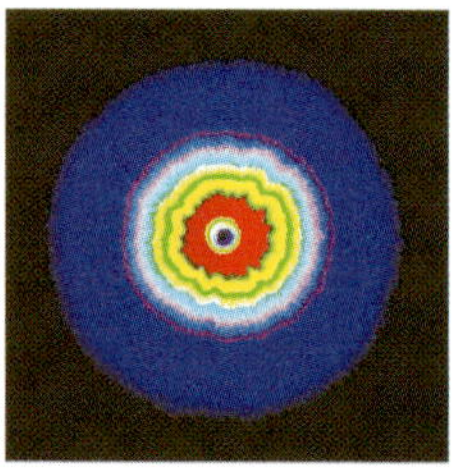

IMPATIENS:
Man geht, naturellbedingt, leicht an die Decke, wenn die Umgebung mit der eigenen inneren Geschwindigkeit nicht Schritt halten kann. Der Zorn verraucht so schnell, wie er gekommen ist. Man trägt nicht nach.

63. Holly oder Vine? Beide können starke Persönlichkeiten sein.

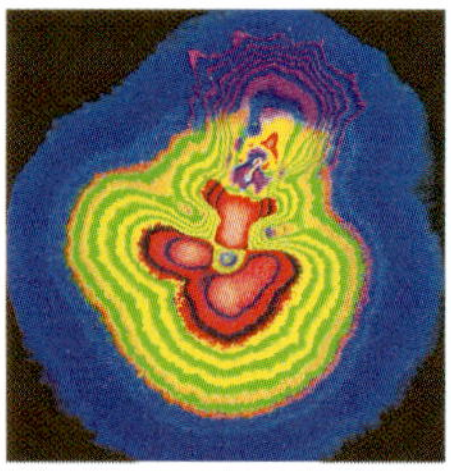

HOLLY:
Hier überwiegen die Gefühle; feurige Ausstrahlung.

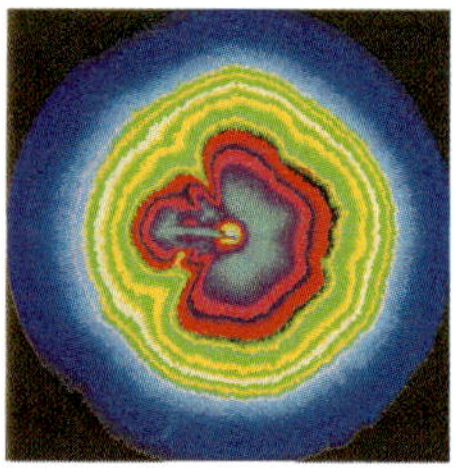

VINE:
Hier überwiegt der Wille; kalte Ausstrahlung.

64. Holly oder Willow? Beide können leicht beleidigt reagieren.

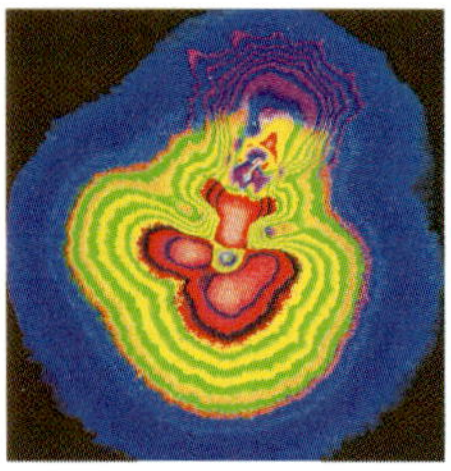

HOLLY:
Weil man gefühlsmäßig empfindlich ist und Äußerungen anderer leicht als Verletzung erfährt oder mißdeutet.

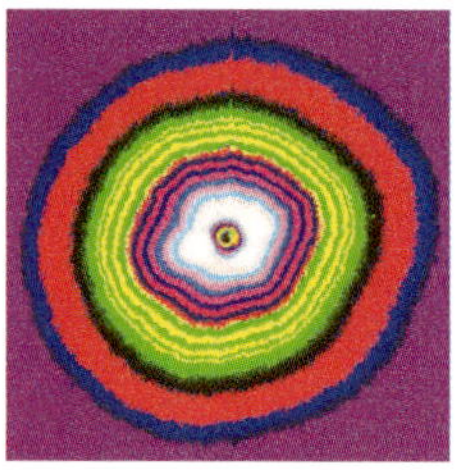

WILLOW:
Weil man etwas anderes erwartet hat und sich nun falsch behandelt fühlt.

65. Honeysuckle oder Gorse? Beide wirken oft verhalten oder gedämpft.

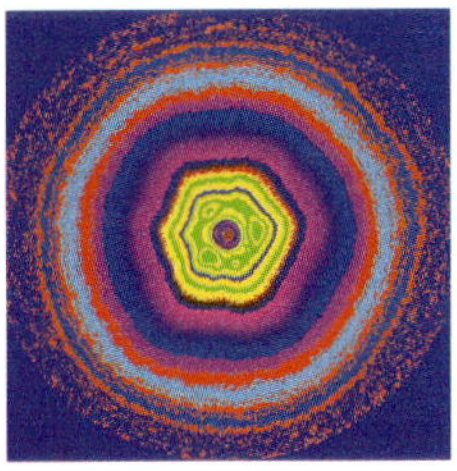

HONEYSUCKLE:
Weil man sich aus der Gegenwart gedanklich in die Vergangenheit zurückgezogen hat.

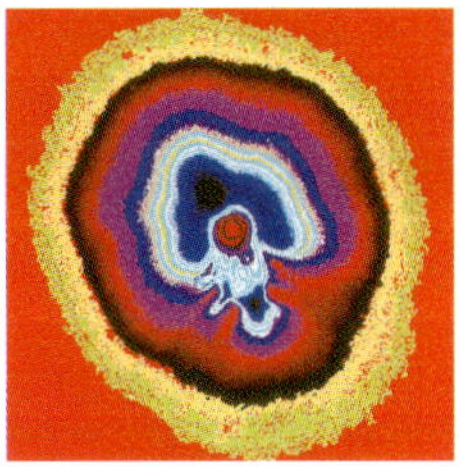

GORSE:
Weil man in Resignation verfallen ist.

66. Honeysuckle oder Mustard? Beide wirken oft abwesend oder schwer erreichbar.

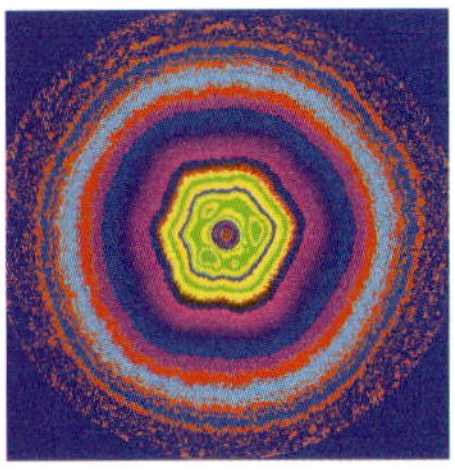

HONEYSUCKLE:
Weil man sich geistig-seelisch nach rückwärts gewandt hat.

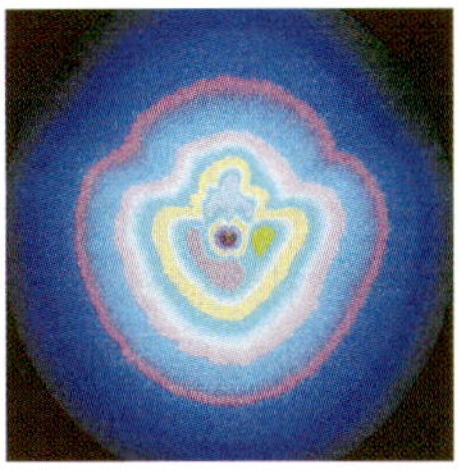

MUSTARD:
Weil man durch eine schwarze Wolke von seiner Umgebung isoliert ist.

67. Honeysuckle oder Star of Bethlehem? Beide Blüten sind bei der Verarbeitung unbewältigter seelischer Erlebnisse sehr hilfreich.

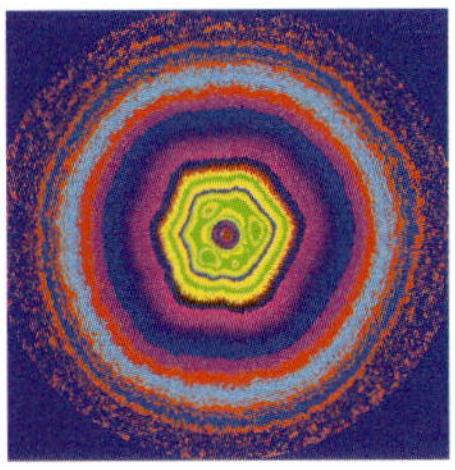

HONEYSUCKLE:
Wenn man das Erlebnis noch bildhaft in allen Einzelheiten vor sich sieht.

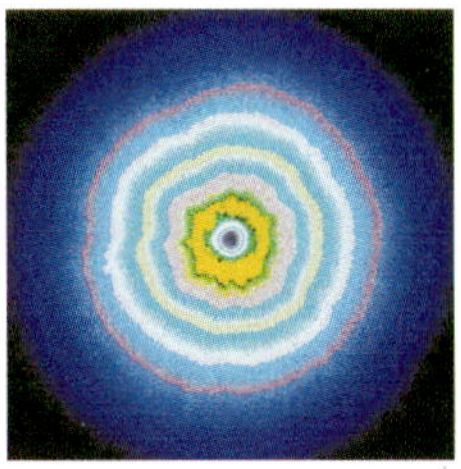

STAR OF BETHLEHEM:
Wenn man das Erlebnis gar nicht mehr anschauen möchte, am liebsten nicht daran rühren würde.

68. Honeysuckle oder Wild Rose? Wenn diese Blüten spontan gewählt wurden, können beide Zustände völlig unterschwellig vorhanden und im Gespräch zunächst nicht nachvollziehbar sein.

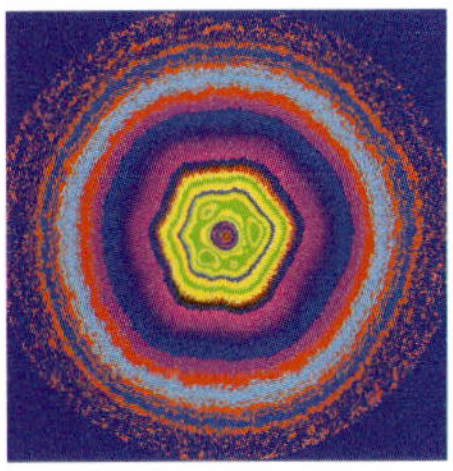

HONEYSUCKLE:
Signalisiert dann ein sehr weit zurück liegendes, unverarbeitetes seelisches Erlebnis.

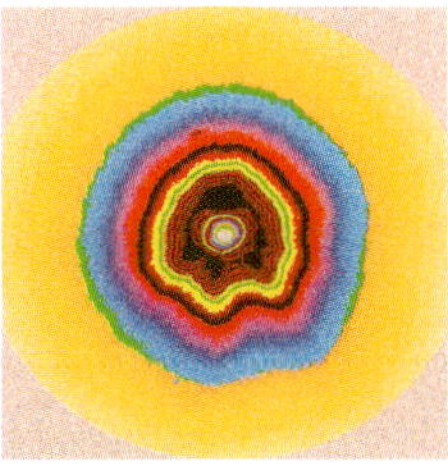

WILD ROSE:
Läßt dann darauf schließen, daß man sich längst aufgegeben hat.
In diesen Fällen die Blüten einige Wochen einnehmen.

69. Hornbeam oder Gorse? Beide können antriebsschwach wirken.

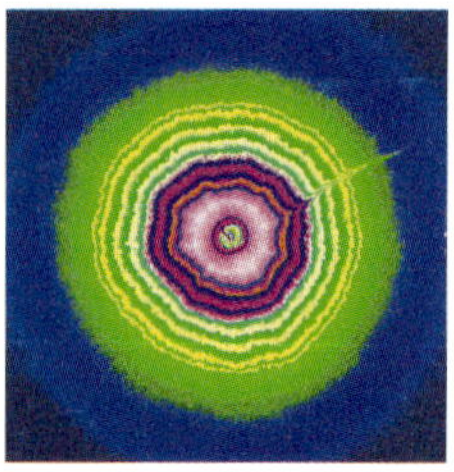

HORNBEAM:
Weil man glaubt, für die zu erbringende Leistung zuwenig Kraft zu haben.

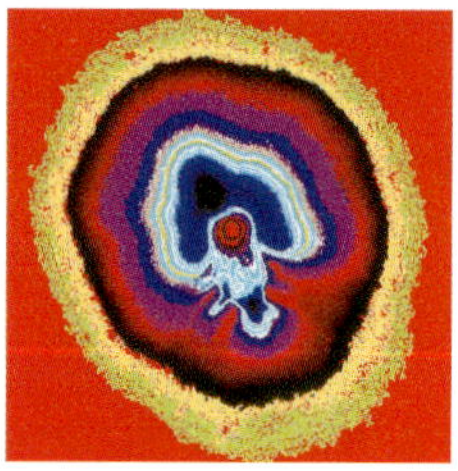

GORSE:
Weil man in einer weiteren Aktivität keinen Sinn mehr sieht.

70. Hornbeam oder Larch? Beide meinen, gewisse Aufgaben nicht bewältigen zu können.

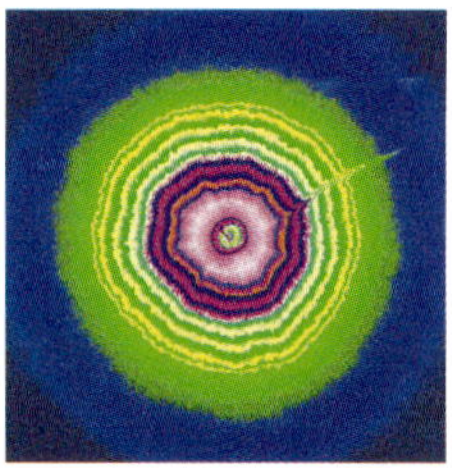

HORNBEAM:
Weil man glaubt, zuwenig eigenen Schwung zu haben. Sucht Unterstützung in Stimulantien, z. B. Kaffee, Tee, Zigaretten, Telefongesprächen.

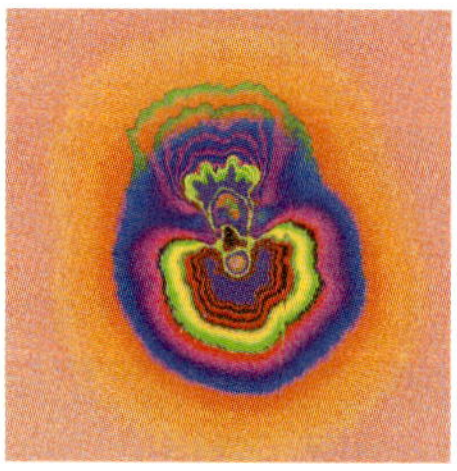

LARCH:
Weil man überzeugt davon ist, nicht die nötigen Fähigkeiten zu besitzen.

71. Hornbeam oder Olive? Beide klagen über Erschöpfung, Überforderung, Kraftlosigkeit.

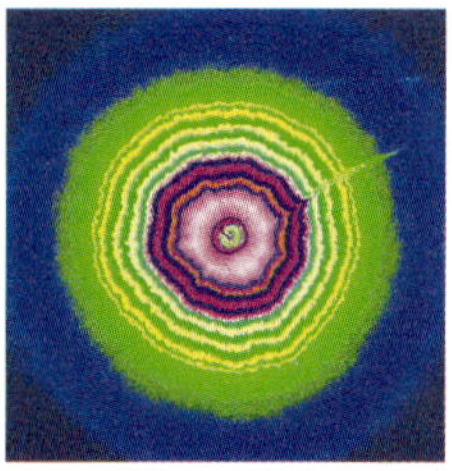

HORNBEAM:
Weil der Tageslauf zu gleichförmig ist, zuwenig Wechsel zwischen Spannung und Entspannung enthält, erlahmt der Geist. Unerwartete Anforderungen bringen sofort Auftrieb.

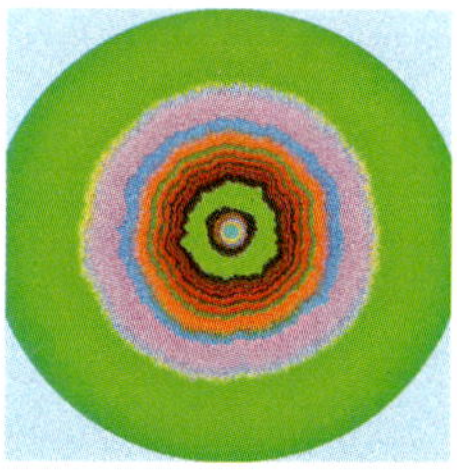

OLIVE:
Weil man große Anstrengungen hinter sich hat, möchte man sich erholen und scheut jede weitere Aktivität.

72. Hornbeam oder Wild Rose? Beide haben Mühe, sich aufzuraffen.

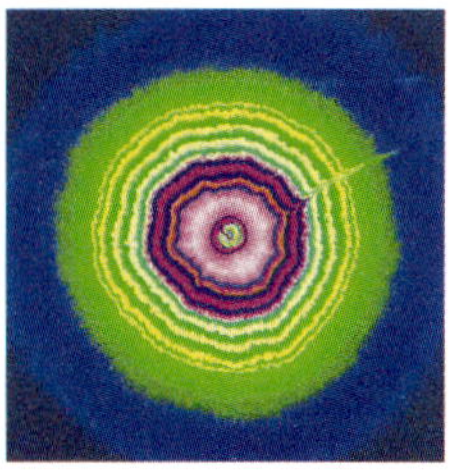

HORNBEAM:
Weil die innere Spannkraft erlahmt ist, werden Impulse von außen gesucht, z. B. Stimulantien, Telefongespräche u. ä.

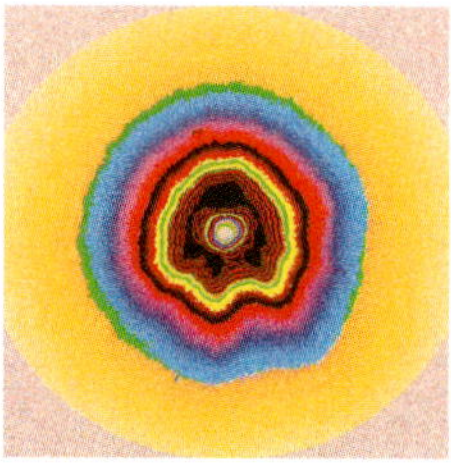

WILD ROSE:
Weil auf einer tieferen Ebene die Motivation erloschen ist, wird hier keine Veränderung mehr angestrebt, von sich aus nichts mehr unternommen.

73. Impatiens oder Rock Rose? Beide können hektisch erscheinen.

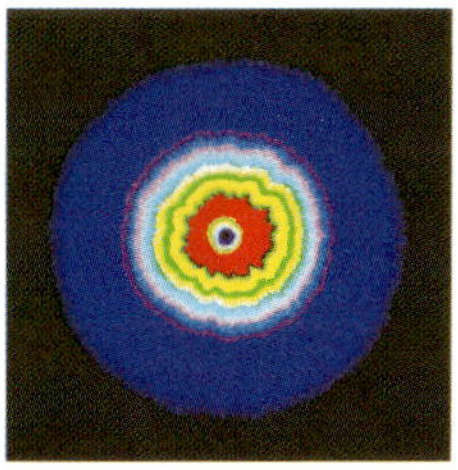

IMPATIENS:
Weil man innerlich »mit Vollgas fährt« und alles so schnell wie möglich erledigen möchte; langsame Mitmenschen nerven.

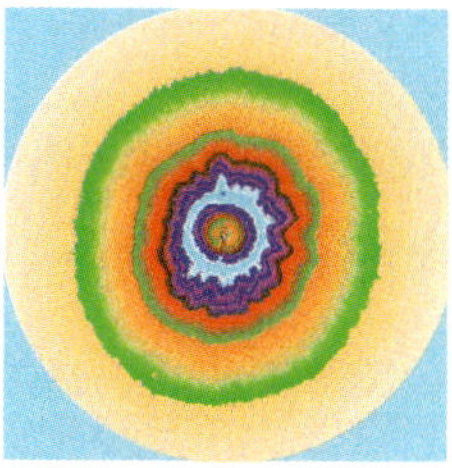

ROCK ROSE:
Weil man innerlich in Panik ist und den Überblick verloren hat.

74. Impatiens oder Vervain? Beide vermitteln häufig den Eindruck der inneren Getriebenheit.

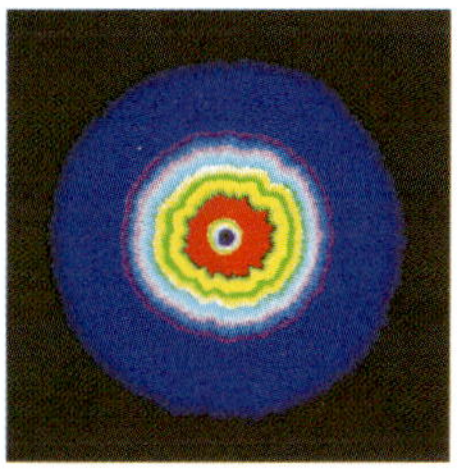

IMPATIENS:
Weil man alles möglichst rasch erledigen möchte.

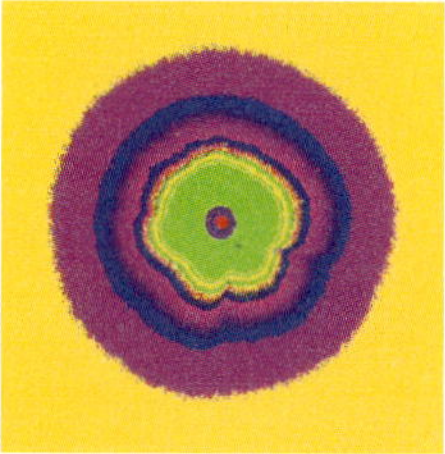

VERVAIN:
Weil man von einem Plan oder einer Idee wie besessen ist und auf die Verwirklichung drängt.

75. Larch oder Gorse? Beide meinen, an bestimmten Situationen nichts mehr ändern zu können.

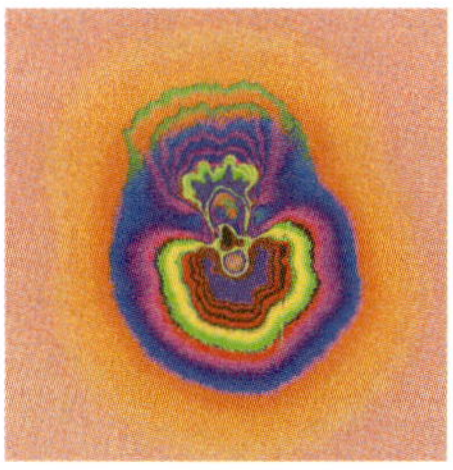

LARCH:
Weil man glaubt, nicht die entsprechenden Fähigkeiten zu haben.

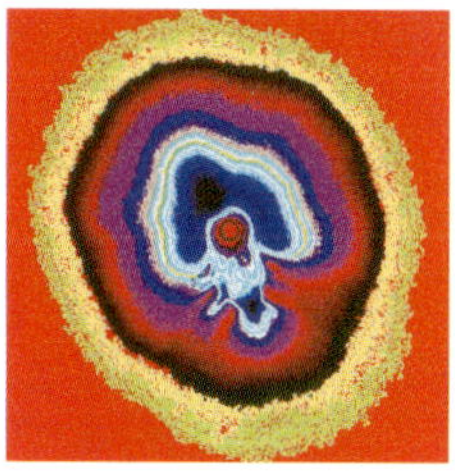

GORSE:
Weil man die Situation selbst als hoffnungslos einschätzt.

76. Larch oder Mimulus? Beide wollen bestimmte Aufgaben nicht in Angriff nehmen.

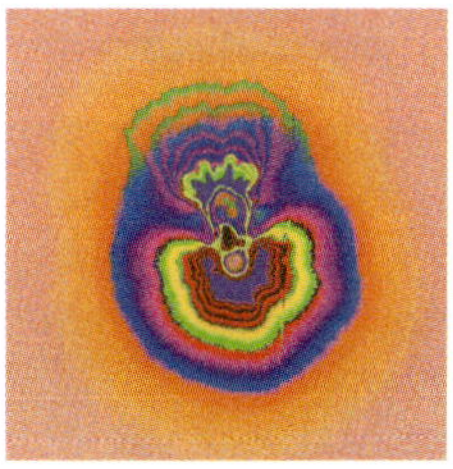

LARCH:
Weil man überzeugt ist, der Aufgabe nicht gewachsen zu sein.

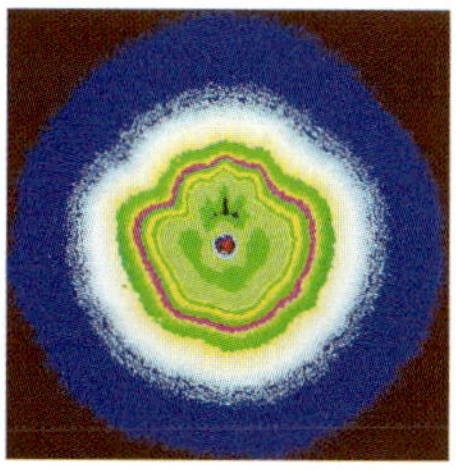

MIMULUS:
Weil die Vorstellung darüber, was alles passieren könnte, verzagt macht.

77. Larch oder Wild Rose? Beide sagen oft, sie hätten sich mit einem Umstand abgefunden.

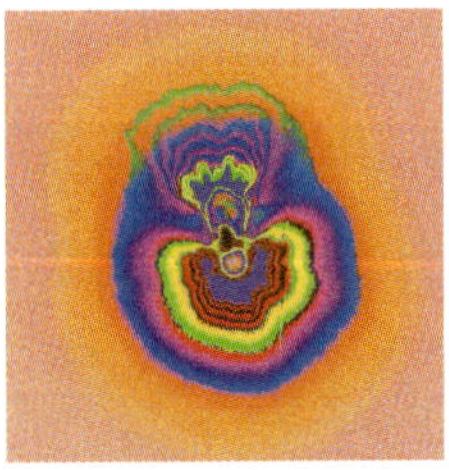

LARCH:
Aufgrund eines Minderwertigkeitskomplexes.

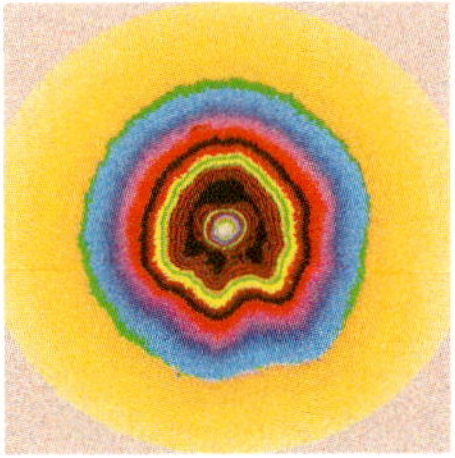

WILD ROSE:
Aufgrund allgemeiner apathischer Lebenshaltung.

78. Mimulus oder Centaury? Beide können »schwach« wirken.

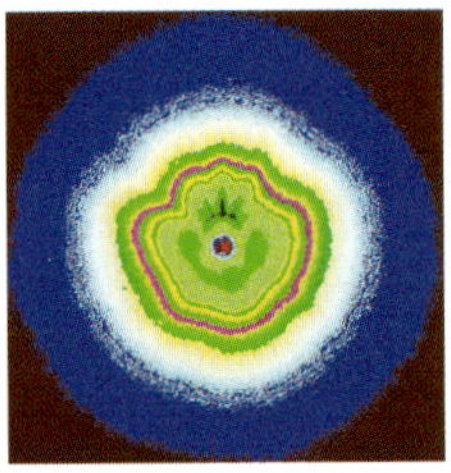

MIMULUS:
Durch das ängstliche Grundnaturell.

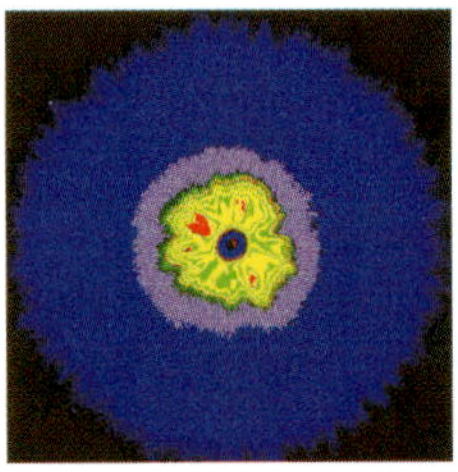

CENTAURY:
Durch den Mangel an Willen und Selbstbehauptungskraft.

79. Mimulus oder Cherry Plum? Beide haben Ängste, über die sie nicht gern sprechen.

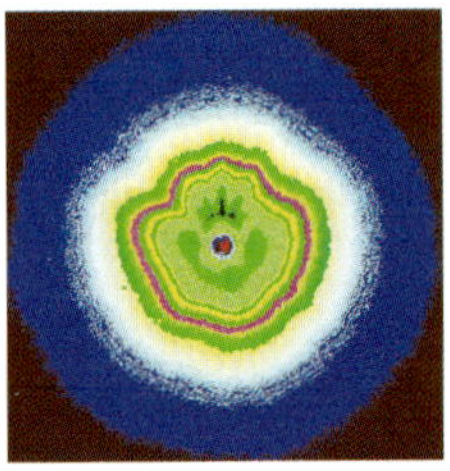

MIMULUS:
Man kennt seine Ängste und kann sie beschreiben, wenn man danach gefragt wird.

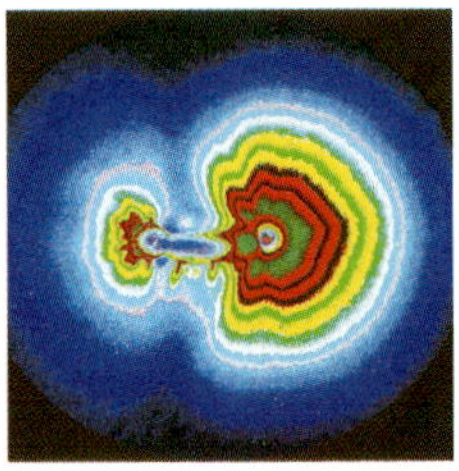

CHERRY PLUM:
Es fällt schwer, die Ängste zu beschreiben, weil man fürchtet, von ihnen überwältigt zu werden, wenn man über sie spricht.

80. Mimulus oder Red Chestnut? Beide können ihre Ängste beschreiben.

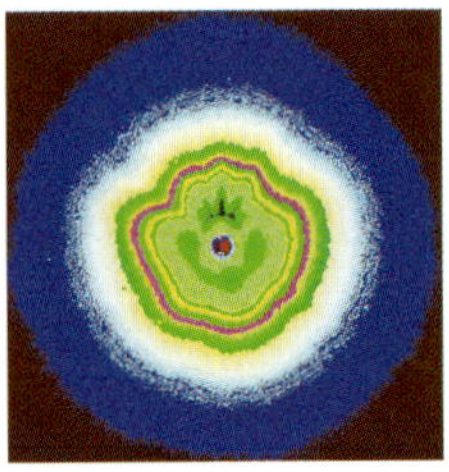

MIMULUS:
Die Ängste drehen sich um Themen der eigenen Lebensbewältigung.

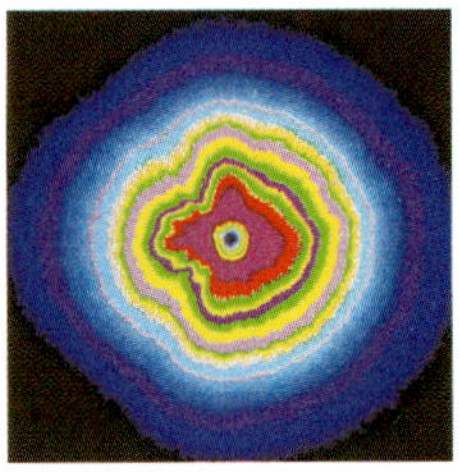

RED CHESTNUT:
Die Ängste beziehen sich auf die Lebensbewältigung anderer nahestehender Personen.

81. Mimulus oder Rock Rose? Beide haben Angst.

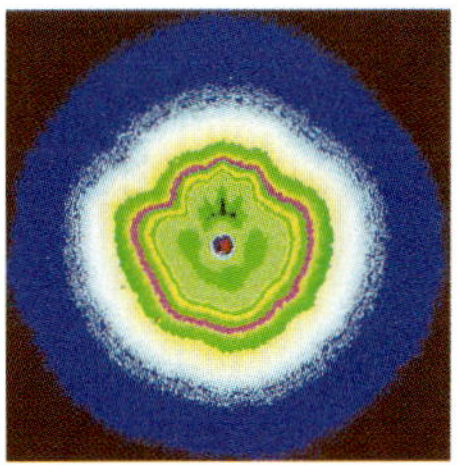

MIMULUS:
Man hat noch so viel Abstand zu seinen Ängsten, daß man sie beschreiben und eventuell Gegenmaßnahmen ergreifen kann.

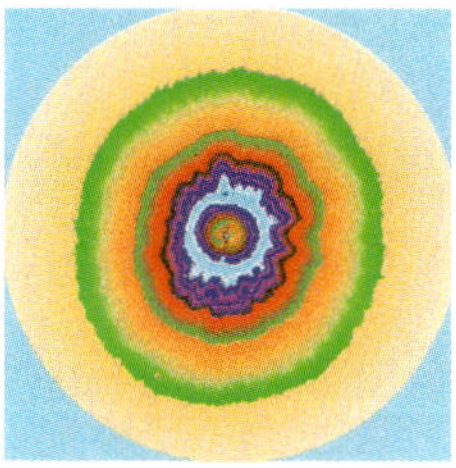

ROCK ROSE:
Man ist völlig von seinen Ängsten überrannt, reagiert kopflos und panisch, weiß sich im Moment nicht zu helfen.
Rock Rose wirkt auf die akuteste unter den von Bach beschriebenen Ängsten, daher auch wichtiger Bestandteil der Notfalltropfen.

82. Mimulus oder Star of Bethlehem? Wenn als Grundmuster im Charakter vorhanden, strahlen beide eine gewisse Empfindlichkeit bzw. Verletzlichkeit aus.

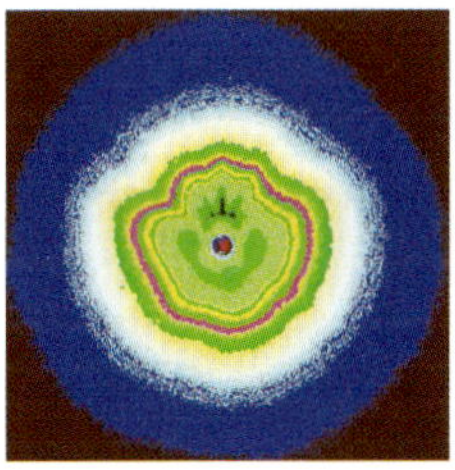

MIMULUS:
Weil man ein gefürchtetes Ereignis vermeiden möchte, versucht man, so lange wie möglich auszuweichen.

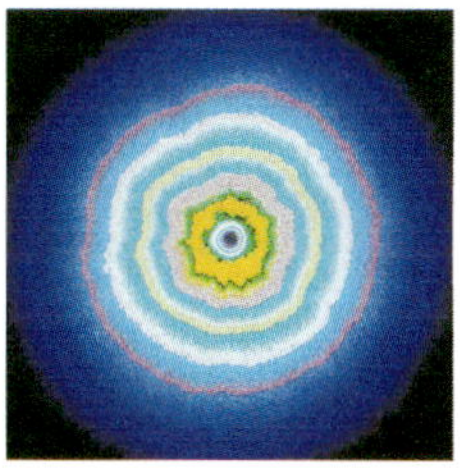

STAR OF BETHLEHEM:
Weil man an gewissen »wunden Punkten« nicht wieder schmerzhaft berührt werden möchte, versucht man, sich im voraus dagegen abzuschotten.

83. Mustard oder Star of Bethlehem? Beide können schwer ansprechbar, wie gelähmt wirken.

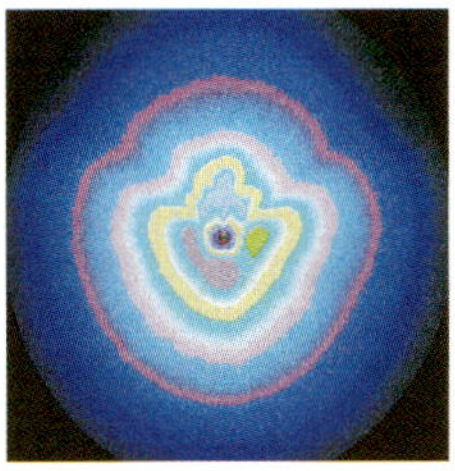

MUSTARD:
Hier steht die Schwerfälligkeit im Vordergrund: Man ist wie von einer schwarzen Wolke niedergedrückt.

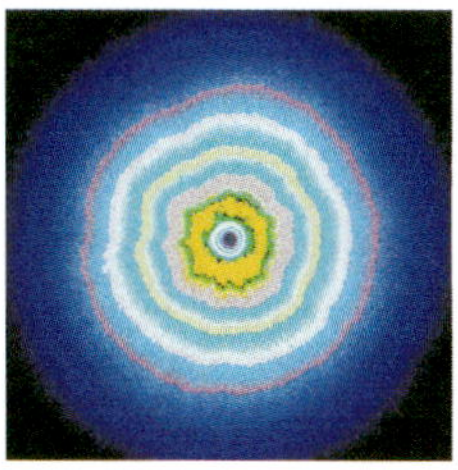

STAR OF BETHLEHEM:
Hier steht die Starrheit im Vordergrund. Man hat sich von einem »Schlag« noch nicht erholt.

84. Mustard oder Sweet Chestnut? Beide fühlen sich in ihrer Situation gefangen und sehen keinen Ausweg.

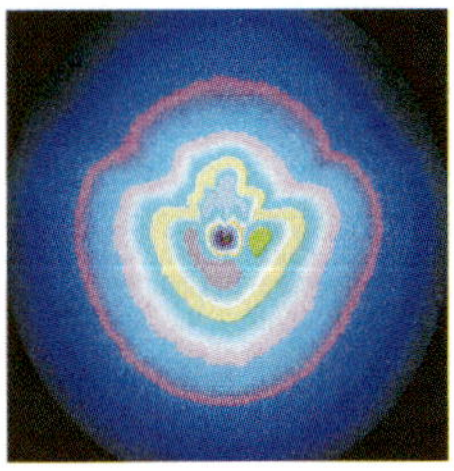

MUSTARD:
Man weiß nicht, warum und woher der Zustand kommt – erleidet ihn passiv.

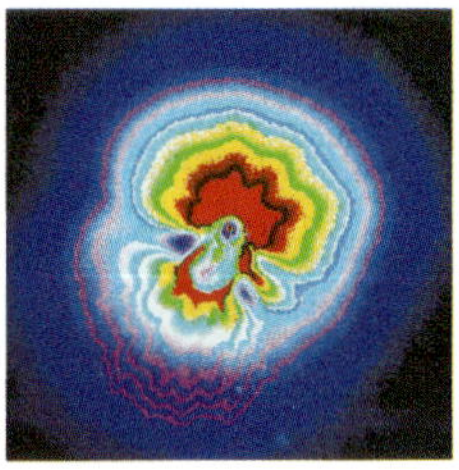

SWEET CHESTNUT:
Man steht bewußt und noch aktiv am Endpunkt eines verzweifelten Kampfes und fürchtet, daran zu zerbrechen.

85. Mustard oder Wild Rose? Beide lassen eine gewisse apathische Teilnahmslosigkeit erkennen.

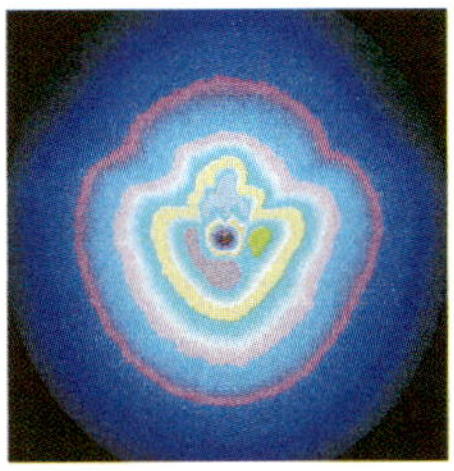

MUSTARD:
Weil man in Schwermut versunken ist, die vorübergehend vom aktiven Leben isoliert.

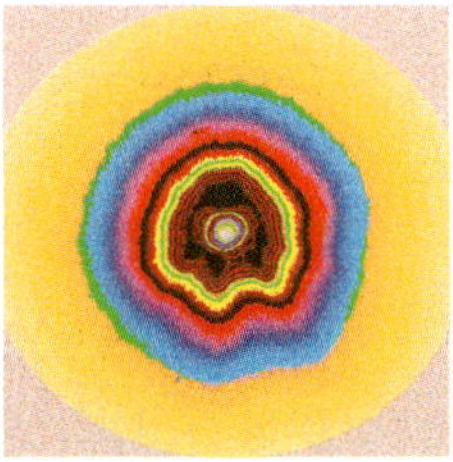

WILD ROSE:
Weil man in gewissen Lebensbereichen aufgegeben hat, nicht mehr motivierbar ist.

86. Oak oder Elm? Beide neigen dazu, sich übermäßig zu verausgaben.

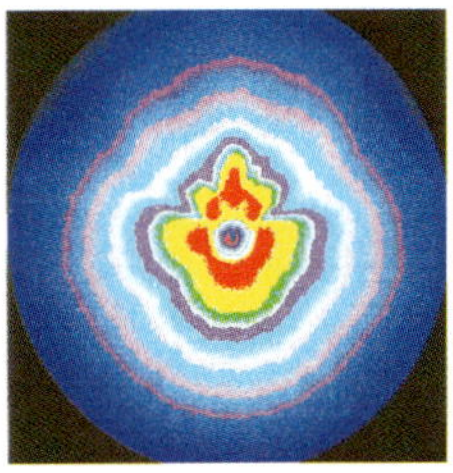

OAK:
Weil man sich verpflichtet fühlt, einmal begonnene Angelegenheiten in jedem Fall zum Abschluß zu bringen oder gegebene Versprechen »trotz veränderter Umstände« unbedingt einzuhalten.

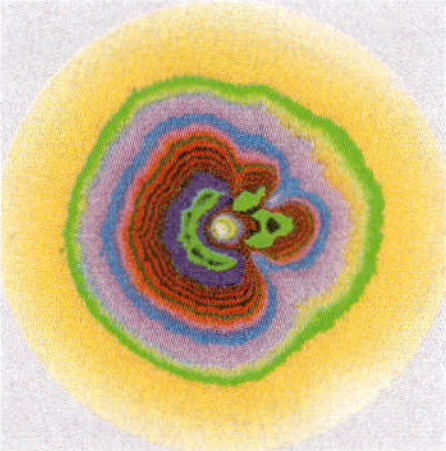

ELM:
Weil man wegen eines überstarken Verantwortungsgefühls seine persönlichen Leistungsgrenzen nicht wahrhaben möchte.

87. Oak oder Rock Water? Beide werden von ihrer Umwelt oft als »stur« erlebt.

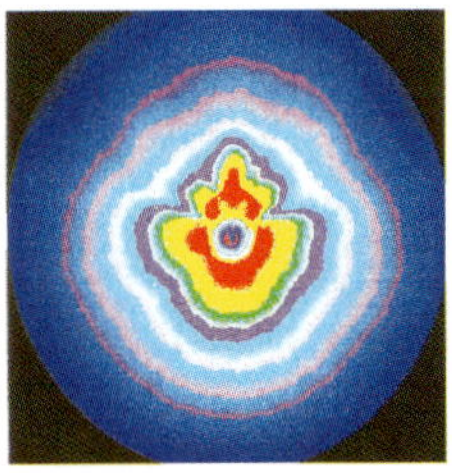

OAK:
Weil man einmal gefaßte Entschlüsse grundsätzlich bis zum (bitteren) Ende durchkämpfen muß, selbst wenn veränderte Umstände sie fragwürdig gemacht haben.

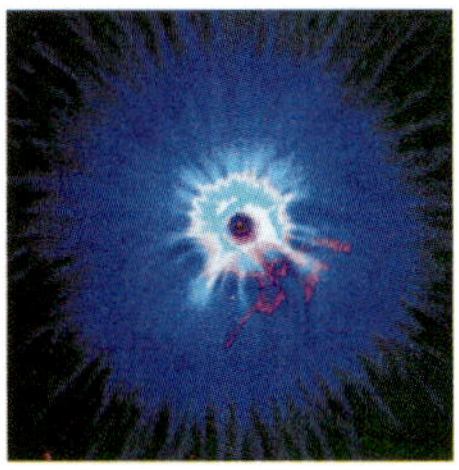

ROCK WATER:
Weil man eisern an seinen eigenen Prinzipien festhält, selbst wenn man sich dabei Zwang antut.

88. Oak oder Vervain? Beide strapazieren ihre Kräfte zeitweise bis zum äußersten.

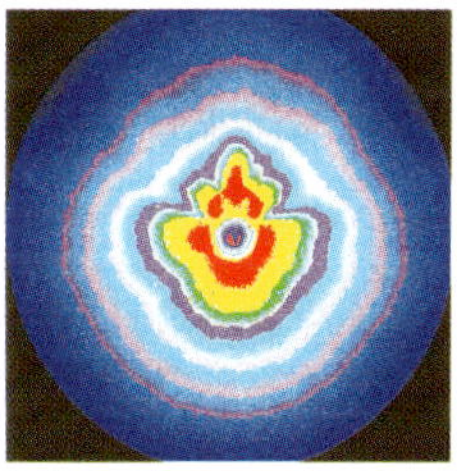

OAK:
Weil man um jeden Preis durchhalten muß.

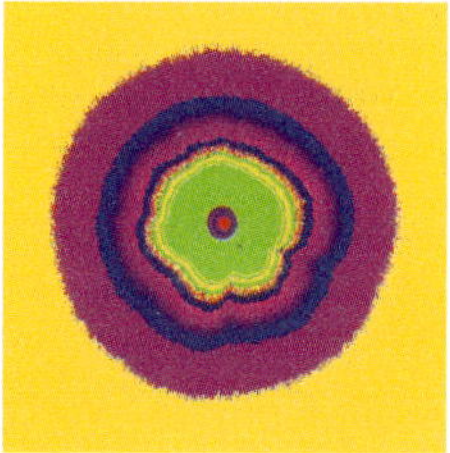

VERVAIN:
Weil man aus Begeisterung alles hundertfünfzigprozentig machen möchte.

89. Oak oder Vine? Beide zeigen sich unnachgiebig.

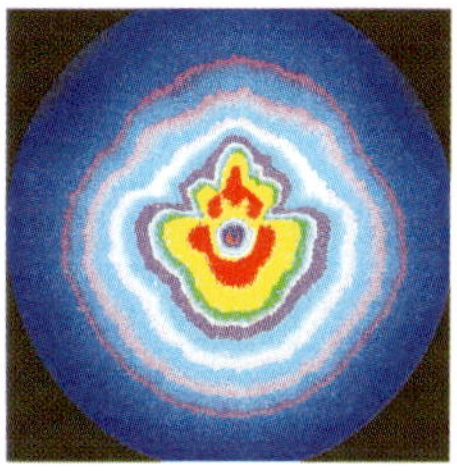

OAK:
Sich selbst gegenüber – weil man seine Pflichten unbedingt erfüllen will.

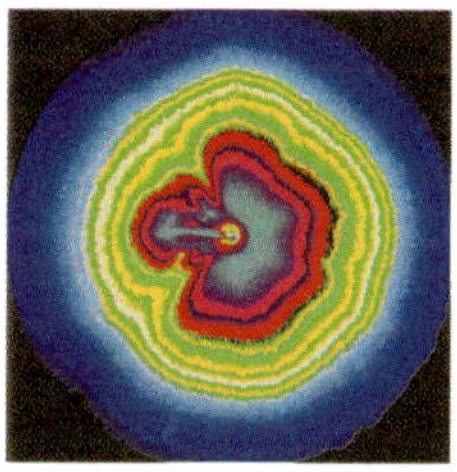

VINE:
Der Umwelt gegenüber – weil man seine eigenen Interessen unbedingt durchsetzen will.

90. Olive oder Gorse? Beide sagen, sie können sich zu nichts mehr aufraffen.

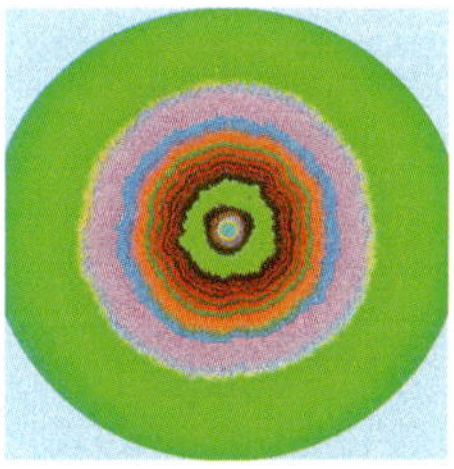

OLIVE:
Weil man erschöpft ist.

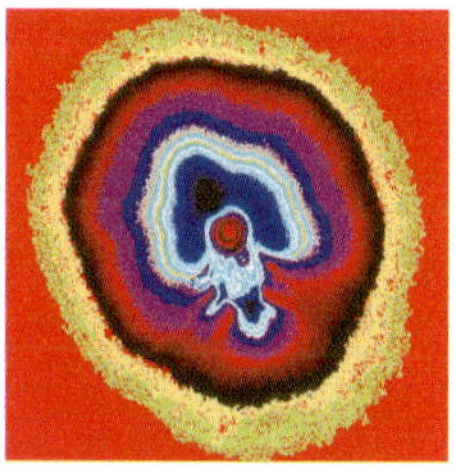

GORSE:
Weil man resigniert hat.

91. Olive oder Mustard? Im Extremzustand sind beide nahezu aktionsunfähig.

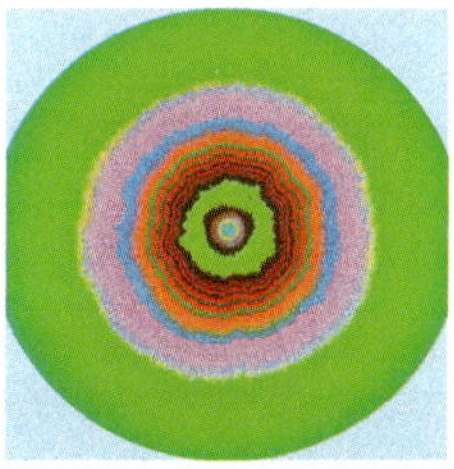

OLIVE:
Weil man alle Kraftreserven verbraucht hat.

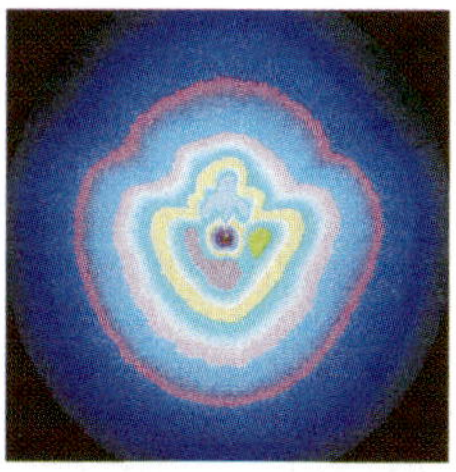

MUSTARD:
Weil man sich wie von einer schwarzen Wolke eingehüllt fühlt und sich aus eigener Kraft nicht befreien kann.

92. Olive oder Oak? Für beide ist die Arbeit oft eine schwere Last oder ungeliebte Pflicht.

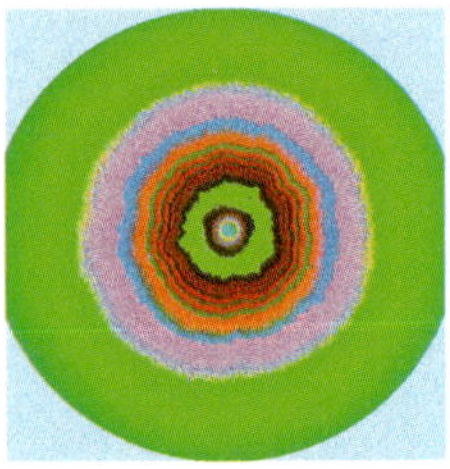

OLIVE:
Weil man nicht mehr kann und erholungsbedürftig ist.

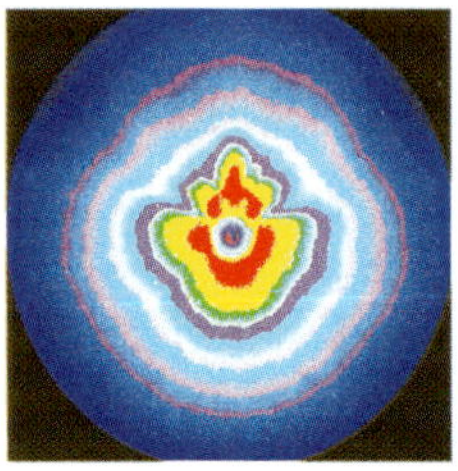

OAK:
Weil durch übertriebene Ausdauer die Motivation verlorenging.
Oft geht ein langanhaltender Oak-Zustand in einen Olive-Zustand über.

93. Olive oder Wild Rose? Beide können sich initiativelos zeigen.

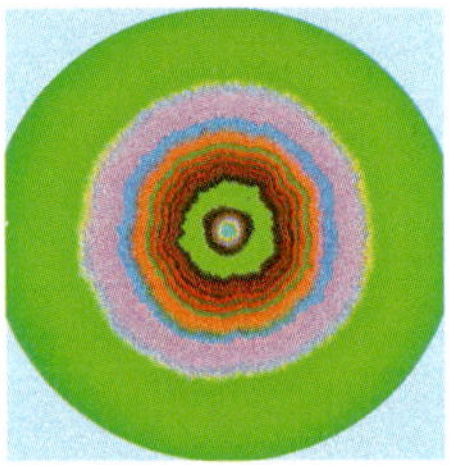

OLIVE:
Aus Erschöpfung.

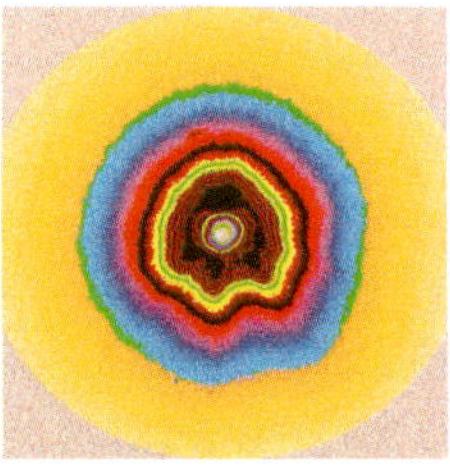

WILD ROSE:
Aus unbewußter Lebensmüdigkeit.

94. Pine oder Larch? Beide fühlen sich häufig wertlos.

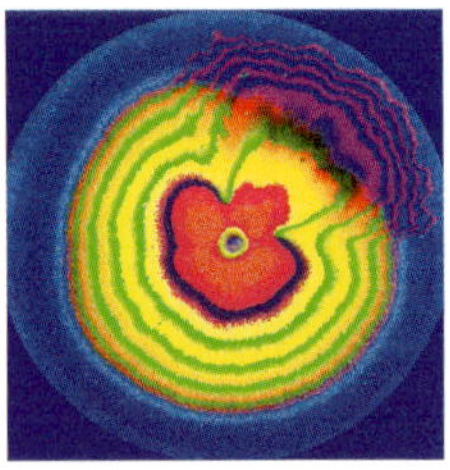

PINE:
Weil man seinen überhöhten moralischen Wertmaßstäben nicht genügt. Die Selbstakzeptanz fehlt.

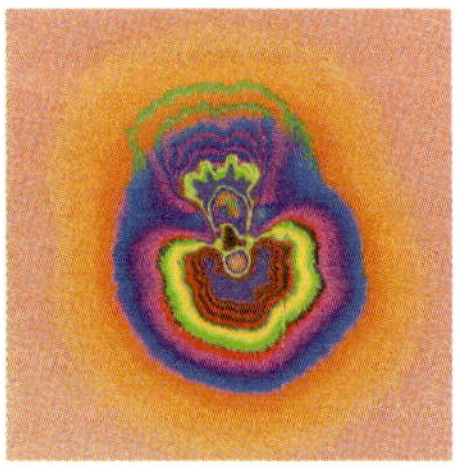

LARCH:
Weil man glaubt, weniger fähig als andere zu sein. Das Selbstvertrauen fehlt.

95. Pine oder Mimulus? Beide leben oft in einer ängstlichen Erwartungshaltung.

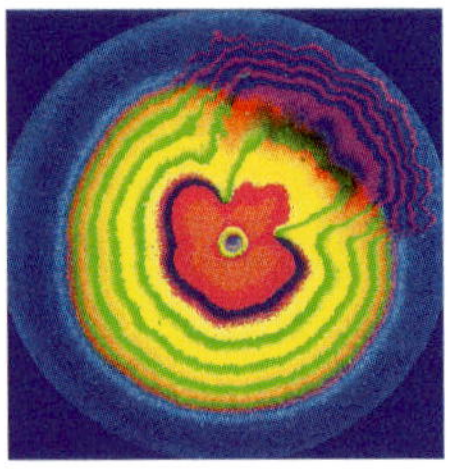

PINE:
Man fürchtet, irgend etwas zu verschulden und Vorwürfe zu bekommen.

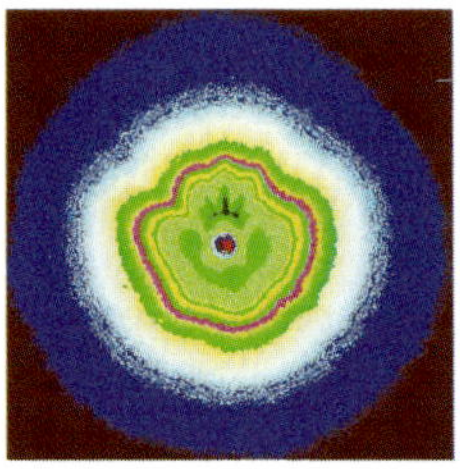

MIMULUS:
Man ängstigt sich jeweils vor seinem nächsten »unangenehmen« Tagesereignis.

96. Pine oder Oak? Beide verlangen sehr viel von sich selbst.

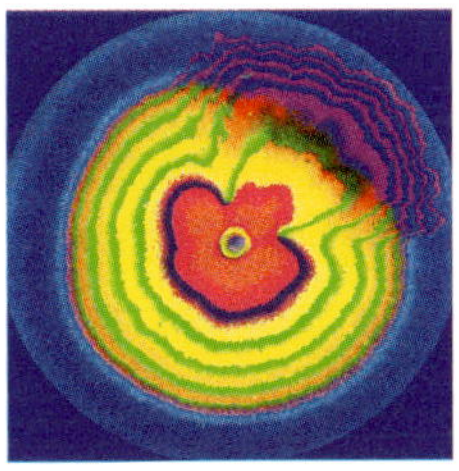

PINE:
Man versucht, seinen übersteigerten moralischen Wertmaßstäben gerecht zu werden.

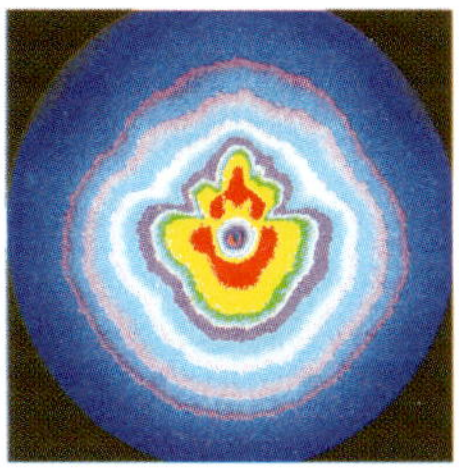

OAK:
Man versucht, seinen übersteigerten Selbstverpflichtungsansprüchen zu genügen.

97. Pine oder Rock Water? Beide üben Verzicht, unterdrücken ihre Bedürfnisse.

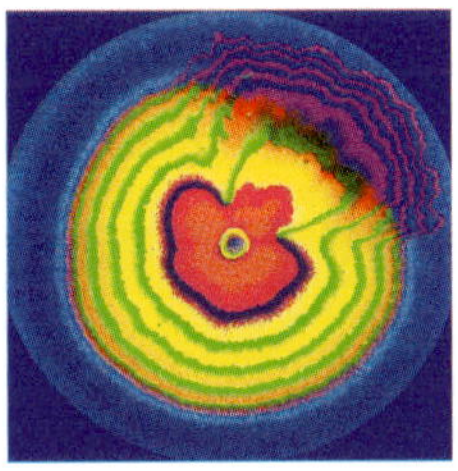

PINE:
Weil man glaubt, man hätte die Bedürfniserfüllung nicht verdient.

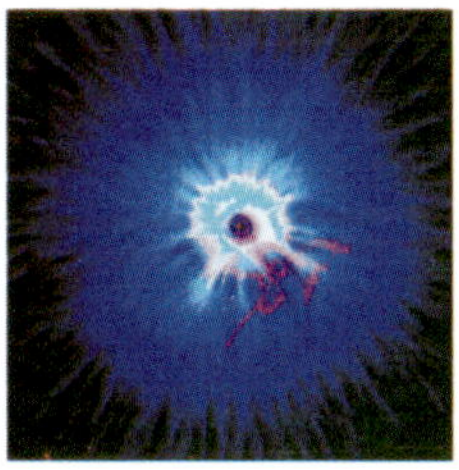

ROCK WATER:
Weil man glaubt, durch diese »Disziplinierung« ein edlerer oder besserer Mensch zu werden.

98. Red Chestnut oder Centaury? Beide lassen sich häufig fremdbestimmen.

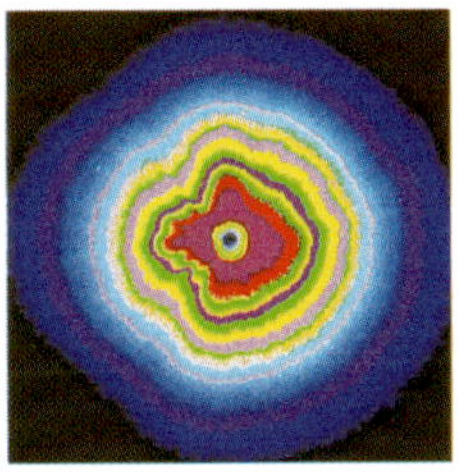

RED CHESTNUT:
Durch eine zu starke seelische Verbindung mit einem anderen Menschen.

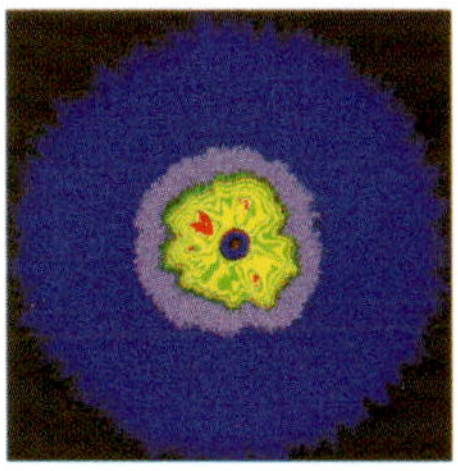

CENTAURY:
Weil man sich widerstandslos dem stärkeren Willen einer Person unterwirft.

99. Red Chestnut oder Honeysuckle? Beiden fällt es schwer, sich innerlich von einem Menschen zu trennen.

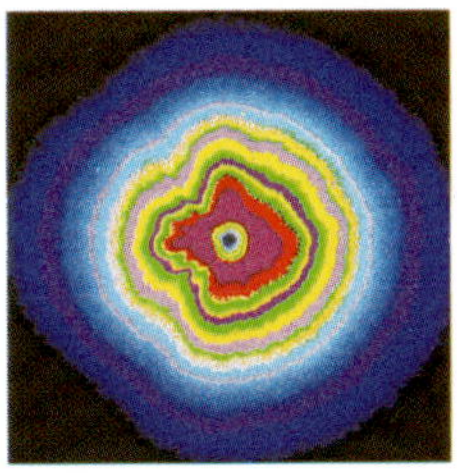

RED CHESTNUT:
Weil man mit dem anderen wie mit einer »energetischen Schnur« verbunden ist.

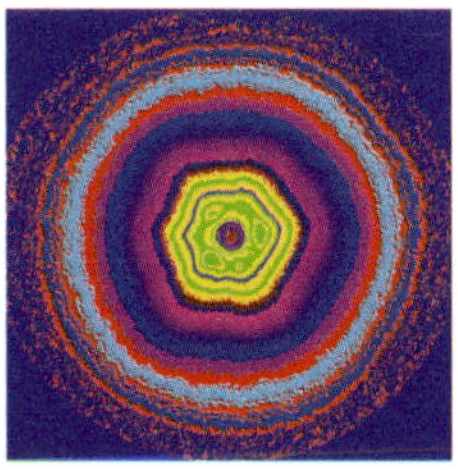

HONEYSUCKLE:
Weil man am Vergangenen festhalten möchte, eine Veränderung innerlich nicht akzeptiert.

100. Red Chestnut oder Rock Rose? Beide können panische Angst entwickeln.

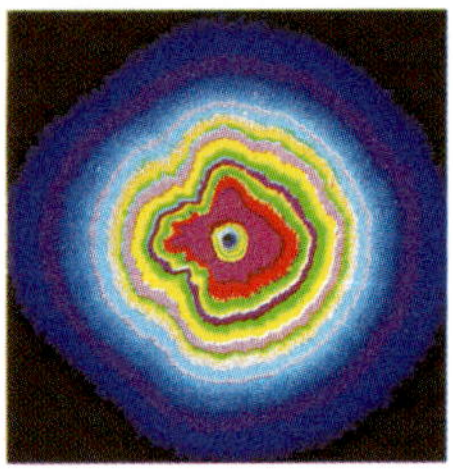

RED CHESTNUT:
Um eine andere Person.

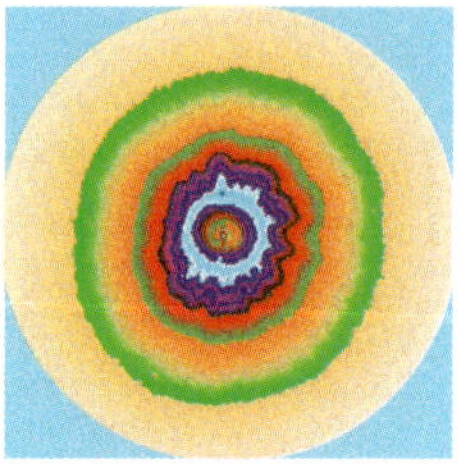

ROCK ROSE:
In einer eigenen schwierigen Situation.

101. Rock Rose oder Cherry Plum? Beide können eine extreme Angstspannung entwickeln.

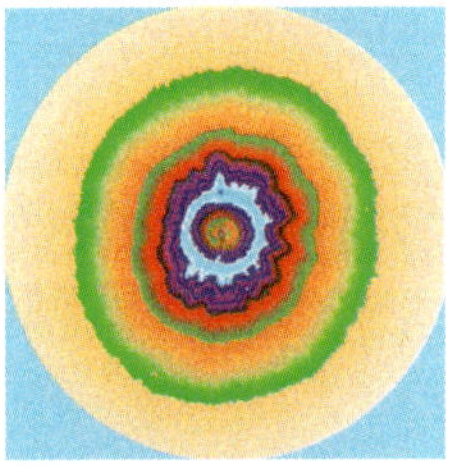

ROCK ROSE:
Weil man sich in einer akuten Bedrohungssituation bis zum äußersten erregt.

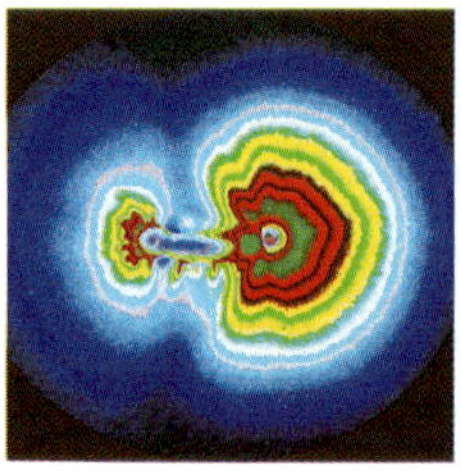

CHERRY PLUM:
Weil man fürchtet, ein aufkommendes Gefühlschaos nicht unter Kontrolle halten zu können.

Beide Blüten sind Bestandteil der Notfalltropfen.

102. Rock Rose oder Star of Bethlehem? Beide Zustände werden vielfach verwechselt, weil sie häufig ineinander übergehen.

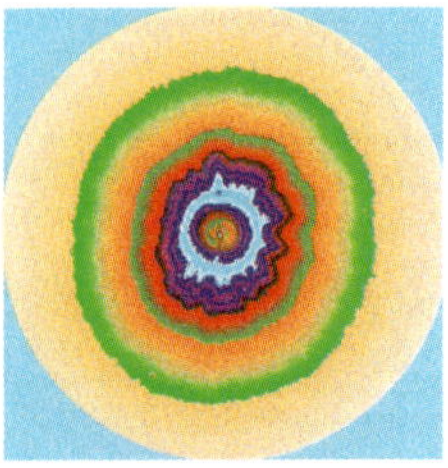

ROCK ROSE:
Die durch einen Schock ausgelöste, aktive Panikreaktion (Bewegungssturm), man reagiert zum Beispiel mit einem Schrei.

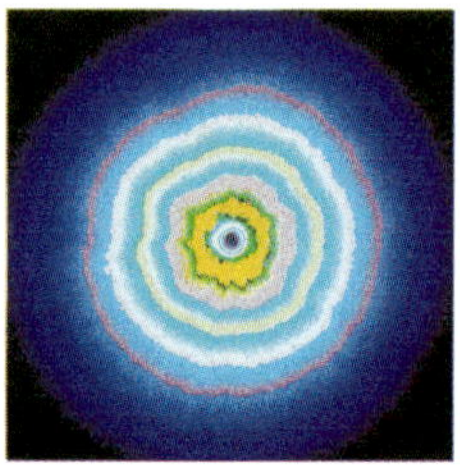

STAR OF BETHLEHEM:
Die durch einen Schock ausgelöste »Schrecksekunde« (Totstellreflex), ein passiver Zustand der Betäubung oder Erstarrung. Man kann gar nicht reagieren.

Beide Blüten sind Bestandteil der Notfalltropfen.

103. Rock Rose oder Sweet Chestnut? In beiden Zuständen kommt man gefühlsmäßig an seine Grenzen und sieht keinen Ausweg.

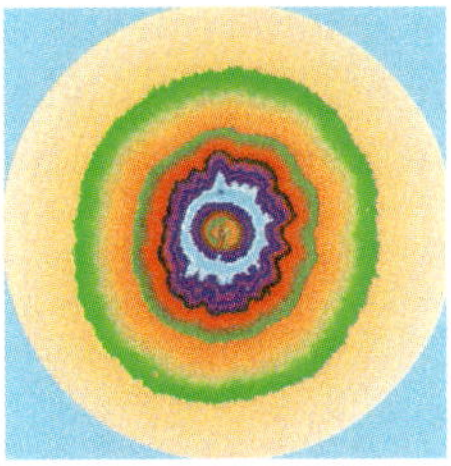

ROCK ROSE:
In einer akuten Angstsituation gerät man in Panik, reagiert kopflos.

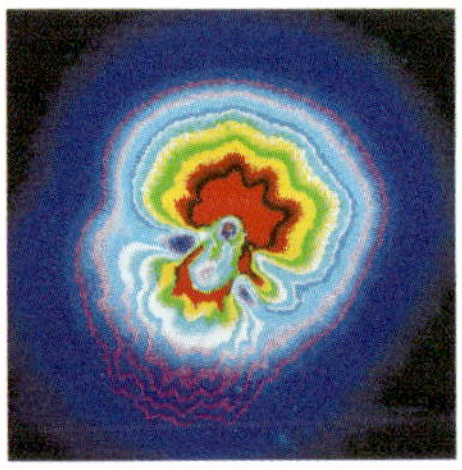

SWEET CHESTNUT:
Man hat sich in eine extreme Krisensituation hineinmanövriert, weiß zur Zeit nicht, wie man herauskommen soll und fürchtet, daran zu zerbrechen.

In extremen Situationen kann es hilfreich sein, Rock Rose mit Sweet Chestnut zu kombinieren.

104. Rock Water oder Cherry Plum? Für beide heißt das Thema Selbstunterdrückung.

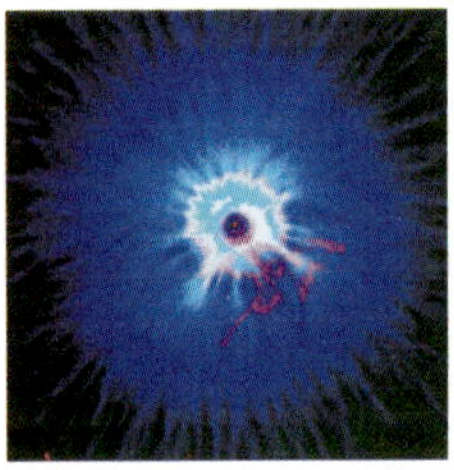

ROCK WATER:
Man möchte seine Triebe und Wünsche beherrschen.

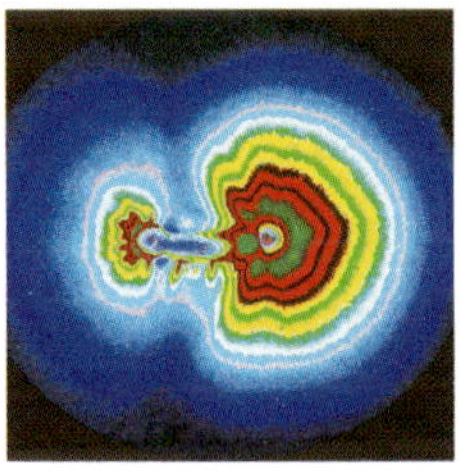

CHERRY PLUM:
Man möchte sein Gefühlschaos beherrschen.

105. Rock Water oder Heather? Beide können selbstbezogen wirken.

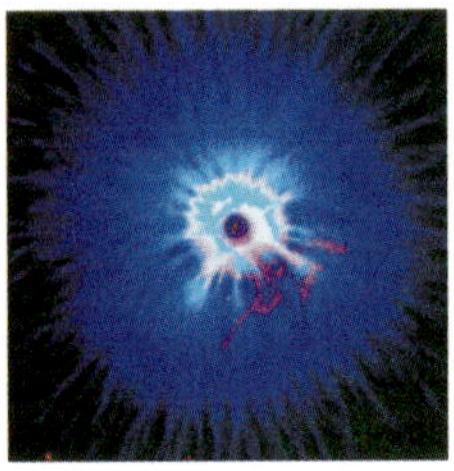

ROCK WATER:
Weil man sehr aktiv mit eigenen Maßnahmen und Disziplinen beschäftigt ist.

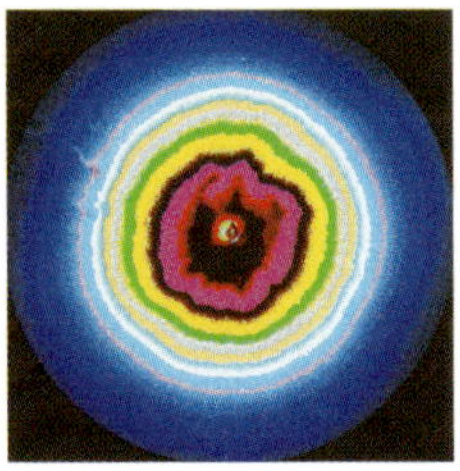

HEATHER:
Weil man zuwenig seelische Kraftreserven hat und diese für sich selbst braucht.

106. Rock Water oder Vervain? Beide sind offen für Verbesserungstheorien und Fortschrittsideen.

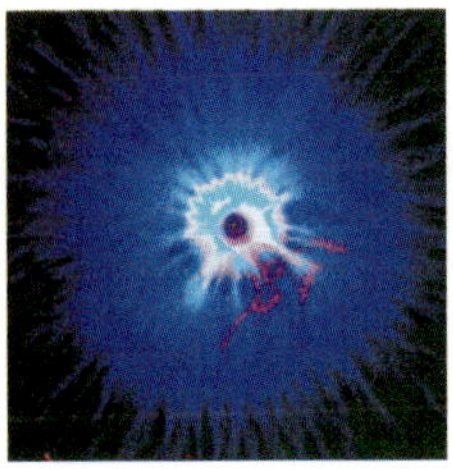

ROCK WATER:
Man nutzt sie egozentrisch, für eigene Vervollkommnungspläne.

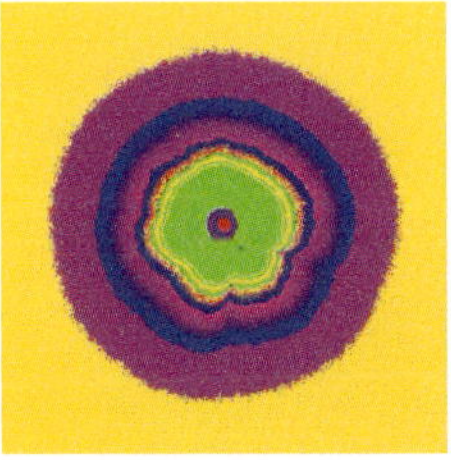

VERVAIN:
Weil man begeistert davon ist, möchte man am liebsten seine ganze Umgebung dafür gewinnen.

107. Rock Water oder Vine? Beide fordern und verlangen viel.

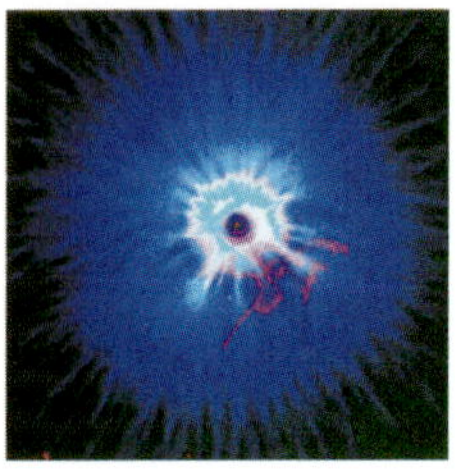

ROCK WATER:
Von sich – in puncto Selbstdisziplin.

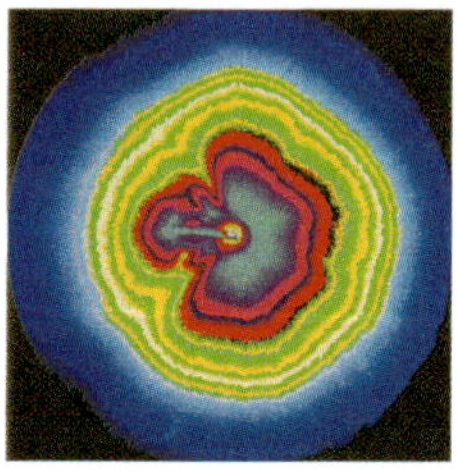

VINE:
Von anderen – um dadurch seine eigenen Pläne zu verwirklichen.

108. Scleranthus oder Wild Oat? Beide haben Entscheidungsprobleme.

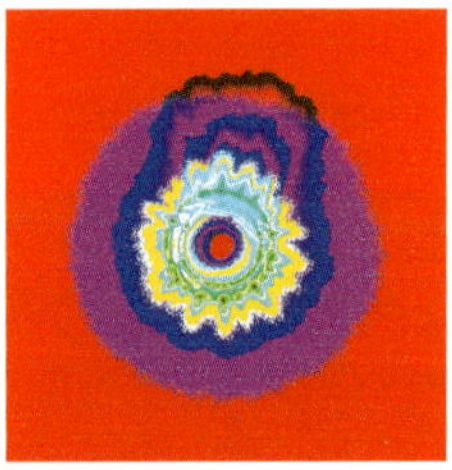

SCLERANTHUS:
Man ist hin- und hergerissen, weil mal das eine, mal das andere als richtig erscheint.

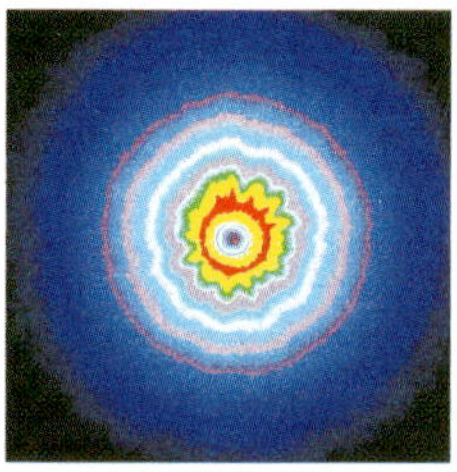

WILD OAT:
Man möchte sich nicht endgültig festlegen, weil man mangels klarer Zielvorstellungen stets auf der Suche nach einer noch besseren Lösung ist.

109. Star of Bethlehem oder Willow? Beide fühlen sich in ihrer Situation machtlos.

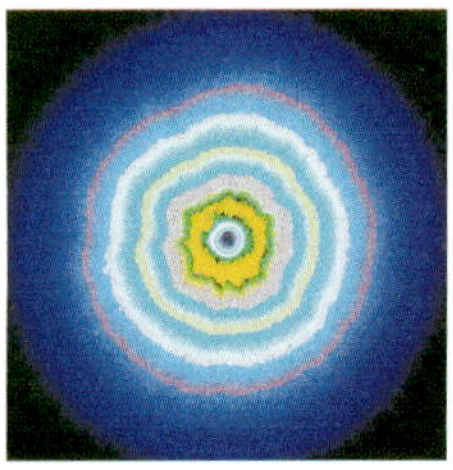

STAR OF BETHLEHEM:
Weil man so geschockt ist, daß man nicht sofort reagieren kann.

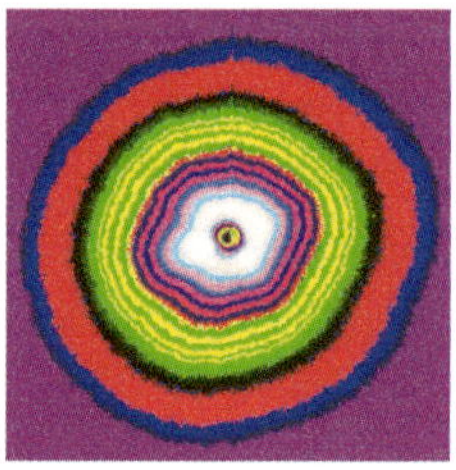

WILLOW:
Weil man sich vom Schicksal ungerecht behandelt fühlt und den eigenen Anteil am Geschehen nicht zu sehen vermag.

110. Star of Bethlehem oder Sweet Chestnut? Beide erscheinen vorübergehend aktionsunfähig.

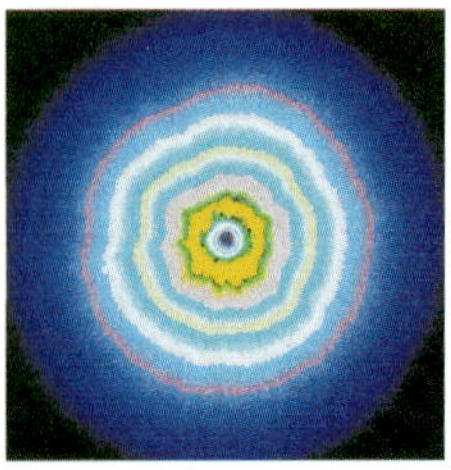

STAR OF BETHLEHEM:
Weil man einen »Schlag« noch nicht verkraftet hat.

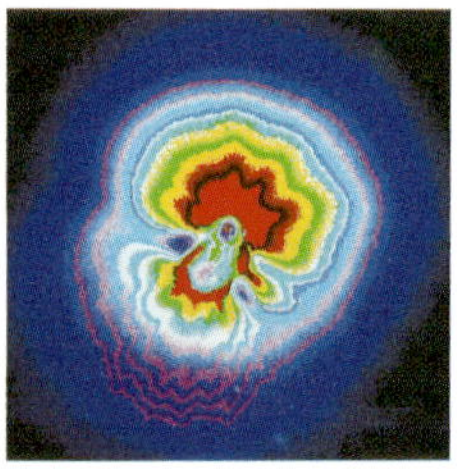

SWEET CHESTNUT:
Weil man »mit seinem Latein am Ende« ist und nicht weiß, welche Maßnahmen man jetzt noch ergreifen könnte.

111. Sweet Chestnut oder Elm? Beide haben die Befürchtung, unter den Belastungen zu zerbrechen.

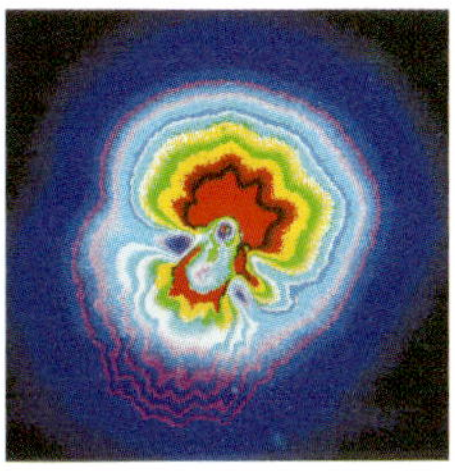

SWEET CHESTNUT:
In einer tiefen Lebenskrise. Man muß wahrscheinlich wesentliche Lebensentscheidungen revidieren.

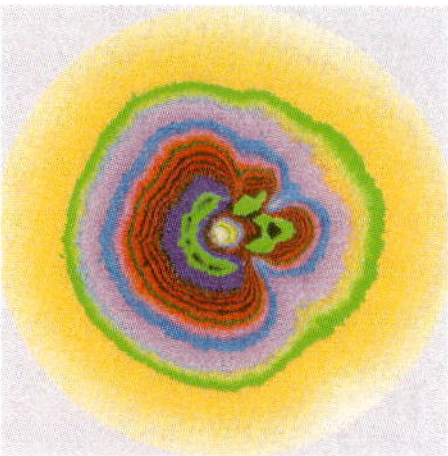

ELM:
Kurzfristig in einer Leistungskrise. Man muß seinen Arbeitsstil ändern.

112. Sweet Chestnut oder Gentian? Beide sehen nur noch schwarz.

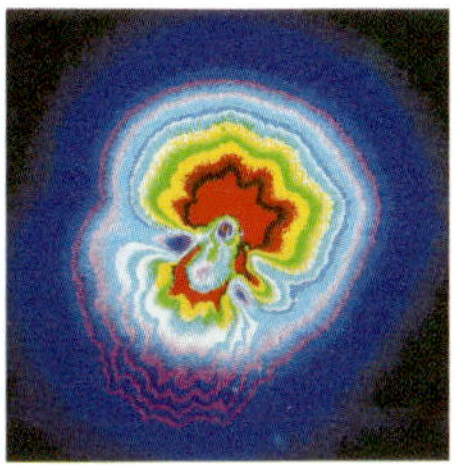

SWEET CHESTNUT:
Akut, in einer schweren Lebenskrise.

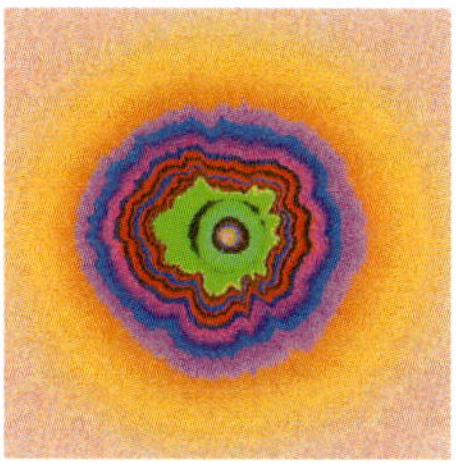

GENTIAN:
Wiederholt, aufgrund einer skeptischen, negativen Erwartungshaltung.

113. Vervain oder Vine? Beide zeigen starke Zielstrebigkeit und Willenskraft.

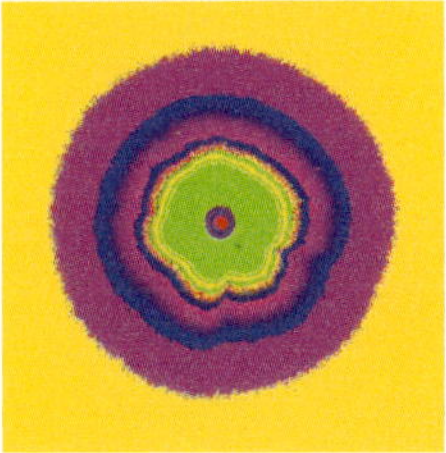

VERVAIN:
Das Ziel ist altruistisch. Andere Menschen sollen von einer als gut befundenen Idee überzeugt werden.

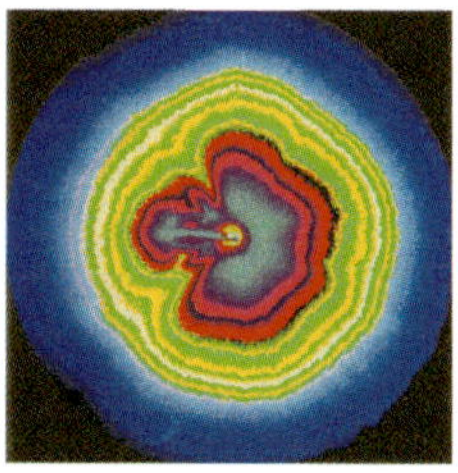

VINE:
Das Ziel ist egoistisch. Andere Menschen werden für die Verwirklichung eigener Pläne benutzt.

114. Vine oder Water Violet? Beide können stolz oder arrogant wirken.

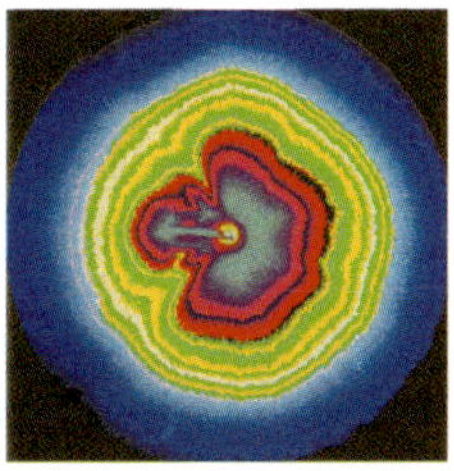

VINE:
Mit aggressiver Note.

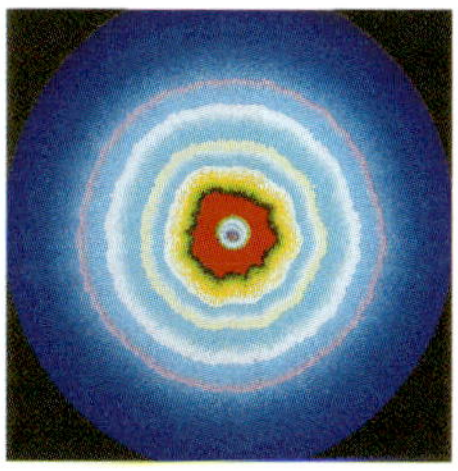

WATER VIOLET:
Mit souverän zurückhaltender Note.

115. Walnut oder Aspen? Beide können das Gefühl haben, »unter Einfluß zu stehen«.

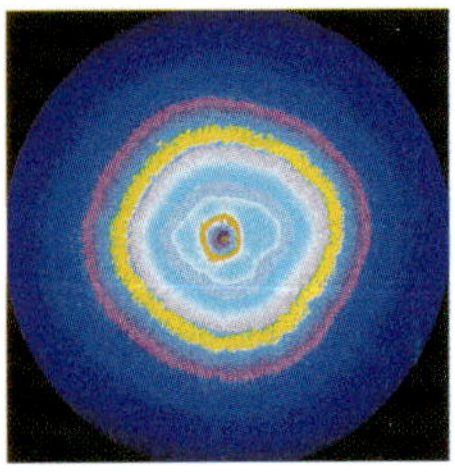

WALNUT:
Unter dem Einfluß von Autoritätspersonen, geltenden Lehrmeinungen, Konventionen, Gelübden, Schwüren. Man muß sich von diesem Bann freimachen.

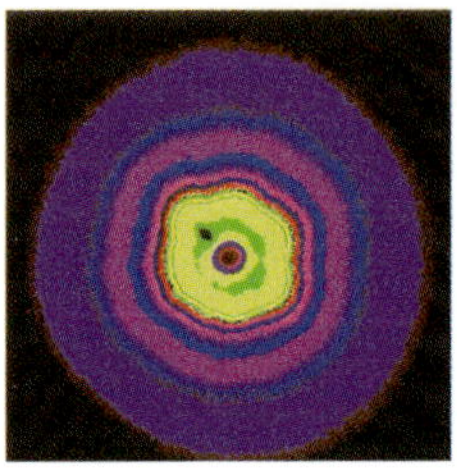

ASPEN:
Unter dem Einfluß von selbstgeschaffenen Angstphantasiegebilden, z. B. Gespenstern. Man muß mehr Realitätsbewußtsein entwickeln.

116. Walnut oder Cerato? Beide lassen sich von ihrer eigenen Meinung abbringen.

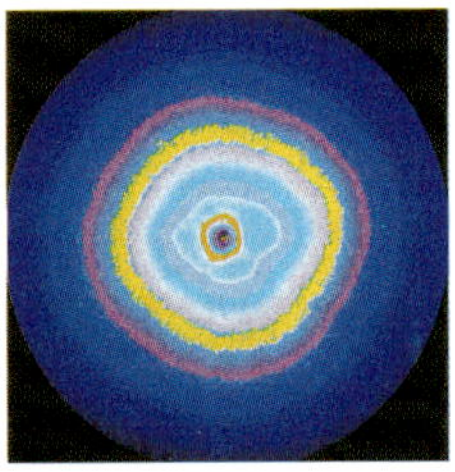

WALNUT:
In Situationen des Umbruchs oder Neubeginns, weil man noch zuwenig eigene Erfahrungswerte hat.

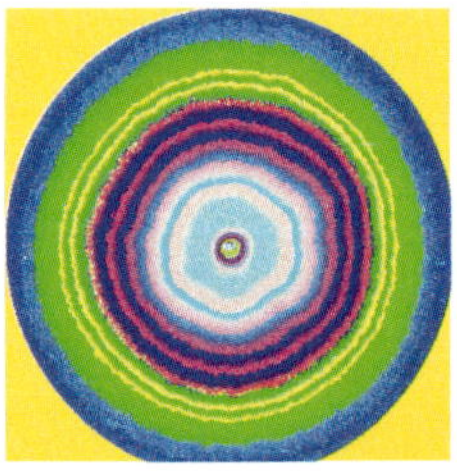

CERATO:
Weil man jede fremde Meinung höher bewertet als den eigenen Einfall.

117. Walnut oder Red Chestnut? Beide lassen sich zu stark beeinflussen.

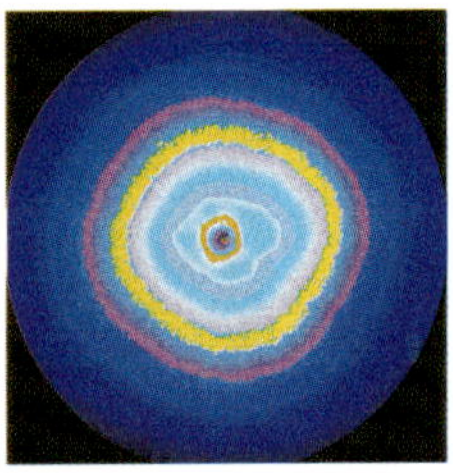

WALNUT:
Weil sich die eigene Persönlichkeit in einer neuen Entwicklungsphase befindet und darum labil ist.

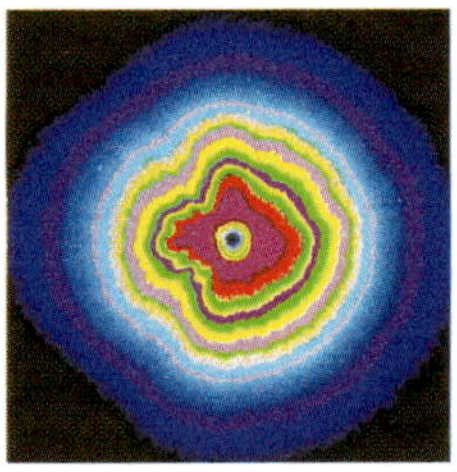

RED CHESTNUT:
Weil man innerlich nicht frei ist, sondern von einer nahestehenden Person seelisch abhängig ist (passiver Red-Chestnut-Zustand).

118. Water Violet oder Impatiens? Beide arbeiten gern unabhängig.

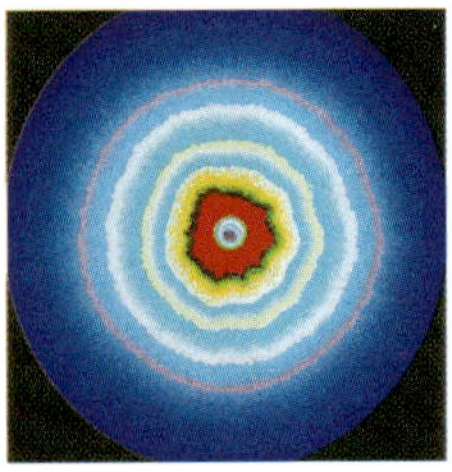

WATER VIOLET:
Weil man allein besser seinem individuellen Arbeitsstil folgen kann.

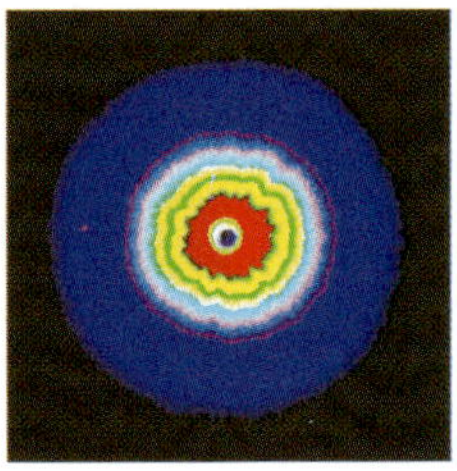

IMPATIENS:
Weil man ein schnelleres Arbeitstempo hat.

119. Water Violet oder Larch? Beide halten sich eher zurück.

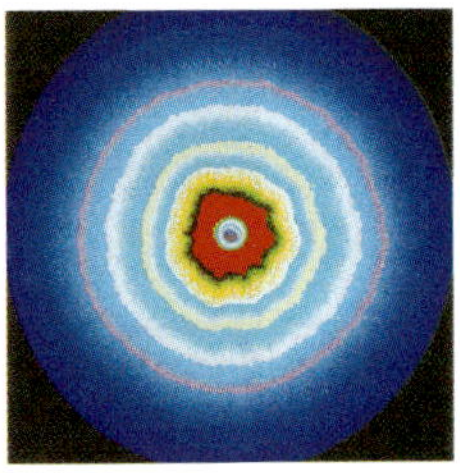

WATER VIOLET:
Weil man einen gewissen inneren Abstand von seiner Umwelt braucht.

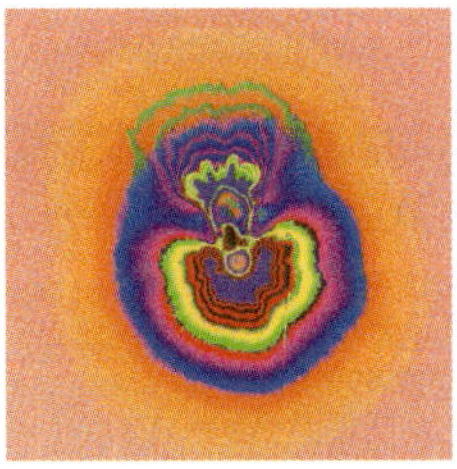

LARCH:
Weil man sich für unbedeutend oder weniger fähig hält.

120. Water Violet oder Mimulus? Beide haben Schwierigkeiten mit »der Masse«.

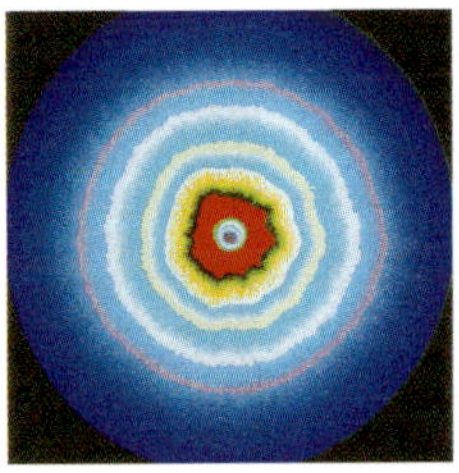

WATER VIOLET:
Weil man sich nicht zugehörig fühlt.

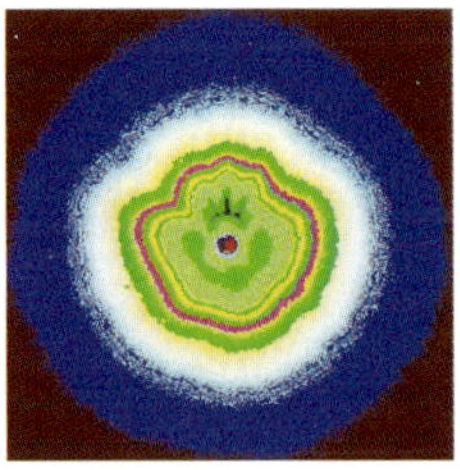

MIMULUS:
Weil der Selbstschutz anstrengend ist und Kraft kostet.

121. Water Violet oder Mustard? Beide können unzugänglich wirken.

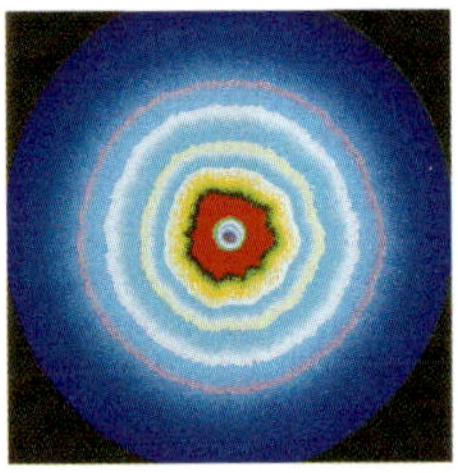

WATER VIOLET:
Weil man sich innerlich zurückgezogen hat.

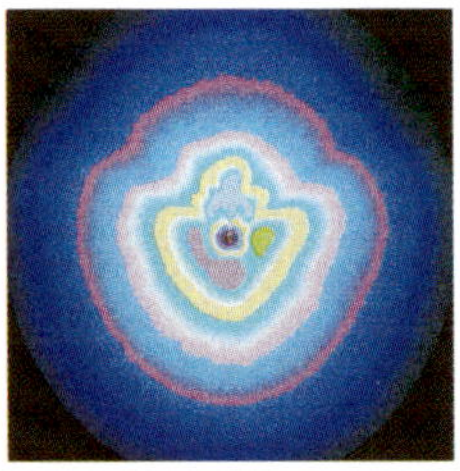

MUSTARD:
Weil man in Schwermut versunken ist.

122. White Chestnut oder Cherry Plum? Beide scheinen stark unter Druck zu stehen.

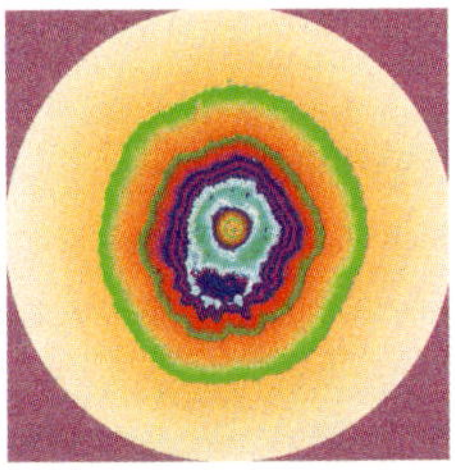

WHITE CHESTNUT:
Unter Gedankendruck.

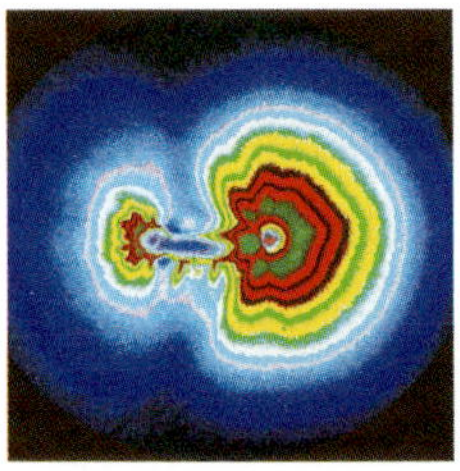

CHERRY PLUM:
Unter Gefühlsdruck.

123. White Chestnut oder Crab Apple? Beide sind irritiert bzw. fixiert.

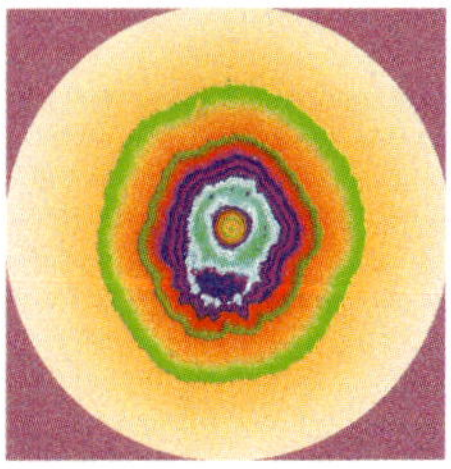

WHITE CHESTNUT:
Im Denken: weil man unerwünschte Gedanken nicht abschalten kann.

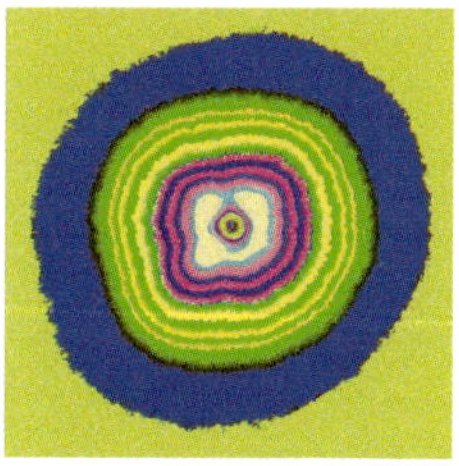

CRAB APPLE:
Im Empfinden: weil man kleine Abweichungen von seiner gewohnten Ordnung unbedingt berichtigen muß, bevor man sich seiner eigentlichen Aufgabe zuwenden kann.

124. White Chestnut oder Impatiens? Beide stehen unter Druck.

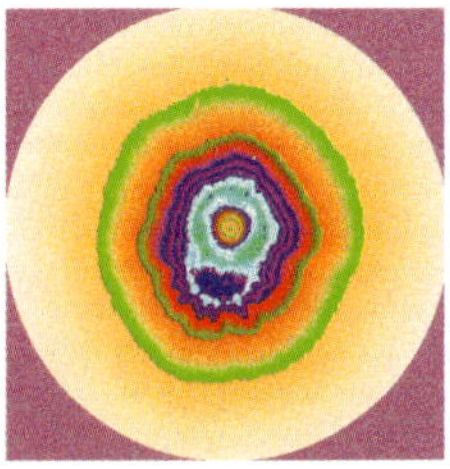

WHITE CHESTNUT:
Unter Gedankendruck.

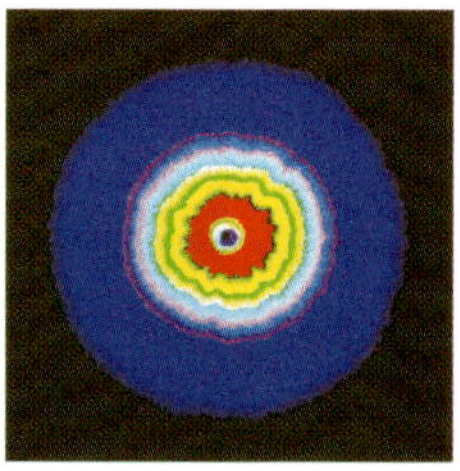

IMPATIENS:
Unter Zeitdruck.

125. Wild Oat oder Gentian? Beide sind immer wieder frustriert.

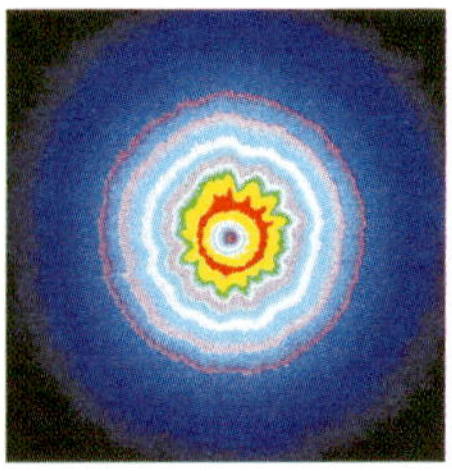

WILD OAT:
Weil trotz erfolgreicher Tätigkeit innere Unsicherheit über das Ziel besteht.

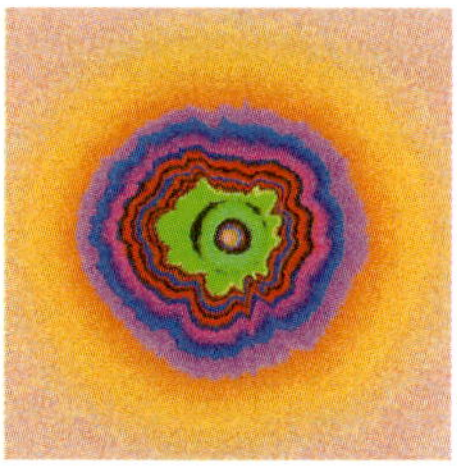

GENTIAN:
Weil man unsicher wird, sobald bei einem Vorhaben die ersten Widerstände auftreten.

126. Wild Rose oder Centaury? Beide wirken oft schwach, wenig vital – klagen aber nicht darüber.

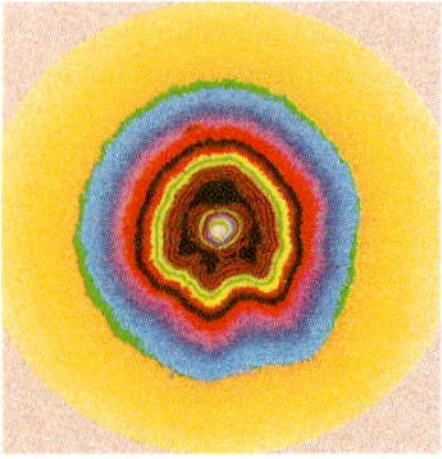

WILD ROSE:
Aufgrund schwacher Lebensmotivation.

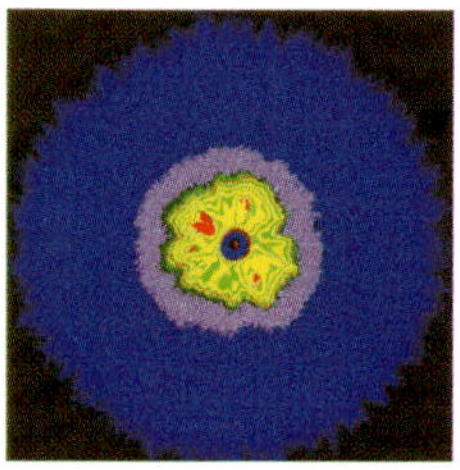

CENTAURY:
Aufgrund schwacher Selbstbehauptungskraft.

127. Wild Rose oder Star of Bethlehem? Beide können apathisch wirken.

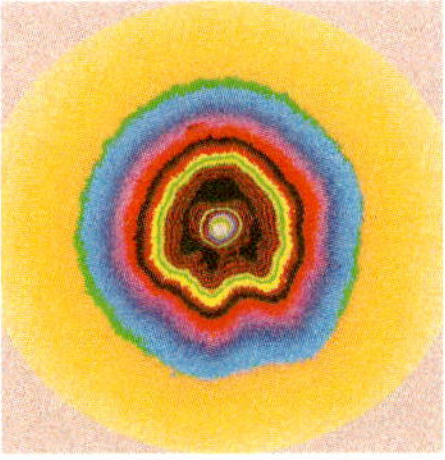

WILD ROSE:
Aufgrund mangelnder seelischer Vitalität.

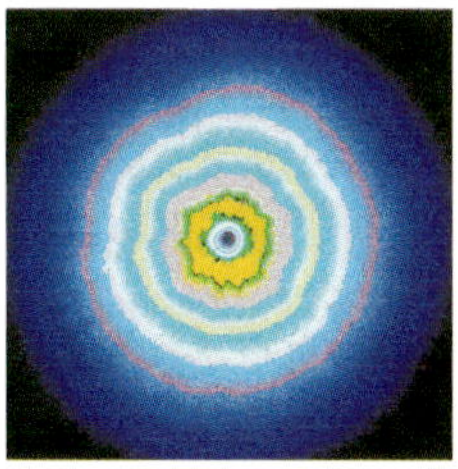

STAR OF BETHLEHEM:
Aufgrund eines noch nicht verarbeiteten schokkierenden Ereignisses.

Referenztabelle

Blütenname	Agrimony	Aspen	Beech	Centaury	Cerato	Cherry Plum	Chestnut Bud	Chicory	Clematis	Crab Apple	Elm	Gentian	Gorse	Heather	Holly	Honeysuckle
Agrimony	–		11	1	2	3								4		
Aspen		–				25			7							
Beech	11		–	12												
Centaury	1		12	–	16				17			18				
Cerato	2			16	–		29									
Cherry Plum	3	25				–									26	
Chestnut Bud					29		–		30			31				
Chicory								–						58	61	
Clematis		7		17			30		–							40
Crab Apple										–						
Elm											–	46	52			
Gentian				18			31				46	–	53			
Gorse											52	53	–			65
Heather	4							58						–		
Holly						26		61							–	
Honeysuckle									40				65			–
Hornbeam											47		69			
Impatiens						27	32								62	
Larch				19	22						48	50	75			
Mimulus	5	8		78		79								59		
Mustard									41			51	54			66
Oak											86					
Olive				20							49		90			
Pine										44						
Red Chestnut		9		98				36								99
Rock Rose		10				101										
Rock Water			13			104				45				105		
Scleranthus					23		33									
Star of Bethlehem	6								42							67
Sweet Chestnut						28					111	112	55			
Vervain			14					37						60		
Vine			15					38							63	
Walnut		115		21	116											
Water Violet																
White Chestnut						122				123						
Wild Oat					24		34					125				
Wild Rose				126			35		43				56			68
Willow								39					57		64	

Larch	Mimulus	Mustard	Oak	Olive	Pine	Red Chestnut	Rock Rose	Rock Water	Scleranthus	Star of Bethlehem	Sweet Chestnut	Vervain	Vine	Walnut	Water Violet	White Chestnut	Wild Oat	Wild Rose	Willow
	5									6									
	8					9	10							115					
								13				14	15						
19	78			20		98								21				126	
22									23					116			24		
	79						101	104			28					122			
									33								34	35	
						36						37	38						39
		41								42								43	
					44			45								123			
48			86	49							111								
50		51									112						125		
75		54		90							55							56	57
	59							105				60							
													63						64
		66				99				67								68	
70				71														72	
							73					74			118	124			
–	76				94										119			77	
76	–				95	80	81			82					120				
		–		91						83	84				121			85	
			–	92	96			87				88	89						
		91	92	–														93	
94	95	96			–			97											
	80					–	100							117					
	81					100	–			102	103								
			87		97			–				106	107						
									–								108		
	82	83					102			–	110							127	109
		84					103			110	–								
			88					106				–	113						
			89					107				113	–		114				
						117								–					
119	120	121											114		–				
																–			
									108								–		
77		85		93						127								–	
										109									–

Kapitel 11

Rezeptbausteine zur Anregung für individuelle Bach-Blütenmischungen – Kurzübersicht nach Problemkreisen

Es ist schwer, Gefühle exakt in Worte zu fassen. Die Erfahrung zeigt, daß verschiedene Menschen mit der gleichen Formulierung unterschiedliche Vorstellungen verbinden. Zum Beispiel wird das Wort »Abgrenzung« von dem einen positiv und vom anderen negativ erlebt. Daher kann es in einem Bach-Blütengespräch zu Wortklaubereien um Begrifflichkeiten kommen, in denen die Wahrnehmung für die wirklichen Gefühle aus den Augen verloren wird.

Aus diesem Grund sind in der folgenden Kurzübersicht die häufigsten Problemkreise zunächst in größeren Gruppen zusammengefaßt (siehe Farben Seite 334). Dann wird zur Erleichterung der Diskussion das gleiche Problem in jeweils unterschiedlichen Worten ausgedrückt, z. B. Minderwertigkeitsgefühle/Selbstwertkrisen.

Neben jedem Begriff steht jeweils eine Seitenzahl, auf der Sie im anschließenden Register der Bach-Blütenbausteine verschiedene Alternativangaben finden, aus denen Sie Ihre individuelle Mischung zusammenstellen können. Sollte für Ihre persönliche Situation keine Alternative dabeisein, so benutzen Sie diese Formulierungen immerhin als Anregung, um Ihren individuellen Gefühlen besser auf die Spur zu kommen.

1. Anleitung zum Arbeiten mit den Rezeptbausteinen

1. Schritt: Lesen Sie sich zunächst die Reaktionsmustergruppen auf den folgenden Seiten durch und finden Sie heraus, welche Sie oder Ihren Gesprächspartner am meisten betreffen.

2. Schritt: Schlagen Sie auf den angegebenen Seitenzahlen nach, und prüfen Sie die Alternativen.

3. Schritt: Setzen Sie Ihre individuelle Mischung zusammen. Sollte Ihnen zu diesen ausgewählten Blütenbausteinen noch eine weitere für Sie persönlich typische Blüte in den Sinn kommen, so fügen Sie diese Ihrer Mischung hinzu.

4. Schritt: Nehmen Sie diese Mischung fünf Tage lang ein. Entweder ist dann eine spürbare Reaktion zu verzeichnen, oder die Zusammensetzung muß neu überdacht werden.

Beispiel:

Ich habe erkannt, daß ich meinen Arbeitsstil umstellen muß, weil ich organisatorisch nicht mehr klarkomme, finde aber trotz dieser Erkenntnis nicht den Ansatz, es wirklich zu tun. Ich reagiere mit **mangelnder Motivation,** meine, **nicht mehr die Kraft zu haben,** eine Änderung **durchzuhalten**. Außerdem stelle ich fest, daß ich sowieso alles, was ich mir vorgenommen habe, sofort **wieder vergesse**. Auch habe ich **Angst** vor der Umstellung, da ich **nicht voraussehen** kann, wie es danach sein wird.

Ich schlage nach und entscheide mich für folgende Alternativen:

»Angst vor dem Ungewissen«:	Aspen und Mimulus
»Mangelnde Motivation mit Trägheitsgefühl«:	Wild Rose und Hornbeam
»Geringe Belastbarkeit, mangelndes Durchhaltevermögen, weil ich mich zu sehr verausgabt habe«:	Olive und Hornbeam
»Konzentrationsprobleme, Unordnung«, • »weil ich zu erschöpft bin«:	Olive und Hornbeam
• »weil ich zuviel im Kopf habe«:	Hornbeam und White Chestnut
Die Mischung für meine aktuelle Situation würde lauten:	Mimulus, Aspen, Wild Rose, Olive, Hornbeam. Falls sich kreisende Gedanken einstellen: auch noch White Chestnut, eventuell im Wasserglas.

Als persönliche Blüte setze ich Vervain der Mischung zu, da ich mich mit meinem starken Willen oft selbst blockiere.

Mit dieser Mischung sollte es mir möglich sein, in einigen Tagen den Einstieg in die gewünschte Umstellung meines Arbeitsstils zu finden.

Achtung:

Es ist nicht empfehlenswert, die Bach-Blütenbausteine direkt mit den Symptomen im blockierten Zustand auf den Seiten der Mittelbeschreibung zu vergleichen, da dort nur reine Reaktionsmuster beschrieben werden. Die Bausteine hingegen sind vielfach Kombinationen von verschiedenen Reaktionsmustern, also gemischte Seelenzustände, die in bestimmten Situationen erfahrungsgemäß auftreten können (aber nicht müssen).

2. Reaktionsmustergruppen zur ersten Orientierung: Was trifft auf mich zu?

Die Farben dienen als zusätzliche Hilfe zur Vorsortierung der in Frage kommenden Reaktionsmustergruppen. Falls z. B. eine gelb gekennzeichnete Gruppe für Sie zutrifft, lesen Sie auch die anderen mit Gelb gekennzeichneten Stichwörter.

- *Reaktionsmustergruppen mit schwachem, gedämpftem Grundgefühl*
- *Reaktionsmustergruppen mit angespanntem, übersteigertem Grundgefühl*
- *Reaktionsmustergruppen mit schwankendem, labilem Grundgefühl*
- *Reaktionsmustergruppen verschiedener Problemkreise*

3. Rezeptbausteine

Abhängigkeitsprobleme

man fragt andere, was man tun soll	Cerato
weil man zu gutmütig ist	Centaury
weil man glaubt, andere seien fähiger	Larch
weil man sich in alle möglichen Beziehungen verstrickt hat	Chicory
von den Stimmungen und Launen anderer	Walnut, Star of Bethlehem, Willow
man glaubt, machtlos zu sein	Willow
man glaubt irrtümlich, ein Opfer bringen zu müssen	Willow, Pine
von der Atmosphäre der Umgebung	Agrimony, Aspen
aus überstarker Bindung an einen anderen Menschen	Red Chestnut, Walnut
von einem ehemaligen Partner	Honeysuckle, Red Chestnut
man fühlt sich unterdrückt	Willow, Vine

Ablenkbar, zersplittert, inkonsequent reagieren

weil man immer auf der Suche nach der noch besseren Lösung ist	Wild Oat
durch äußerliche Kleinigkeiten	Crab Apple
weil man mehrere Ideen gleichzeitig verfolgen möchte	Wild Oat, Scleranthus
weil man Dinge tut, die man eigentlich nicht tun möchte	Centaury, Cerato
weil man lieber etwas anderes tun möchte	Clematis, Centaury
weil man wie ein Rohr im Wind auf alle Einflüsse reagiert	Scleranthus
weil man seiner eigenen Meinung nicht traut	Cerato
weil man Ängste und Befürchtungen hat	Aspen, Mimulus
weil man nicht wirklich hinter der Sache steht	Gentian, Cerato, Wild Oat
weil man »es allen recht machen will«	Agrimony, Scleranthus, Centaury

weil man seine Entscheidung immer wieder anzweifelt	Cerato, Scleranthus
weil man kein klares Ziel vor Augen hat	Wild Oat
weil man eigentlich nicht wirklich an das glaubt, was man tut	Gorse, Gentian

Aggressives Verhalten / Ärger

um den eigenen Willen durchzusetzen	Holly, Vine
aus Ungeduld	Holly, Impatiens
aus Verbitterung	Holly, Willow
unerwartet, aus heiterem Himmel	Holly, Cherry Plum

Akute Lebenskrise, Verzweiflung

auf dem Höhepunkt	Sweet Chestnut, Rescue
man ist noch wie betäubt	Star of Bethlehem, Sweet Chestnut
man schwankt, ob man sich in die Situation fügen soll	Scleranthus, Water Violet
mit Selbstzweifeln	Sweet Chestnut, Cerato, Larch
mit Schuldgefühlen	Sweet Chestnut, Pine
man sieht momentan keinen Sinn mehr	Star of Bethlehem, Gorse, Mustard
man ist völlig überarbeitet	Oak, Olive, Sweet Chestnut
man kann sich an die neue Situation noch nicht gewöhnen	Honeysuckle, Walnut

Alpträume

mit Angst vor der Nacht	Mimulus, Aspen
man erwacht mit panischer Angst	Aspen, Rock Rose
durch unverarbeitete Ereignisse	Aspen, Star of Bethlehem
mit Schuldgefühlen	Aspen, Pine

Ängste

Furcht vor konkreten Situationen und Dingen, z. B. Krankheit, Zahnarztbesuch, Lärmbelästigung, Fahrstuhlfahren	Mimulus
mit innerer Panik, jede Zelle vibriert	Rock Rose
durchzudrehen, gewalttätig oder verrückt zu werden	Cherry Plum
um Angehörige, Freunde etc.	Red Chestnut
irrationale Ängste, z. B. im Dunkeln	Aspen
vor Spinnen und Mäusen	Aspen, Mimulus
vor dem Ungewissen	Aspen, Mimulus
vor Prophezeiungen	Aspen
Angst vor der Angst	Cherry Plum, Aspen
vor Ansteckung, Schmutz u. ä.	Aspen, Crab Apple
vor »schlechten Schwingungen«	Aspen, Crab Apple
enttäuscht zu werden	Mimulus, Gentian, Star of Bethlehem
seelisch verletzt zu werden	Mimulus, Holly
die wahren Gefühle zu zeigen	Mimulus, Agrimony
durchschaut zu werden	Mimulus, Pine, Agrimony
Fehler zu machen	Mimulus, Pine, Cerato
Versagensängste	Mimulus, Larch, Willow
Angstgedanken kreisen im Kopf	Mimulus, White Chestnut
vor Auseinandersetzungen	Mimulus, Star of Bethlehem, Agrimony, Centaury
vor eigenen unbewußten Gefühlen	Cherry Plum, Agrimony
allein zu sein	Mimulus, Heather
andere zu verletzen	Mimulus, Holly, Pine
vor Fehlentscheidungen	Mimulus, Cerato
Beziehungen aufzugeben oder zu verändern	Mimulus, Chicory, Honeysuckle, Walnut
vor Erschöpfung, Anstrengung	Mimulus, Olive, Hornbeam
vor Nähe, engem Kontakt	Mimulus, Water Violet

zu kurz zu kommen	Mimulus, Heather, Chicory, Holly
man fürchtet, die Gedanken nicht mehr beherrschen zu können (zum Arzt schicken!)	Cherry Plum, Sweet Chestnut, White Chestnut
Angst vor dem Fliegen	Rock Rose, Cherry Plum, Willow, Agrimony

Anpassungsschwierigkeiten

Reisekrankheit	Rescue, Scleranthus, Honeysuckle
Witterungsumschwünge	Scleranthus, Walnut, Hornbeam
an neue Menschen	Willow, Water Violet, Chestnut Bud, Wild Oat

Autoritäts- und Durchsetzungsprobleme

man hat Schwierigkeiten mit Führungspersonen	Vine
man meint, sich um jeden Preis durchsetzen zu müssen	Vine, Holly
man will andere zu seiner Meinung bekehren	Vervain
man will andere zu ihrem Glück zwingen	Vervain, Vine
man weiß nicht, was man will, wenn stärkere Persönlichkeiten anwesend sind	Centaury
man läßt sich zuviel vorschreiben, weil man anderen mehr zutraut	Larch, Cerato
man versucht seine Ideen über andere oder auf indirektem Wege durchzusetzen	Vine, Chicory
man muß lernen sich durchzusetzen	Vine, Centaury
man hat Schuldgefühle, wenn man sich durchsetzt	Vine, Pine
man möchte andere nicht verletzen	Centaury, Agrimony, Pine

Depressive Gefühle, Niedergeschlagenheit

periodische Melancholie, man sitzt im Loch	Mustard
durch Rückschläge und Enttäuschungen	Gentian
mit Erschöpfung	Gentian, Olive

mit Schlafstörungen	Mustard, White Chestnut, Gentian
weil man keine Perspektive sieht, z. B. chronisch Kranke	Mustard, Gentian, Gorse
weil man innerlich aufgegeben hat	Wild Rose, Mustard
mit Selbstvorwürfen	Mustard, Pine
durch Sorgen um einen anderen Menschen	Red Chestnut, Gentian
durch schwere Vergangenheitsbelastung	Honeysuckle, Mustard, Willow

Egoistisch, egozentrisch reagieren

man kreist nur um sich	Heather
man will immer seinen Kopf durchsetzen	Vine
man spricht fast nur von sich	Heather
man läßt nur seine eigene Meinung gelten	Vervain, Vine
man belächelt »Durchschnittstypen«	Beech, Rock Water
man glaubt, etwas fordern zu können	Chicory, Willow
man glaubt, die anderen seien unfähig	Beech, Vine
man betrachtet andere als Schachfiguren	Chicory
man ist übermäßig besorgt um sich	Heather, Crab Apple
man grübelt viel über sich nach	Heather, Mimulus, White Chestnut
man denkt, man sollte egoistischer sein	Centaury, Red Chestnut

Empfindlich, zu sensibel sein

gegen Beleidigungen, Kränkungen	Holly
wegen nicht erfüllter Gefühlserwartungen	Chicory
gegen fehlende Ordnung und Struktur	Crab Apple
gegen Kritik	Larch, Beech
gegen zuviel Lärm, Licht, Gerüche etc.	Mimulus
gegen Unterbrechungen	Impatiens, Vervain
gegen Streitigkeiten	Agrimony, Mimulus
gegen Anschuldigungen	Pine, Heather
gegen Wetterwechsel	Scleranthus

gegen »Ausstrahlungen in der Umgebung«	Aspen
wie ein rohes Ei	Star of Bethlehem, Heather
wenn die eigenen Pläne von anderen hinterfragt werden	Walnut
gegen Widerspruch	Vine, Larch
man kann fremde Gefühle nicht von eigenen trennen	Red Chestnut, Walnut
gegen Widerstände	Centaury, Mimulus

Entscheidungsprobleme

weil die innere Zielsetzung unklar ist	Wild Oat
weil man über das Vorgehen schwankt	Scleranthus
weil man hin- und hergerissen zwischen zwei Möglichkeiten ist	Scleranthus
weil man seine Entscheidung immer wieder anzweifelt	Cerato, Chestnut Bud, Gentian
weil man fürchtet, den Folgen nicht gewachsen zu sein	Mimulus, Elm, Scleranthus
weil man Angst vor Fehlentscheidungen hat	Mimulus, Cerato, Gentian
weil man eine vergangene Situation noch nicht verarbeitet hat	Honeysuckle, Walnut
weil man abhängig von einer anderen Person ist	Red Chestnut, Scleranthus
weil man einen Schock noch nicht verkraftet hat	Star of Bethlehem

Erschöpfungsprobleme, Überforderung

durch anhaltenden Leistungsstreß	Olive, Oak
durch eingefahrene Alltagspflichten	Olive, Hornbeam
durch geistige Überforderung	Olive, Cerato, Chestnut Bud, Hornbeam
durch mangelndes Selbstvertrauen	Larch, Mimulus
durch zu viele Verantwortungsbereiche	Olive, Elm
durch übertriebene Anstrengungen	Olive, Vervain

durch zu hohe Anforderungen an sich selbst	Olive, Rock Water, Vervain
mit Niedergeschlagenheit	Gorse, Mustard, Gentian
mit Ängstlichkeit	Olive, Mimulus
durch die eigene Unfähigkeit, nein zu sagen	Olive, Centaury
mit Panik	Olive, Rock Rose

Geringe Belastbarkeit, mangelndes Durchhaltevermögen

weil man sich sehr verausgabt hat	Olive, Hornbeam
weil man nicht mehr an die Zukunft glaubt	Cerato, Gorse, Gentian
weil man eine geheime Angst oder einen Kummer mit sich herumträgt	Agrimony, Mimulus
weil man nicht mehr aus noch ein weiß	Rock Rose, Cerato, Sweet Chestnut
weil man sehr empfindlich ist	Mimulus, Heather, Star of Bethlehem
weil man sich zu leicht ablenken läßt	Scleranthus, Clematis
weil das Interesse schnell wieder nachläßt	Wild Oat, Scleranthus
weil man beim kleinsten Rückschlag aufgibt	Gentian
weil man sich die Aufgabe nicht zutraut und Angst hat zu versagen	Larch, Mimulus
weil man innerlich resigniert hat	Gorse, Gentian
weil man gedanklich mit etwas anderem beschäftigt ist	Clematis, White Chestnut

Gestreßt, nervös reagieren

auf Kleinigkeiten	Crab Apple, Rock Rose
aufgrund von Erwartungsangst	Mimulus, Rock Rose
aufgrund von versteckten Befürchtungen	Agrimony, Rock Rose, Aspen
aufgrund von unterdrückten Trieben und Gefühlen	Cherry Plum, Rock Water
aufgrund von zuviel Verantwortung	Elm, Rock Rose
aufgrund von innerer Unrast	Impatiens, Chestnut Bud
aufgrund von Erschöpfung	Olive, Rock Rose
aufgrund von innerer Unsicherheit	Walnut, Scleranthus, Cerato, Rock Rose

aufgrund von zu hohen Anforderungen an sich selbst	Rock Water, Vervain, Rock Rose, Elm
aufgrund von innerer Sturheit	Rock Water, Oak

Heimweh

zeitweise	Honeysuckle,
mit Schwermut	Honeysuckle, Mustard
nach einer geliebten Person	Honeysuckle, Red Chestnut

Kontaktschwierigkeiten, Kommunikationsprobleme, Hemmungen

durch falsche Bescheidenheit, Minderwertigkeitsgefühle	Larch, Water Violet, Mimulus
durch Empfindlichkeit	Water Violet, Star of Bethlehem
durch überhöhte Ansprüche an andere	Water Violet, Beech
durch Ungeduld	Water Violet, Impatiens, Chestnut Bud
mit Selbstvorwürfen	Water Violet, Pine
durch Egozentrik	Water Violet, Heather
mit Resignation	Water Violet, Gorse, Gentian
durch Unschlüssigkeit / Launenhaftigkeit	Water Violet, Scleranthus, Wild Oat
durch eine innere Distanz zu anderen	Water Violet
durch Schüchternheit	Mimulus
durch Furcht, etwas falsch gemacht zu haben	Larch, Beech
weil man glaubt, nicht schlagfertig genug zu sein	Mimulus, Star of Bethlehem, Larch
weil man eigentlich nur mit sich beschäftigt ist	Heather
weil man ungeduldig ist und alles sofort haben will	Impatiens
weil man sich der Situation nicht gewachsen fühlt	Larch, Aspen
weil man geistig mit einem anderen Thema beschäftigt ist	Clematis, White Chestnut
weil man enttäuscht und verbittert ist	Gentian, Willow
weil man für eingebildet gehalten wird	Water Violet

weil man über Kleinigkeiten beim anderen nicht hinwegkommt, z. B. Aussprache, Kleidung, Körpergeruch	Beech, Crab Apple
weil man immer recht behalten muß	Vine, Larch, Heather
weil man von anderen nichts erwartet	Water Violet, Gorse
weil man Angst vor neuen Verpflichtungen hat	Pine, Mimulus
weil man nie spontan sein kann	Chicory, Cherry Plum, Agrimony
weil man niemanden an sich heranläßt	Water Violet, Mimulus
weil man sich nicht in die Karten schauen lassen möchte	Chicory, Agrimony
weil man sich mit den Problemen anderer nicht belasten möchte	Chicory, Heather, Water Violet
weil man Auseinandersetzungen scheut	Agrimony, Cerato, Walnut
weil man keine eigene Meinung hat	Cerato, Wild Oat, Centaury
weil man sich gehemmt fühlt	Mimulus, Larch
durch eine unerwartete Auseinandersetzung	Star of Bethlehem, Agrimony, Willow

Konzentrationsprobleme, Unordnung

Siehe auch: »Ablenkbar, zersplittert, inkonsequent reagieren«

weil man zu erschöpft ist	Olive, Hornbeam
weil man zuviel im Kopf hat	Hornbeam, White Chestnut
weil man zu leicht abgelenkt ist	Scleranthus, Clematis
weil das Interesse zu schnell nachläßt	Wild Oat, Scleranthus
weil man nicht weiß, was man will	Cerato, Wild Oat
weil man geistig überfordert ist	Olive, Hornbeam, Cerato, Chestnut Bud

Kränkungen, sich verletzt fühlen

weil man ungerecht behandelt wurde	Holly, Vervain
weil man sich betrogen fühlt	Holly, Willow
weil man glaubt, die anderen müßten dankbarer sein	Holly, Chicory
weil man sich zu Unrecht kritisiert fühlt	Beech, Willow

durch eine unerwartete Auseinandersetzung	Star of Bethlehem, Agrimony, Willow
man sinnt auf Rache	Holly, Chicory
man möchte sich zurückziehen	Holly, Water Violet
man kommt gedanklich nicht davon los	Holly, White Chestnut
man ist irritiert und mißtrauisch, weil man es gut gemeint hat und mißverstanden wurde	Holly, Willow

Lernprobleme

durch Konzentrationsmangel	Chestnut Bud, White Chestnut, Clematis
durch frühere Fehlschläge	Honeysuckle, Chestnut Bud, Gentian, Larch
durch Angst vor Strafe	Aspen, Cherry Plum, Pine
durch Übereifer	Chestnut Bud, Vervain
durch fehlende Motivation	Wild Oat, Wild Rose
bei hartnäckig wiederkehrenden Fehlern	Chestnut Bud, Honeysuckle, Gentian

Liebeskummer

akut	Holly, Willow, Star of Bethlehem, Sweet Chestnut
mit Schuldgefühlen	Pine, Holly, Larch
mit Entscheidungsschwierigkeiten	Holly, Wild Oat, Scleranthus
mit Enttäuschungen	Holly, Willow, Gentian, Star of Bethlehem
mit Verunsicherung	Holly, Cerato, Walnut
geheim, wird nicht gezeigt	Agrimony, Holly, Cherry Plum
läßt nachts nicht schlafen	Holly, White Chestnut, Honeysuckle, Red Chestnut

Mangelnde Motivation, innere Trägheit, Gleichgültigkeit

man reagiert gleichgültig und apathisch	Wild Rose
nach einem Schicksalsschlag	Wild Rose, Willow
mit bleierner Müdigkeit	Wild Rose, Hornbeam, Mustard
mit Trägheitsgefühl	Wild Rose, Hornbeam

aus Resignation mit Opfergefühl	Gorse, Willow
aus Resignation mit Pessimismus	Gorse, Gentian
durch unverarbeitete Enttäuschung	Star of Bethlehem, Gentian, Willow
durch den Verlust eines geliebten Menschen	Wild Rose, Honeysuckle, Red Chestnut
man würde sich gern aus allem zurückziehen	Water Violet, Clematis
aus langanhaltender Überforderung	Olive, Wild Rose, Oak
weil man nicht mehr an das Gute im Menschen glaubt	Gentian, Wild Rose

Minderwertigkeitsgefühle, Selbstwertkrise

mit Schuldgefühlen	Larch, Pine
mit Verunsicherung	Larch, Walnut, Cerato
weil man zu gutmütig ist	Larch, Centaury
weil man eine langsame Auffassungsgabe hat	Larch, Chestnut Bud, Hornbeam
geheime Minderwertigkeitsgefühle	Agrimony, Larch, Cherry Plum
aus plötzlicher Unsicherheit	Mimulus, Elm, Larch
aufgrund der äußeren Erscheinung	Beech, Larch, Crab Apple
man fürchtet, nicht so fähig zu sein wie andere	Larch, Mimulus
man versucht, Minderwertigkeitsgefühle mit Trotz zu überspielen	Larch, Vine
vorübergehende Selbstwertkrisen durch Überforderung	Elm
durch Rückschläge	Larch, Gentian

Negative Ausstrahlung

man ist grundsätzlich Opfer der Umstände	Willow
man hat immer etwas zu kritisieren	Beech
man ist grundsätzlich erst einmal dagegen	Gentian

Neubeginn

Siehe »Unsicherheit«, »Entscheidungsprobleme«, »Ablenkbar«	Hauptblüte Walnut

Nicht lockerlassen können

weil man der Sieger sein muß	Vine
weil man von der Idee besessen ist	Vervain
weil es hier um das Prinzip geht	Rock Water, Vervain
weil man sich verpflichtet fühlt und sein Versprechen einhalten möchte	Oak
beim Arbeiten	Vervain, Oak
beim Aufräumen, übertriebener Ordnungsdrang	Crab Apple, Rock Water
weil man Angefangenes grundsätzlich fertig machen muß	Oak, Rock Water
man muß alles hundertfünfzigprozentig machen	Vervain, Crab Apple
weil man die Sache um jeden Preis zu Ende bringen will	Vine, Oak

Prüfungssituationen

klassische Examenssituation	Gentian, Elm, Clematis, Rock Rose, White Chestnut
wenn man schon einmal durchgefallen ist	Honeysuckle, Chestnut Bud, Larch, Gentian
wenn man wie das Opferlamm zur Schlachtbank geht	Rock Rose, Willow, Centaury, Clematis
wenn man dazu neigt, ein Brett vor dem Kopf zu haben	Chestnut Bud, Clematis, Aspen

Resigniert, hoffnungslos sein

schon lange andauernd	Gorse, Wild Rose
apathisch, wie betäubt	Star of Bethlehem, Wild Rose
aufgrund einer Enttäuschung	Honeysuckle, Gentian, Gorse
durch Erschöpfung	Wild Rose, Olive
man sieht schwarz	Gorse, Mustard
aufgrund unverarbeiteter Erlebnisse	Honeysuckle, Gorse, Star of Bethlehem
aufgrund wiederholter Schicksalsschläge	Willow, Gorse, Chestnut Bud

Schlafschwierigkeiten

unverarbeitete Erlebnisse kreisen im Kopf	White Chestnut, Star of Bethlehem, Cherry Plum, Honeysuckle
durch unterdrückte Sorgen	White Chestnut, Agrimony
durch Schuldgefühle	White Chestnut, Pine, Honeysuckle
durch Angst vor Alpträumen	Aspen, Rock Rose, White Chestnut
durch Depressionen	White Chestnut, Mustard
durch Überforderung	Olive, Elm, White Chestnut, Oak
durch Angst um andere	White Chestnut, Red Chestnut
durch innere Überdrehtheit	Vervain, White Chestnut
mit Zähneknirschen	Cherry Plum, White Chestnut
(siehe auch »Alpträume«)	

Schuldgefühle, Selbstvorwürfe

wegen einer anderen Person	Red Chestnut, Pine
man bedauert, »zu hart« gewesen zu sein	Pine, Vine, Agrimony
mit Selbstkritik	Pine, Beech
wegen der Unfähigkeit, Entscheidungen zu treffen	Cerato, Pine
mit Angst und Panik	Pine, Rock Rose, Mimulus
mit Rückzugstendenz	Pine, Water Violet
mit Nägelkauen	Vine, Pine, Agrimony

Starr, unflexibel reagieren

aufgrund von übertriebenen Prinzipien	Rock Water, Oak
mit Dominanzanspruch	Rock Water, Vine
aus Angst, ausgenutzt zu werden	Star of Bethlehem, Vine, Chicory
aus Dogmatismus	Rock Water, Vervain
aufgrund schlechter Erfahrungen	Beech, Star of Bethlehem, Gentian

Stimmungsschwankungen

die Stimmung wechselt wie der Wind	Scleranthus

man ist sehr schnell ärgerlich	Holly, Impatiens
man läßt sich durch die Bemerkung anderer zu leicht aus dem Konzept bringen	Star of Bethlehem, Walnut
man hat unerklärlicherweise schlechte Laune	Mustard

Stur, intolerant reagieren

weil man von anderen einen hohen Ordnungs- und Reinheitsstandard erwartet	Crab Apple, Beech
man verlangt von anderen die gleiche Reaktionsgeschwindigkeit	Impatiens
man erwartet von anderen die gleichen Wertmaßstäbe	Beech
man erwartet von anderen die gleiche Begeisterung für eine Idee und wird fanatisch	Vervain
man erwartet von anderen, daß sie der eigenen Meinung folgen, und möchte sie dazu zwingen	Vine
man kann aus Prinzip nicht nachgeben	Vine, Rock Water
man gestattet keine Ausnahme von der Regel	Oak, Rock Water

Trauer

tiefe Trauer	Mustard
macht pessimistisch, der Glaube geht verloren	Mustard, Gentian
erzeugt Verbitterung	Mustard, Willow
bewirkt Selbstzweifel	Mustard, Cerato, Larch
Seelentrost bei Trauer	Mustard, Star of Bethlehem
zur Ablösung von der Vergangenheit	Mustard, Honeysuckle
für Hoffnung	Gorse
für Lebenslust	Wild Rose

Trennen, Trennung

man hat die Nachricht noch nicht verkraftet	Star of Bethlehem
man hat Schuldgefühle	Pine
man hat Angst davor	Mimulus, Rock Rose

man fürchtet den Neubeginn	Mimulus, Aspen, Larch
man fürchtet, andere zu verletzen	Agrimony, Pine
man meint, der andere wäre sein Besitz	Chicory
man kann Vergangenes nicht abschließen	Honeysuckle, Beech, Willow
man will, daß alles beim alten bleibt	Honeysuckle, Chicory
man fühlt sich »energetisch verkettet«	Red Chestnut
man fürchtet, das Gesicht zu verlieren	Cerato, Larch, Agrimony
man weiß nicht, ob die Entscheidung zur Trennung richtig ist	Cerato, Scleranthus
man weiß nicht, wie es nach der Trennung weitergehen soll	Wild Oat

Übertreiben

im Denken und Fühlen	Sweet Chestnut
im Handeln	Vervain
bei Verliebtheit	Holly, Vervain, Sweet Chestnut
übertriebenes Pflichtbewußtsein	Oak, Pine, Vervain
übertriebener Ehrgeiz	Vine, Sweet Chestnut
übertriebenes Mitleid	Red Chestnut
Perfektionismus	Vervain, Rock Water

Unsicherheit, innere Verunsicherung

man will seine Unsicherheit nicht zeigen	Agrimony, Vervain
man läßt sich immer wieder verunsichern	Chestnut Bud, Cerato, Walnut
wenn man von anderen beobachtet wird	Centaury, Larch
weil man es allen recht machen will	Cerato, Centaury
weil man nicht weiß, was man will	Cerato, Wild Oat
weil man sich nichts zutraut	Cerato, Larch, Mimulus
weil man zu viele Ratgeber hat	Cerato, Walnut
die Verantwortung übernehmen zu können	Elm, Cerato, Mimulus
eine Entscheidung treffen zu können	Scleranthus, Cerato, Wild Oat

weil man zu ungeduldig ist	Cerato, Chestnut Bud, Impatiens
aufgrund vergangener Fehler	Pine, Cerato, Honeysuckle

Unzufrieden sein

mit der jetzigen Lebenssituation	Wild Oat
mit einer bestimmten Lebensbedingung	Beech
wenn man seinen eigenen Leistungsansprüchen nicht genügt	Rock Water, Larch
wenn man seine Ideen nicht verwirklichen kann	Vervain, Gentian
ohne erkennbare Ursachen	Mustard
wenn gutgemeinte Ratschläge von anderen nicht befolgt werden	Chicory, Beech
weil man immer wieder an der gleichen Hürde scheitert	Chestnut Bud, Gentian
weil man etwas anderes erwartet hatte	Chicory, Willow

Verantwortung, Eigenverantwortung

man kann keine Verantwortung für sich übernehmen	Heather
man schiebt die Verantwortung auf die Umwelt	Willow
man identifiziert sich zu stark mit einer Aufgabe und übernimmt zuviel Verantwortung	Elm
man übernimmt »schuldgefärbt« Verantwortung für Dinge, die nicht in den eigenen Verantwortungsbereich fallen	Pine
man kann die Grenze zwischen Selbstverantwortung und Fremdverantwortung nicht ziehen	Pine
man übernimmt Verantwortung, um eigene Bedürfnisse zu erfüllen	Chicory
man möchte sich der Verantwortung entziehen	Water Violet
man hat Angst vor der Verantwortung	Mimulus, Elm

Verkrampft, angespannt, blockiert sein

als erste Maßnahme	Rescue
angespannt aus Erwartungsangst	Agrimony, Mimulus
durch starke Dynamik, hohes Tempo	Impatiens
durch »überstarke« Motivation	Vervain
durch hohen Leistungsanspruch an sich selbst	Rock Water, Vervain
durch Schock	Star of Bethlehem, Cherry Plum
durch übergroße Zielstrebigkeit und Ehrgeiz	Vine
weil man etwas unbedingt erreichen will	Rock Water, Vine, Vervain
durch die eiserne Entschlossenheit, sich nicht kleinkriegen zu lassen oder nicht aufzugeben	Oak
aufgrund mangelnder seelischer Abgrenzung	Aspen, Scleranthus, Oak
weil man zu hart zu sich selbst ist	Rock Water, Oak
weil man zuviel will	Vine, Vervain
weil man etwas noch nicht verkraftet hat	Star of Bethlehem, Cherry Plum

Willensschwäche, man kann sich nicht durchsetzen

man kann nicht nein sagen	Centaury
weil man niemandem weh tun möchte	Centaury, Agrimony
weil man kein Ziel hat	Centaury, Wild Oat
weil man sich immer wieder verunsichern läßt	Centaury, Walnut
weil man geschockt und enttäuscht ist	Centaury, Star of Bethlehem, Gentian, Holly
um vergangene Fehler nicht noch einmal machen zu müssen	Honeysuckle, Pine, Chestnut Bud, Centaury
weil man nicht genau weiß, was man wirklich will	Cerato, Walnut
weil man Schuldgefühle bekommt, wenn man seinen eigenen Willen zeigt	Pine, Vine
aus Angst vor Auseinandersetzungen	Mimulus, Centaury, Agrimony
aus falsch verstandener Toleranz	Beech, Centaury

Zu frühes Aufgeben, Entmutigung

wenn die ersten Schwierigkeiten auftreten	Gentian
weil man glaubt, »es soll nicht sein«	Aspen, Willow
weil man die Hoffnung verloren hat	Gorse
weil man in einem seelischen Tief ist	Mustard, Gentian
weil man wie gelähmt ist	Willow, Star of Bethlehem
weil das Leben keine Freude mehr macht	Gorse, Wild Rose, Willow

Zuviel Disziplin und Selbstbeherrschung üben

zu hart und streng zu sich selbst	Rock Water
man gönnt sich zuwenig im Leben	Rock Water, Pine, Wild Rose
man hält um jeden Preis durch, fast masochistisch	Rock Water, Vine, Oak
man versucht, seine Gefühle unter Kontrolle zu halten	Cherry Plum, Rock Water, Vine
man ist sich selbst gegenüber zu kritisch	Beech, Vervain
man schwankt zwischen Selbstdisziplin und Chaos	Rock Water, Clematis
man will Disziplin, kann aber nicht durchhalten	Rock Water, Agrimony, Pine
man verausgabt sich immer wieder	Rock Water, Olive

Zweifel

über eine getroffene Entscheidung	Scleranthus, Wild Oat
an der Zukunft	Gentian, Gorse, Cerato
am Partner	Holly, Gentian, Wild Oat
an der eigenen Leistung	Larch, Pine
an Mitmenschen allgemein	Gentian, Willow, Aspen
an den eigenen Kräften	Hornbeam, Elm, Larch
weil man nicht wirklich an das glaubt, was man möchte	Scleranthus, Gorse, Gentian

Kapitel 12

Der Doppelfragebogen mit Checklisten zur Einengung der Blütenauswahl

1. Anleitung zum Arbeiten mit dem Doppelfragebogen

Dieser Fragenbogenkomplex kann unterschiedlich genutzt werden.

- zur Selbstbehandlung akuter seelischer Krisensituationen und Probleme
- als Abfragebogen zur Hilfestellung im Gespräch mit anderen Menschen

Die Fragebögen bauen aufeinander auf, vertiefen das Problembewußtsein und sollten in der vorgegebenen Reihenfolge benutzt werden. Besonders die separate Nutzung der Checklisten wäre sinnlos, da die vorbereitende Problemwahrnehmung fehlen würde und wahrscheinlich eine oberflächlichere Blütenauswahl zustande käme.

Geben Sie die Antworten spontan, aus dem Bauch heraus. Markieren Sie auf allen Fragebögen nur das, was jetzt, in diesen Tagen, genau zutrifft (was grundsätzlich paßt, aber jetzt nicht genau zutrifft, nicht markieren!)

Definieren Sie zunächst in drei bis fünf Sätzen schriftlich das Problem (Konflikt/Streß/Frustration), das Sie mit Hilfe der Bach-Blüten bearbeiten wollen.

Füllen Sie jetzt den Situationsfragebogen aus: »Wie fühle ich mich in der aktuellen Problemsituation?«

Der Situationsfragebogen erfaßt die aktuellen Negativgefühle. Diese können entstanden sein als:

- Reaktion auf äußere Umstände, z. B. Schneechaos auf der Straße (Rock Rose)
- Reaktion auf eine aktuelle Krankheit, z. B. Ungeduld nach Skiunfall (Impatiens)
- Reaktion auf das Verhalten anderer, z. B. Wut nach Streit mit dem Partner (Holly)

Die hier ermittelten Blüten werden jetzt in der aktuellen Situation gebraucht, müssen aber nicht alle grundsätzlich zu Ihrer Charakterstruktur passen. Diese Blüten können auch im Wasserglas eingenommen werden, wenn sich die Situation voraussichtlich schnell wieder ändern wird.

Bei Erstgesprächen kann es angebracht sein, nur mit dem Situationsfragebogen und den beiden Checklisten zu arbeiten.

Definieren Sie jetzt schriftlich: »Was will ich verändern, erreichen?«

Sehr wichtig ist es jetzt, das Ziel, die Veränderung realistisch festzulegen und sehr genau einzugrenzen. Wenn möglich, stellen Sie sich vor, wie Sie sich fühlen würden, wenn Sie das Ziel bereits erreicht hätten. Erst aus diesem Bewußtsein heraus kann der nächste Schritt erfolgen.

Füllen Sie nun erst den Charakterfragebogen aus: »Welche negativen Reaktionsmuster hindern mich eigentlich daran, diese Veränderungen in Angriff zu nehmen?«

Diese Frage führt Sie auf eine tiefere Bewußtseinsschicht. Sie stoßen auf schon im Charakter angelegte oder sehr früh im Leben erworbene individuelle Verhaltensmuster, mit der Sie in ähnlichen Problemsituationen immer wieder reagieren.

Fast jede treffende Bach-Blütenmischung enthält sowohl Blüten, die aus dem Situationsfragebogen hervorgehen, als auch Blüten, die mit Hilfe des Charakterfragebogens ermittelt wurden

Oft wird es vorkommen, daß man zu viele Blüten als zutreffend erkannt hat. Nur für diesen Fall sind die folgenden Schritte gedacht:

Bearbeiten Sie nun die Checkliste »Was belastet oder quält mich jetzt am meisten?« und die Gegencheckliste »Was möchte ich als nächstes entwickeln?«

Beim Ausfüllen dieser beiden Checklisten ist es wieder besonders wichtig, sich nur auf die aktuelle Situation zu konzentrieren und möglichst schnell und spontan zu antworten.

Auswertung

Wenn Sie die Ergebnisse der maximal vier Listen in den Auswertungsbogen[31] eingetragen haben, lesen Sie die in Frage kommenden Blüten noch einmal in den entsprechenden Kapiteln nach.

Die Entscheidung, welche Blüte Sie schließlich nehmen wollen, sollten Sie bewußt treffen.

Wenn sie sich zwischen zwei Blüten nicht entscheiden können, ziehen Sie auch die Blütenvergleiche in Kapitel 10 zu Rate.

Die Mischung sollten Sie drei bis vier Wochen einnehmen, danach das Problem neu betrachten und die Mischung wie oben beschrieben modifizieren.

Beispiel

Problem

Ich muß eine Familienfeier (Wochenendreise) absagen, da ich mit beruflichen und häuslichen Arbeiten so überhäuft bin, daß ich die Zeit zum Aufarbeiten dringend brauche. Das macht mir Probleme, weil mir das nicht zum ersten Mal passiert.

---

[31] Kopieren Sie sich den Auswertungsbogen (Seite 365) vorher, und legen Sie ihn neben das Buch.

»Wie fühle ich mich in der aktuellen Problemsituation?«

Ich fühle mich jetzt

• wie ein erschöpfter Kämpfer	Oak
• in innerer Panik	Rock Rose
• schuldbewußt	Pine

»Was will ich erreichen, verändern?«

Die vorliegenden Arbeiten besser zu strukturieren und zu bewältigen, meinen Entschluß ohne Selbstvorwürfe den Verwandten mitzuteilen, würde mich innerlich ruhiger machen und sehr erleichtern.

»Welche negativen Reaktionsmuster hindern mich eigentlich daran?«

Mich hindert

• mein Übereifer und der Drang, alles perfekt machen zu müssen,	Vervain
• verbunden mit meiner inneren Unschlüssigkeit, ob die angepeilte Lösung jetzt die richtige ist	Wild Oat

Mich hindert

• auch mein übertriebenes Mitgefühl mit anderen Menschen: Ich weiß immer genau, wie sie sich fühlen, was mir solche Entscheidungen schwerer macht	Red Chestnut

»Was belastet oder quält mich jetzt am meisten?«

• die Selbstvorwürfe	Pine
• die innere Panik	Rock Rose

»Was möchte ich als nächstes entwickeln?«

• Erlösung von der Selbstverpflichtung	Oak
• nervliche Gelassenheit	Rock Rose
• gefühlsmäßige Unabhängigkeit	Red Chestnut

In diesem (gekürzten) Beispiel bietet sich folgende Mischung an:

Als Sofortmaßnahme im Wasserglas: *Oak, Rock Rose, Pine, Red Chestnut.* Nach dem Absagetelefongespräch als längerfristige Mischung: *Oak, Pine, Red Chestnut, Wild Oat, Vervain.*

Am Perfektionsstreben bezüglich der Arbeit und der mangelnden Abgrenzungsfähigkeit gegenüber Angehörigen muß sicher noch länger gearbeitet werden.

2. Situationsfragebogen

»Wie fühle ich mich in der aktuellen Problemsituation?«

(Zur Abfrage: »Wie fühlst du dich, wie fühlen Sie sich ...?«)

Ich fühle mich jetzt schuldbewußt. Ich mache mir Vorwürfe.	Pine
Ich fühle mich jetzt verunsichert. Ich zweifle an meiner eigenen Urteilsfähigkeit und richte mich nach der Meinung anderer.	Cerato
Ich fühle mich jetzt mißtrauisch, gefühlsmäßig verletzt, zornig, feindselig, eifersüchtig, rachsüchtig.*	Holly
Ich fühle mich jetzt nicht besonders betroffen, denn gedanklich bin ich meistens ganz woanders.	Clematis
Ich fühle mich jetzt durch mangelnde Ordnung irritiert, reinigungsbedürftig, beschmutzt, angeekelt.*	Crab Apple
Ich fühle mich jetzt im Stich gelassen, vom Schicksal ungerecht behandelt.	Willow
Ich fühle mich jetzt herausgefordert, meinen Willen durchzusetzen.	Vine
Ich fühle mich jetzt nicht standhaft genug. Ich befürchte, mir selbst untreu zu werden. Ich möchte mich endlich zur Tat durchringen.*	Walnut
Ich fühle mich jetzt schwermütig, traurig, depressiv, ohne zu wissen, warum.	Mustard
Ich fühle mich jetzt minderwertig, unterlegen, unfähiger als andere, als Mensch zweiter Klasse.*	Larch
Ich fühle mich jetzt wie ein erschöpfter Kämpfer auf einsamem Posten, der nicht aufgeben darf.	Oak
Ich fühle mich jetzt ängstlich. Ich fürchte mich vor .... (Bitte konkrete Person oder Ereignis einsetzen)	Mimulus
Ich fühle mich jetzt zu weich, zu gutmütig. Ich kann nicht nein sagen.	Centaury
Ich fühle mich jetzt wehmütig. Ich komme über die Vergangenheit (Beziehung oder Situation) einfach nicht hinweg.	Honeysuckle

* Es braucht jeweils nur ein Begriff zuzutreffen.

Ich fühle mich jetzt überwältigt von meinen vielen Verantwortungen. Das kann ich nicht mehr schaffen! — Elm

Ich fühle mich jetzt teilnahmslos. Ich habe mich damit abgefunden. — Wild Rose

Ich fühle mich jetzt unschlüssig, zersplittert, innerlich unklar. * »Ist es wirklich das, was ich will?« — Wild Oat

Ich fühle mich jetzt ungeduldig. Alles geht mir zu langsam. — Impatiens

Ich fühle mich jetzt seelisch bedürftig. Ich brauche Zuwendung und Anteilnahme. — Heather

Ich fühle mich jetzt wie ein Clown, der gute Miene zum bösen Spiel machen muß. — Agrimony

Ich fühle mich jetzt reserviert, möchte mich zurückziehen, in Ruhe gelassen werden. — Water Violet

Ich fühle mich jetzt erstaunt, weil ich den gleichen Fehler immer wieder mache. — Chestnut Bud

Ich fühle mich jetzt geplagt von unerwünschten Gedanken und inneren Dialogen, die ich nicht abstellen kann. — White Chestnut

Ich fühle mich jetzt in die Enge getrieben, verzweifelt, ich weiß nicht mehr weiter. — Sweet Chestnut

Ich fühle mich jetzt hundertfünfzigprozentig engagiert. — Vervain

Ich fühle mich jetzt noch völlig schockiert, habe diesen Schlag noch nicht verkraftet. — Star of Bethlehem

Ich fühle mich jetzt innerlich hin- und hergerissen, bin ziemlich aus der Balance. — Scleranthus

Ich fühle mich jetzt kraftlos, ausgelaugt, erschöpft. — Olive

Ich fühle mich jetzt wie ein Spitzensportler, der eisern trainieren muß und sich nichts gönnt. — Rock Water

Ich fühle mich jetzt ohne Hoffnung, resigniert. — Gorse

Ich fühle mich jetzt bedroht, mich überkommen Ängste, die ich nicht greifen kann. — Aspen

Ich fühle mich jetzt nicht genügend geschätzt oder geliebt, gekränkt, enttäuscht, weil ich mehr Anerkennung oder Dankbarkeit erwartet hatte! * — Chicory

Ich fühle mich jetzt so stark hineingezogen in die Lage des anderen, daß ich meine eigenen Gefühle und Ängste gar nicht wahrnehme. — Red Chestnut

Ich fühle mich jetzt entmutigt, skeptisch, pessimistisch.* Gentian

Ich fühle mich jetzt wie auf einem Pulverfaß.
Ich kann mich kaum noch beherrschen. Cherry Plum

Ich fühle mich jetzt genervt, überkritisch bzw. zu unkritisch, zu tolerant.* Beech

Ich fühle mich jetzt in Panik, kopflos, die Nerven flattern. Rock Rose

Ich fühle mich jetzt innerlich schlaff, überfordert.
Ich habe nicht genügend Kraft und Initiative zur Bewältigung meiner Aufgaben. Hornbeam

3. Charakterfragebogen

»Welche persönlichen Muster hindern mich daran, die Veränderung in Angriff zu nehmen?«

(Zur Abfrage: »Welche persönlichen Muster hindern dich / Sie daran …?«)

Mich hindert meine Zaghaftigkeit und Ängstlichkeit:
Ich habe Angst, daß alles sehr viel Mühe und Aufregung mit sich bringt. Mimulus

Mich hindert mein schwaches Selbstwertgefühl:
Ich traue es mir einfach nicht zu. Larch

Mich hindert mein überstarkes Harmoniebedürfnis:
Ich möchte keine unschönen Auseinandersetzungen oder Problemdiskussionen … Agrimony

Mich hindert mein Kräftedefizit:
Ich bin völlig ausgelaugt, mir ist alles zuviel. Olive

Mich hindert mein übersteigertes »Gespür«:
Wenn ich daran denke, beschleicht mich ein ungutes Gefühl. Aspen

Mich hindert mein unerbittlicher Hang zur Kritik oder Selbstkritik:
Vieles stört mich – aber ich kann nicht über meinen Schatten springen. Beech

Mich hindert meine Willensschwäche:
Ich kann einfach nicht nein sagen. Centaury

Mich hindert meine starke Vergangenheitsbezogenheit:
Ich kann einfach nicht vergessen, wie es früher war. Honeysuckle

Mich hindert mein Mangel an innerer Spannkraft:
Wenn ich daran denke, steht alles wie ein riesiger grauer Berg vor mir. Hornbeam

* Es braucht jeweils nur ein Begriff zuzutreffen.

Mich hindert die Angst vor meinen eigenen Gefühlen:
Wenn ich loslasse, werde ich aus der Rolle fallen, mich nicht mehr beherrschen können. Cherry Plum

Mich hindert mein Mißtrauen, meine latente Eifersucht:
Ich werde schnell aggressiv. Holly

Mich hindert meine innere Unschlüssigkeit:
Ich weiß nicht, ob ich es wirklich will. Wild Oat

Mich hindert mein ständig schlechtes Gewissen:
Ich weiß, ich werde mir wieder Vorwürfe machen. Pine

Mich hindert meine seelische Verletzlichkeit:
Einiges, was vorgefallen ist, habe ich überhaupt noch nicht verkraftet. Star of Bethlehem

Mich hindert meine ewige Unentschiedenheit:
Mal finde ich die eine Lösung gut, dann wieder die andere. Scleranthus

Mich hindert mein übertriebenes Pflichtgefühl:
Ich bin es mir schuldig, bis zum Ende durchzuhalten. Oak

Mich hindert mein Drang, mein Übereifer:
Ich weiß, ich werde wieder übertreiben, alles hundertfünfzigprozentig machen und den anderen sogar auf die Nerven gehen. Vervain

Mich hindert mein starkes Gerechtigkeitsgefühl:
Ich kann das nicht einfach tatenlos mit ansehen. Vervain

Mich hindert meine innere Verunsicherung:
Immer wieder frage ich andere, um mich rückzuversichern. Cerato

Mich hindert mein Hang sofort in Panik zu geraten:
Wenn ich nur daran denke, merke ich, wie mein Kopf leer wird. Rock Rose

Mich hindert meine eigene strenge Disziplinauffassung:
Ich bin zu hart zu mir, unterdrücke zuviel. Rock Water

Mich hindert mein überstarker Ehrgeiz:
Ich muß einfach immer meinen Willen durchsetzen. Vine

Mich hindert meine Übergenauigkeit, mein starkes Reinlichkeitsbedürfnis.
Auch die Kleinigkeiten müssen stimmen, sonst werde ich nervös. Crab Apple

Mich hindert mein Gefühl der Hoffnungslosigkeit:
Ich glaube, es hat keinen Zweck mehr. Gorse

Mich hindert meine starke Selbstbezogenheit:
Für die Anliegen anderer habe ich einfach keine Antenne. Heather

Mich hindert mein Mangel an Interesse für die reale Situation, weil ich gedanklich mit ganz anderen Dingen beschäftigt bin. Clematis

Mich hindert meine Ungeduld:
Ich kann es einfach nicht abwarten. Impatiens

Mich hindert mein überstarkes Mitgefühl:
Ich weiß genau, was die andere Seite fühlt, und kann mich nicht abgrenzen. Red Chestnut

Mich hindert meine etwas schwermütige Veranlagung:
Sie lähmt mich zeitweise. Mustard

Mich hindert meine fast apathische Teilnahmslosigkeit:
Im Grunde ist es mir egal, ich habe mich eigentlich damit abgefunden. Wild Rose

Mich hindert meine »Rückzugsneigung«:
Es fällt mir schwer, einfach mitzumachen oder aktiv auf andere zuzugehen Water Violet

Mich hindert das dauernde Gedankenkarussell:
Ich kann mich nicht mehr auf das Wichtige konzentrieren. White Chestnut

Mich hindert meine Labilität:
Ich lasse mich in meinen Plänen immer wieder von dritter Seite verunsichern, anstatt mir selbst treu zu bleiben. Walnut

Mich hindert meine Unaufmerksamkeit:
Ich mache immer wieder die gleichen Dinge falsch. Chestnut Bud

Mich hindert meine skeptische Grundhaltung:
Eigentlich erwarte ich gar nicht, daß etwas gut ausgeht. Gentian

Mich hindert mein überstarkes Verantwortungsgefühl daran, die Notbremse zu ziehen, bevor ich fast zusammenbreche. Elm

Mich hindert meine intensive gefühlsmäßige Erwartungshaltung:
Ich mische mich ein und erwarte dafür Anerkennung. Chicory

Mich hindert meine Neigung, die Dinge bis zum äußersten kommen zu lassen und schließlich keinen Ausweg mehr zu sehen. Sweet Chestnut

Mich hindert meine Verbitterung:
Ich habe das Gefühl, völlig machtlos zu sein. Ich sehe mich als Opfer der Umstände. Willow

4. Checkliste zur Einengung der Blütenauswahl

»Was belastet oder quält mich jetzt am meisten?«

»Was will ich als erstes loswerden?«

(Zur Abfrage: »Was belastet dich / Sie am meisten?«)

Bitte höchstens sechs Punkte ankreuzen.

• die Ängstlichkeit	Mimulus
• das fehlende Selbstwertgefühl oder die Minderwertigkeitsgefühle	Larch
• die Harmoniesucht	Agrimony
• das Kraftdefizit / die Erschöpfung	Olive
• die unerklärlichen Angstgefühle	Aspen
• das Toleranzproblem	Beech
• die Gutmütigkeit und Willensschwäche	Centaury
• die Vergangenheitsbezogenheit	Honeysuckle
• das geistige Überforderungsgefühl, die innere Schlaffheit	Hornbeam
• der Gefühlsdruck	Cherry Plum
• die negativen Gefühle: Mißtrauen, Neid, Wut	Holly
• die innere Unschlüssigkeit	Wild Oat
• die Selbstvorwürfe	Pine
• die innere Verletzlichkeit	Star of Bethlehem
• die Unentschiedenheit	Scleranthus
• das »Durchhaltenmüssen um jeden Preis«	Oak
• der Übereifer	Vervain
• die innere Unsicherheit	Cerato
• die innere Panik	Rock Rose
• die übertriebene Selbstdisziplin	Rose Water
• der egoistische Durchsetzungswille	Vine
• die Übergenauigkeit, die Ekelgefühle	Crab Apple
• die resignierte Perspektive	Gorse

- die bedürftige Selbstbezogenheit — Heather
- die Realitätsferne — Clematis
- die Ungeduld — Impatiens
- das überstarke Mitgefühl — Red Chestnut
- die lähmende Schwermut — Mustard
- die innere Apathie — Wild Rose
- die Isolation, die Rückzugstendenz — Water Violet
- die Gedankenmühle — White Chestnut
- die Labilität und Beeinflußbarkeit — Walnut
- die »Fehlerautomatik« — Chestnut Bud
- die negative Erwartungshaltung — Gentian
- die aktuelle Versagensangst, das überstarke Verantwortungsgefühl — Elm
- die überhöhten Gefühlsansprüche und der Drang zum Taktieren — Chicory
- die extreme innere Ausweglosigkeit — Sweet Chestnut
- die Verbitterung — Willow

5. Auswertungsbogen

Blütenname	**Situationsfragebogen**	**Charakterfragebogen**	**Checkliste**	**Gegencheckliste**	**Endauswahl (nach Lektüre der Blütenbeschreibungen)**
Agrimony					
Aspen					
Beech					
Centaury					
Cerato					
Cherry Plum					
Chestnut Bud					
Chicory					
Clematis					
Crab Apple					
Elm					
Gentian					
Gorse					
Heather					
Holly					
Honeysuckle					
Hornbeam					
Impatiens					
Larch					
Mimulus					
Mustard					
Oak					
Olive					
Pine					
Red Chestnut					
Rock Rose					
Rock Water					
Scleranthus					
Star of Bethlehem					
Sweet Chestnut					
Vervain					
Vine					
Walnut					
Water Violet					
White Chestnut					
Wild Oat					
Wild Rose					
Willow					

6. Informationsblatt für den Gesprächspartner

DieBach-Blütenterapie hat das Ziel, uns durch Wiederherstellung unseres seelischen Gleichgewichts wieder Anschluß an die eigenen seelischen und körperlichen Selbstheilungskräfte finden zu lassen. Die Bach-Blüten können zur Vorbeugung gegen körperliche Krankheiten und zur Unterstützung einer fachgerechten medizinischen oder psychologischen Behandlung dienen, diese aber nicht ersetzen.

Reaktionen

Sollten in den ersten drei Tagen nach Einnahme der Mischung vermehrt Träume auftreten oder Symptome früherer Erkrankungen kurzfristig wieder aufflackern, so ist dieses positiv zu werten. Es zeigt an, daß der seelische und körperliche Reinigungsprozeß in Gang gekommen ist.

Bei Unklarheiten sollten wir telefonieren und die Reaktionen besprechen.

Vergegenwärtigen Sie sich auch immer wieder die positiven Seelenqualitäten, die Sie durch Abbau der negativen Gefühlsblockaden erreichen können.

Zur Einnahme der Bach-Blütenmischung

Wenn nicht anders verordnet, beträgt die Standard-Einnahmemenge mindestens 4-mal täglich 4 Tropfen aus der Einnahmeflasche, z. B.

- morgens zuerst ca. 10 Minuten nach dem Zähneputzen oder vor dem Frühstück
- mittags um 12.00 Uhr auf leeren Magen
- nachmittags gegen 17.00 Uhr auf leeren Magen
- abends zuletzt ca. 10 Minuten nach dem Zähneputzen

Interessante Beobachtungen bitte täglich aufschreiben (siehe »Reaktionsprotokoll«).

Durch gleichzeitiges Memorieren der gewählten Kraftformeln können Sie die Wirkung der Mischung intensivieren bzw. festigen.

Nach Bedarf können Tropfenzahl und Einnahmehäufigkeit auch ohne Risiko erhöht werden. Zur Entfaltung der vollen Wirkung behält man die Tropfen vor dem Herunterschlucken einen Moment lang im Mund.

Zubereitung und Einnahme von Rescue aus dem Konzentrat-Fläschchen

Man gibt 4 Tropfen aus dem Original Konzentrat-Fläschchen in ein kleines Wasserglas mit Wasser und trinkt diese Mischung in kleinen Schlucken über einen Zeitraum von ca. 15 Minuten verteilt bzw. so lange, bis der gewünschte Effekt erreicht ist. Wenn nötig, ein zweites Glas zubereiten. In Situationen, in denen keine Flüssigkeit verfügbar ist, kann man Rescue auch direkt aus dem Konzentrat-Fläschchen auf Lippe, Schläfen, Handgelenke oder in die Ellenbeuge träufeln.

Nach Angaben des Herstellers können die Original Bach-Blüten-Konzentrate von Menschen jeden Alters unbedenklich eingenommen werden. Es besteht keine Gefahr der Überdosierung. Nebenwirkungen wurden auch bei unzutreffender Auswahl der Konzentrate in 60 Jahren nicht beobachtet. Aufgrund der bisher bekannt gewordenen Erfahrungen wird die Wirkung der Original Bach-Blüten-Konzentrate weder durch die gleichzeitige Einnahme von Arzneimitteln beeinflußt, noch beeinflussen diese die Wirkung von Arzneimitteln, auch nicht die von homöopathischen Mitteln in hochpotenzierten Form.

Kapitel 13

ABC der Stichworte, Fragen und Antworten

Sollten Sie hier einen Anwendungsbereich von Bach-Blüten vermissen, dann sehen Sie bitte in den Reaktionsmustergruppen auf Seite 334 nach.

Abhängigkeit
siehe *Gewöhnung*

Abstillen
siehe Seite 284

Aggressivität
siehe Seite 281, 336

Aids
siehe Seite 276

Akne
siehe Seite 276

Akupunktur
siehe Seite 269

Alkohol für die Bach-Blütenmischung
siehe Seite 265

Alkohol und Bach-Blüteneinnahme
siehe *Kaffee*

Alkoholgehalt
Kann der Alkoholgehalt in den Konzentraten für Babys schädlich sein ?
Nein, eine Einnahmemischung (ein Tropfen Konzentrat auf zehn Milliliter Wasser) enthält weit weniger Alkohol als z. B. herkömmliche homöopathische Tropfen und kann bedenkenlos gegeben werden

Alkoholiker
siehe Seite 286

Alle 38 Blüten
Kann man alle 38 Blüten in einer Mischung einnehmen?
Wenn diese Maßnahme sinnvoll wäre, hätte Bach sie sicher schon verwendet, denn sein Ziel war es, die Blütentherapie schnellstmöglich vielen Menschen zugänglich zu machen. Unser energetisches System kann nur eine begrenzte Anzahl von Impulsen pro Zeiteinheit »bearbeiten«: Auch 38 Töne, gleichzeitig auf einem Flügel angeschlagen, ergeben nur noch ein unspezifisches Geräusch. Die Erfahrung zeigt, daß Mischungen bis zu etwa zwölf Blüten noch spezifisch wirken. Darüber hinaus wird die Wirkung unspezifisch.

Allergiker
Kann ein Allergiker Bach-Blüten nehmen?
Die Einnahme der Bach-Blüten ist für Allergiker völlig problemlos. Die Konzentrate enthalten ja keinerlei materielle Bestandteile von Pflanzen, also keine Allergene, sondern nur die energetische Information der jeweiligen Blüte. Die Mitbehandlung von Allergien durch Bach-Blüten hat sich sogar sehr bewährt.

Alte Menschen und Rescue
Können alte Menschen Rescue regelmäßig einnehmen?
siehe Seite 278

Alzheimer-Krankheit
siehe Seite 276

Andere Therapieformen
siehe Seite 265, 268

Archetypische Reaktionsmuster
siehe Seite 243

Aromatherapie
Wie vertragen sich die subtilen Frequenzen der Bach-Blüten mit den Ölen der Aromatherapie?
Ätherische Öle wirken harmonisierend auf körperliche und seelisch-geistige Ebenen,

wobei sie im Gegensatz zu den Bach-Blüten ein breiteres und weniger spezifisches Wirkungsspektrum besitzen. Für die innere Bearbeitung der Bach'schen Seelenkonzepte kann man zusätzlich eine harmonisierende Atmosphäre schaffen, indem man ätherische Öle in einer Duftlampe verbrennt. Bach-Blüten in eine Duftlampe zu geben, bringt keinen Vorteil.

Asthma
siehe Seite 276

Aufhören
Woher weiß ich, wann ich mit der Einnahme der Bach-Blüten aufhören kann?
Sie werden es spüren, wenn sich Ihr psychisches Befinden harmonisiert und stabilisiert hat. Meist empfindet man dann kein Bedürfnis mehr, die Einnahme fortzusetzen, oder »vergißt« die Tropfen ganz einfach. Bei gutgewählten Mischungen geschieht das meistens nach knapp drei Wochen; aber das ist keine feste Regel. Solange man das Bedürfnis hat, seine Mischung weiterzunehmen, sollte man es tun.

Bach-Blüten als Globuli (Arzneikügelchen)
Wann sind Bach-Blüten als Globuli sinnvoll?
Diese Darreichungsform ist nur in Ausnahmefällen – etwa bei Alkoholkrankheit – zu empfehlen und dann nur für den Sofortgebrauch geeignet. Die energetische Ladung der auf die Milchzuckerkügelchen versprühten Mischung baut sich erfahrungsgemäß in kurzer Zeit wieder ab.

Bach-Blüten als Spray
Sollte man Bach-Blüten als Spray verwenden?
Bach-Blüten in das Energiefeld zu sprühen ist deutlich weniger wirksam als die Tropfeneinnahme. Wenn überhaupt, sollte das Spray direkt in den Mund oder die Nase gesprüht werden.

Bach-Blüten am Körper tragen
Kann man Bach-Blütenmischungen auch am Körper tragen?
Nur sinnvoll in Ausnahmesituationen, zum Beispiel Rescue während einer Gerichtsverhandlung oder Holly und Willow während einer familiären Auseinandersetzung. Ständiges Tragen am Körper würde das Energiepotential des Mischungsfläschchens abschwächen.

Bach-Blüten nachts ans Bett stellen
Ist es sinnvoll, Bach-Blütenmischungen nachts ans Bett zu stellen?
Das ist nur ausnahmsweise und kurzfristig sinnvoll, wenn im Verlauf einer längeren Therapie chronische und zeitlich weit zurück liegende negative Gefühlsblockaden bearbeitet werden. Bei Kindern und sensitiven Menschen ist es jedoch nicht zu empfehlen.

Bäder mit Bach-Blüten
siehe Seite 265

Basisblüten
siehe *Typmittel*

Bettnässen
siehe Seite 281

Bewußt den eigenen Zustand erkennen
Muß man den eigenen psychischen oder seelischen Negativzustand bewußt erkennen, damit eine verordnete Bach-Blütenmischung wirken kann?
Nein, das ist keine unabdingbare Voraussetzung. Wenn Sie die richtige Blütenmischung einnehmen, wird sich die harmonisierende Wirkung auch dann zeigen, wenn Sie die Einzelheiten Ihres seelischen Zustandes nicht bewußt erkannt, sondern z. B. die Mischung von einem Therapeuten bekommen haben. Zwingen Sie sich also zu Beginn einer Blütentherapie nicht dazu, alle Blüten nacheinander anhand der Literatur durchzuarbeiten. In einer seelischen Notlage kann es sehr verwirrend sein, die ausführlichen Beschreibungen der Blütenkonzepte zu lesen, zumal man sich auch

nicht vorstellen kann, wie die in einer Blütenkombination erfaßten seelischen Zustände ineinandergreifen. Man macht dann häufig den Fehler, alle Details der differenzierten Beschreibung einer Blüte auf sich beziehen zu wollen, was zu vorzeitiger Ablehnung oder Enttäuschung führen kann.
Die Erfahrungen von Ärzten, Heilpraktikern und Psychologen haben gezeigt, daß Patienten bzw. Klienten sich bei der ersten Blütenmischung noch wenig für deren Zusammensetzung interessieren, dann aber ab der zweiten oder dritten Einnahmemischung – mit fortschreitender Selbstverwirklichung – das starke Bedürfnis verspüren, sich mit den jeweiligen Seelenkonzepten intensiver auseinanderzusetzen. Auf diese Weise wird schrittweise Bewußtsein entwickelt und immer mehr Selbstverantwortung übernommen.

Blutdruckanomalien
siehe Seite 276

Cortison
siehe Seite 269

Dosierung für Kinder und Erwachsene
siehe Seite 267

Einnahme einer einzelnen Blüte
Ist die Einnahme einer einzelnen Blüte wirkungsvoller als die einer Mischung?
Diese oft von klassischen Homöopathen gestellte Frage ist grundsätzlich mit Nein zu beantworten. Seelische Krisensituationen entstehen durch eine individuelle Konstellation von negativen Reaktionsmustern. Je vollständiger das betreffende energetische Bild erfaßt wird, desto präziser ist die harmonisierende Wirkung der Blütenmischung.
Eine Ausnahme bildet die spirituelle Erkenntnisarbeit, in der über einen längeren Zeitraum hinweg einzelne Themen gezielt bearbeitet werden, z. B. das Thema Schuld. Dies ist eine weitere Ebene der Bach-Blütenarbeit und erst zu empfehlen, wenn die grundlegende Auseinandersetzung mit den eigenen negativen Reaktionsmustern auf der Persönlichkeitsebene abgeschlossen ist.

Einnahmedauer
siehe Seite 268

Einnahmeflasche
siehe Seite 264

Einnahmezeiten
siehe Seite 268

Einstiegsmischungen
Gibt es sogenannte Einstiegsmischungen?
Nein. Alle hierzu abgegebenen Empfehlungen haben sich nicht bewährt. Jeder Mensch kommt in einer individuell einmaligen Situation mit der Bach-Blütentherapie in Berührung – nur auf diese Situation ist einzugehen. Das kann in einem Fall ein schwerer seelischer Erschöpfungszustand sein und in anderen Fällen ein starker Gefühlsstau oder eine tiefe Verzweiflung. Auch längst nicht jeder Mensch hat in seinem Leben seelische Schocks erlitten, die ihn heute noch blockieren, und braucht deshalb nicht Star of Bethlehem oder Rescue in der ersten Mischung!
In Fällen, in denen das seelische Gleichgewicht so stark gestört ist, daß eine Auseinandersetzung mit den eigenen Gefühlszuständen zur Zeit nicht möglich ist (Aussage etwa: »Ich kann gar nichts mehr sagen, ich brauche alle Blüten!«), sollte man einige Tage nur Rescue einnehmen, ehe man sich erneut mit dem Fragebogen oder seinem Gesprächspartner auseinandersetzt.

Ekzeme
siehe Seite 281

Epilepsie
siehe Seite 241

Erste Wirkung
Wie lange dauert es, bis sich die erste Wirkung einer gutgewählten Mischung zeigt?
In akuten Situationen (Ebene A), z. B. bei Ärger mit Kollegen, muß in den ersten zwei bis drei Tagen eine deutliche Harmonisierungstendenz oder eine Erstreaktion er-

kennbar sein. Tritt keines von beidem ein, sollte die Blüten-Kombination neu überdacht werden. Behandelt man chronische negative Reaktionsmuster (Ebene B), z. B. Minderwertigkeitskomplexe von Jugend auf, so können zwei bis drei Wochen vergehen, bis die ersten Veränderungstendenzen bewußt werden.

Erstreaktionen
siehe Seite 272
Muß es bei der Behandlung chronischer Reaktionsmuster immer zu Erstreaktionen kommen?
Nein, das hängt immer von den individuellen Gegebenheiten ab, wie z. B. von der Hartnäckigkeit der negativen Muster, den eigenen unbewußten Widerständen gegen die Veränderung usw.
Auch bei der Behandlung chronischer Muster sollte man sich immer auf die jetzt erkennbaren, akut bestehenden Gefühlszustände konzentrieren: Z. B. soll man die Neigung zur Eifersucht nur dann mit Holly behandeln, wenn durch einen Partnerschaftskonflikt die Eifersucht zur Zeit akut besteht. In diesem Fall wird es weniger zu Erstreaktionen kommen, als wenn man die Eifersuchtsneigung sozusagen abstrakt behandelt. Dann nämlich muß die Eifersucht als Erstreaktion akut werden, um in diesem »verflüssigten« Energiezustand transformierbar zu werden.

Rufen Bach-Blüten bei Babys und kleinen Kindern auch Erstreaktionen hervor?
Da fast nur akute Zustände behandelt werden, sollten hier kaum Erstreaktionen auftreten. Bei chronischen körperlichen Erkrankungen von Kindern, z. B. einem wiederkehrenden Ekzem, können Erstreaktionen auftreten. Dies ist Anlaß zu prüfen, ob das Kind Gefühlszustände der Eltern auslebt. Wenn ja, sollte mindestens ein Elternteil auch Bach-Blüten einnehmen.

Eß- und Verdauungsstörungen
siehe Seite 281

Falsch verordnete Bach-Blüten
Was geschieht, wenn man falsch verordnete Blüten einnimmt?
Nichts passiert. Wo keine Disharmonie besteht, findet eine eingenommene Blüte keine Resonanz, kann also nicht greifen. Das bioenergetische Feld und auch bestehende seelische Disharmonien werden von falsch ausgewählten Blüten überhaupt nicht beeinflußt, weder in positiver noch in negativer Hinsicht – im Gegensatz z. B. zu falsch ausgewählten homöopathischen Mitteln, die durchaus Reaktionen hervorrufen können.
Siehe auch unter *Richtige Mischungen*

Familienmischung
siehe Seite 283

Fasten
siehe Seite 269, 273

Fehlgeburt
siehe Seite 284

Gastritis
siehe Seite 276

Geistig Behinderte
siehe Seite 285

Gesamtdauer einer Bach-Blütentherapie
Wie lange dauert eine Bach-Blütentherapie insgesamt?
Die Harmonisierung von akuten Situationen (Ebene A, siehe Seite 248), z. B. Spannungen im Kollegenkreis: ein bis drei Mischungen oder drei bis sechs Wochen. Zur positiven Veränderung chronischer Reaktionsmuster (Ebene B) sind erfahrungsgemäß mindestens zehn bis zwölf Mischungen bzw. zwölf bis 15 Monate anzusetzen.
Dies sind Durchschnittswerte, die individuell unterschritten oder überschritten werden können. Je länger eine seelische Fehlhaltung schon besteht, um so länger dauert es naturgemäß, sie aufzulösen und durch neue positive Gefühlsentscheidungen zu ersetzen. Die Behandlung ist abgeschlossen, wenn man innerlich das deutliche Gefühl hat, die Blütenkonzentrate nicht mehr zu benötigen.

Gewöhnung
Kann Gewöhnung / Abhängigkeit eintreten?
Gewöhnung kann nicht eintreten, da die Bach-Blütenkonzentrate nicht substituieren, sondern reharmonisieren. Ist das seelische Gleichgewicht wiederhergestellt, so hat eine Mischung keine weitere Wirkung. Man verliert erfahrungsgemäß das Interesse an der Einnahme, vergißt oder verlegt das Fläschchen.
Auch eine seelische Abhängigkeit kann nicht eintreten, da jede Einnahme einer gut zusammengestellten Mischung eine stärkere Verbindung mit der eigenen inneren Führung bewirkt. Dies bringt schrittweise mehr innere Freiheit, Unabhängigkeit, Eigenständigkeit mit sich. Die Blüten werden aber im Gegenteil erfolgreich eingesetzt, um sich aus einer seelischen Abhängigkeit zu lösen (siehe auch Seite 285 f.).

Grundkrankheiten der Menschheit
siehe Seite 31 f.

Haltbarkeit
siehe Seite 266

Heimliche Verabreichung
Sollte man die Bach-Blüten heimlich verabreichen, wenn man weiß, daß der andere sie sonst nicht nehmen würde?
Nein. Die Bach-Blütenmischung unerkannt ins Mineralwasser des Partners zu träufeln, weil man glaubt, er müsse seinen Charakter ändern, widerspricht dem Heile-dich-selbst-Prinzip der Selbstverantwortung in der Bach-Blütentherapie.
Ausnahmen sind bei kleinen Kindern zu machen, solange sie keine Selbstverantwortung übernehmen können, und bei Erwachsenen in Notsituationen: Hier sollte vor allem Rescue als erste Hilfemaßnahme verabreicht werden.

Herzkreislauf-Erkrankungen
siehe Seite 277

Heuschnupfen
siehe Seite 276

Heutige Herstellung der Bach-Blütenkonzentrate
Wie werden die Original Bach-Blüten heute hergestellt?
Im Dr. Edward Bach Centre stellen die von Bachs direkten Nachfolgern Nora Weeks und Victor Bullen persönlich ernannten Kuratoren, John Ramsell und Judy Howard, die Urtinkturen der Bach-Blütenkonzentrate bis zum heutigen Tage nach den von Edward Bach entwickelten Methoden her. Die Blüten werden fast ausschließlich an den von ihm festgelegten Originalplätzen gesammelt, Vine und Olive werden heute in Spanien gewonnen.
Aus arzneimittelrechtlichen Gründen beauftragte das Dr. Edward Bach Centre vor einigen Jahren die Firma Nelson & Co. Ltd. mit der Weiterbearbeitung von der Urtinktur zur Stockbottle und dem weltweiten Vertrieb der *Bach Flower Remedies*. Nelson verfügt über jahrzehntelange Erfahrung in der Herstellung homöopathischer Arzneimittel: »Nelson's Pharmacy« war eine der beiden homöopathischen Apotheken, in denen Bach seine ersten *mother tinctures* verkaufen ließ.

Höheres Selbst
siehe Seite 31

Homöopathische Potenzierung der Bach-Blüten
Wären Bach-Blüten in homöopathischer Potenzierung noch wirkungsvoller?
Das ist nicht, wie manche glauben, wirksamer, sondern im Gegenteil: Die einmalige harmonisierende Wirkung wird durch eine homöopathische Potenzierung aufgehoben.

Hyperkinetisches Syndrom (psycho-organisches Syndrom)
siehe Seite 281

Infektanfälligkeit
siehe Seite 281

Kaffee
Beeinträchtigen Kaffee, Alkohol und Nikotin die Wirkung der Bach-Blüten?

Die Wirkung der Bach-Blüten wird durch Genußmittel grundsätzlich nicht negativ beeinflußt. Erfahrungsgemäß normalisiert die Bach-Blüteneinnahme jedoch das Verhältnis zum Genußmittelverbrauch: Übertreibungen gehen zurück.

Keine Reaktion
Gibt es auch Menschen, die auf die Bach-Blüten keine Reaktion zeigen?
Theoretisch nein, praktisch ja. Denn »jedes Ereignis hat seine Stunde«. Es kommt auch hier auf den richtigen Zeitpunkt an. In gewissen Stadien seiner Entwicklung fühlt man sich erfahrungsgemäß intuitiv zu verschiedenen Therapieformen hingezogen, von denen man dann auch profitiert. Auch für die Bach-Blütentherapie gibt es bei jedem Menschen erfahrungsgemäß einen idealen Zeitpunkt, in dem die Saat auf goldenen Boden fällt. Diese Chance sollte man auch anderen Menschen nicht nehmen, indem man sie vorzeitig zur Bach-Blütentherapie überredet (Vervain).

Kleinkinder
siehe Seite 279

Klimakterium
siehe Seite 284

Kochmethode
siehe Seite 46

Kombination mit anderen Medikamenten
Lassen sich Bach-Blüten mit anderen Medikamenten kombinieren?
Aufgrund der besonderen, nicht materiellen Wirkungsebene der Bach-Blütenkonzentrate und der in über 50 Jahren bekannt gewordenen Erfahrungen wird grundsätzlich weder die Wirkung der Original Bach-Blütenkonzentrate durch gleichzeitige Einnahme anderer Medikamente entscheidend beeinflußt, noch beeinflussen die Blütenkonzentrate die Wirkungsweise zusätzlich gegebener Medikamente negativ. Das gilt sowohl für naturheilkundliche als auch allopathische Arzneimittel, Psychopharmaka, besonders Neuroleptika. Es ist in jedem Falle sinnvoll, die Einnahme allopathischer oder naturheilkundlicher Medikamente von der Seelenebene her mit Bach-Blüten zu unterstützen. Es empfiehlt sich, homöopathische Hochpotenzen wegen besserer Beobachtung des Therapieverlaufs vorzugsweise nicht gleichzeitig, sondern mit ca. 14 Tagen Abstand einzunehmen.

Kopfschmerzen
siehe Seite 281

Körperliche Krankheiten
siehe Seite 276

Krebs
siehe Seite 276

Krebsoperation
siehe Seite 284

Lebensplan
siehe Seite 30

Legasthenie
siehe Seite 281

Libidostörungen
siehe Seite 284

Linde
Ist bekannt, warum Bach bestimmte Pflanzen, die seinen Auswahlkriterien entsprochen hätten, z. B. die Linde, nicht in die Reihe seiner Blütenessenzen aufgenommen hat?
Nein.

Lotionen mit Bach-Blüten
siehe Seite 266

Magen-Darm-Störungen
siehe Seite 276

Mängel
siehe Seite 31

Manipulation
Können Kinder mit Bach-Blüten manipuliert werden?
Die Bach-Blüten können grundsätzlich kein Instrument der Manipulation sein, weder bei Erwachsenen noch bei Kindern.

Dies hat zwei Gründe: Einerseits können die Bach-Blütenkonzentrate nur dann wirksam werden, wenn sie wirklich benötigt werden. Andererseits dienen die Blüten der Persönlichkeitsentfaltung und *führen den Menschen auf den Weg zu sich selbst zurück* – also auf eine Ebene, wo er immer weniger manipulierbar wird.
Selbst wenn man die Bach-Blüten in manipulativer Absicht einsetzen würde, um z. B. aus einem lebhaften ein braves, angepaßtes Kind zu machen, wird man damit wenig Erfolg haben, wenn die wahre Natur des Kindes lebhaft ist.
Die Konzentrate können nur dort eingreifen, wo etwas vorhanden ist: Sie wirken nur dort harmonisierend, wo ein akuter disharmonischer Zustand besteht. Man kann mit den Bach-Blüten also keine Charakterzustände hervorrufen, die nicht bereits im Kind angelegt sind.

Migräne
siehe Seite 276, 241

Multiple Sklerose
siehe Seite 276

Narbenbehandlung
siehe Seite 240

Neue Blütenessenzen
siehe Seite 244 (Anm.)

Neurodermitis
siehe Seite 276, 281

Nicht mehr benötigte Mischung
Soll man eine nicht mehr benötigte Mischung zu Ende nehmen?
Im Prinzip nicht. Ist die mögliche Harmonisierung eingetreten, so wird der energetische Blütenimpuls nicht mehr benötigt, und es kommt zu keiner weiteren Reaktion im bioenergetischen Feld. Kinder zeigen in dieser Situation oft eine plötzliche Abneigung gegen die Tropfen, verweigern die Einnahme oder erklären, sie schmeckten nicht mehr.
Es hat sich bewährt, nicht mehr benötigte Blütenmischungen dem Pflanzengießwasser zuzusetzen.

Originalstandorte
Was unterscheidet die Originalfundorte von anderen »Standorten«, an denen die gleichen Pflanzen wachsen?
Entscheidend ist das geistige, energetische Kraftfeld, das Bach dort im Zusammenwirken mit der Natur geschaffen hat; es besteht noch heute unverändert fort. Entscheidend ist ferner, daß die heutigen Kustoden, die die Blüten seit nahezu 20 Jahren sammeln und die *mother tinctures* herstellen, diese Arbeit unverändert fortführen.

Pflanzen
Kann man Pflanzen auch mit Bach-Blüten behandeln?
Alle Pflanzen, Zimmerpflanzen wie auch freiwachsende, reagieren hervorragend auf die harmonischen Pflanzenenergien der Bach-Blüten. In der Regel ist es ausreichend, drei bis vier Tropfen Rescue aus der Stockbottle ins Gießwasser zu geben, z. B. nach Umzug, Umtopfen, Sturz usw. Zimmerpflanzen profitieren erfahrungsgemäß von der Blütenmischung des Pflanzenbesitzers; bei der Ungezieferbekämpfung hat sich Crab Apple bewährt.

Placeboeffekt
Gibt es bei Bach-Blüten einen Placeboeffekt?
Die positiven Wirkungen der Bach-Blüten gerade bei Säuglingen und Kleinkindern, Tieren und Pflanzen beweisen das Gegenteil, denn diese entwickeln ja keine bewußte Einstellung, Vorliebe oder Erwartung bei der Einnahme. Natürlich wirkt sich eine offene oder positive Einstellung gegenüber der Bach-Blütentherapie förderlich auf deren Verlauf aus, ist aber nicht zwingend notwendig. Andererseits wird eine noch so optimistische Haltung auf die Dauer nicht das Geringste bewirken können, wenn die akuten negativen Reaktionsmuster nicht richtig erkannt und die Blüten falsch gewählt werden.

Prämenstruelles Syndrom (PMS)
siehe Seite 284

Positives Potential
Kann man die Blüten nach ihrem positiven Potential auswählen?
Das ist nicht zu empfehlen. Die positiven Qualitäten der Blüten sind idealtypische Aspekte der göttlichen Natur des Menschen als Teil der großen Einheit. In der Einheit herrscht jedoch keine Trennung. Die positiven Qualitäten fließen ineinander und sind deshalb nicht so präzise in Worte zu fassen wie ihre aus der Einheit gefallenen Zerrformen, die man als negative Reaktionsmuster im menschlichen Verhalten genau beobachten und beschreiben kann. Nur wenn die positive Qualität in ihrer Zerrform als negatives Reaktionsmuster erkennbar ist, kann die betreffende Bach-Blüte präzise bestimmt werden. Alles andere ist spekulativ.

Psoriasis
siehe Seite 276

Psychiatriepatienten
siehe Seite 285

Psychopharmaka
siehe Seite 286

Psychotherapie
siehe Seite 268 f.

Pubertätsprobleme
siehe Seite 282

Qualifizierte Bach-Blütenbehandler
Woran erkennt man einen qualifizierten Bach-Blütenbehandler?
Man erkennt ihn an seiner menschlichen Reife und an seinem Verantwortungsgefühl. Man sollte sich nicht davor scheuen, sich zu erkundigen, welche therapeutische Grundausbildung er hat und an welchen Büchern er sich in der Bach-Blütentherapie orientiert. Auch die Frage nach einer Aus- oder Fortbildung in der Bach-Blütentherapie kann angebracht sein, obwohl dies nicht in jedem Fall ein entscheidendes Kriterium ist. Ebensowenig ist auch jeder gute Therapeut auf einer offiziellen Therapeutenliste oder in einer Therapeutenvereinigung zu finden.

Rauchentwöhnung
siehe Seite 248

Reaktionsprotokoll / Bach-Blüten-Kurztagebuch
Die Einnahme einer gutgewählten Bach-Blütenmischung bringt, besonders am Anfang, viele interessante Reaktionen hervor, die man erfahrungsgemäß schnell wieder vergißt oder als normal hinnimmt und nicht mehr beachtet – neue Gedanken, andere Verhaltensweisen, interessante Träume, vermehrtes oder vermindertes Schlafbedürfnis, veränderte Eßgewohnheiten u. ä.
Das bewußte tägliche Beobachten und Niederschreiben dieser Veränderungen trainiert die Wahrnehmung (Heile dich selbst!) und festigt die Ergebnisse der Bach-Blütentherapie; es ist auch eine gute Vorbereitung auf das Gespräch für die nächste Bach-Blütenmischung.
Notieren Sie täglich zur gleichen Zeit – morgens oder abends – in ein bis zwei Sätzen, was Ihnen seit der Einnahme der Bach-Blütenmischung an Ihrem Verhalten aufgefallen ist. Schreiben Sie Träume so auf, daß die Dramaturgie und wichtige Details erkennbar sind, etwa: »Ich fuhr mit einem roten Auto über eine Brücke. Als ich auf der anderen Seite der Brücke ankam, war das Auto plötzlich nicht mehr rot, sondern blau …« Wenn Ihnen der Zusammenhang mit einem Blütenkonzept aus Ihrer Mischung deutlich wird, vermerken Sie diesen besonders.
An Tagen, an denen Ihnen nichts aufgefallen ist, schreiben Sie einfach »Heute unverändert«.
Nach Abschluß der Einnahme ziehen Sie Bilanz: »Was hat sich insgesamt an meinem Verhalten verändert?«, »Was habe ich erkannt?« usw.
Beispiel:
Mischung: Honeysuckle, Red Chestnut, White Chestnut

Beginn der Einnahme: 1. 9. 1998
Mittwoch, 2.9.1998: Nachts tiefer geschlafen als gewöhnlich, wollte gar nicht aufstehen.
Donnerstag, 3.9.1998: Beim Ausfüllen meines Tageskalenders fiel mir auf, daß ich weniger Gedankenzudrang hatte über alles, was noch erledigt werden mußte (White Chestnut?).

Rehabilitation nach schweren Erkrankungen
siehe Seite 278

Rescue als Bestandteil einer Einnahmemischung
Kann Rescue auch Bestandteil einer Einnahmemischung sein?
Obwohl es grundsätzlich nicht zur Dauerbehandlung vorgesehen ist, kann es gelegentlich sinnvoll sein, Rescue einer Einnahmemischung zuzusetzen – besonders am Anfang einer Therapie, wenn ein Mensch so sehr aus dem inneren Gleichgewicht geraten ist, daß sich seine individuelle Seelenproblematik noch nicht klar erkennen läßt. Nach der Einnahme dieser ersten Mischung kann der Betreffende dann erfahrungsgemäß seine Probleme genauer wahrnehmen und besser schildern.

Rescue-Anwendungsgebiete
Welches sind die häufigsten Anwendungsgebiete von Rescue?

<u>Psychische Ausnahmesituationen:</u>
- Vor und nach einem operativen Eingriff
- Nach Familienstreitigkeiten
- Vor einer persönlichen Auseinandersetzung
- Vor einer Beerdigung
- Vor einer Gerichtsverhandlung
- Vor einem Bewerbungsgespräch
- Vor einem schmerzlichen Abschied
- Vor einer Neueröffnung, Premiere u. ä.
- Bei Angst vor einem Zahnarztbesuch
- Bei Angst vor dem Fliegen
- Wenn das Baby im Flugzeug oder Zug schreit
- Nach Erhalt eines enttäuschenden Briefes
- Wenn Kinder durch Brutalität im Fernsehen verstört sind

<u>Körperliche Ausnahmesituationen (hierzu zusätzlich lokal auftragen):</u>
- Nach einem Verkehrsunfall
- Nach einem Unfall im Haushalt, Verletzungen beim Heimwerken
- Nach Insektenstichen oder Hundebissen
- Nach Sonnenbrand
- Nach Sportunfällen
- Nach Prellungen, Verstauchungen, Schürfungen
- Nach Verbrennungen
- Im Erstickungsanfall, allergischen Anfall, nach Herzanfall u. ä.

<u>Bei Tieren:</u>
- Wenn Haustiere im Auto transportiert werden müssen
- Wenn ein Vogel gegen die Fensterscheibe geflogen ist
- Wenn ein Haustier plötzlich krank wird und man nicht weiß, was dahintersteckt.

Rescue-Creme
Wie wendet man die Rescue-Creme an?
Rescue-Creme wird wie jede andere Salbe dünn auf die betroffenen Stellen aufgetragen. In vielen Fällen setzt die sofortige Anwendung der Creme eine unerwartet schnelle Heilung in Gang. Zeigen sich nach einem bis zwei Tagen hingegen keine Zeichen von Veränderung, so ist die Salbe in diesem Fall nicht das Mittel der Wahl. Rescue-Creme hat sich auch als Massagehilfe bewährt (vor dem Gleitmittel auftragen) sowie als Vorbeugung gegen Hautirritationen durch Sport.

Richtige Mischungen
Gibt es richtige und falsche Mischungen?
Prinzipiell gibt es in der Bach-Blütentherapie keine richtigen oder falschen Mischungen, sondern nur mehr oder weniger treffsichere Verordnungen. Seelische Konflikte lassen eine Annäherung aus verschiedenen

Blickwinkeln zu. Die Erfahrung zeigt, daß verschiedene Therapeuten beim gleichen Patienten in derselben Situation zwar mit ähnlichen, jedoch nicht unbedingt mit gleichen Mischungen erfolgreich sein können. Entscheidend für die Intensität der Wirkung einer Mischung ist vor allem auch die Motivation des Therapeuten und das Niveau der im gemeinsamen Gespräch erreichten Bewußtseinsebene.

Röntgenkontrollen
Beeinträchtigt die Röntgenkontrolle am Flughafen die Wirkung der Blütenmischung?
Nein: Sicherheitskontrollen an Flughäfen schaden den Blütenmischungen nach bisherigen Erkenntnissen nicht.

Säuglinge
siehe Seite 279

Schmerzmittel und Rescue
Kann man die Notfalltropfen auch mit Schmerzmitteln kombinieren?
Ja, Rescue wirkt wie alle Bach-Blütenkonzentrate auf einer ganz anderen Ebene als pharmazeutische Mittel. Die durch Einnahme der Notfalltropfen eingeleitete Stabilisierung des psychoenergetischen Systems kann in manchen Fällen zum Schmerzabbau beitragen.

Schulprobleme
siehe Seite 281, 346

Schwangerschaft
siehe Seite 284

Schwangerschaftsabbruch
siehe Seite 284

Sonnenmethode
siehe Seite 46

Spontanwahl
Die Spontanwahl als Momentaufnahme der unbewußten Seelenlandschaft
Vielfach überbewertet, mißverstanden oder sogar mißbraucht, ist die sogenannte Spontanwahl (d.h. das schnelle Herausgreifen von Fläschchen aus dem gesamten Set – ohne Schachtel!) eine kleine diagnostische Zusatzmaßnahme, die im Verlauf eines Bach-Blütengespräches ergänzend eingesetzt werden kann, aber nicht muß. Bewährt hat sich dieses Verfahren z.B. bei Behinderten, vor allem aber bei Kindern bis zum achten oder neunten Lebensjahr, bei denen eine erstaunliche Treffsicherheit zu beobachten ist. Die Erklärung hierfür liegt in der natürlichen sensitiven Wahrnehmungsfähigkeit, die in diesem Alter noch besonders ausgeprägt ist. Die energetischen Impulse der Bachblüten teilen sich dem Energiefeld des Kindes mit und stoßen dort auf ein Schwingungsecho, falls die Blüte gebraucht wird. Ein Kind greift spontan zu den Blüten, die den eigenen momentanen disharmonischen Schwingungszustand ausgleichen können. Beim Erwachsenen zeigt die Spontanwahl jedoch nicht immer vergleichbar zuverlässige Ergebnisse; daher ist davon abzuraten, sich bei der Auswahl einer Bach-Blütenmischung etwa ausschließlich auf diese Methode zu verlassen. Sie kann jedoch Anregungen bieten, die in einem abschließenden Gespräch geklärt werden müssen.

Standardmischungen
Gibt es für bestimmte Probleme Standardmischungen, die bei allen Menschen wirken?
Obwohl zu diesem Thema viel geschrieben wird, bleibt festzuhalten, daß es zur Zeit außer Rescue keine Mischungsrezepte gibt – und nach den Bach'schen Prinzipien auch nicht geben kann –, die bei allen Menschen vergleichbar gute Ergebnisse zeitigen. Denn es gibt keine zwei gleichen Menschen, und es entstehen im Lauf der Zeit individuell immer wieder neue, wenn auch ähnliche seelische Krisensituationen. Vergleichbar mit homöopathischen Komplexmischungen, wie z.B. Grippetropfen, sind solche Bach-Blütenrezepte mehr oder weniger oder gar nicht wirksam. Die Bach-Blütentherapie ist einfacher und überschaubarer als die weit umfangreichere und komplexere Homöopathie – das ermöglicht

jedem, der sich ernsthaft mit ihr beschäftigt, in kürzerer Zeit zu wirksamen Mischungen zu kommen.
Für die ersten Schritte empfiehlt sich das Studium der Rezeptbausteine auf Seite 331f.

Ständige Einnahme von Bach-Blüten
Ist es sinnvoll, Kindern ständig Bach-Blüten zu geben, damit sie es später im Leben leichter haben?
Nein, es ist ein Mißverständnis zu glauben, daß durch ständige Bach-Blüteneinnahme der Charakter eines Kindes harmonisch und sein Leben als Erwachsener konfliktfrei verlaufen wird. Kinder zeigen recht deutlich, zu welchem Zeitpunkt ihrer Entwicklung ihnen die Bach-Blüten guttun. So reagierte z.B. ein Kind, das im Alter von sechs Jahren bei Schulschwierigkeiten eine bestimmte Blütenmischung gern eingenommen hatte, zu einem späteren Zeitpunkt in einer vergleichbaren Situation ablehnend und verweigerte die Einnahme: Es spürte instinktiv, daß es mit diesen Schwierigkeiten jetzt anders umgehen mußte.

Sterbebegleitung
siehe Seite 278

Stottern
siehe Seite 281

Sucht
siehe Seite 285

Tee
Könnte man die Blüten der Bach-Pflanzen bei gleicher Wirkung auch als Tee zubereiten oder roh essen?
Nein, ihre spezifische Information wird erst durch die Sonnen- oder Kochpotenzierung erschlossen.

Therapieblockaden
siehe Seite 274

Tiere und Rescue
siehe Seite 290, 376

Träume
siehe Seite 273

Tugenden
siehe Seite 31

Typmittel
Was sind Typmittel oder Basisblüten?
Bach hatte seiner ersten Blütenserie, den zwölf Heilern, zunächst zwölf Persönlichkeitstypen zugeordnet und nannte diese Blüten Typmittel. Das hat später vielfach zu Mißverständnissen geführt: Mancher sah darin eine Klassifizierung oder Festlegung, mit der er sich keinesfalls identifizieren wollte.
Jahrzehntelange Praxis mit den Bach-Blütenkonzepten hat inzwischen folgendes gezeigt: Jeder Mensch hat zwischen sechs und 15 individuelle, für ihn typische negative Reaktionsmuster, die ihm in gewissen Abständen immer wieder Schwierigkeiten machen; unter diesen Reaktionsmustern können alle 38 Bach-Blütenkonzepte vertreten sein. Ich nenne diese Blüten individuelle Basisblüten: Wer über längere Zeit mit Bach-Blüten arbeitet, wird seinen Basisblüten von selbst begegnen. Für die therapeutische Wirkung einer Mischung ist es unerheblich, ob die eingenommene Blüte eine eigene Basisblüte ist. Sie wird einfach häufiger gebraucht, und man wird sich zwangsläufig mit diesem Konzept häufiger auseinandersetzen.

Überdosierung
Ist eine Überdosierung von Bach-Blüten möglich?
Nach dem Wirkungsprinzip der Bach-Blüten ist eine Überdosierung grundsätzlich nicht möglich.
Siehe auch: *Dosierung* und *Erstreaktionen*

Übergewicht
siehe Seite 248

Umschläge mit Bach-Blüten
siehe Seite 265

Umweltverschmutzung
Wird die Qualität der Blütenessenzen durch die Umweltverschmutzung beeinträchtigt?
Nach bisheriger Erfahrung nicht. Für die

Herstellung der Blütenessenzen wird nicht der »materielle Körper« der Pflanze, sondern die »energetische Information« der Blüten verwendet. Dieses Wesentliche, der Grundcharakter der Pflanze, wird durch materielle äußere Umstände – wie etwa sauren Regen – offensichtlich nicht beeinträchtigt.

Unerfüllter Kinderwunsch
siehe Seite 284

Veränderung des Energiefeldes der Erde
Welche Konsequenzen hat die Veränderung des Energiefeldes der Erde für die Wirkung der Bach-Blütenkonzentrate?
Die Energiefrequenz der Erde verändert sich ständig und analog dazu auch die Frequenz des menschlichen und pflanzlichen Energiefeldes. Alles stimmt also immer zusammen.

Verträglichkeit der Bach-Blüten untereinander
Gibt es Bach-Blüten, die sich nicht miteinander vertragen?
Nein. Alle 38 Bach-Blüten lassen sich beliebig miteinander kombinieren. Anders als z. B. die Mittel der Homöopathie bilden die Bach-Blüten insgesamt eine harmonische Gruppe oder Familie; Bach nannte sie deshalb *the happy fellows of the plant world.* Selbst Blüten, die scheinbar gegensätzliche Gemütszustände harmonisieren, können und müssen gemeinsam verwendet werden, wenn beide Zustände gleichzeitig erkennbar sind. Gerade die Koexistenz dieser gegensätzlichen Züge ist sehr häufig das Problem, weil der eine Zug durch den anderen kompensiert werden soll. Beispiel: Ein Mensch, der zu Hause nachgiebig ist (Centaury), tritt in seiner Arbeitsstelle herrisch und fordernd auf (Vine). Werden beide Züge durch Bach-Blüteneinnahme harmonisiert, kann der Mensch zu Hause jetzt besser sagen, was er möchte (Centaury), ohne als Vorgesetzter seinen Willen unbedingt durchsetzen zu müssen (Vine).

Vorbeugende Einnahme
Ist die vorbeugende Einnahme bestimmter Blüten möglich, z. B. von Larch, um Minderwertigkeitsgefühle zu vermeiden?
Grundsätzlich nicht. Die Bach-Blüten können nur etwas wieder ins Gleichgewicht bringen, was aus dem Gleichgewicht, in Disharmonie, gefallen ist. Ist das Gleichgewicht, z. B. das Selbstwertgefühl, noch vorhanden, kann keine Wirkung zustande kommen.

Kann man Rescue auch vorbeugend einnehmen, wenn ein Schock oder eine belastende Situation zu erwarten ist?
Grundsätzlich ja, denn oft ruft allein die Erwartung einer unangenehmen Situation auf seelischer Ebene schon den Ausnahmezustand herbei. Die bevorstehende Erschütterung und Aufregung befindet sich durch die gedankliche Vorwegnahme sozusagen bereits im System und stellt damit eine Belastung auf der energetischen Ebene dar. Der Zeitpunkt, zu dem dieser Vorgang einsetzt, ist von Mensch zu Mensch verschieden: Man sollte also darauf achten, wann die inneren Panikgefühle vor einer unangenehmen Situation beginnen – das könnte ebensogut zwei Tage wie eine Stunde vor dem betreffenden Ereignis sein. Durch die vorherige Einnahme von Rescue sieht man dem gefürchteten Ereignis gelassener entgegen und kann es energetisch besser verkraften.
Man hüte sich allerdings vor der Annahme, man habe mit Rescue nun ein »Zaubermittel« zur Verfügung, das vor sämtlichen Unabwägbarkeiten des Lebens schützt. Diese Erwartung muß zwangsläufig enttäuscht werden, da die Notfalltropfen – wie die Bach-Blütenkonzentrate überhaupt – nicht dazu gedacht sind, Erfahrungen zu verhindern. Erfahrungen dienen der Persönlichkeitsentwicklung, wobei die Bach-Blüten ihre Verarbeitung unterstützen und damit den individuellen Reifungsprozeß fördern.

Vorräte

Wie lange reichen die Blüten von den Originalstandorten, wenn sich die Blütentherapie weltweit immer stärker verbreitet?

Zur Zeit ist nicht erkennbar, daß die Blüten an den von Bach bestimmten Standorten irgendwann knapp werden könnten. Denn die Ausgangsmengen, die für die Herstellung der *mother tinctures* gebraucht werden, sind unvorstellbar gering. So werden zum Beispiel die Blüten von Walnut, Red Chestnut oder Aspen immer noch von je einem einzigen Baum gesammelt, der in unmittelbarer Nähe des Bach Centre steht. Es werden pro Essenz jährlich nur einige Wasserschüsseln voll Blüten gebraucht, um die Urtinkturen herzustellen, aus denen dann im Verhältnis 1:240 die Stockbottles entstehen: Eine Zehn-Milliliter-Stockbottle enthält weniger als einen Tropfen Tinktur. Da wetterbedingt nicht jede Blüte in jedem Jahr gesammelt werden kann, stellt man in guten Jahren von bestimmten Blüten einen größeren Vorrat an *mother tinctures* her. Man verfügt zur Zeit über Vorräte für etwa fünf Jahre.

Wasser für die Bach-Blütenmischung

siehe Seite 265

Wasserglasmethode

siehe Seite 264

Weitere Diagnosemethoden

Welche Vor- und Nachteile haben weitere Diagnosemethoden?

»Anfänger« neigen zu der Annahme, nonverbale Testmethoden wie z. B. Pendeln, Kinesiologie und Meßmethoden der Elektroakupunktur würden mit größerer Sicherheit zur richtigen Blütenwahl führen als die bewußte Auseinandersetzung mit den Blütenkonzepten.

Der Vorteil solcher Methoden kann sein, daß im Einzelfall ein wichtiges Konzept zutage tritt, das bislang noch nicht so deutlich wurde und das man jetzt noch in die Blütenauswahl einbeziehen kann.

Diese nonverbalen Testverfahren werden jedoch meistens überbewertet; die Testergebnisse können nicht objektiv sein, sondern hängen von der Tagesverfassung, Begabung und dem Können des Testers ab. Keinesfalls sollte man sich diesen »Diagnosen« kritiklos unterwerfen. Die Kapitel 8, 10 und 12 dieses Buches enthalten erprobte praktische Hilfen zur Ermittlung der zutreffenden Bach-Blütenmischung.

Eine andere Gruppe von Diagnosemethoden will durch den Einsatz von festgelegten Interpretationsrastern, wie Hautzonen oder -bahnen, oder die Verwendung anderer Deutungssysteme, wie Farbkarten, Astrologie oder die Zuordnung zum I Ging, die Bach-Blütendiagnostik erleichtern.

Leider ist aber das Gegenteil der Fall. Das »Davorschalten« eines anderen Systems verstellt den eigenen direkten Zugang zur Wahrnehmung der archetypischen Seelenzustände. So verbaut man sich die persönliche Erfahrung und verzögert die Entwicklung seiner eigenen Fähigkeiten.

Man sollte sich darüber klar sein: Systeme haben gemeinsame Schnittstellen, sind aber nie deckungsgleich. Versucht man, sie deckungsgleich zu machen, verzerrt man beide Systeme.

Wie viele Blüten

Wie viele Blüten soll man kombinieren?

Das ist je nach Situation verschieden: Das englische Bach Centre empfiehlt standardmäßig sechs Blüten. Bei Erstmischungen fällt es jedoch oft schwer, sich auf sechs zu beschränken. Hier kann es sinnvoll sein, bis zu zehn Blüten zu verwenden. Gerade wenn man sich zwischen zwei Blüten, auch nach differentialdiagnostischen Vergleichen, nicht entscheiden kann, ist zu empfehlen, beide Blüten in die Mischung aufzunehmen: Erfahrungsgemäß ist oft die Blüte, die man für nicht so wichtig hält, die entscheidende. Eine umfangreiche erste Mischung schafft so etwas wie eine Beruhigung oder Grundklärung des seelischen Terrains. In den folgenden Sitzungen zeigen sich die entscheidenden Reaktionsmuster dann wesentlich klarer. Man kommt dann meistens mit drei bis fünf Blüten aus. Auch wenn »falsch gewählte« Blüten keine Wirkung zeigen, ist doch anzustreben, die Blütenauswahl zu beschränken und sich mit den Konzepten dieser wenigen Blüten innerlich wirklich zu beschäftigen.

Wochenbett
siehe Seite 284

Workaholic
siehe Seite 248

Zahnen
siehe Seite 281

Zigaretten und Bach-Blüteneinnahme
siehe *Kaffee*

Anhang

Die Institute für Bach-Blütentherapie in den deutschsprachigen Ländern – Adressen

Diese Institutionen beraten Sie in allen praktischen und theoretischen Fragen der Original Bach-Blütentherapie und pflegen und fördern die sachgerechte Verbreitung des Werkes von Edward Bach. Hier kann man neben der Standardliteratur auch zusätzliche Arbeitsunterlagen wie Fragebögen, Poster, Kassetten u. ä. beziehen.

Das Institut für Bach-Blütentherapie, Forschung und Lehre veranstaltet in den deutschsprachigen Ländern Informationsvorträge und Seminare zur Einführung in die Selbstbehandlung mit den Bach-Blütenkonzentraten: Die Original Dr. Bach Blüten-Seminare sowie ein Ausbildungsprogramm für Fachbehandler.

Auf Wunsch werden Fachbehandler genannt, die dieses Programm erfolgreich absolviert haben.

Deutschland
Institut für Bach-Blütentherapie,
Forschung und Lehre
Mechthild Scheffer
Postfach 202551
D-20218 Hamburg
Telefon: 040 / 43 25 77 10
Telefax: 040 / 43 52 53
e-mail: info@bach-bluetentherapie.de

Österreich
Institut für Bach-Blütentherapie,
Forschung und Lehre
Mechthild Scheffer
Börsegasse 10
A-1010 Wien
Telefon: 01 / 533 86 40-0
Telefax: 01 / 533 86 40-15
e-mail: bach-bluetentherapie@aon.at

Schweiz
Institut für Bach-Blütentherapie,
Forschung und Lehre
Mechthild Scheffer
Mainaustraße 15
CH-8034 Zürich
Telefon: 01 / 382 33 14
Telefax: 01 / 382 33 19
e-mail: bach-bluetentherapie@swissonline.ch

Österreichisch-Deutsche Ärztegesellschaft Dr. med. E. Bach
Börsegasse 10
A-1010 Wien
Telefon: 01 / 533 86 40-0
Telefax: 01 / 533 86 40-15
e-mail: bach-bluetentherapie@aon.at

Dr. Bach Centre
Mount Vernon
Bakers Lane
Sotwell
Wallingford Oxon
OX 10 OPZ

Literatur zur Original Bach-Blütentherapie

• Mechthild Scheffer: ***Praxis der Original Bach-Blütentherapie.*** Das Material zur praktischen Anwendung. Das Arbeitsbuch zum Standardwerk »Die Original Bach-Blütentherapie: Auszüge und Ergänzungen.« Schritt für Schritt erhalten Selbstanwender und beratende Behandler die Grundlagen, Formulierungshilfen, Formular-Vorschläge und Nachschlage-Tabellen zur Gestaltung eines erfolgreichen Bach-Blüten-Diagnose-Gesprächs. Es enthält erstmals Kurzhinweise zum Erkennen des geistigen Missverständnisses hinter jedem negativen Bach-Blüten-Reaktionsmuster und Blüten-Symptom-Tabellen mit der dazugehörigen Kraftformel.

• Edward Bach: ***Blumen, die durch die Seele heilen: Die wahre Ursache von Krankheit – Diagnose und Therapie.*** München: Hugendubel [16]1995.
Der Grundlagentext für Leser, die sich näher mit der Bach-Blütentherapie und ihrem Entdecker befassen möchten. Das Buch enthält die beiden von Bach hinterlassenen Originalschriften *Heal Thyself* und *The Twelve Healers and other Remedies* in deutscher Übersetzung sowie die klassischen farbigen Originalzeichnungen. Hier kann man Edward Bachs eigene Beschreibung aller 38 Blüten nachlesen.

• Mechthild Scheffer: ***Original Bach-Blütentherapie. Lehrbuch für die Arzt- und Naturheilpraxis.*** Neckarsulm: Urban & Fischer [5]1996.
Das erste offizielle Lehrbuch der Original Bach-Blütentherapie für Fachbehandler. In kurzer, übersichtlicher Form werden dem Behandler alle wesentlichen Faktoren der Bach-Blütentherapie vermittelt. Mit einer Tabelle zur Differentialdiagnose und über 100 Fallstudien. Es wird gezeigt, in welcher Weise sich die Therapie auch in die Kassenpraxis integrieren läßt.

• Mechthild Scheffer: ***Schlüssel zur Seele. Das Arbeitsbuch zur Selbst-Diagnose mit den Bach-Blüten.*** München: Hugendubel [3]1997.
Schlüssel zur Seele baut auf dem vorliegenden Standardwerk *Die Original-Bach-Blütentherapie* auf und verbindet die Ursprungsquelle der Bach-Energie mit aktuellen Techniken und Erkenntnissen psychologischer und spiritueller Bewußtseinsarbeit. Aktive Bach-Blütentherapie – das Übungsprogramm ermöglicht jedem, sich sein eigenes Bach-Blütenprofil zu erarbeiten, wodurch die Selbstdiagnose wesentlich erleichtert wird. Es gibt weltweit kein vergleichbares Buch.

• Mechthild Scheffer: ***Bach-Blütenbilder für Harmonisierung, Zentrierung, Meditation.*** München: Hugendubel [2]1998.
Die 38 Blütenbilder sind in ihrer Darstellung einmalig. Als vierfarbige Blütenfotos erscheinen sie auf Karten im Format 18 x 18 Zentimeter mit ausführlicher Beschreibung im Begleitheft. Die 38 Blütenfotos der Original Bach-Blütenpflanzen wirken direkt auf unbewußte seelische Strukturen und können als Initialzündung zur persönlichen Auseinandersetzung mit den verschiedenen Bach-Prinzipien dienen.

• Mechthild Scheffer: ***Die praktische Anwendung der Original Bach-Blütentherapie in Fragen und Antworten.*** München: Goldmann 1994.
»Gewußt wie« in der Original Bach-Blütentherapie – das präzise Nachschlagewerk für alle praktischen Fragen und Probleme der Bach-Blütentherapie. Für alle Interessenten und Anwender, die erste Erfahrungen mit den Bach-Blüten gemacht haben; als praxisbetonte Ergänzung auch für fortgeschrittene Anwender geeignet.

• Mechthild Scheffer: ***Selbsthilfe durch Bach-Blütentherapie. Blumen, die durch die Seele heilen.*** München: Heyne [26]1996.
Besonders geeignet als Erstinformation,

enthält dieses Buch das Wesentliche aus den drei grundlegenden Werken *Blumen, die durch die Seele heilen*, *Bach-Blütentherapie* und *Erfahrungen mit der Bach-Blütentherapie* als Taschenbuch zusammengefaßt. Mit einem Kompaktfragebogen, der die Selbstbestimmung der aktuellen Bach-Blütenkombination ermöglicht.

- Mechthild Scheffer und Wolf-Dieter Storl: ***Die Seelenpflanzen des Edward Bach. Neue Einsichten in die Bach-Blütentherapie.*** München: Hugendubel [3]1995.
Ein Buch für Leser, die einen tieferen Zugang zur Pflanzenwelt Edward Bachs suchen. Es bietet Einblick in die Hintergründe und Bedeutungszusammenhänge der Bach-Blütentherapie und enthält eine Fülle von Informationen aus pflanzenheilkundlicher, volksmedizinischer, anthroposophischer und ethnobotanischer Sicht. Neben ganzseitigen Farbfotos aller Blüten werden hier erstmals mit meditativ geführter Kamera aufgenommene »Meta-Fotos« veröffentlicht, die eine völlig neue Wahrnehmungsebene der Pflanzenwelt zeigen.

- Mechthild Scheffer: ***Erfahrungen mit der Bach-Blütentherapie*** (mit einem Fragebogen zur Selbstbestimmung der richtigen Bach-Blütenessenzen-Kombination). München: Hugendubel [12]1996.
In Ergänzung zu dem Standardwerk *Die Original-Bach-Blütentherapie* enthält dieses Buch die gesammelten Erfahrungen von Freunden der Bach-Blütentherapie – Ärzten, Heilpraktikern und interessierten Laien. Besonders geeignet für alle Anwender der Bach-Blüten, die an den praktischen Erfahrungen anderer interessiert sind. Mit Farbfotos, die die bioenergetische Strahlung verschiedener Bach-Blütenessenzen sichtbar machen, und einem ausführlichen Fragebogen zur Selbstdiagnose.

- Nora Weeks: ***Edward Bach: Entdecker der Bach-Blütentherapie. Sein Leben – seine Erkenntnisse.*** München: Hugendubel [3]1993.
Die Biographie über Edward Bach, geschrieben von seiner engsten Mitarbeiterin, die nach seinem Tod gemeinsam mit Victor Bullen die Pflege seines Werks übernahm. Das Buch schildert den persönlichen und medizinischen Werdegang Edward Bachs und zeigt, wie er zu seiner Idee der »Heilung durch die Seele« kam. Die Entdeckung der 38 Blütenpflanzen wird ausführlich beschrieben.

- Robert Dorsch: ***Geschichten und Bilder aus dem Bach-Blütengarten.*** Neckarsulm: Naturamed 1995.
Bildhafte Geschichten zu allen 38 Bach-Blüten, die das intuitive Erkennen und Erleben der passenden Blütenkonzepte ermöglichen. Der Autor, der als Arzt und Psychotherapeut mit den Bach-Blüten arbeitet, erfaßt das positive Wesen der Bach-Blüten in einer subtilen Bildersprache, die direkt zum Herzen spricht und den Menschen in seiner Ganzheit erreicht. Beim Betrachten der Blütenfotos wird eine große Nähe zum Wesen der einzelnen Bach-Blüten spürbar, und die »Blütentelegramme« bringen die therapeutische Botschaft hervorragend auf den Punkt.